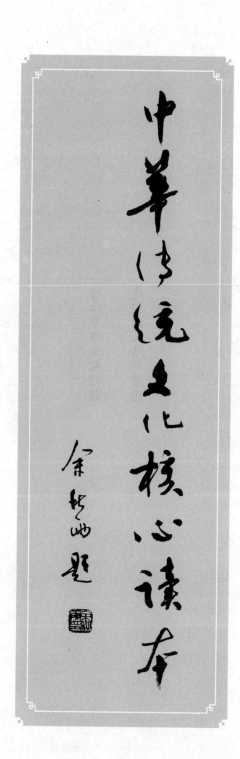

传承中华文化精髓

建构国人精神家园

白话黄帝内经

吴茹芝 邵士梅 蒋筱波/编译

天地出版社
TIANDI PRESS

图书在版编目（CIP）数据

白话黄帝内经／吴茹芝，邵士梅，蒋筱波编译. —成都：天地
出版社，2019.9（2021年3月重印）
（中华传统文化核心读本：精选插图版）
ISBN 978-7-5455-4851-8

Ⅰ.①白… Ⅱ.①吴… ②邵… ③蒋… Ⅲ.①《内经》–译文
Ⅳ.①R221

中国版本图书馆CIP数据核字（2019）第076161号

BAIHUA HUANGDI NEIJING

白话黄帝内经

出品人	杨　政
编　译	吴茹芝　邵士梅　蒋筱波
责任编辑	孟令爽
封面设计	思想工社
内文排版	九章文化
责任印制	王学锋

出版发行	天地出版社
	（成都市锦江区三色路238号　邮政编码：610023）
	（北京市方庄芳群园3区3号　邮政编码：100078）
网　址	http://www.tiandiph.com
电子邮箱	tianditg@163.com
经　销	新华文轩出版传媒股份有限公司

印　刷	北京文昌阁彩色印刷有限责任公司
版　次	2019年9月第1版
印　次	2021年3月第3次印刷
开　本	710mm×1000mm　1/16
印　张	24.5
字　数	517千字
定　价	39.80元
书　号	ISBN 978-7-5455-4851-8

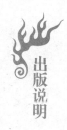

　　中华文明历史悠久，源远流长。五千年的中华文明光辉灿烂，硕果累累，对后世产生了积极而深远的影响。作为华夏儿女，这是值得我们每一个人骄傲和自豪的地方。

　　中华传统文化，是中华文明在五千年的发展历程中诞生的成果之一，它以儒、道文化为主体，包含政治、经济、思想、艺术等各类物质和非物质文化。具体而言，中华传统文化包括诗、词、曲、赋、古文、书法、对联、灯谜、成语、中医、国画、传统节日、民族音乐等等，可谓博大精深，形式多样。

　　习近平总书记指出，中华优秀传统文化是我们最深厚的文化软实力，也是中国特色社会主义植根的文化沃土。中华优秀传统文化，滋养了中华民族的民族精神，赋予了中华民族伟大的生命力和凝聚力，是中华文明成果的创造力源泉。继承和发展中华优秀传统文化，学习、掌握其中的各种思想精华，不仅对我们树立正确的世界观、人生观、价值观大有裨益，而且也能为我们处理各种社会事务提供有益的启发和指导。

　　为弘扬中华优秀传统文化，满足广大读者对优秀传统文化的阅读需求，我们遴选了这套"中华传统文化核心读本·精选插图版"丛书。本丛书分"贤哲经典""历史民俗""文学菁华"三个系列，每个系列精选代表性的书目若干，基本涵盖了传统文化的各个类别。

　　为便于广大读者对传统经典的学习和吸收，本丛书对涉及古文的品种基本采用了注译和白话两种处理方式，以消除读者阅读的障碍。另外，本丛书每个品种都配有大量精美的古画插图，这些插图与内容互为补充，相得益彰，让读者在阅读中获得艺术的享受。

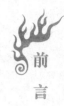

《黄帝内经》是上古乃至太古时代中华民族的民族智慧在医学和养生学方面的总结和体现，是一部极其罕见的医学养生学巨著，与《伏羲卦经》《神农本草经》并列为"上古三坟"；是第一部冠以中华民族先祖"黄帝"之名的传世巨著；同时，也是中华传统医药学现存最早的一部理论经典。

《黄帝内经》成书于大约 2000 年前的秦汉时期。全书内容是以黄帝与臣子岐伯、伯高、少俞、雷公等问答讨论的形式进行论述的，之所以托名黄帝，主要原因是受尊古之风的影响。它清晰地描述了人体的解剖结构及全身经络的运行情况，而且对人体生理学、医学病理学、医学地理学、医学物候学等进行了精深、全面的论述。它从饮食、起居、劳逸、寒温、七情、四时气候、昼夜明晦、日月星辰、地理环境、水土风雨等各个方面，确立了疾病的诊治之法，并详细地谈论了病因、病机、精气、藏象及全身经络的运行情况，是一部统领中国古代医药学和养生学的集大成之作。除此之外，它还涉及天文、历算、气象、生物、农艺、哲学、音乐等许多方面的知识。

《黄帝内经》由《素问》和《灵枢》组成，原书 18 卷。其中 9 卷名《素问》；另外 9 卷无书名，汉晋时被称为《九卷》或《针经》，唐以后被称为《灵枢》，非一人一时之作，主要部分形成于战国至东汉时期。每部分各为 81 篇，共 162 篇。

《素问》内容丰富，包括阴阳五行、脏象气血、腧穴针道、病因病机、诊法病证、治则治法、医德养生、运气学说等，较为详尽地论述了人体生理、病理、诊断、治疗的有关内容，突出了古代的哲学思想，强调了人体内外统一的整体观念，从而成为中医基本理论的渊薮。《灵枢》，亦称《九卷》《针经》《九灵》《九墟》等，其核心内容为脏腑经络学说。

《黄帝内经》在讨论了人体生理、病理、解剖形态等以外，更注意机体功能有互相联系、互相制约的关系，认为人体除了脏腑，还有精、气、津、液、血、脉、皮肤、肌肉、骨骼、五官等，各自发挥自己的功能，而且组成整体；它们在发挥各自作用的时候，不是孤立的而是相互联系的，更重要的是以经络贯串了统一的整体。

《黄帝内经》集中反映了中国古代哲学与医学的结合，还意味着中国古代唯物主义哲学在医学领域得到进一步的阐述。春秋战国时代，我国医学经历了长时期的实践，积累了丰富的经验，因而有可能写出符合当时科学要求的医学著作，《黄帝内经》正是用朴素的唯物观点和自发的辩证法思想来认识人体的生理现象、疾病原因、情志活动等问题的，并与神教迷信思想做斗争，它为后世医学的进一步发展开辟了道路。令人颇感惊讶的是，中华先祖们在《内经》里的一些深奥精辟的阐述，虽然写于 2000 年前，却揭示了许多现代科学正试图证实与将要证实的成就。中国古代最著名的大医家张仲景、华佗、孙思邈、李时珍等均深受《内经》思想的熏陶和影响。他们无不刻苦研读之，深得其精要，而终成我国历史上的一代医圣。

现在，随着东西方文化交流的不断扩大与深化，《黄帝内经》的璀璨、奥秘的光辉引起了越来越多世界各类学者的高度兴趣。中西方的哲学家、社会学家、医学家、人类学家、天文学家、生物学家、语言学家等已在《内经》的研究与开发中获得了可喜的进展。特别值得一提的是，《内经》所揭示的宇宙及天体运行规律与人类社会活动及生理活动规律的密切关系，正引起世界学者的浓厚的兴趣，被称为人类的一门新兴的现代科学。

　　《黄帝内经》不仅是人类医学的宝库，也是人类科学与智慧的结晶。人类已进入了令人振奋的新世纪，《黄帝内经》的现代化研究，无疑将给人类创造更多宝贵的财富，推动人类社会及人类医学的迅猛飞跃。然而，由于《黄帝内经》成书年代久远，加之竹简的错杂遗漏、多次传抄、刻印，原文中文字语句缺漏讹误在所难免。另外，《黄帝内经》所包含的知识博大精深，原文更是深奥难懂，一般读者即使借助注释也难以明白其确切的含义。鉴于此，我们同事几人不揣冒昧，参照多种版本，将其翻译成了现代通行的白话文，以便众多想学习和了解《黄帝内经》的读者朋友更好地理解和吸收。当然，由于水平有限，译文中的语句难免会出现不当之处，还望广大读者批评指正。此外，敬告读者朋友，且勿擅自按照本书中的医治方法自行治疗，一定要谨遵医嘱，合理用药、走针。

　　本书编排严谨，校点精当，并配以精美的插图，以达到图文并茂、生动形象的效果。此外本书版式新颖，设计考究，双色印刷，装帧精美，除供广大读者阅读欣赏外，更具有极高的研究、收藏价值。

目录

素 问

灵 枢

素问

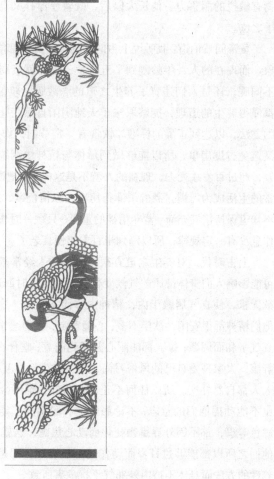

上古天真论篇第一

【题解】

本篇着重讨论了上古之人如何养其先天之真气以求健康长寿的问题，以及先天之真气对人之生长发育过程的影响。

古代轩辕黄帝，生来就很聪明。年龄很小就善于言谈，幼年时便对周围事物有敏锐的洞察力。他长大以后，既敦厚淳朴又勤奋努力，一成年就登上了天子之位。

黄帝问岐伯道：我听说上古时代的人，大多都能够活到百岁而没有衰老的迹象。而现在的人，年龄刚到了五十岁，动作就衰弱无力了。这是因为时代环境不同呢，还是人们违背了养生之道的缘故呢？岐伯回答：上古时代的人，一般都懂得养生的道理，能够取法于天地阴阳自然变化之理而加以适应，调和养生的方法，以达到正确的标准。饮食有一定节制，作息有一定规律，不妄事操劳，又避免过度房事，所以能够做到形体与精神协调统一，活到寿命应该终了的时候，超过百岁才死去。现在的人就不是这样了：把酒当作水饮，滥饮无度，使反常的生活成为习惯，酒醉了肆行房事，纵情色欲，因而竭尽了精气，真气耗散。不知道保持精气充沛、蓄养精神的重要，只顾一时快乐，背离了养生的真正乐趣，作息没有一定规律，所以刚到半百之年便衰老了。

上古时代，对养生之道有很高修养的人经常教导人们说，对于一年四季中可能影响人们身体健康的气候变化，要注意适时回避；同时思想上保持清静，无欲无求，使真气居藏于内，精神内守而不耗散，这样，疾病便无从发生，所以他们精神都很安闲，欲望不多；心境安定，没有恐惧；形体劳作，并不过分疲倦；真气平和而调顺；每人都能顺心并感到满意；吃什么都觉得香甜，穿什么都感到舒服，大家喜爱自己的风俗习尚，愉快地生活，互相之间从不羡慕地位的高下，人人都自然朴实。所以任何不正当的嗜好，都不会引起他们的注目；淫乱邪说，也不能动摇他们的意志；不论愚笨的、聪明的、能力大的还是能力小的，对于酒色等事，都不因外界事物变化而动心焦虑，这就符合养生之道了。总而言之，他们之所以都能够过百岁而动作还不显衰颓，都是因为他们领会和掌握了修身养性的方法而身体不被内外邪气干扰危害所致。

黄帝问：人的年岁老了，就失去了生育能力，是精力不足呢，还是受自然规律限制才这样呢？岐伯回答：就一般生理过程来讲，女子到了七岁，肾气就充盛，牙齿更换，毛发苗然。到了十四岁时，对生殖功能有促进作用的物质天癸产生，成熟并发挥作用，使任脉通畅，冲脉旺，月经按时而来，具备了生育子女的能力。到了二十岁，肾气平和，智齿生长，身高也已经增长到极限。到了二十八岁，筋骨坚强，毛发长到了极点，身体最强壮。到了三十五岁，由于颜面部阳明经脉开始衰退，面部开始焦枯，头发开始脱落。到了

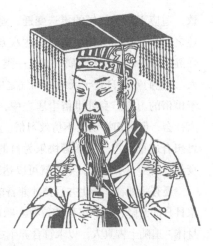

四十二岁，三阳经脉都衰退了，面部枯槁，头发变白。到了四十九岁，任脉空虚，冲脉衰微，天癸枯竭，月经断绝，所以形体衰老，再也不能生育了。

男子八岁时，肾气充实起来，表现为毛发渐盛，牙齿更换。到了十六岁时，天癸发育成熟，表现为精气充实，体内的阴阳之气调和，从而有了生育能力。到了二十四岁，肾气平和，表现为筋骨坚强，智齿生长，身体也长得够高了。到了三十二岁，筋骨更加强盛，肌肉更加充实。到了四十岁，肾气衰落下来，头发开始脱落而变得稀疏，牙齿也开始松动。到了四十八岁，上体阳明经气衰竭，表现为面色憔悴，发鬓半白。到了五十六岁，肝气衰退，不能养筋，则筋骨活动不便，动作迟缓，天癸枯竭，精气少，肾脏衰，形体精神都感到病苦。到了六十四岁，肾气大衰，齿发脱落。就人体而言，五脏中肾脏主水，它接受五脏六腑的精气加以贮存。只有脏腑精气旺盛，肾脏才有精气排泄。现在年岁大了，五脏功能都已衰退，筋骨懈惰无力，天癸竭尽，所以发鬓变白，身体沉重，行步不正，再不能生育子女了。

黄帝问：有的人已经老了，还有生育的能力，这是什么道理？岐伯说：这是因为他的先天精力超过常人，气血经脉畅通，且肾气还多。虽然有这种人，但一般情况是男子不超过六十四岁，女子不超过四十九岁，精气都竭尽了，他们就不能生育了。

黄帝问：那些掌握养生之道的人，年纪活到百岁，还能不能生育呢？岐伯答：掌握养生之道的人，老龄化来得迟一些，年纪虽大，却没有齿落、面焦、发白、身重、行步不正等衰象，所以虽然年高，仍然能够生育。

黄帝说：我听说上古时代有"真人"，能洞悉自然的规律，掌握阴阳化生万物之机理，吐故纳新以养精气，使他的身体好像和精神结合为一，所以寿命就与天地相当，没有终了的时候，这就是因为他们掌握了养生之道的结果。

中古时代有一种在养生方面稍逊于"真人"的人，被称为"至人"，道德淳朴，全面掌握了养生之道，能够使体内的阴阳变化与宇宙间的阴阳变化协调一

致，适应于四时气候的更迭变迁，避开世俗的纷杂，聚精会神，悠游一己于天地之间，视觉和听觉，能够广达八方荒远之外，而这正是他延长寿命而使身体强健的方法。这种人也属于真人一类。其次还有一种略逊于"至人"的，叫作"圣人"，他们安然自处于天地的和气之中，顺从八风的变化规律，欲望、嗜好适应于世俗的习惯。身处世俗尘居之中，却没有世俗的恚怒嗔怨之心，行为并不脱离社会，但一切举动又不仿效习俗。在外，不使形体被事务所劳累；在内，不使思想有过重负担。以恬静快乐为目的，以悠然自得为满足，所以他的形体不易衰惫，精神也不耗散，年寿就可以达到百岁左右。

还有一种善于养生并且德才兼备的人，称为"贤人"。能依据天地的变化，取象日月的升降，辨识星辰的位置。顺从阴阳的消长，根据四时气候的不同来调养身体，追随上古真人，以求符合养生之道。这样的人可增寿，但也有终结的时候。

四气调神大论篇第二

【题解】

本篇主要告诫人们要顺应四时气候变化以调摄精神情志，保持机体内阴阳的相对平衡，达到防病保持身体健康的目的。

春季的三个月，是所谓"推陈出新"、万物复苏的季节，自然界显出生机勃勃的景象，草木得以繁荣。为了适应这种自然环境，人们应当入夜而眠，早早起床，到庭院里散步，披散头发，穿着宽敞的衣物，不要使身体受到拘束，使神志随着春天的生机而舒畅活泼。对待事物，也要符合春天的特点，提倡：生长，不要扼杀；给予，不要剥夺；培养，不要惩罚。这正是春天生长之气所要求的保养生发之气的方法。违背这个道理就会伤肝脏，到了夏天，就会发生寒冷性质的疾病，供给夏季成长的物质基础也就差了。

夏季的三个月，是所谓"草蕃木秀"、自然界万物繁茂秀美的季节。其间，天地阴阳之气相互交通，植物开花结果。人们应该夜晚睡眠，早早起身，不要嫌白天太长，抱怨天气太热，情志应保持愉快，切勿发怒，精神要像自然界的草木枝叶繁茂、容色秀美那样充沛旺盛。夏天阳热旺盛，身体宜应出些汗，使体内阳气能够宣通开泄于外，对外界事物有浓厚的兴趣。这是对夏天"宜养"的呼应，违反了这个道理，心脏会受伤，到了秋天，就会发生疟疾，供给秋季收敛的能力也就差了。

　　秋季的三个月，是所谓"收容平藏"，即自然景象因万物成熟而平定收敛，是万物成熟的季节。天高风急，地气清明。人们应该早卧早起，鸡叫起床，使神志保持安定，减缓秋季肃杀之气对人体的影响。精神要内守，使秋气得以和平，不使意志外驰，保持肺气的清肃功能。这是适应秋天的特点而保养人体收敛之气的方法。如果违背了这个方法，肺会受伤，到了冬天，就要生完谷不化的飧泄病，供给冬季潜藏之气的能力也就差了。

　　冬季的三个月，是所谓"紧闭坚藏"，生机潜伏、万物蛰藏的季节。自然界中的阳气深藏而阴寒之气大盛，表现出风寒凛冽、水结冰、地冻裂。人们不要扰动阳气，应该早卧晚起，一定要等到天光大亮再起床。使意志如伏似藏，像有私好，像心里很充实。好像已经得到满足，还必须躲避寒冷求取温暖，不要让皮肤开泄出汗而令阳气不断损失，这就是适应冬天藏伏的方法。如果违反了这个道理，肾脏会受伤，到了春天，就会发生痿厥病，供给春季生养的能力也就差了。

　　天气是清净光明的，蕴藏其德，永远无尽，由于天不暴露自己的光明清泽，所以永远保持内蕴力量而不会下泄。如果天气阴霾晦暗，不见日月，邪气将乘虚而入，酿成灾害，从而使阳气变得闭塞不通，地气反而遮蔽光明。云雾不升为精微之气，上天也相应地不降其甘露。天地既然不相交，万物的生命就不能绵延。生命不能绵延，自然界高大的树林也会死亡。恶气不散发，风雨不调和，甘露不下降，草木不得滋润，生机郁塞，禾苗就会枯槁。再加上邪风和暴雨的不断袭击，天地四时不能保持其平衡，与常规相违背，万物便都中途夭折了。但是，懂得养生之道的人，能够适应这样剧烈的变化，所以身体没有大病。如果万物都不失保养之道，生机也就不会衰竭了。

　　如果违背了春季的养生原则，那么人体内少阳之气就不能生，从而使肝气内郁而生病变；与夏气相违，太阳之气就不能长，从而使心气内虚；与秋气相违，太阴之气就不能收敛，从而使肺生出喘息胸闷的病症；与冬气相违，少阴之气不能藏，就会使肾气消沉而功能衰减。可见四时阴阳，是万物生长的根本。所以圣人春夏保养阳气以适应生长的需要，秋冬保养阴气以适应收藏的需要，顺从了生命发展的根本规律，就能与万物一样，在生长收藏的生命过程中运动发展。如果违背了这个根本规律，便会摧残本元，损坏其真实的存在。所以说四时阴阳，是万物的终始，是盛衰存亡的根本。违背了它，就要发生灾害；顺从它，就不会得重病。这样才可说掌握了养生真谛。这种养生之道只有圣人奉行之，愚人却不照着去做。要知道，顺从阴阳的消长，就能生存，违逆了就会死亡。顺从它就正常，违背它就会混乱。不顺而违逆它，就会使机体与自然环境相抗拒。

　　所以圣人不提倡已病之后的治疗，而重视未病之先的防范；不提倡乱形成之后的治理，而重视未乱之先的防范。说的就是这个意思！假如病已形成再去治疗，乱已形成再去平治，岂不正是临渴掘井、临战铸器，不就太晚了吗？

生气通天论篇第三

【题解】

本篇阐发了人身阳气与自然界相应贯通的理论。

黄帝说：自古以来，就认为人的生命活动是与自然界息息相通的，生命的根本，来源于天地间的阴阳之气。大凡天地之间，南北东西上下之内的一切事物，无论是人的九窍、五脏，还是十二关节，都与自然界的阴阳之气相通。自然界阴阳之气变化产生金、木、水、火、土五行，阴阳之气又依盛衰消长而各分为湿、燥、寒三种阴气和风、暑、火三种阳气。所谓"生不离五，气不离三"。经常违背这种常数、定数，邪气就会伤害人体。适应这个规律是寿命得以延续的根本。

所以苍天之气清净，人的精神就调畅平和。顺应了这个变化，能使阳气固护，即使有贼风虚邪，也不构成危害。所以圣人能够专注精神，顺应天气而通其变化。如果不是这样，就会内使九窍闭塞，外使肌肉壅塞，卫气就消散了，这完全是由于人们不能适应自然变化，而使阳气受到削弱的结果。

人体有阳气，就如同天上的太阳一样重要。阳气失其正常运行规律，人就会折寿而没有生命力。天体的正常运行，是借助了太阳才能显出光明，因此，人的阳气也应在上在外，起到保护身体、抵御外邪的作用。

人若受寒气的侵袭，意志就会消沉，起居不宁，神气不能内守而向外浮越，阳气就不能固密了。若为暑气所伤，就会多汗、烦躁，甚至喘促，喝喝有声，平静下来则多言多语，喋喋不休。身体像烧炭一样发热，必须出汗，热才能退。如果伤于湿邪，就会头部沉重，好像有东西裹着一样。如果湿邪不能及时排除，就会出现大的筋脉收缩变短、小的筋脉松弛变长，缩短的为拘挛，松弛的为痿弱。如果由风气所伤，可导致浮肿，如果上述寒、湿、暑、风四种邪气相互交替伤害人体，就会导致阳气衰竭。

人身中的阳气，在精神过度紧张和机体过度疲劳的情况下，都会出现元盛，而阳气元盛必然消耗阴精，如果长期如此，就可能造成阴精枯竭。如病久积到夏天，就有发生"煎厥"病的可能。它的主症是眼睛昏蒙看不清，耳朵闭塞听不见。病势危急，犹如涨满水的河堤崩溃，水流迅疾，不可遏止。人体的阳气，在大怒时，阳气过分上逆，使形体正常的协调关系遭到破坏，血就会郁积于头部，可能发生"薄厥"的病。大怒之后，症状还可见筋脉损伤、松弛无力、肢体不能运动。如果是半身有汗而另外半身无汗的，将来可能会发生偏枯病。汗出后，若受到湿邪侵袭，就会生痤痱。多吃肥肉、精米等厚味，容易生疔疮，这种人得病之容易就像拿着器具盛东西那样方便。如果劳动之后出汗，又受到风寒邪气侵袭，寒气逼于皮肤，每每会成为粉刺，郁积久了，便成为疮疖。

阳气在人体里，既能养神而使精神慧爽，又能养筋而使诸筋柔韧。如果汗孔的开闭调节失常，寒邪乘机袭入，则使人体伛偻不能直立。营气本来流行在经脉里，如果寒气入于经脉，营气不能顺着经脉走，阻滞在肌肉中，就会发生痈肿。寒气深入血脉中，就会成为瘘疮，留滞在肌肉纹理中，很难痊愈。如果寒邪从背腧侵入到脏腑，就会出现恐惧和惊骇的症状。由于寒气的稽留，营气不能顺利地运行，阻逆于肌肉之间，就会发生痈肿，汗出不透，形体与阳气都受到一定的削弱，腧穴闭塞，致使邪气留在体内，寒热交迫，就会发生风疟之病。

风是引起各种疾病的起始原因，只要人体保持精神的安定和劳逸适度等养生的原则，那么，肌肉腠理就密闭而有抗拒外邪的能力，即使有大风苛毒的浸染，也不能伤害身体，这正是循着时序的变化规律保养生气的结果。

病久了，就会转化为上下之气不通积阳、积阴之症，那时虽有良医，也是治不好的。可知阳气过分蓄积，也会致死，必须用泻法消积散阳治疗，如不迅速正确施治而被粗俗的医生所误，必然败亡。阳气，一天一趟向外运行，天亮的时候，人的阳气始生；中午的时候，阳气最旺盛；到了日落的时候，阳气衰退，汗孔也就随着关闭了。到了晚上，阳气收藏，就能抗拒邪气。不要扰动筋骨，不要冒犯雾露，如果违背了早、中、晚三时的阳气盛衰规律，就会生病而使身体憔悴。

岐伯说：阴是藏精于内不断地扶持阳气的，阳是卫护于外使体表固密的。如果阴不胜阳，阳气亢盛，就会使血脉流动加速，若再受热邪，阳气更盛，就会发为狂症。如果阳不胜阴，阴气亢盛，就会使五脏之气不调，以致九窍不通。所以圣人使阴阳平衡，无所偏胜，从而达到筋脉调和，骨髓坚固，血气畅顺。这样，则会内外调和，邪气不能侵害，耳目聪明，气机正常运行。

风邪侵入人体，渐渐侵害阳气并逐步侵入内脏，精血就要损耗，这是邪气伤害肝脏的缘故。肝脏已经受伤，这种情况下吃得过饱，胃肠的筋脉因撑满而变得松弛无力，就会形成下泄脓血的痢疾或者成为痔疮；饮酒过度，肺气就会上逆，再出现气喘，如果不节制性欲或强用其力，就会损伤肾脏，使腰间脊骨受到损坏。

阴阳的关键，以阳气的致密最为重要。阳气致密，阴气就能固守于内。如果阴或阳单方面偏胜，失去平衡协调，就如同一年之中只有春天而没有秋天，只有冬天而没有夏天一样了。因此可以说阴阳调和，是圣人最好的养生方法。如果阳气过强，不能密藏，那么阴气就要亏耗；阴气和平，阳气密藏，精神就会旺盛；如果阴阳离析而不相交，那么精气也就随之尽失了。

风邪侵袭，就会发生寒热之病。所以，春天伤于风邪，邪气留滞不去，到了夏天会发生急骤的泄泻。夏天伤于暑邪，潜藏于内，到了秋天，就会发生疟疾。秋天伤于湿邪，到了冬天，就会随之气逆而痰咳，以致形成痿厥这样的重病。冬天被寒邪所伤害，到了春天，必然会发生湿热的病。因此说，风寒暑湿四时邪气，是会交替伤害五脏的。

阴精的产生，来源于对饮食五味的摄取，但贮藏精血的五脏，又可因为过食五味而受伤害。过食酸的东西，会使肝气淫溢而亢盛，脾气因而受到克制，而呈现衰弱。过食咸的东西，会使骨骼受伤，肌肉短缩，心气抑郁。过食甜味的东西，会使心气喘闷，气逆作喘，颜面发黑，肾气也就衰弱了。过食苦味的东西，会使脾气过燥而不濡润，胃气也就薄弱了。过食辛味的东西，会使筋脉渐渐衰败，精神也就颓靡了。所以应当慎重地调整饮食五味，调配适当，从而使得骨骼正直、筋脉柔和、气血流通、腠理固密，这样，骨气就精强了。只要严格地按照养生的方法去做，就可以尽享天年。

金匮真言论篇第四

【题解】

　　本篇是重点阐发"四时五脏阴阳"理论的重要篇章，应当重视，也值得珍藏，故篇名为"金匮真言论"。

　　黄帝问道：自然界气候有八风的异常，人的经脉病变有五风的说法，这是怎么回事呢？岐伯答说：八风变化过度，成为致病因素侵犯人体后，首先进入经脉，再通过经脉进一步深入而触动五脏，使五脏发生病变。一年的四个季节，有相克的关系，如春胜长夏，长夏胜冬，夏胜秋，秋胜春，某个季节出现了克制它的季节气候，这就是所谓四时相胜。

　　东风常发生在春季，最容易引起肝脏生病，肝脏的气血盛衰情况，常在颈项部位反映出来。南风常发生在夏季，病多发生于心脏，心脏的气血盛衰情况，常在胸胁部位反映出来。西风常发生在秋季，病多发生在肺，肺脏的气血盛衰情况，常在肩背部反映出来。北风常发生在冬季，病多发生在肾，肾脏的气血盛衰情况，常在腰及大腿根部位反映出来。长夏季在春夏与秋冬四季的中间，也就是夏季最后的一个月——六月，这个季节在五行中属土，最容易引起脾脏生病，而脾脏的气血盛衰，常在脊背部的腧穴上反映出来。所以春季邪气伤人，多病在头部；夏季邪气伤人，多病在心；秋季邪气伤人，多病在肩背；冬季邪气伤人，多病在四肢。春天容易发生衄血病，夏天多发生于胸胁方面的疾病，长夏季多发生脾脏虚寒的腹泻病，秋天多发生风疟，冬天多发生痹病、厥病。若冬天不进行过分的活动，保持体内阳精充沛，阳气潜藏，来年春天就不会发生衄衊和颈项部位的疾病，夏天就不会发生胸胁的疾病，长夏季节就不会发生虚寒腹泻病，秋天就不会发生风疟，冬天

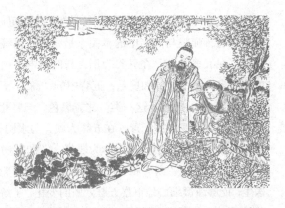

也不会发生痹病厥病、腹泻、汗出过多等病症。精，是人体的根本，所以阴精内藏而不妄泄，春天就不会得温热病。夏暑阳盛，如果不能排汗散热，到秋天就会酿成风疟。上述道理，是根据四时而诊断病的基本法则。

所以说：阴阳是可以再分的，即阴中有阴，阳中有阳。白天属阳，早晨到中午，为阳中之阳。中午到黄昏，则属阳中之阴。黑夜属阴，天黑到鸡鸣，为阴中之阴。鸡鸣到早晨，则属阴中之阳。人的情况也与此相应。就人体阴阳而论，外部属阳，内部属阴。就躯干前后来划分阴阳，则背为阳，腹为阴。从脏腑的阴阳划分来说，则脏属阴，腑属阳，肝、心、脾、肺、肾五脏都属阴，胆、胃、大肠、小肠、膀胱、三焦六腑都属阳。为什么阴中还有阴、阳中还有阳呢？这是要分析四时疾病的在阴在阳，以作为治疗的依据，如冬病在阴，夏病在阳，春病在阴，秋病在阳，都要根据疾病的部位来施用针刺和砭石的方法进行治疗。此外，背为阳，阳中之阳为心，阳中之阴为肺。腹为阴，阴中之阴为肾，阴中之阳为肝，阴中的至阴为脾。以上这些都是人体阴阳表里、内外雌雄相互联系又相互对应的例证，所以人与自然界的四时昼夜阴阳变化是相一致的。

黄帝说：五脏除与四时相应外，它们各自还有相似的事物可以归纳起来吗？岐伯说：有。比如东方青色，与肝相通，肝脏与九窍中的目关系最密切，并且藏着精神意识活动中的"魂"，肝病则魂不安，多见惊骇，在五味为酸，与草木同类，在五畜与鸡相应，在五谷与麦相应，与四时中的夏季相应，在天体与岁星相应，春天阳气上升，病多在头部，肝脏主管筋，而病变又多累及筋脉。再有，五音中的"角"、五行生成数中的"八"和五气中的"臊"，也可归属于这一类之中。南方赤色，与心相通，心脏与九窍中的耳联系最密切，并且藏有精神意识活动中的"神"，心病可影响到五脏，因为心脏有统率其他脏腑的作用，在五味为苦，与火同类，在五畜为羊，在五谷为黍，与四时中的夏季相应，在天体与荧惑星相应，它的疾病多发生在脉和五脏。再有，五音中的"徵"、五行生成数中的"七"和五气中的"焦"，也可归属于这一类之中。中央黄色，与脾相通，脾开窍于口，精气内藏于脾，在五味为甘，与土同类，在五畜为牛，在五谷为稷，与四时中的长夏相应，在天体为镇星，它的疾病多发生在舌根和肌肉，五音中的"宫"、

五行生成数中的"五"和五气中的"香"，也可归属于这一类之中。西方白色，与肺相通，肺脏与九窍中的鼻关系最密切，精气内藏于肺，在五味为辛，与金同类，在五畜为马，在五谷为稻，与四时中的秋季相应，在天体为太白星，它的疾病多发生在背部和皮毛，五音中的"商"、五行生成数中的"九"和五气中的"腥"，也可归属于这一类。北方黑色，与肾相应，脏与九窍中的前后二阴关系最密切，精气内藏于肾，在五味为咸，与水同类，在五畜为彘，在五谷为豆，与四时中的冬季相应，在天体为辰星，它的疾病多发生在骨，五音中的"羽"、五行生成数中的"六"和五气中的"腐"，也可归属于这一类。所以善于诊脉的医生，能够谨慎细心地审察五脏六腑的变化，了解其顺逆的情况，把阴阳、表里、雌雄的对应和联系，纲目分明地加以归纳，并把这些精深的道理深深地记在心中。这些理论至为宝贵，对于那些不是真心实意地学习而又不具备一定条件的人，切勿轻易传授，这才是爱护和珍视这门学问的正确态度。

阴阳应象大论篇第五

【题解】

本篇以阴阳为理论的主体，论述阴阳与自然之象、人体生理、病理之象的相应。

黄帝道：阴阳是自然界发展运动的一般规律，是分析和归纳千变万化的客观事物的总纲，是万物变化的起源，也是发生、发展和灭亡的根本，有大道理在其中。凡医治疾病，必须求得病情变化的根本，而道理也不外乎阴阳二字。拿自然界变化来比喻，清阳之气聚于上，而成为天；浊阴之气积于下，而成为地。静止属阴，躁动属阳；阳主生成，阴主成长；阳主肃杀，阴主收藏。阳能化生力量，阴能构成形体。寒到极点会生热，热到极点会生寒；寒气能产生浊阴，热气能产生清阳；脾脏的阳气居下而不升，就会发生泄泻之病；胃中浊阴之气居上而不降，就会发生胃脘胀满之病。这就是阴阳的正常和反常变化，因此疾病也就有逆症和顺症的分别。

所以大自然的清阳之气上升蒸腾而为天，浊阴之气下降凝聚而为地。地气蒸发上升为云，天气凝聚下降为雨；雨是地气上升之云转变而成的，云是由天气蒸发水气而成的。人体的变化也是这样，清阳之气出于上窍，浊阴之气出于下窍；清阳发泄于腠理，浊阴内注于五脏；清阳充实于四肢，浊阴内走于六腑。

若把水火分为阴阳，水的性质寒凉，又有润泽和向下流动的特点，属于阴；火的性质炎热，又有向上燃烧的特点，则属于阳。阳是无形的气，阴则是有形的味。饮食可以滋养形体，而形体的生成又须赖气化的功能，功能是由精所产生的，就是精可以化生功能。而精又是由气化而产生的，所以形体的滋养全靠饮食，饮食经过生化作用而产生精，再经过气化作用滋养形体。如果饮食不节，反能损伤形体，机能活动太过，亦可以使精气耗伤，精可以产生功能，但功能也可以因为饮食的无节制而受损伤。

味属于阴，故味出于下窍；气属于阳，故气出于上窍。味厚的属纯阴，味薄的属于阴中之阳；气厚的属纯阳，气薄的属于阳中之阴。味厚的有下泻作用，味薄的有疏通作用；气薄的能向外发泄，气厚的能助阳生热。阳气太过，能使元气衰弱；阳气正常，能使元气旺盛。因为过度亢奋的阳气，会损害元气，而元气却依赖正常的阳气，所以过度亢盛的阳气，能耗散元气，正常的阳气，能增强元气。凡气味辛甘而有发散功用的，属于阳；气味酸苦而有涌泄功用的，属于阴。人体的阴阳是相对平衡的，如果阴气发生了偏胜，则阳气受损而为病，阳气发生了偏胜，则阴气耗损而为病。阳偏胜则表现为热性病症，阴偏胜则表现为寒性病症。寒到极点，会表现热象；热到极点，会表现寒象。

寒能伤形体，热能伤气分；气分受伤，可以产生疼痛，形体受伤，可以发生肿胀。所以先痛而后肿的，是气分先伤而后及于形体；先肿而后痛的，是形体先病而后及于气分。

风邪太盛伤害人体，则能发生头晕目眩、肢体痉挛和震摇不定；热邪太盛伤害人体，则能发生红肿热痛的疮痈；燥气太盛伤害人体，则能发生干枯；寒气太盛伤害人体，则能发生浮肿；湿气太盛伤害人体，则能发生濡泻。大自然的变化，有春、夏、秋、冬四时的交替，有木、火、土、金、水五行的变化，因此，产生了寒、暑、燥、湿、风的气候，它影响了自然界的万物，形成了生、长、化、收、藏的规律。人有心、肝、脾、肺、肾五脏，五脏之气化生五志，产生了喜、怒、悲、忧、恐五种不同的情志活动。喜怒等情志变化，可以伤气，寒暑外侵，可以伤形。暴怒伤肝，使气血上逆；暴喜使心气涣散，心阳受伤。如果喜怒等情志太过，会使气血突然紊乱上冲，充满上部的经络，可以导致阳气脱离形体而散失，从而出现昏厥甚或死亡。所以喜怒不加以节制，寒暑不善于调适，生命就不能牢固。阴极可以转化为阳，阳极可以转化为阴。所以冬季受了寒气的伤害，到春天就容易发生温病；春天受了风气的伤害，到夏季就容易发生腹泻；夏季受了暑气的伤害，到秋天就容易发生疟疾；秋季受了湿气的伤害，到冬天就容易发生咳嗽。

黄帝问道：我听说上古时代对医学有很高修养的人，研究人体的形态，分辨脏腑的位置，审察经脉的联系，把十二经脉分为阴阳表里相合的六对，各依其经之循行路线；各条经脉上的穴位，各有名称；肌肉与骨骼相连接，各有其起点；分属部位的或逆或顺，各有条理；与天之四时阴阳，都有经纬纪纲；外面的环境与人体内部的互相关联，都有表有里。这些说法都正确吗？

岐伯回答说：东方与春相应，阳升而日暖风和，草木生发，木气能生酸味，酸味能滋养肝脏，肝脏又能滋养筋脉，筋有柔韧能屈能伸的特点则又能生养于心，肝脏关联于目。它在自然界是深远微妙而无穷的，在人能够知道自然界变化的道理，在地为生化万物。大地有生化，所以能产生一切生物；人能认识自然界变化的道理，就能产生一切智慧；宇宙间的深远微妙，是变化莫测的。变化在天空中为风气，在地面上为木气，在人体为筋，在五脏为肝，在五色为青，在五音为角，在五声为呼，在病变的表现为抽搐痉挛，在七窍为目，在五味为酸，在情志中为怒。怒气能伤肝，悲能够抑制怒；风气能伤筋，燥能够抑制风；过食酸味能伤筋，辛味能抑制酸味。

南方与夏相应，阳气盛而生热，热甚则生火，火气能产生苦味，苦味能滋养心脏，心能化生血气，在五行关系中，火能生土，而脾属土，所以说血生脾，心脏关联于舌。它的变化在天是六气中的暑热，在地为五行中的火气，在人体为血脉，在五脏为心，在五色为赤，在五音为徵，在五声为笑，在病变的表现为忧心忡忡，在窍为舌，在五味为苦，在情志为喜。暴喜能伤心，恐惧抑制喜；热能伤气，寒气抑制热；苦能伤气，咸味能抑制苦味。

中央应长夏，长夏生湿，湿与土气相应，土气能产生甘味，甘味能滋养脾脏，脾脏能滋养肌肉，并使它生长发达，肌肉丰满则又能养肺，脾脏关联于口。它的变化在天为湿气，在地为土气，在人体为肌肉，在五脏为脾，在五色为黄，在五音为宫，在五声为歌，在病变的表现为哕，在窍为口，在五味为甘，在情志为思。思虑过度伤脾，以怒气抑制思虑；湿气能伤肌肉，以风气抑制湿气；甘味能伤肌肉，酸味能抑制甘味。

西方与秋相应，秋天气急而生燥，燥与金气相应，金能产生辛味，辛味能滋养肺脏，肺脏能滋养皮毛，在五行关系中，金能生水，而肾属水，所以皮毛润泽则又能养肾，肺脏关联于鼻。它的变化在天为燥气，在地为金气，在人体为皮毛，在五脏为肺，在五色为白，在五音为商，在五声为哭，在病变的表现为咳，在窍为鼻，在五味为辛，在情志为忧。忧能伤肺，以喜抑制忧；热能伤皮毛，寒能抑制热；辛味能伤皮毛，苦味能抑制辛味。

北方与冬相应，冬天生寒，寒气与水气相应，水气能产生咸味，咸味能滋养肾脏，肾脏能滋长骨髓，在五行关系中，水能生木，而肝属木，所以说髓生肝，肾气关联于耳。它的变化在天为寒气，在地为水气，在人体为骨髓，在五脏为肾，在五色为黑，在五音为羽，在五声为呻，在病变的表现为战栗，在窍为耳，在五味为咸，在情志为恐惧。恐惧能伤肾，思虑能够抑制恐惧；寒气能伤血，燥（湿）能够抑制寒；咸能伤血，甘味能抑制咸味。

天在上为阳，地在下为阴，万事万物产生在天地之间；气属阳，血属阴，气与血都是由于阴与阳相互作用而生成的；左右为阴阳上升与下降的道路；水性寒，火性热，是阴阳的象征；阴阳的变化，是一切事物生成的根本。所以说阴阳是互相对立，互相为用的，阴在内，为阳气所镇守；阳在外，为阴气所役使。

黄帝道：在医学里，如何具体运用阴阳变化的法则呢？岐伯回答说：如阳气偏胜，则身体发热，腠理紧闭，气粗喘促，呼吸困难，身体亦为之俯仰摆动，无汗发热，牙齿干燥，烦闷，如见腹部胀满，病情凶险，这是属于阳性之病，所以冬天尚能支持，却忍受不了夏季的炎热。阴气盛则身发寒而汗多，或身体常觉冷而不时战栗发寒，甚至手足逆冷，如见手足逆冷而腹部胀满的，同样病情凶险，这是属于阴性的病，所以夏天尚能支持，却忍受不住严寒的冬季。这就是阴阳偏胜导致的基本病理变化和它们的主要临床表现。

黄帝问道：如何调和阴阳呢？岐伯说：如果懂得了七损八益的养生之道，则人身的阴阳就可以调和，如果不懂得这个道理，就会使阴阳失去协调，发生早衰现象。就一般人来说，年到四十，肾气已衰减一半了，其起居动作，亦渐渐衰退；到了五十岁，身体觉得沉重，耳目也不够聪明了；到了六十岁，阴萎不用，肾气大衰，九窍不能通利，出现下虚上实的现象，眼泪鼻涕会经常不知不觉地流出来。所以，知道调和的人，身体就强健，不知道调和的人身体就容易衰老。本来是同样的身体，结果却出现了强弱不同的两种情况。懂得养生之道的人，能够注意养生保健；不懂得养生之道的人，只有在出现了强壮与衰弱的不同结果时，才知道注意。不善于调和的人，常感不足，而重视调和的人，就能常有余；有余则耳聪目明，身体轻强，即使已经年老，亦可以身体强壮，当然本来身体强壮的就更好了。所以明达事理的人懂得调和阴阳的重要性，不做对养生不利的事，能顺乎自然，有乐观愉快的旨趣，常使心旷神怡，保持着宁静的生活，所以能够寿命无穷，尽享天年。这是圣人保养身体的方法。

西北方的阳热之气不足，而阴寒之气偏盛，所以说西北方属阴，而人的右边耳目也不及左边的聪明；东南方阴寒之气不足而阳热之气偏盛，所以东南方属阳，而人的左边手足也不及右边的灵活。黄帝问道：这是什么道理？岐伯说：东方是阳气升起的方位，所以属阳；人面南而坐，左为东方，所以左侧也属阳。阳有上升的特性，所以人体左侧的精气，上部较盛，相对而言，左侧下部精气较虚。耳目在上，手足在下，所以左侧的耳目比右侧的聪明，但左侧的手足却不如右侧的灵便。西方是阳气下降的方位，所以属阴；人身的右侧也属阴。阴有下降的特性，所以人体右侧的精气，下部较盛，相对而言，上部精气较虚。手足在下，耳目在上，所以右侧的手足较左侧的灵便，但右侧的耳目却不如左侧的聪明。如虽左右同样感受了外邪，但在上部则身体的右侧较重，在下部则身体的左侧较重，这是天地阴阳之所不能平衡，而人身亦有阴阳左右之不同，所以邪气就能乘虚而入，停留在身体的虚弱处成为疾病。

所以天有精气，包含着无限的生化能力；地有形体，而能与天气相配合；天有立春、立夏、立秋、立冬、春分、秋分、夏至、冬至八个节气，作为时序的划分纲领，地有东、南、西、北、中五方区域，并各有不同的地理环境，与天气相合。天地阴阳相互交通，因而形成了万物。无形的清阳上升于天，有形的浊阴下归于地，所以天地的运动与静止，是由阴阳的神妙变化为纲纪，而能使万物春生、夏长、秋收、冬藏，周而复始，循环不休。懂得这些道理的人，才能够做到在上部，仿效天气清轻的性质，来调养头部之气；在下部，仿效地气的沉静性质，来调养足部之气；在中部，仿效人事之间协调合作的关系，来调养五脏之气。天地间的各种现象与人体各脏腑经络之气相通，天空的清气与肺脏相通；地上产生的饮食水谷与咽部之气相通；风气属于五行中的木，因而与肝脏相通；雷霆是火气，因而与心脏相通；山谷之气，能藏蓄和生长植物，具有土的性质，因而与脾脏相通；雨气有水的性质，因而与肾脏相通；人体中的三阴、三阳六经经脉运行气血，犹如地上的河流；肠胃能盛贮饮食水谷，犹如大海，善于容纳百川之水；耳、目、口、鼻和前阴、后阴上下九窍，犹如水气流通的道路。如以天地来对比人体的阴阳，则阳气发泄的汗，像天下的雨；人身的阳气，像天地的疾风。人的暴怒之气，像天有雷霆；人身中的阳气容易上冲，如同自然界中的阳气向上蒸腾。所以调养身体而不取法于自然的道理，疾病就要发生了。

所以外感致病因素伤害人体，快如疾风暴雨。不仅会随时让人生病，病情也常常发生变化。善于治病的医生，在邪气刚侵入皮毛的时候，就给予治疗；技术较差的，到病邪侵入到肌肤才治疗；更差的，要到邪气侵入筋脉才治疗；又更差的，等到邪气已经深入六腑才治疗；又更差的，直到邪气进入五脏才治疗。假如邪气深入到五脏，已经非常严重，这时，恐怕只有一半治愈的希望了。

所以自然界中的邪气，侵袭了人体就能伤害五脏；饮食或寒或热，就会损害人的六腑；地之湿气，感受了就能损害皮肉筋脉。

善于用针刺治病的医生，掌握阴阳的道理，当病在阳经时，可针刺阴经，从而引出阳经的邪气；当病在阴经时，可针刺阳经，从而引出阴经的邪气。病在右者治于左，病在左者治于右。以及根据人们正常的生理指标，来衡量病人的病理变化及轻重程度，并从外表出现的症状，去了解内部的病变。通过这种方法，来观察和分析疾病是属于邪气太过的实症，还是属于正气不足的虚症。那么，即使只见到疾病初起时的轻微表现，也可以知道病变的真实部位和性质。能够这样诊断疾病，就不会发生错误。根据正确的诊断给人治疗疾病，当然就不会失败了。

所以善于诊治的高明医生，通过诊察病人的色泽和脉搏，先辨别病症的属阴属阳；审察五色的浮泽或重浊，而知道病的部位；观察呼吸，听病人发出的声音，可以得知所患的病苦；诊察四时色脉是否正常，来分析为何脏何腑的病，诊察寸口的脉，从它的浮、沉、滑、涩，来了解疾病所产生的原因。这样在诊断上就不会有差错，治疗也没有过失了。

所以说，病在初起的时候，可用刺法治愈；若病势正盛，必须待其稍为衰退，然后刺之而愈。所以病轻的，使用发散轻扬之法治之；病重的，使用逐渐削减之法治之；若疾病是属于气血衰弱的，应用补益之法治之。形体虚弱的，可以用温性药来补气；精气不足的，应该用味厚的药来滋补。如病在上的，可用吐法使它从上排出；病在下的，可用疏导之法使它从二便排出；病在中为胀满的，可用泻下之法；其邪在外表，可用汤药浸渍让它出汗；邪在皮肤，可用发汗，使其外泄。起病急暴，邪气很盛，尚可以用抑制之法；病属于实症的，邪气在表适宜用发散法，邪气在里适宜用泻下法。观察病的在阴在阳，以辨别其刚柔，阳病应当治阴，阴病应当治阳；确定病邪在气在血，更防其血病再伤及气，气病再伤及血，所以血瘀属实的，当用刺血法治疗，气虚宜用导引法。

阴阳离合论篇第六

【题解】

本篇提出天地万物均可分为阴阳，阴阳之中又无限可分，但总本于一阴一阳。

黄帝问道：我听说天属阳，地属阴，日属阳，月属阴，大月和小月合起来三百六十天而成为一年，人体也与天地日月相对应。但是人体的经脉分为三阴三阳，和天地阴阳之数不相符合，这是什么道理？岐伯回答说：天地阴阳的范围，极其广泛，事物的阴与阳是相对的，在具体运用时，经过进一步推演，则可以由十到百，由百到千，由千到万，再演绎下去，甚至是数不尽的，然而其总的原则仍不外乎对立统一的阴阳道理。天在上覆盖着一切，地在下承载着一切，天上的阳气下交，地上的阴气上迎，阴阳相互交通，才能产生万物。天地之间，万物初生，未长出地面的时候，叫作居于阴处，称之为阴中之阴；若已长出地面的，就叫作阴中之阳。阳气是万物发生的动力，阴气是万物生长的基础。所以万物的发生，是借着春季气候的温暖；万物的滋养壮大，因于夏气的炎热；万物的收成，因于秋气的清凉；万物的闭藏，因于冬气的寒冷。如果四时阴阳失序，气候无常，天地间的生、长、收、藏的变化就要失去正常，一切生息就要停止了。这种阴阳变化的道理对人来说，也有一定的规律，并且可以推测而知。

黄帝说：我愿意听您讲讲三阴三阳的离合情况。岐伯说：人面向南方而站立，前面就是南方，在自然界，南方为阳，北方为阴，人与天地相应，所以人前面阳气广大，因此叫作"广明"；相对而言，人的后面为阴，而人背后是太冲脉所经过的部位，所以把后面叫作"太冲"。太冲脉所起始的地方，叫作少阴。在少阴经上面的经脉，名叫太阳经，太阳经的下端起于足小趾外侧的至阴穴，其上端结聚于

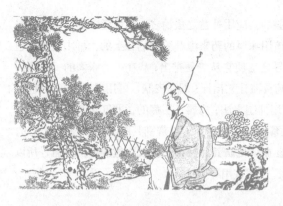

眼内角处的睛明穴，因太阳经为少阴经之表，故称为阴中之阳。再以人身上下而言，上半身阳气旺盛属阳，称为广明；身体以下属阴，称为太阴经。太阴经前面的经脉，名叫阳明经，阳明经的下端起于足大趾侧次趾之端的厉兑穴，因阳明经是太阴经之表，故称为阴中之阳。厥阴经为里，少阳经为表，故厥阴经之表为少阳经，少阳经下端起于足四趾外端的窍阴穴，因少阳居厥阴之表，故称为阴中之少阳。因此，三阳经的离合，分开来说，太阳主表为开，阳明主里为合，少阳介于表里之间为枢。但三者之间，不是各自为政，而是相互紧密联系的，不能相互背离，所以合起来称为一阳。

黄帝说：我想再听您讲讲三阴经的离合情况。岐伯说：在肢体外侧的经脉属于阳经，在内侧的为阴，所以在里的经脉称为阴经，人体上下分阴阳，那么上半身为阳，下半身为阴，而在上下之中的部位，也应当属于阴。冲脉在下，在冲脉之上的脾经，称为太阴经。太阴经起于足大趾之端的隐白穴，称为阴中之阴。太阴的后面，称为少阴，少阴经起于足心的涌泉穴，称为阴中之少阴。少阴的前面，称为厥阴，厥阴经起于足大趾之端的大敦穴，由于两阴相合而无阳，厥阴又位于最里，所以称之为阴之绝阴。因此，三阴经之离合情况，分开来说，太阴为三阴之表为开，厥阴为三阴之里为合，少阴位于太、厥表里之间为枢。但三者之间，不能各自为政，而是相互协调、紧密联系的，是不能相互背离的，所以合起来称为一阴。

阴阳之气，在十二经脉中有规律地循环流动，只有在内的气正常运行，才能保证在外形体健壮，也只有在外的形体强健，才能保证气聚合而不离散，这就是阴阳离合、表里相成的缘故。

阴阳别论篇第七

【题解】

本篇内容主要是运用阴阳的道理，讨论脉象及其主病，从而推断疾病的预后。

黄帝问道：人有四经十二从，这是什么意思呢？

岐伯回答说：四经就是肝、心、肺、肾四脏的脉象，它们和春、夏、秋、冬四时相应。十二从是指与十二月相应的十二经脉（手太阴、手阳明、足阳明、足太阴、手少阴、手太阳、足太阳、足少阴、手厥阴、手少阳、足少阳、足厥阴）相应。

脉有阴阳之分，知道什么是阳脉，就可以知道什么是阴脉；相反知道什么是阴脉，就可以知道什么是阳脉。阳脉有五种，分别代表五脏的正常脉象，但五季（春、夏、长夏、秋、冬）之中五脏的阳脉各不相同，于是便有二十五种阳脉。所谓阴脉，就是五脏真气呈败露之象的真脏脉，倘若这种败象显现了出来，那人就一定要死了。所谓阳脉，就是有胃气的具有从容、和缓、柔软的脉象。在临症时能够察辨阳脉，就能知道病变的具体部位；能够察辨真脏脉，就能判断死亡的日期。要了解三阳经的虚实，必须诊察人迎脉；要了解三阴经的虚实，必须诊察寸口脉。但是，这二者是统一不可分割的。能够辨别阳脉，就能弄清疾病与时令气候的宜忌关系。能够辨别真脏脉，便可测知患者的死期。只要谨慎、准确、熟练地掌握察辨阴阳脉的方法，在临症时就不至于犹豫不决了。

所谓脉象的阴阳，脉搏偏于沉伏的为阴，脉搏偏于隆盛的为阳；脉静叫作阴，脉动叫作阳；脉慢叫作阴，脉快叫作阳。凡是见到没有胃气的真脏脉象，如见到肝脉来时胃气断绝，十八日后便会死亡；见到心脉来时胃气断绝，再过九天就会死亡；见到肺脉来时胃气断绝，十二天后就会死亡；见到肾脉来时胃气断绝，七天后便会死亡；见到脾脉来时胃气断绝，四天后便会死亡。

一般地说，阳明经发病，则可影响心脾，患者经常感到大小便困难，若是女子，就会月经不调乃至闭经。如果病久传变，或者身体发热消瘦，或者喘息气逆，疾病发展到这个程度很危险，往往会造成死亡。

一般地说，太阳经发病多有寒热的症状，并且下身浮肿，四肢软弱无力，以致腿肚酸痛。如果病久了，病情还会发生变化，或者血涸肤枯，或者阴囊肿大。

一般地说，少阳经发病，往往气短无力，容易咳嗽，又易泄泻。如果病久，病情还会发生变化，或者心虚掣痛，或者饮食不下，隔塞不通。

阳明与厥阴同时发病，其症状表现为惊骇背痛，常常嗳气、呵欠，这种病叫作风厥症。

少阴少阳同时发病，容易腹部发胀，心胸满闷，时常叹息。

太阳和太阴同时发病，就会发为半身不遂的偏枯症，或者筋骨解弛、痿弱无力，或者四肢不能动弹。

脉中有微阳之气鼓动的，其脉来时有力，去时力衰，叫作钩脉；脉来搏动无力轻柔如毛，叫作毛脉；脉来鼓动有力而引急，如按琴瑟的弦，叫作弦脉；脉来有力而沉，浮取如绝，叫作石脉；阴阳之气来去和缓，叫作溜脉。

阴气争盛于内使五脏功能紊乱，阳气扰乱于外，使皮肤不能固密，汗出不止，四肢逆冷，这样，就会寒气伤肺，使人喘喝有声。阴气之所以能够生成并得以调和，其根本是在于阴阳的平衡。如果阳气过盛，就会破散，阴气也会随之消亡。

阴阳紊乱，刚柔失和，经脉气血就会败绝。

属于死阴的病症，过不了三天就会死去；属于生阳的病症，过不了四天就会痊愈。所谓生阳就是疾病按五行相生的次序发展变化、死阴就是疾病按五行相克的次序发展变化，例如肝病传到心，是木生火，故叫作生阳；心病传肺，是火克金，故叫作死阴；肺病传肾，同为阴气，二阴相并，故叫作重阴；肾病传脾，是肾水反而欺侮土的现象，故叫作辟阴，是无法治疗的死症。

邪气郁结于阳经，四肢就会浮肿；邪气郁结于阴经，就会大便出血，郁结轻浅便血一升，稍重的便血二升，更重的便血三升，逐渐加重。阴经阳经都郁滞不通了，而阴经的郁结重些，就会发生石水之病，主要症状是小腹肿胀。邪气郁结于胃和大肠的，就会发生消渴病。邪气郁结于膀胱和小肠的，就会发生大小便不通的隔症。邪气郁结于脾肺的，就会发生水肿的病。邪气郁结于厥阴少阳两经的，就会发生喉痹之病。

阴脉搏动有力，与阳脉有明显的区别，这是怀孕的现象。若阴脉与阳脉都表现出无力的虚象，而又患痢疾的，乃是死症。阳脉生于阴脉，就要出汗，阴脉虚而阳脉搏击，火迫血行，妇人就会发生血崩之病。

三阴（肺脾）之脉都搏击于指下，大约于二十天后夜半时分死亡；二阴（心肾）之脉都搏击于指下，大约于十三天后傍晚时分死亡；一阴（心包络、肝）之脉都搏击于指下，大约于第十天死亡；三阳（膀胱小肠）之脉都搏击于指下且鼓动过甚的，大约于第三天死亡；三阴三阳之脉都搏击于指下，心腹胀满，阴阳之气发泄已尽，大小便不通，则五日死亡；二阳（胃大肠）之脉都搏击于指下，患有温病的，已经无法可治，不过十天就会死亡。

灵兰秘典论篇第八

【题解】

本篇讨论十二脏腑的功能、地位及相互关系，内容至关重要，必须妥善地保存，以便流传于后世，因而将它藏之于灵台兰室。

黄帝问道：想听您讲讲十二脏器之间相互为用的关系，它们之间有没有重要和次要的分别呢？

岐伯回答说：问得真详细呀！请让我尽量地告诉您。心，在人体中的重要性就好比是君主，人们的聪明智慧都是从心那里生发出来的。肺，好像宰相一样，主管全身的气血，人体内外上下的活动，都需要肺来调节。肝，犹如智勇兼备的将军，谋虑就是从肝那里来的。胆，好比是"中正"的官员，主管人们对事物的判断和对行动的决心，是清虚的脏器；膻中，它包裹护卫着心脏，犹如贴近君主的内臣，传达着君主的喜怒哀乐；脾、胃，犹如仓廪之官，接受和消化食物，通过运输来供养全身；大肠，好似运输官员，主管输送，使水谷糟粕变化成形而排出；小肠，称为受盛之官，其功能是接受脾、胃已消化的食物并对食物进行再次的消化吸收；肾，能藏精，精能生骨髓而滋养骨骼，能产生出智慧和技巧米；三焦，是决渎之官，主要负责调通水道；膀胱，是州都之官，是水液聚会的地方，经过气化作用而把尿液排出体外。以上十二个脏器的作用不能不协调。当然，君主是最主要的，如果君主贤明，那么群臣就安定，这是根本的法则。依照这个道理来养生，就能够长寿，整个身体不会有什么大的疾病。如果按照这个道理来治理天下，国家一定能繁荣昌盛。倘若君主不贤明，那么十二官就要受到祸害。而各个脏器的活动一旦失去联系，形体就会受到伤害。如果用这种方法来养生，形体必然遭受损害。倘若以此方法来治理天下，则难保宗庙社稷的安全，这是应该谨慎再谨慎的啊！

养生之道是极其微妙的，它变化万端，无穷无尽，有谁能够真正了解它的根源呢？确实困难得很！就算苦心思虑，天天劳心伤神为它苦恼，仍然疑团不解，有谁能够了解它的精要？纵然对自己的健康非常关心，有谁能知道怎样做才算恰到好处？最细微的物体，渐渐地可以用毫厘来计算，但是毫厘大小的东西再经过积累，便需要用尺度计量了，然后扩大，再扩大，就成为形体了。

黄帝说道：好啊！我听您讲授的精辟晓畅的理论，真是治国安邦、养生长寿这些重要事的根本所在。这些精纯明白的理论，不诚心诚意地选择吉日，是不敢接受的。

于是，黄帝便选择吉日良辰，把这些理论保存在灵兰之室，以便使它长久地流传下去。

六节脏象论篇第九

【题解】

本篇始论天度、气数，继论藏象、脉象，故篇名为"六节藏象论"。

黄帝问道：我听说天体的运行把六个甲子日合成为一年，人用九窍九脏和地之九州九野相配合，人体也有三百六十五节与天地一年三百六十五日相对应，这种天地人相配合的说法我已经听说很久了，但不知这是什么道理？

岐伯回答说：问得真高明啊，请让我详细地讲一讲。六六之节和九九之会，是用来确定天度和气数的。天度是计算日月行程速度的，气数是影响万物生化的节气。天属阳，地属阴；日属阳，月属阴；日月运行在天体上有一定的部位和秩序，万物生化的循环也有一定的规律。一个白天加一个晚上太阳运行一度，月球运行超过十三度，所以有大月小月，累计三百六十五日为一年，而余气积累，就形成闰月。首先确定一年节气的开始，再用圭表测量日影的长短变化，计算日月运行的度数校正一年里的时令节气，然后再推算节气的盈余，这样，天度的变化便可以完全计算出来了。

黄帝问道：我已经明白关于天度的道理了，还想听听气数是怎样与天度相配合的。

岐伯说：天是以六六之数为节度，地是以九九之法与天相会通的。天有十个日干，代表十天，十干循环六次，叫作一个周甲，周甲循环六次成为一年，这是三百六十日的计算方法。自古以来，懂得天道的人，都认为天和生命息息相通，认为与天气相通是生命的根本，地的九州、人的九窍、五脏十二节，都与天气相通。所以有五行三气的说法。天有三气，地有三气，人有三气，三三合而为九，在地分为九州（冀、兖、青、徐、扬、荆、豫、梁、雍），在人分为九脏，即四个形脏（胃、大肠、小肠、膀胱）和五个神脏（心、肝、脾、肺、肾），合为九脏，以和天的六六之数相匹配。

黄帝说：我已经明白六六与九九相会通的道理了。先生提到把有余的气积累起来就构成闰月，什么叫气呢？请您启发我的蒙昧，解除我的疑惑，好吗？

岐伯答道：这是前代帝王秘密保存不外传的学问，是由我的老师传授给我的。

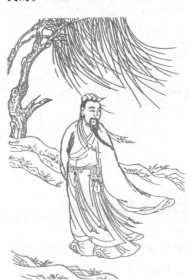

黄帝说：请您全都讲给我听听。

岐伯说道：五天为一候，三候成为一个节气，六个节气称为一时，四时合成一年。一年之中，四时气候分别随着五行的配合而有旺盛的时候。五行气运相互承袭，也有自己旺盛的时候。到了年终，又从头开始循环，一年分立四时，四时分布节气，就像没有头尾的圆环一样。五日一候的推移，也是这个样子。所以说，不知一年中应该旺盛的节气的降临、节气的盛衰、虚实产生的原因，就不能做医生。

黄帝又问道：五行之气按一定次序更迭推移，周而复始，就像圆环一样没有开头、结尾，那么它在运行过程中的太过和不及的情形，究竟是怎样的呢？

岐伯说：五行运气更迭主宰时令，每一个运气都有旺盛的季节，也有相互克制的季节，这是正常的事情。

黄帝问道：平气又是怎样呢？

岐伯说：没有太过，也没有不及，这种情况就是平气。

黄帝问道：不过和不及的情况是怎样的呢？

岐伯说：这些内容在有关五运六气的经书里有记载。

黄帝又问道：什么叫作所胜呢？

岐伯说：春胜长夏（即木克土），长夏胜冬（即土克水），冬胜夏（即水克火），夏胜秋（即火克金），秋胜春（即金克木），这是五行之气相互克制在季节中的反映。而人的五脏又受四时五行之气的影响，并根据四时五行之气的属性而被命名。

黄帝问道：怎样才能知道它们之间的相胜情况呢？

岐伯说：要想知道所胜，必须首先观察气候到来时间的早晚，观察的方法一般是以立春为标准。如果时令未到而相应的脏气先到来，就称为太过。太过就要侵犯原先自己所不胜的气，而克制自己所能胜的气，这样的情况叫作气淫。如果时令已到而相应的气候还没有到来，就称为不及。如果不及那么自己所胜之气便会因没有制约而随意运行，自己所生之气便会由于缺乏资助而生病，自己不能克制的气也会乘机侵犯，这种情况叫作气迫。所提到的求其至，就是在气候来到的时候，谨慎地观察和它相适应的时令，看气候是不是与时令相合。假如脏气与时令不合，且与五行之间的对应关系也没有办法区别，那就表明邪僻之气已经生成，如果这样，则连医生也没有办法了。

黄帝问道：五行之气有不按次序更替而紊乱的情形吗？

岐伯说：大自然的气运四时代序，不可能没有规律。气运如果不按规律依然相互承袭，那就是反常，反常就要发生病变、灾害了。

黄帝问道：气候反常会对人体产生怎样的危害呢？

岐伯说：气候反常变异会使人产生疾病。如果反常的气候是这时的气候应该旺盛的，患病还比轻较；如果不是，患病就重；如果这个时候再感受了邪气，就会死亡。所以说，五行气候的反常，不在它能克制的气旺盛时发病，病便较轻；如果正好在它所能克制的气旺盛的时令发病，病就重了。

黄帝说道：讲得好！我听说天地阴阳之气化合而能产生万物，又根据不同的形态变化而确定万物的名称。天地的气运和阴阳的变化，对于万物所起的作用哪个大哪个小，您可以讲给我听听吗？

岐伯说：问得真详细呀！天很广阔，不可以测度；地非常博大，也难以计量。您提出了这样一个广泛而深奥的问题，就让我概括地说一下吧。植物有五种不同的颜色，五种颜色的变化太多，人们难以看遍；植物有五种不同的气味，五味的美妙适口，也很难尝遍。人的嗜欲各不相同，对于色味都有各自的不同嗜好。天供给人们五气，地供给人们五味。五气由鼻吸入，贮藏在心肺，能使脸色红润光泽，声音柔和洪亮。五味由口而入，藏在肠胃里，经过肠胃消化，吸收其中的精华来供养五脏之气。五气和化，就有生机，再加上津液的作用，精神就会自然地旺盛起来。

黄帝问道：人体内脏功能和其表现于外的征象是怎样的关系呢？

岐伯回答说：心是生命的根本，智慧的所在；心的精华反映在面部，功用主要是充实血脉，心是阳中之太阳，与阳气最旺盛的夏季相应。肺是一身之气的根本，是魄所在的地方；它的精华反映在毫毛，功用主要是充实皮表，肺是阳中之太阴，与秋季相应。肾是真阳真阴蛰藏的地方，是封藏的根本，精气储藏的地方；它的精华显现在头发，功用主要是充实骨髓，肾是阴中之少阴，与阳气最盛的冬季相应。肝是四肢的根本，藏魂的地方；它的精华反映在爪甲上，功用主要是充实筋力，生养血气，味酸，苍青色，是阴中之少阳，与阳气上升的春季相应。脾、胃、大肠、小肠、三焦、膀胱是"粮仓"的根本，是营气产生的地方，被称为器，它们能吸收水谷的精华，排泄糟粕，转化五味而主管吸收排泄；它的精华显现在口唇四周，功用主要是充实肌肉，味甘，黄色，属于至阴，与长夏土气相应。上述十一脏功用的发挥，都取决于胆的功能是否正常。

所以，人迎脉搏大于寸口脉一倍，病在少阳；大于寸口脉二倍，病在太阳；大于寸口脉三倍，病在阳明；大于寸口脉四倍以上，叫"格阳"。寸口脉搏大于人迎脉一倍，病在厥阴；大于人迎脉二倍，病在少阴；大于人迎脉三倍，病在太阴；大于人迎脉四倍以上，称为关阴。人迎与寸口之脉都大于常人四倍以上，就称为关格，关格之脉衰弱到不能通达天地精气时，必死无疑。

五脏生成篇第十

【题解】

本篇主要从人体五脏与五体、五味、五色、五脉的关系上阐述了诊色脉以察五脏的问题以及色脉诊在临床上的具体应用。

心脏相互对应的是脉，精华表现于面部的颜色上，能克制心脏的是肾。与肺脏相对应的是皮，精华表现于毫毛上，它的制约者是心。与肝脏相对应的是筋，精华表现在爪甲，它的制约者是肺。与脾脏相对应的是肉，精华表现在唇，它的制约者是肝。与肾脏相对应的是骨，精华表现在发，它的制约者是脾。

所以多吃咸味的东西，会伤害心脏，使血脉凝滞，脸色也会失去红润的光泽；

多吃苦味的东西，会伤害肺脏，使皮肤干燥而毛发脱落；多吃辛味的东西，会伤害肝脏，使筋拘挛而爪甲枯槁；多吃酸味的东西，会伤害脾脏，使肉坚厚而嘴唇干裂；多吃甜味的东西，会伤害肾脏，使骨骼发生疼痛而头发脱落。这都是由于偏嗜五味所造成的损害。所以心喜欢苦味，肺喜欢辛味，肝喜欢酸味，脾喜欢甜味，肾喜欢咸味。这就是五味与五脏的相合对应关系。

五脏反映在脸上的气色，表现出的青黑色像死草，表现出的黄色像枳实，表现出的黑色像黑煤，表现出的赤色像凝血，表现出的白色像枯骨，都是死亡的征象。这是从五种色泽的表现上来判断的。

面上的气色，青得像翠鸟的羽毛般青绿而有光泽，赤得像鸡冠般红润，黄得像蟹腹般明润，白得像猪脂般光亮润泽，黑得像乌鸦羽毛般透亮，都是生机旺盛的反映。这是从五种色泽的表现上来判断的。只要是心脏有生气的色泽，就像白绢包着朱砂；肺脏有生气的色泽，也像白绢裹着朱砂；肝脏有生气的色泽，就像白绢裹着绀色的东西；脾脏有生气的色泽，就像白绢裹着栝楼实一样；肾脏有生气的色泽，就像白绢裹着紫色的东西。这些是五脏有生气的表现。

色味与五脏相合：白对应肺脏和辛味，赤对应心脏和苦味，青色对应肝脏和酸味，黄色对应脾脏和甜味，黑色对应肾脏和咸味。由于五脏分别与筋、骨、脉、肌、皮有特殊的内在联系，所以白色又对应皮，赤色又对应脉，青色又对应筋，黄色对应于肉，黑色又对应骨。

各类经脉，都往上注入眼；所有的精髓，都属于脑；所有的筋，都属于骨节；所有的血液，都属于心；所有的气，都属于肺，这气血筋脉向四肢八豁的灌注就像潮起潮落一样。

所以人躺下时，血就回归于肝脏。血液运行到四肢百骸：眼睛得血就能看东西；脚得了血能行走；手掌得血能握物；手指得血能灵巧使用。刚起床就到外面，被风吹着，则血凝结在皮肤上，就要发生痹症；如果凝涩在经脉里，就会使得血行迟滞；如果凝涩在足部，就会发生下肢厥冷。这三种疾患的发生，都是由于血液运行不畅通，不能回流到某些豁谷孔穴。人身有大谷十二处，小豁三百五十四处，十二关还不在其内。这些都是卫气所到达而停留的地方，也是邪气容易侵占的地方，如果受了邪气的侵袭，必须赶紧用针刺或砭石除掉它。

要诊断疾病发生的部位，一开始就应当把辨别五脏的经脉作为纲领。想知道疾病是从哪里发生的，先考察一下各脏脉的胃气如何。所说的五决，就是辨别五脏的脉象。

所以头痛巅顶的疾病，属于下虚上实，病在足少阴、太阳两经；如果病情进一步发展，就会深入到肾脏。头晕眼花、身体摇晃的；或者目暗耳聋，病程较长的，属于下实上虚，病在足少阳、厥阴两经；如果病情进一步发展，就会传入肝脏。腹部发胀，支撑胸膈胁肋，下体厥冷，上体眩晕，病是在足太阴、阳明两经。咳嗽喘急，胸中有病，病是在手阳明、太阴两经。如病势加剧，就会传入肺脏。胸中痛，腰脊像扯着般疼痛，病是在手太阳、少阴两经。如果病情进一步发展，就会传入心脏。

脉搏的小大滑涩浮沉等表象，可以用手指来鉴别。五脏的生理功能和病理变化可以从多方面来比照推理。察听五脏的音声反应，可以了解很多。五色虽然精微，可以用眼来观察。在诊断中如果能把气色与脉搏参合起来分析，就万无一失了。如果面上现出赤色，脉搏又躁坚，诊断为病气积聚在腹中，常常妨碍饮食，这种病叫作心痹；它的致病原因，是思虑过重，伤了心气，病邪乘虚而入造成的。如果面上出现白色，脉象又表现为躁急而浮，上虚下实，这是病气积聚在胸中，病症表现是气喘吁吁，好像惊恐的样子，并且时常发热恶寒，这种病叫作肺痹；致病的原因是寒热，并在醉酒后行房事而引起的。如果面上出现青色，同时脉象表现是长而有力，并且左右弹击手指，这是病气积在心下，支撑两侧胁肋，这种病叫作肝痹；致病原因是受了寒湿，所以病理机转和疝气一样，并有腰痛、足冷、头痛等症状。如果面上出现黄色，同时脉搏大而虚，这是病气积聚在腹部，感觉有气从小腹两侧向上冲，这种病叫作厥疝；女子同样有这种情况，致病原因是四肢过劳，出汗后受了风的侵袭造成的。如果面上出现黑色，同时脉象的表现是坚实而大，这是病气积在小腹和前阴，这种病叫作肾痹，它是用凉水沐浴后就睡觉所引起的。

一般情况下，健康人的面色也都微带黄色，这是脾胃之气的正常反应，因此只要观察五色：面黄目青，面黄目赤，面黄目白，面黄目黑的，都还有胃气，都不是死的征象；面青目赤，面赤目白，面青目黑，面黑目白，面赤目青的，说明胃气已经衰竭丧失，因而都是死的征象。

五脏别论篇第十一

【题解】

本篇主要从藏泻功能特点上论脏腑，从分析问题的方法上，有别于其他讨论藏象的文章。

黄帝问：我从一些懂得医学道理的人那儿听到的对脏和腑的说法，意见都不一致。有的人把脑髓叫作脏，但又有把脑髓叫作腑的；有的把肠和胃叫作脏，但又有把肠胃脑髓都叫作腑的，他们的说法是相反的，却又都坚持自己的看法。我不知到底谁说的正确，希望听您讲一下。

岐伯答：脑、髓、骨、脉、胆和女子子宫这六个器官，是禀承地气而生的，都能藏精血，好像大地贮藏万物一样，所以能藏而不泄，这叫作"奇恒之腑"。胃、大肠、小肠、三焦、膀胱这五个器官，是感受天气而生的，像天，所以是泄而不藏，它们受纳五脏浊气，叫作"传化之腑"。是不能把他们的受纳物久藏，而须输送泻出的。肛门也是担任五脏行使排泄的功能，令水谷不得长久滞留人体。我们所说的五脏，是藏精而不泄的，它必然充满了精气，而从来不会让饮食糟粕存留其中。至于六腑呢，它的作用，是要把食物消化、吸收、输泄

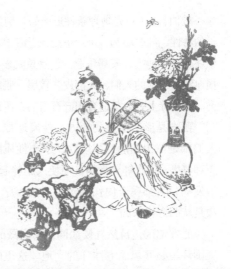

出去，所以虽然常常是充实的，却不能像五脏那样没有空虚的时候。食物入口以后，胃里虽实，肠子却是空的，等到食物下去，肠中就会充实，而胃里又空了，所以说"实而不满""满而不实"。

黄帝问：气口怎么就是五脏的主宰呢？岐伯说：胃是盛贮饮食的器官，叫作水谷之海，是生成营养物质供给五脏六腑活动的源泉。凡是五味入口后，都储留在胃里，来供养脏腑血气。气口也是手太阴肺经，所以五脏六腑的气味，都来源于胃，而它的变化则表现在气口脉上，五气（臊、焦、香、腥、腐）入鼻，进入肺里，而肺有了病变，鼻的功能也就差了。凡是在治疗疾病时，首先要问明病人的排泄情况，辨清脉搏，观察他的精神状态和病情表现。

过分拘守鬼神迷信观念的人，就没有必要向他说明医疗理论；厌恶针石治疗的人，就必须向他说明针石技巧；不愿接受、不配合治疗的人，他的病是治不好的，勉强治疗也很难收到应有的功效。

异法方宜论篇第十二

【题解】

本篇论述了由于地域不同，人们的生活环境、习惯有别，食物种类不同，因而体质及易患病症各异，进而治疗方法也各有所宜。

黄帝问：医生用不同的方法都能治好病，这是什么原因呢？

岐伯答说：这是地理条件形成的。例如东方地区，类似于春天天地之气开始生长的特性，气候温和，出产鱼盐，近海挨水的当地居民喜欢咸腥类的食物，他们习惯住在这个地方，安居乐业。但是鱼吃多了，会使热邪滞留肠胃；盐吃多了，会耗损血液。当地的人们，大都皮肤较黑，肌理疏松，这里所发生的疾病，多是痈肿一类。在治疗上，大都适合用砭石去治，所以砭石的治病方法也是从东方传来的。

西方是盛产金玉的地方，沙漠地带，具有自然界秋季收敛的特性。那里的人们都是依山而居，多风沙，水土性质刚强。当地居民，不穿棉布，多使用毛布和草席；喜欢鲜美食物，而使人肥胖起来，虽然外邪不易侵犯他们的躯体，他们发病，大都属于内伤类疾病。在治疗上，大都适宜用药物，因此说，药物疗法是从西方传来的。

北方地区，自然气候如同冬季闭藏的特性，地势较高，人们住在山岭上边，周围环境是寒风席卷冰冻的大地。这里的居民过着游牧生活，喜欢随时住在野地里，吃些牛羊乳汁，致使内脏受寒，容易引发腹部胀满的疾病。在治疗上，适宜用艾火炙烤，因此说，灸灼疗法是从北方传来的。

南方地区，类似于自然界长养万物的夏季气候，是阳气最盛的地方。地势低洼，水土卑湿，雾露经常聚集。这里的居民，喜欢吃酸类和发酵的食品；人们的身体，皮肤致密而带红色，这里经常发生拘挛湿痹等病，在治疗上，应该使用微针针刺，因此说，九针的疗法是从南方传来的。

中央地区，地势平坦气候湿润，是自然界中物产最为丰富的地方。那里人们食物的种类很多，生活十分安逸，所以人们发生的疾患，多是痿弱、厥逆寒热等病。在治疗上，应该使用导引按跷的方法。因此说，导引按跷疗法，是从中央地区推广而来的。所以高明的医生综合运用各种疗法，针对与疾病有关的情况，给予恰当的治疗。所以疗法尽管不同，疾病却都能痊愈，这是由于医生能够了解病情，并掌握了治疗大法的缘故啊！

移精变气论篇第十三

【题解】

移精，是指转移精神；变气，就是改变气血运行的状态。移精变气即运用心理疗法调节病人的精神，改变其气血紊乱的病理状态，从而达到治疗的目的。

黄帝问道：我听说远古时候人们治病，只要转移病人的精神和改变气血的病理状态，用一种"祝由"的方法，就可以把病治好。现在医病，要用药物做内部治疗又要用针石做外部治疗，疾病还是有好、有不好，这是什么原因呢？岐伯回答说：古时候的人们，生活简单，处在飞禽走兽之间，天气冷了就活动身体，使体内的阳气旺盛，用来祛除寒冷，暑热来了，就到阴凉的地方躲避暑气，在内没有眷恋羡慕的感情来耗气伤神，在外没有奔走求官的劳累形役，这是处在一个安静淡泊、不谋势利、精神内守的意境里，邪气是不可能深入侵犯的。所以既不需要用药物做内部治疗，也不需要用针石做外部治疗。即使有疾病的发生，也只要对病人移易精神和改变气的运行，用一种"祝由"的方法，病就可以好了。现在的人就不同了，忧愁思虑和患得患失每天折磨着他们的精神，在外又要为劳役奔波，又不能顺从四时气候的变化，常常遭受到"虚邪贼风"的侵袭，正气先衰弱，外邪乘虚入袭，攻击五脏骨髓，损伤孔窍肌肤，这样轻病必然加重，病情加重就会死亡，所以用"祝由"的方法就不能医好疾病了。

黄帝道：很好！我希望在遇到病人的时候，能够认清病情的轻重，辨别判断其中的疑难，掌握要领，如同日月之光一样心中明了，这种诊法可以讲给我听吗？岐伯说：在诊法上，观察面部色泽和脉的诊察方法，是古代帝王所珍重、先师所传授的。上古有位名医叫僦贷季，他研究观察面部色泽和脉的道理，通达神明，能够联系到金、木、水、火、土以及四时、八风、六合，从正常的规律和异常的变化来综合分析，观察它的变化奥妙，从而掌握其中的要领。我们如果能懂得这些要领，就只有研究气色和脉象。气色是像太阳一样有阴晴，脉象是像月亮一样有盈亏，从气色和脉象中得其要领，正是诊病的关键。而气色的变化，与四时的脉象是相应的，这是上古帝王十分珍重的，如果能明白原理，心领神会，就可以运用无穷。所以他能从这些观察掌握其中的内情，知道去回避死亡而达到生命的安全。用来指导养生，而使人们健康长寿，所以远古帝王被推崇为"圣王"。

中古时候的医生治病，多让疾病在一发生时就能得到及时治疗，先口服汤液十天，以祛除"八风""五痹"的病邪。如果十天病还不好，再用草药治疗。医生还能掌握病情，处理得当，所以邪气就被征服，疾病也就痊愈。至于后世的医生治病，就不是这样了，他们诊断和治疗疾病不能根据四时的变化，不知道阴阳色脉的关系，也不能够辨别病情的顺逆，等到疾病已经形成了，才想用微针做外部治疗，用汤液做内部治疗。医术浅薄、工作粗枝大叶的医生，还认为可以用攻法，却不了解病已形成，不是用攻法就可以治好的，以致原来的疾病没有痊愈，又因为治疗的错误，增添了新的疾病。

黄帝道：我愿听听有关诊病方面的重要道理。岐伯说：诊治疾病的关键在于不要在望色和切脉上发生错误，能够运用望色和切脉而不被疾病的假象迷惑，这是诊病的最大原则。假使不能掌握望色和切脉的诊法，那么对病情的轻重就不能透彻地掌握，行动起来就会有倒行逆施的危险。医生的认识与病情不能取得一致，这样去治病，会损害病人的精神，如果用来治国，是要使国家灭亡的！

因此赶快去掉粗陋不科学的旧习俗，对不断创新的望色和切脉的学问要钻研，努力进取，是可以达到上古真人的水平的。黄帝道：我已听到您讲的这些重要道理，您说的主要问题是诊治疾病时不能丢开望色和切脉，这是我已知道的。岐伯说：诊治疾病的关键，还有一个。黄帝道：是什么？岐伯说：就是从与病人的接触中问得病情。黄帝道：怎样问法？岐伯说：选择一个安静的环境，关好门窗，与病人取得密切联系，耐心细致地询问病情，让病人毫无顾虑地尽情倾诉，从而得知其中的真情，并观察病人的神色。有神气的，预后良好；没有神气的，预后不良。黄帝说：讲得很对。

汤液醪醴论篇第十四

【题解】

"汤液"和"醪醴"是古人用来治疗疾病的剂型，都是由五谷制作而成的酒类。其中，清稀淡薄的称为汤液，稠浊甘甜的叫作醪醴。因为本篇开头便提出汤液和醪醴的制作方法和用途，故篇名为"汤液醪醴论"。

黄帝问道：怎样用五谷来做成汤液和醪醴呢？岐伯回答说：最好要用稻米作原料，用稻秆作燃料，因为稻米的气味完备，稻秆又性质最坚实。黄帝问道：从哪里看出来的？岐伯说：稻得到天地的和平之气，生长在高下适宜的地方，所以气味完备；收割在秋时，所以稻秆坚实。

黄帝道：上古时代有学问的医生，制成汤液和醪醴，但制好却并不使用，这是为什么？岐伯说：古代有学问的医生，他做好汤液和醪醴，是做好备用的，因为上古太和之世，人们身心康泰，很少得病，所以虽制成了汤液，还是放在那里不用。到了中古时代，养生之道渐渐不被重视，人们的身心比较虚弱，因此外界邪气时常能够乘虚伤人，但只要服些汤液醪醴，病就可以好了。黄帝道：现在的人，虽然服了汤液醪醴，但病不一定好转，这是什么缘故呢？岐伯说：现在的人和中古时代又不同了，人们已经不重视养生了，疾病很复杂，一有疾病，必定要用药物内服、砭石、针灸外治，才能把病治好。

黄帝道：当病情发展到了形体弊坏、气血竭尽的地步，尽管把药物、针灸、砭石等各种治疗方法都用上，但病乃不能痊愈，这里有什么道理？岐伯说：这是因为病人的神气，已经不能使针药等疗法发挥作用。黄帝道：为什么神气不能使针药等疗法发挥作用？岐伯说：针石治病，这不过是一种方法而已。现在病人的神气已经衰败，意志已经散乱，纵然有好的方法，神气对任何治疗措施都没有反应，病就不能好。况且病人的严重情况，是已经达到精神败坏、神气离去、荣卫不可以再恢复的地步了。之所以病情会发展到这样的地步，关键在于人们不重视调养精神，嗜好欲望没有穷尽，忧愁患难又无休无止。

黄帝道：凡病初起时，大多比较轻微而容易治疗，那是因为病邪入侵是先侵犯皮肤等浅表部位。现在经过医生一看，都说是病已经成，而且发展和预后很不好，用针石不能治愈，吃汤药亦无济于事了。现在医生都能掌握治病的原则和方法，能正确使用治疗技术，与病人像亲戚兄弟一样亲近，声音的变化每日都能听到，五色的变化每日都能看到，然而病却不能治好，这是不是治疗得不及时呢？岐伯说：这是因为病的性质和病人心理为本，医生的技术和药物为标，病人与医生不能相互配合，病邪就不能被制服，道理就在这里。

黄帝道：有的病不是因为邪气从外表毫毛入侵而生的，而是由于五脏的阳气衰竭，以致水气充满于皮肤，而阴气独盛，阴气转化为水液废料，则阳气又向外耗散，形体浮肿，不能穿上原来的衣服，四肢肿胀而影响到内脏，这是阴气充满胸腹腔，而又逼迫肺脏，对这种病应该怎么治疗呢？岐伯说：要平复水气，当根据病情的轻重，驱除体内的积水，并让病人四肢做些轻微运动，促进体内阳气的运行，穿衣服温暖一些，帮助阳气恢复，而阴凝易散。用缪刺方法，针刺肿处，泻去水肿以恢复原来的形态。用发汗和利小便的方法，开汗孔，泻膀胱，使津液产生并布散，五脏阳气输布，进一步疏通五脏的郁积。这样，精气自会生成，形体也强盛，骨骼与肌肉保持着常态，正气也就恢复正常了。黄帝道：讲得很好。

玉版论要篇第十五

【题解】

本篇讨论了通过望色、切脉来判断疾病吉凶善恶的要点，而这个内容又非常重要，应该把它刻到玉版上，以便永久保存而不被磨灭。

黄帝问道：我听说《揆度》《奇恒》这两部书中的诊察疾病的方法，运用的地方很多，而所指是不同的，究竟怎样联系起来运用呢？岐伯回答说：一般来讲，《揆度》中记载的是估量测度疾病轻重和深浅的内容，《奇恒》是辨别异于正常的疾病的内容。请允许我从诊病的主要理数说起，五色、脉变、揆度、奇恒等，虽然所指不同，但道理只有一个，关键在于神气。人体的气血随着四时的更替，永远向前运行。如果不能运转，就是没有神气！这个道理很重要，诊色脉是浅近的事，而微妙之处却在于观察神气。把它记录在玉版上，可以与《玉机真藏论》相互参考。

面容的五色变化，呈现在上下左右不同的部位，应详细观察这些色彩的深浅。如色浅的，说明他的病情较轻，可用五谷汤液调理，约十天就可以好了；其色深的，说明病重，就必须服用药剂治疗，约二十一天才可恢复；如果其色过深，说明他的病情十分严重，必定要用药酒治疗，须经过一百天左右，才能痊愈；假如形色枯槁，面容瘦削，就是不治之症，过一百天就要死了。除此以外，如脉气短促而阳气虚脱的，一定会死；温热病而正气虚极的，也同样会死。

分析面部不同部位的色泽，必须有技巧。病色向上移的为逆，向下移的为顺；女子病色在右侧的为逆，在左侧的为顺；男子病色在左侧的为逆，在右侧的为顺。如果病色变更，倒顺为逆，那就是重阳、重阴了，重阳、重阴的预后不好。假如阴阳出现反常，应尽快衡量病情轻重，果断地采用适当的治法，使阴阳恢复平衡，这就需要运用《揆度》《奇恒》的方法了。

脉象在手指下强劲有力地搏击，反映邪气过盛而正气不足，可能是痹症，可能是瘕症，可能是寒热之气交合产生疾病。如果脉象是孤绝，是阳气损耗；如果脉象虚弱又往下运行，为阴血损伤。如果脉象是孤绝，预后都不良；如果脉象虚弱，预后当好。在诊脉时运用奇恒的诊法，从手太阴经之寸口脉来研究。对于诊出的脉象在四时、五行来说，属于不胜现象（如春见秋脉，夏见冬脉），为逆，预后不良；如果诊出的脉象是所胜现象（如春见长夏脉，夏见秋脉），为顺，预后良好。至于八风、四时之间的相互胜复，是永远循环，没有休止的，假如四时气候失常，就不能用常理来推断了。至此，讲的是《揆度》《奇恒》的全部要点。

诊要经终论篇第十六

【题解】

由于本篇先论述了诊治疾病必须遵循四时变化这一重要法则，之后又讨论了十二经脉之气败绝的临床表现，故篇名为"诊要经终论"。

黄帝问道：诊病的要领是什么呢？

岐伯回答说：要领在于掌握天地自然之气的变化规律，及其与人体脏腑经脉之气的相应关系。如正月、二月，天气开始升发，地气开始萌动，这时人的肝脏之气与之对应。三月、四月，天气正在发扬，地气正在发育，这时人的脾脏之气与之对应。五月、六月，天气旺盛到顶峰，地气升高，这时人的头脑之气与之对应。七月、八月，阴气开始发生肃杀的气象，这时人的肺脏之气与之对应。九月、十月，阴气渐盛，开始冰冻，地气开始闭藏，这时人的心脏之气与之对应。十一月、十二月，冰封大地，地气密闭，这时人的肾脏之气与之对应。

所以，春天的刺法应刺经脉散腧穴，深度要达到分肉腠理的部位，出血了就可以停针，病情较重的，留针时间长些，等气传布后再出针，病轻的就缩短留针的时间，等经气循环一周，就可以出针，病就要好了。夏天的刺法应刺孙络的腧穴，一出血就可以停针，邪气一去，穴孔合闭起来，病也随之消除了。秋天的刺法应刺皮肤，先用手指循按肌肉的纹理，宣散气血，不论深浅都和春夏行针一样一出血就停针，如果病人的面色变了，就马上止针。冬天的刺法，应该深刺分肉腠理的穴位，病重者进针的速度应较快些，这样可以直刺而深入，病轻者可左右上下根据情况刺入。春夏秋冬四时各有相应的针刺方法，针刺的深浅也随着变化而不同。

若春天误刺了夏天的部位，就会使脉象散乱而气微弱，邪气就会侵入骨髓之中，病就不能痊愈，也会使人不想吃饭，并且少气无力；春天误刺了秋天的部位，就会损伤肺气，则肝气旺盛可见筋挛气逆，又会引发咳嗽，疾病便不能痊愈，使人有时惊惧，有时哭泣；春天误刺了冬天的部位，邪气就会深入停留在内脏，使人胸腹胀满，病便不能治好，而且使人多言语。

若夏天误刺了春天的部位，病不能愈，人也倦怠无力；夏天误刺了秋天的部位，病不能愈，令人少气而不想说话，并且心中不安，好像有人要来抓自己一般；夏天误刺了冬天的部位，病不能愈，使人气上逆，而且时常发怒。

若秋天误刺了春天的部位，病不能愈，使人心中不安、容易恐惧，变得善忘；秋天误刺了夏天的部位，病不能愈，使人精神倦怠、贪睡不已，而且常常做梦；秋天误刺了冬天的部位，病不能愈，使人时常感到寒冷。

若冬天误刺了春天的部位，病不能愈，使人发困而又无法入睡，睡眠时又常做噩梦；冬天误刺了夏天的部位，病不能愈，使人气上逆，会产生各种痹症和麻木不仁的病；冬天误刺了秋天的部位，病不能愈，使人经常口渴。

只要是在胸腹部位行针，必须注意避开五脏。如果刺伤了心脏，就会立即死亡；如果刺伤了肝脏，五天就会死；如果刺伤了脾脏，五天就会死；如果刺伤了肾脏，七天就会死；如果刺伤了肺脏，五天就会死；如果刺伤了膈膜，则叫作伤中，虽然暂时病可以痊

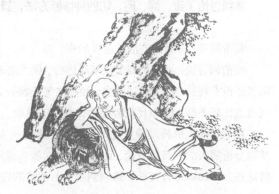

愈，但过不了一年，必死无疑。刺胸腹时避开五脏，关键是否懂得逆顺。所谓顺，就是知道膈与脾肾等器官的部位，下针时注意避开它们；不知道膈与脾肾等器官的部位，不会避开，下针时难免造成伤害，这便是逆。刺胸腹部位时，应该先用布缠起针体，然后从单布上进针。若针刺之后病没有好，可以再刺。这样，便不会伤及五脏。在针刺的时候，进针必须敏捷。刺肿病可用摇针手法以去其邪，刺经脉之病就不要用摇针手法。这便是针刺的要领。

黄帝问道：希望您能讲讲十二经脉气绝的情况是怎样的？

岐伯说：太阳经脉气绝时，病人便会两眼上翻，眼珠不能转动，身背反张，手足抽搐，面色发白，出绝汗，绝汗一出，很快就会死。少阳经脉气绝时，病人会出现耳聋，全身骨节松懈无力，出现两眼直视如同受惊吓一样的症状，到了眼珠不转，一天半便要死亡了；临死时，脸上先见青色，接着又变为白色，然后便死去了。阳明经脉气绝时，病人便会口耳张大，常常惊恐，胡言乱语，面色发黄，上部的人迎脉和下部的跗阳脉都躁疾盛大而不和缓，进而发展为肌肤麻木不仁，很快就要死去了。少阴经脉气绝时，病人面色发黑，牙齿松动，感觉变长，并积满了牙垢，腹部胀闭，大小便不通，生命就走到尽头了。太阴经脉气绝时，腹部胀闭，呼吸不顺，常欲嗳气，不断呕吐，呕吐则气上逆，气上逆则面色发红；若气不上逆，则上下不通，上下不通则面黑，等到皮毛干枯时就会死。厥阴经脉气绝时，病人胸中发热，咽喉干燥，小便频频，心胸烦躁，出现舌卷、睾丸上缩的症状就会死。这便是十二经脉气败绝时的症状。

脉要精微论篇第十七

【题解】

本篇讨论了望、闻、问、切四种诊断方法，其中又着重讨论了诊脉的要领。

黄帝问道：诊脉的方法是怎样的呢？

岐伯回答说：诊脉最好是在早晨进行，因为那时人没有活动，阴气没有被扰，阳气还没有耗散，又未进过饮食，经脉之气还没有太充盛，络脉之气也比较均匀，气血也比较平静，所以比较容易诊出异常的脉象。

在诊察病人脉搏动静变化的同时，还要看病人两眼的神气，观察面色光泽，从而分析病人的五脏是有余，还是不足，六腑功能的强弱虚实，形体是盛还是衰，将这些方面加以综合比较，来判别病人的病情的轻重和预后的吉凶。

脉是血液所归聚的地方、又是血液流通的隧道。脉长表明气血调和通畅；脉短则表明气不足而运行无力；脉数表明出现心中烦热的病症；脉大表明病势正在进行；上部脉盛，是病气堵在人体上部；若见下部脉盛，是邪气胀满腹部；代脉是五脏之气衰弱；细脉是气血虚少；涩脉是气血滞导致心痛；脉来刚硬急坚，就像奔涌的泉水，反映气血非常紊乱是病情加重，已到危险地步；如果脉来似有若无，又像琴弦突然断绝，那是死亡的征兆。

面部的五色，是内脏精气的外在表现。红色应当像白绸裹着朱砂一样，红润而有光泽，不应当像赭石那样红色而带紫；白色应当像鹅的羽毛那样白而光洁，不应当像盐的颜色那样白而略带灰暗；青色应当像苍璧一样青而莹润光泽，不应当像靛青那样青而沉暗；黄色应当像罗纱裹着雄黄那样黄中透红，不应当像黄土一样黄而枯暗；黑色应当像重漆那样黑而光亮，不应当像地苍那样枯暗像炭灰。倘若五色精微之象暴露在外面，那人的寿命便不长了。两眼最精明的地方在于观察万物、辨别黑白、审察长短。如果长短不分、黑白颠倒，那就说明精气已经衰败了。

五脏的作用是守护精气和神气，让它们不外泄、散失。如果腹中甚盛，脏气胀满，气胜而喘，容易恐惧，说话声音又重浊而不清亮，乃是中气失去平衡有湿邪入侵的缘故。如果说话的声音低微，整天讲些重复之语，这是由于正气衰夺的缘故。如果病人不愿着衣盖被，言语错乱，不分亲疏远近，则是由于精神紊乱的缘故。如果肠胃不能藏纳水谷，大便失禁，则是由于肾虚不能约束门户的缘故。如果小便失禁，则是由于膀胱不能贮藏津液的缘故。倘若五脏能够各自起到藏精守内的作用，虽然有病但有好转的希望；倘若五脏不能藏精守内，病人就会死亡。

五脏精气充沛，是保持身体强壮的根本。头是藏精气、神气的地方，如果头部低垂抬不起来，眼睛凹陷没有神采，这是精神将要衰败的表现。背是胸腔的主要支柱，若是背弯曲而肩下垂，便是胸中之气要衰败了。腰是肾所在的地方，若腰部不能转动，便是肾脏要衰竭了。膝是筋汇集的地方，倘若屈伸困难，走路便曲背低头，表明筋要疲惫了。骨是藏髓的地方，如果不能久立，行走动摇不稳，则表明骨要衰颓了。五脏若能由弱转强，病人还有好转的希望；五脏若不能由弱转强，病人就会死亡。

岐伯说：人的脏腑若是与自然界四时变化相反，则五脏的精气就会过盛，六腑的传化之物就会不足；如果脏腑与四时相应太过，五脏的精气也会不足；如果脏腑与四时相应不足，六腑的传化之物反而会有余。这些阴阳不相应合形成的疾病叫作关格。

黄帝问道：脉应四时而动有什么不同？怎样从诊脉知道病之所在？怎样从诊脉知道病的变化？怎样从诊脉知道病的忽然内在变化呢？怎样从诊脉知道病的忽然外在变化呢？想请教这五个问题，您能把其中的道理讲给我听吗？

岐伯说：请让我讲一下人体的阴阳升降与天气运行的关系吧。万物之外，宇宙之内，一切的变化都和阴阳的变化规律相适应，如春天的气候暖和，发展为夏天的气候酷热，秋天的凉爽，发展为冬天的严寒。人的脉象也是随着四时的变迁而升降沉浮的，所以春季的脉象像圆规所画的弧线般圆滑，夏季的脉象像用矩所画出的有棱有角的正方形般洪大方正，秋季的脉象像秤杆般轻轻飘浮，冬季的脉象像秤锤般沉下而不浮动。因此冬至后四十五天，阳气微升，阴气微降；夏至后四十五天，阳气微降，阴气微升。阴阳的升降有一定的规律，与脉象的变化相一致。倘若脉象和四时不相适应，就可以从脉象的变化知道疾病的根源在哪个内脏，再根据脏气的盛衰，推究出患者的死期。这其中的微妙都在脉象上，不可以不仔细地体察。体察脉象有一定技巧，必须从阴阳的辨别开始。阴阳也有起始终端，是借五行而产生的，它们的产生也有一定的法则，即以四时的变化为规律。因此，诊病时用补用泻，都不要背离这个规律。知道了这些道理，就能够预知疾病的发展了。所以说听声音要对应五音，看气色要对应五行，诊脉象要对应阴阳。

阴气过盛的人，多梦见渡大水而恐惧；阳气过盛的人，就会梦见大火焚烧；阴阳俱盛的人，就会梦见互相残杀；上部气盛的人，就会梦见向上飞扬；下部气盛的人，就会梦见向下坠落；吃得过饱，常会梦见给人东西；饥饿过度，就会梦见取来食物自己吃；肝气盛，会梦见自己发怒；肺气盛，会梦见自己悲伤痛哭；腹中短虫多，会梦见众人聚集；腹中长虫多，会梦见与人相斗受伤。

所以，诊脉要有一定的方法，其中心情宁静是最根本的。春天脉象微浮，像鱼在水中游一样；夏天脉充皮肤，非常浮泛，像万物繁荣茂盛一样；秋天脉象微沉，沉伏在皮肤下，好像蛰虫要入穴蛰伏一样；冬天脉沉在骨，像蛰虫在穴中周密隐藏、人们深居内室一般。所以说要知道脉在体内变化怎样，必须深按才能了解其中的技巧；要知道脉在体外表现怎样，则要根据病情来推究致病的本源。这春、夏、秋、冬、内、外六点，是诊脉时必须了解的重要法则。

心脏搏击有力而脉体过长，会出现病舌卷缩不能言语一类病症；如果心脏软弱缓散，是心气不足的反映，当气血环行一周又回到其本位的时候，病可自愈。肺脉搏击有力而长，会发生唾血一类的病；假若肺脉软弱缓散，则肺气虚而不停出汗，要注意不能再用发散的治疗方法了。肝脉搏击有力而长，面色发青，应是受到坠跌和打击，瘀血滞留在胁下，使人喘咳气逆；假若肝脉软弱缓散，肤色反而鲜亮光润的，是溢饮病的症状，溢饮是由于口渴而暴饮，致使水邪溢于肠胃之外、肌肤之间所引起的。胃脉搏击有力而长，面色发红，病人应有大腿疼痛像折了一样的症状；假若胃脉软弱缓散，是由于患吃入生病、吐出来就会好的食疗病。脾脉搏击有力而长，面色发黄，出现少气无力的症状；脾脉软弱缓散，面色无光泽，下肢浮肿，和水气病一样。肾脉搏击有力而长，面色黄赤，腰疼得像折了一样；假若肾脉软弱缓散，病状表现为精虚血少，长期难以恢复健康。

黄帝问道：如果见到心脉绷急，这是什么病？病的形态又是什么样的呢？

岐伯说：病名叫作心疝，小腹部要有块状出现。

黄帝又问道：这是什么道理呢？

岐伯说：心是阳脏，和小肠在经脉上相互联络，小肠位在小腹中，所以说小腹将有块状出现。

黄帝又问道：诊察出胃脉有病，它的症状怎样呢？

岐伯说：如果胃脉实，反映邪气过盛，将出现腹部胀满；如果胃脉虚，反映胃气不足，将出现泄泻病。

黄帝问道：疾病的成因和它的变化是怎样的？

岐伯回答说：因于风邪，便会恶寒发热；因于热邪，便会成为消渴病；因于气往上逆行控制不住，便会变为癫痫病；因于风邪经久不愈，便会变为飧泄；因于风寒侵入脉里无法根除，便会变为疠风。病情千变万化，数不胜数。

黄帝问道：各种痈肿、筋挛、骨痛，是怎样产生的呢？

岐伯说：这是由于寒气聚集，风邪侵入身体后形成的。

黄帝问道：如何治疗呢？

岐伯说：这是由于四时不正常的气候变化所引起的疾病，运用五行相胜的道理来治疗，疾病就会痊愈。

黄帝问道：有旧病从五脏产生，从而影响到面部气色和脉象，应该怎样区别它是旧病还是新病呢？

岐伯说：问得真详细呀！这需要验看面部气色和脉象：如果脉小而气色正常的，就是新病；如果脉象无明显变化但气色已失常的，就是旧病；如果脉象和五色都差的，也是旧病；如果脉象和五色都不差的，便是新病。肝脉和肾脉出现沉弦的现象，皮色呈现出苍红色，这是由于跌扑损伤筋骨所导致的，不论有没有出血，都会出现像水气病一样的瘀血肿胀。

尺部的脉两旁是反映两胁肋的情况的。轻按尺部可以诊断肾，重按尺部可以诊断腹。尺的中部，轻按它的左侧，可以诊断肝，重按可以诊断膈；轻按它的右侧，可以诊断胃，重按可以诊断脾。尺的上部，轻按它的右侧，可以诊断肺，重按可以诊断胸中；轻按左部，可以诊断心，重按可以诊断膻中。从臂内阴经运行的部位，可以诊断腹；从臂外阴经运行的部位，可以诊断背。上段之尽头，是诊断头项胸喉部疾病的；下段之尽头，是诊断少腹腰股膝胫足部疾病的。

脉象洪大的，是由于阴不足而阳有余，大多产生里热之病。脉象来时疾急而去时徐缓的，是由于上部实而下部虚，比如厥巅病。脉象来时徐缓而去时疾急的，是由于上部虚而下部实，比如恶风之病，因为中了恶风，所以阳气先受病。脉象沉细而数的，是足少阴经脉之气逆乱的反映。脉象沉细散的，是虚劳寒热病的反映。脉象浮而散的，是眩晕仆倒一类的病。脉象浮而不急躁的，其病在表，则为发热性疾病；若浮而躁的，则病在手三阳经。脉象细而沉的，它的病因在内部，表现为骨节疼痛；如果细沉而静，那么病在足三阴经。数脉而有歇止的，它的病因是邪气阻滞在三阳经，表现为溏泄及大便脓血的症状。脉见涩象，是阳气有余；脉见滑象，是阴气有余。阳气有余，则身发烧而无汗；阴气有余，则身发冷而多汗；阴气阳气都有余，则身发冷而无汗。如果按脉时轻按不见脉动，重按脉象浮而不沉，是由于有了心腹积聚在内的关系；如果按脉时，重按不见脉动，轻按脉象浮而不沉，是由于身体有外热之病；如果切脉的上部有搏动，但搏动只在上部而下部没有的，是由于腰足之间清冷的关系；如果切脉的上部有搏动，但搏动只在下部而上部没有的，是由于头颈疼痛的关系。假如重按到接触骨头，但脉象轻微，是由于腰脊痛而有痹病的关系。

平人气象论篇第十八

【题解】

本文重点讨论脉象问题，即从脉象中辨别病情轻重。辨别的方法，是以健康人，也就是"平人"的脉气与脉象为标准，去衡量分析病人的脉气与脉象。

黄帝问道：正常人的脉象是怎样的？

岐伯回答说：正常人的脉搏，人一次呼气脉跳动二次，一次吸气脉也跳动二次。一呼一吸叫作一息，一息脉跳动四次，有时一息脉跳动五次，是因为呼吸较长的缘故。这是指平人而说的。所说的平人，就是健康无病的正常人。诊脉通常根据正常人的均匀呼吸来诊察病人的脉息。医生是无病的正常人，所以调匀呼吸来计算病人的脉搏。

如果一次呼气，脉跳动一次，一次吸气，脉也跳动一次，这是气虚的现象。如果呼气而脉跳动三次，一次吸气而脉也跳动三次并且有点躁急，尺部皮肤发热，这是温病的表现；尺部皮肤不热，脉搏往来流利的，这是风病；脉象涩的，是痹病。如果一次呼气而脉动四次以上的，叫作死脉；脉搏中断不再有的，叫作死脉；脉搏忽快忽慢的，也叫作死脉。

正常人的脉气来源于胃，胃气就是正常人的脉气。人的脉象中如果没有胃气，叫作逆象，出现逆象的就会死亡。

春时的脉象，弦象中带有柔和的胃气，叫作平脉；如果脉象弦象多而柔和的胃气不足，就是肝病；如果只出现弦脉而没有和缓的胃气，就要死亡；如果有胃气，但同时出现毛脉，即使春天不发病，估计到了秋天也会生病；如果浮散的现象太突出，很快便会生病。春天是五脏的精气散发到肝脏，肝脏是滋养筋膜之气的。

夏时的脉象，和缓中带有洪大的脉象，叫作平脉；如果洪象明显而柔和的胃气不足，就是心脏有病；若只见洪大的脉象而没有柔和的胃气，就要死亡；如果虽然有胃气而同时又有沉脉，即使夏天不发病，估计到了冬天也会生病；如果沉脉太明显，很快就会生病。夏天是五脏的精气通于心，心是滋养血脉之气的。

长夏的脉象，微带软弱而有柔和的胃气，叫作平脉；如果软弱之象明显而柔和的胃气少，就是脾脏有病；如果只出现弱脉而没有柔和的胃气，就要死亡；如果软弱脉象中又出现沉脉的，估计到了冬天就要生病；如果沉脉太明显，很快就会生病。长夏的五脏精气滋养在脾，脾脏是滋养肌肉之气的。

秋时的脉象，微浮而有柔和之象的，叫作平脉；如果浮脉明显而柔和的胃气不足，肺脏就会有病；如果只出现浮脉而没有胃气，就要死亡；如果浮脉中又出现沉脉的，估计到了春天就要生病；如果弦脉太明显，很快就会生病。秋天的五脏精气聚集在肺，肺位高居上焦，有助于运行营卫阴阳之气。

冬天的脉象，和缓中微带有沉象，叫作平脉；如果沉脉明显而柔和的胃气少，肾脏有病；如果只出现沉脉而无胃气，就要死亡；如果沉脉中又出现洪脉，估计到了夏天就会生病；如果洪脉太明显，很快就会生病。冬天的五脏精气向下聚集在肾，肾脏是滋养骨髓之气的。

胃经的大络，称作虚里。它从腹腔通过膈肌，向上联络肺脏，出现在左乳下，用手按压能感觉搏动，这是脉的宗气。如果跳动太剧烈太快，是病在胸中的征象；如果跳动时有歇止的，位置横移的，病有积块；若脉绝不至，就会死亡。如果乳下虚里处脉搏动而在衣服外面就能看见，便是宗气外泄之象。

切脉要知道寸口脉的太过与不及。寸口脉应指而短，是人体上部阳气不足的反映，会出现头痛。寸口脉应指而长，是人体下部邪气过盛的反映，会出现足部与小腿疼痛。寸口脉急促有力，搏击手指，是人体上部阳邪过盛的反映，会出现肩背痛。寸口脉沉而坚硬，是阴邪在人体内部的反映。寸口脉浮而盛，是阳邪在体表的反映。寸口脉沉而弱，是阳气不足而寒邪侵入人体内部的反映，会出现寒热及疝瘕积聚小腹痛。寸口脉沉而有横斜的形状，是邪气结聚在里的反映，会出现胁下、腹中有横积作痛。寸口脉沉而急促，是热邪停蓄在身体内部的反映，会有发冷、发热的病症。脉象盛滑而紧的，病在外。脉象小实而坚的，病在内。脉来小弱涩滞的，是久病。脉来浮滑而疾的，是新病。脉来绷急的，会出现疝瘕小腹作痛。脉来滑利，会有风病。脉来涩滞，会出现痹病。脉来缓滑，是热在脾脏。脉来盛紧的，出现腹胀。脉顺阴阳，

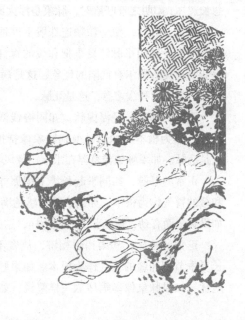

病易痊愈；脉逆阴阳，病就不易痊愈了。脉与四时相应为顺，即便患病，也不会有其他危险；如果脉与四时相反，或者病情出现不间断的变化，病就难以治好了。

臂多见弦脉，是由于失血。尺肤缓而脉来涩，会出现倦怠无力，喜欢躺着。尺肤热而脉盛，会形成出血疾病。尺肤涩，脉来滑，会出现多汗病。尺肤寒，脉来细，会有腹泻疾病。尺肤粗，脉气经常出现发热，是里热病症的反映。

肝出现毫无胃气的真脏脉，至庚辛日死；心出现毫无胃气的真脏脉，至壬癸日死；脾出现毫无胃气的真脏脉，至甲乙日死；肺出现毫无胃气的真脏脉，至丙丁日死；肾出现毫无胃气的真脏脉，至戊己日死。这就是真脏脉出现死亡的日期。

颈部脉搏跳动过盛，并出现喘咳的症状，是水病。目胞浮肿像刚脱皮的蚕，也是水病。小便颜色黄赤，喜欢躺卧，是黄疸病。饮食过后很快觉得饥饿，是胃疸病。面部浮肿的，是风水病。两脚和小腿浮肿的，是肿水病。目珠发黄的，是黄疸病。妇女手少阴脉跳动过盛的，是怀孕的征象。

脉有与四时不相适应的，就是应该出现某种脉象的季节里见不到这种脉象，却出现别的脉象，如春夏的脉应当浮大却出现瘦小的现象，秋冬的脉应瘦小却反见浮大，叫作逆反四时。风热的脉应躁却反见沉静，泄泻脱血的病脉应虚而反见实脉，病在内的脉应实而反见虚脉，病在外的脉应浮滑而反见涩坚，这样的病很难治好，因为它们违反了四时。

人的生命活动把水谷的营养作为根本，如果断绝了水谷之气，人就要死亡。脉如果没有和缓的胃气，也是要死亡的。所说的脉中无胃气，就是只出现真脏脉，而没有柔和的胃气之脉。所说的脉不得胃气，就是肝脉不出现弦象，肾脉不出现石象。

太阳之气最旺盛时，脉象应是洪大而长；少阳之气旺盛时，脉象是忽快忽慢，忽长忽短；阳明之气旺盛时，脉象是浮大而短。

正常的心脉，像一颗颗连珠般不停地流转，如同抚摸用玉琢成的琅玕那样盛满滑利，这叫平脉。夏季把和缓的胃气作为根本。如果心脏有了病，脉就显得非常急促，偶尔有低陷的现象，这是病脉。如果脉起来时似乎旺盛而不舒展，伏去时又全无和缓之意，这是死脉。

正常的肺脉，轻浮虚软，如同榆钱飘然下落一样，这是平脉。秋季把和缓的胃气作为根本。如果触摸到脉象像抚摸鸡的羽毛一样，毛中含有坚劲之意，这是病脉。如果脉象像草浮在水上，像风吹草一样散乱轻浮，这是死脉。

正常的肝脉，如同举起长竿末梢那样柔软起伏而弦长，这是平脉。春季把和缓的胃气作为根本。如果诊脉时感觉满指滑实，像抚摸长竿一样，这是病脉。如果脉急而有劲，像新张的弓弦一样，这是死脉。

正常的脾脉，和柔相附相济，从容不迫，就像鸡足踏地一样，这是平脉。长夏季节把和缓的胃气作为根本。如果脉充实而数，就像鸡抬脚一样快，这是病脉。如果脉象像鸟嘴鸟爪一样坚锐，如同房屋漏水一样点滴无规则，如同流水一样去而不返，这是死脉。

正常的肾脉，喘喘累累，连贯圆滑，就像心脏的钩脉，诊摸时感觉像石头一样坚硬，这是平脉。冬季把胃气作为根本。如果脉象像牵引的葛蔓，诊摸时感觉更加坚硬，这是病脉。如果脉象像解绳索一般数而散乱，又像石头弹丸撞击手指那样坚硬、急促，这是死脉。

玉机真脏论篇第十九

【题解】

本篇重点是讨论辨别真脏脉的方法，这是判断预后吉凶生死的关键，故篇名为"玉机真脏论"。

黄帝问道：春天的脉象如弦，那么怎样才算是弦呢？岐伯回答说：春天的脉象也就是肝脉，属东方的木，具有万物开始生长的气象；因此它的脉气来时表现为濡润柔弱软轻虚而滑，正直而长，所以叫作弦。如果不是这样的脉象，那就是病脉。

黄帝问：怎样才是反常的脉象呢？岐伯答说：脉气来时，实而且强，这叫作太过，病在外；脉气来时不充实而且微弱，就叫作不及，病在内。

黄帝问：春脉太过与不及，都能够发生怎样的病变呢？岐伯答说：春脉太过了，会使人记忆力减退，精神恍惚，发生目眩头痛；如果不及，会使胸部疼痛，牵引背部，向下引起两胁胀满。

黄帝说：讲得好！夏时的脉象如钩，那么怎样才算是钩呢？岐伯回答说：夏脉就是心脉，属于南方的火，具有万物生长繁茂的气象，因此脉气来时充盛，退去时显得轻微，像钩的形象，所以叫作钩脉。如果不是这样的脉象，就是病脉。

黄帝说：怎样才算反常呢？岐伯答说：脉气来时盛，去时也盛，这叫作太过，病在外；如果脉气来时不盛，去时反而充盛，这叫作不及，病在内。

黄帝说：夏脉太过与不及，都会发生哪些病变呢？岐伯说：夏脉太过会使人发热，皮肤痛，如果热邪一直停留会发浸淫疮；夏脉不及会使人心烦，在上部会发生咳唾，在下部会发生矢气下泄。

黄帝说：讲得好！秋天的脉象如浮，那么怎样才算是浮呢？岐伯答说：秋脉是肺脉，属西方的金，具有万物成熟而收敛的气象；因此脉气来时，轻虚而且浮，来时急促去时飘散，所以叫作浮脉。如果脉象相反就是病脉。

黄帝说：怎样才算反常的脉象呢？岐伯答说：脉气来时浮软而中央坚实，两旁是虚空的，这叫作太过，病在外；脉气来时浮软而微弱，这叫作不及，病在内。

黄帝说：秋脉太过和不及，都会发生哪些病变呢？岐伯说：秋脉太过会使人气逆，背部疼痛，郁闷而不舒畅；如果不及，会使人喘息咳嗽，在上部会发生气逆出血，在喉间可以听到喘息的声音。

黄帝说：讲得好！冬时的脉象像营，那么怎样才算营呢？岐伯说：冬脉是肾脉，属于北方的水，具有万物闭藏的气象；因此脉气来时沉而濡润，像军队的营垒，所以叫作营。如果不是这种脉象，就是病脉。

黄帝说：怎样才算反常的脉象呢？岐伯说：脉气来时像弹丸弹击手指一样坚强，这叫作太过，病在外；如果脉象虚软，这叫作不及，病在内。

黄帝说：冬脉太过与不及，都会发生哪些病变？岐伯说：太过会使人身体疲倦无力、腹痛、气短、不愿说话；不及则会使人的心感到虚悬，有饥饿的感觉，两肋下空软部位清冷，脊骨疼痛，小腹胀满，小便黄赤。

黄帝说：讲得好！

黄帝说：四时的顺序，是导致脉象逆顺变化的根源，但是脾脉主哪个时令呢？岐伯说：脾属土，是处在中央的独立的器官，它滋润四旁的其他脏腑。

黄帝说：那么脾是不是正常，从脉象上可以看得出来吗？岐伯说：脾脏具有滋养其他脏腑的功能，所以正常的脾脉看不出来，但病脉是可以看得出来的。

黄帝说：那么有病的脾脉是怎样的呢？岐伯说：脉来时，像水的流动，这叫作太过，病在外；脉来时，像鸟啄食，这叫作不及，病在里。

黄帝说：您说脾是独立的器官，处在中央位置，属性是土，具有灌溉四边脏腑的作用，那么它的太过与不及，都会发生怎样的病变呢？岐伯说：太过会使人四肢沉重，不能举动；脾脉不及会使人九窍壅塞不通，身重而行动不灵活。

黄帝惊异地站了起来，行了个礼说：很好！我已懂得了诊脉的根本要领和天下的最重要的道理。考察四时脉象的变化，结合望色分析是不是正常，它的关键，归结为一个"神"字。它随着四时的推移而运行，向前不回，如果紊乱而不能正常运行，就失掉它的生机，这个道理非常重要，是非常切近微妙的，把它记录在玉版上，藏在内府里，每天早晨诵读，就把它叫作"玉机"吧。

五脏所受的病气来源于它所在的脏腑，传给它能克制住的脏腑，停留在自己所在的脏腑，死于能克制住自己的脏腑。当病到要死的时候，必先传到克制自己的脏腑，病人才死，这是说病气逆行而死的情况！举例来说：肝接受从心传来的病气，传行到脾，病气留止在肾，传到肺就死了。心受从脾传来的病气，传行到肺，病气留止在肝，传到肾就死了。脾接受从肺传来的病气，传行到肾，病气留止在心，传到肝就死了。肺接受从肾传来的病气，传行到肝，病气留止在脾，传到心就死了。肾接受从肝传来的病气，传行到心，病气留止在肺，传到脾就死了。这些都是病气逆行而死的情况。把一天一夜分为五个时间段分配到五脏，就可推测出死的早晚。

黄帝说：五脏相通，病气转移有一定的次序。五脏如果有病，就会传给各自所克之脏；凡属不治之症多则三个月、六个月，少则三天、六天，病症只要传遍五脏，人肯定就会死，这就是邪气按照五行相克的次序传变。所以说，能够辨别外症，就知道病在哪个经脉；能够辨别里症，就知道在什么时间发病，就是说某脏到了它受困的时候，就死了。

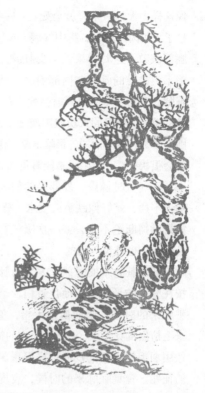

风邪是引起多种疾病的重要因素，被称为百病之长。风寒侵入了人体，使人毫毛竖立，皮肤汗孔闭塞，出现发热但无汗的症状。在这个时候，用出汗的方法可以治好。当出现麻痹、肿痛等症状，可用热敷、火、灸或针刺等方法治好。如果不及时治疗，病气就会传行并留止在肺部，这就是肺痹，产生咳嗽气喘等症状，如果还不治疗，就会从肺传行到肝，成为肝痹，又叫作肝厥，就会发生肋痛和呕吐等症状。在这个时候，可用按摩或针刺等方法治疗，如果仍不及时治疗，病气从肝传行到脾，病名脾风，发生黄疸、腹中热、心烦、小便黄等症状。在这个时候，可用按摩、药物和汤浴等方法治疗。如再不及时治疗，病气从脾传行到肾，病名叫作疝瘕，出现小腹蓄热疼痛、小便白浊等症状，又叫作蛊病。在这个时候，可用按摩、药物等方法治疗。如果继续耽误下去，病气从肾传行到心，出现筋脉相引拘挛的症状，叫作瘛病。在这个时候，可用艾灸、药物来治疗。如果仍不见好转，十天以后，就会死亡。如果病邪由肾传行于心，心又反传到肺脏，又产生发冷发热的症状，三天就会死亡，这是疾病传行的顺序。

但是骤然暴发的疾病，就不必非要根据这个次序去治疗；有的传变本身也不一定完全按照这个次序。所以不完全依这个次序，是因为可能由于忧恐、悲、喜、怒等情绪过激而突然激起暴病。比如太过喜而损伤心，克它的肾气就趁机侵入。怒伤肝，克它的肺气就趁机侵入。过思伤脾，克它的肝气就趁机侵入。过恐伤肾，克它的脾气就趁机侵入。过忧伤肺，克它的心气就趁机侵入。这就是疾病不依次序传变的规律。所以病虽有五变，但能够发为五五二十五变，这和正常的传化是相反的。传，就是"乘"的别名。

全身的大骨都枯槁了，肌肉也凹陷了，胸中满闷喘息，呼吸困难，憋得耸肩举背身体颤动，像这样，大约六个月就会死亡。只要见了肺的真脏脉，就可预知死的日期。大骨枯了，肌肉凹陷了，胸中气满，喘息不安，心痛牵动肩项，像这样，大约一个月就会死亡；只要见了脾的真脏脉，就可预知它的死期。大骨枯了，肌肉凹陷了，胸中气满，喘息不安，腹痛牵引肩项，全身发热，肌肉消瘦，腘部破败，这时如果见了真脏脉，大约十个月内就会死亡。大骨枯了，肌肉凹陷了，大椎的骨髓在内部消脱，动作也更加衰颓，像这样，如果没出现肾的真脏脉，大约一年的时间就会死亡；出现了肾的真脏脉，就是死期到了。全身的大骨枯槁了，全身的大块肌肉瘦削了，加上胸中气满，腹痛，心里不安，全身发热，腘部破败，肌肉消脱，目眶下陷，像这样见了肝的真脏脉出现，眼睛不能看见人，就会很快死亡；如果眼睛能看见人，到了肝脏承受不了的日子，也要死亡的。

正气一时暴虚，外邪突然侵入人体，以致五脏之气紊乱，不能运转，周身脉道不通，就好像跌坠或溺水一样，这样的突然病变，是不能预测死亡日期的。如果脉搏断绝不来，或一次吸气有五六次，形肉不脱并没有衰败，就是不出现真脏脉，也难免一死的。

肝真脏脉来的时候，表现为脉体的中外都急劲，好像手按在刀刃上又像手按在绷紧的琴弦上，面色青白，毫毛枯焦没有光泽，那是要死亡的征兆。心真脏脉来的时候，坚而搏击手指，像按到一串薏苡子那样小而坚实，面色赤黑，毫毛枯焦没有光泽，那是要死亡的征兆。肺真脏脉来的时候，洪大而又非常虚弱，像用羽毛触着人的皮肤那样轻虚，面色白赤，毫毛枯焦没有光泽，那是要死亡的征兆。肾真脏脉来的时候，表现为坚硬搏击手指而不连续，好像拉紧的绳索突然断绝那样，又像弹石那样硬得厉害，面色黑黄，毫毛枯焦没有光泽，那是要死亡的征兆。脾真脏脉来的时候，软弱并且疏散，面色黄青，毫毛枯焦没有光泽，那是要死亡的征兆。总而言之，只要出现了真脏脉，都是不治的死症。

黄帝说：见了真脏脉象，就要死亡，这是什么道理呢？

岐伯说：五脏之气，都依靠胃腑的水谷精华来营养，所以胃是五脏的根本。五脏之气，不能直接到达手太阴的寸口，必须借助胃气，才能到达。五脏之气能够在相应的时令表现不同的脉象。如果邪气盛了，精气必然衰败；胃气就不能同脏气一起到达手太阴，那真脏脉就单独出现在寸口上。真脏之气单独出现，反映了邪气胜过脏气，那是要死亡的。黄帝说：讲得好！

黄帝说：治病都要先诊察病人的形体与神气，色泽，以及脉的虚实，病的新旧，然后才给予及时治疗，不能匆忙施治，而后观察。病人形体和神气相一致，是可治之症；气色浮润，病是容易治愈的；脉象和四时相适应，是可治之症；脉来弱而流利，也叫作易治的病。以上都算可治、易治之症，但要及时地进行治疗才行。形体和神气不相一致，是难治之症；气色枯燥而不润泽，病是不易治愈的。脉象充实并且坚硬，那是更加沉重的病症；如果脉象和四时不相适应，那就是治不好的症状了。一定要察明这四种难治的病，清楚地告诉病人。

所说的脉与四时相违背，就是春得肺脉，夏得肾脉，秋得心脉，冬得脾脉，而且脉来的时候都是独见而沉涩，这就叫作逆。在四时中没有出现真脏脉，在春夏季节里，应出现浮大的脉象却再现沉涩的，在秋冬季节里，应出现沉涩的脉象却再现浮大的，这都叫作逆四时。

患热病的人脉象反倒清静，发生泄利而脉反倒洪大；出现脱血却再现实脉；病在里而脉反倒实坚；病在外而脉反倒不实坚；这些都是脉象与病症不一致的情况，是不易治愈的。

黄帝说：我听说根据虚实可以预先判断生死，希望听您讲一讲这其中的道理。

岐伯说：只要有五实就得死，只要有五虚也得死。

黄帝说：那么您就说一说什么叫作五实五虚吧！

岐伯说：脉象旺盛，是心实；皮肤发热，是肺实；肚腹胀满，是脾实；大小便不通，是肾实；心里烦乱，是肝实；这就叫作五实。脉象极细，是心虚；皮肤发冷，是肺虚；气短不足，是肝虚；大便泄泻，是肾虚；不想吃喝，是脾虚；这就叫作五虚。

黄帝说：就是得了五实五虚病症的病人，也有痊愈的，这是为什么呢？

岐伯说：如果病人能够吃些浆粥，胃气渐渐恢复，泄泻停止，那么得五虚之症的人就可以痊愈；而患五实之症的人如果能够使身体发汗，大便又通畅了，邪气外出了，也是可以痊愈的。这就是根据虚实而能转危为安的道理啊！

三部九候论篇第二十

【题解】

由于本篇重点讨论三部九候脉的脉位、脉象、所反映的疾病以及预后等问题，故篇名为"三部九候论"。

黄帝问说：我听了关于九针的讲述，觉得内容众多广博，很难表达完整。我希望再听些主要的道理，以便嘱咐子孙，流传后世。我一定会把那些话铭刻在心，藏在肺腑。我发誓接受学到的知识，不敢随便泄露，使它与天地运行相符合，有始有终地运动不息。在上对应日月星辰节气，在下对应四时五行。四时气候更迭，寒暑交替，人怎样才能够和这些自然规律相适应呢？希望您能讲一讲有什么办法。岐伯说：您问得非常好，这是天地间最为深奥的道理啊！

黄帝说：希望听您说一说这天地间最重要的道理，怎样使它与人的形体相适合，通利血气，并决定死生。岐伯说：天地间的万事万物，都有其内在的规律，而这个规律可以用数理来认识，数字是从一开始，到九为止，一为天，二为地，三为人。而天地人又合而为三，三三为九。地上的九州九野对应，所以脉有三部，每部各有三候，根据它决定生死，诊断各种疾病，调和虚实，祛除疾病。

黄帝说：什么叫作三部？岐伯说：这是对人体部位的划分，有下部，有中部，有上部，而每部又各有三候，三候是以天地人来表示的，这是必须有人指导，才能明白了解的。比如下部的天可以用来诊察肝脏之气，下部的地可以用来诊察肾脏之气，下部的人可以用来诊察脾胃之气。

黄帝说：那么中部可以诊察哪些部位的变化呢？岐伯说：也有天地人三候的区分。中部的天用来诊察肺脏之气，中部的地用来诊察胸中之气，中部的人可用来诊察心脏之气。

黄帝说：上部的情况又是怎样的呢？岐伯说：也有天地人三候的分区。上部的天可以用来诊察头角之气，上部的地可以用来诊察口齿之气，上部的人可以用来诊察耳目之气。总之，三部之中，各有天，各有地，各有人；三候为天，三候为地，三候为人，三三相乘，一共是九候。脉有九候，与地上的九野相对应。地有九野，对应人的九脏：肝、肺、心、脾、肾五神脏，胃、大肠、小肠、膀胱四形脏，合为九脏。如果五脏之气败坏，气色必然枯槁而不润泽，而气色枯暗是必然要死亡的。

黄帝说：诊察与治疗疾病的方法怎样？岐伯说：一定得先观察病人形体的肥瘦程度，再来调和正气的虚实。气实，就用泻法来治疗；气虚，就用补法来治疗。在这之前还得想方设法去掉血脉里的瘀滞，然后再根据病情进行调理，无论治疗什么病，最终要达到五脏的平和。

黄帝说：根据什么来预测病人的死生呢？岐伯说：形体胖，脉却细，气短，呼吸断断续续，是危险、严重的病。形体瘦，脉却大，胸中多气的，是必死的病症。形体和脉息相称合的主生；脉搏错杂不相协调的是有病的体现。如果三部九候的脉象都严重失调，那就是死证。上下左右的脉象相应，一上一下像舂杵一样，上下参差不齐，鼓动明显，说明病情很严重。上下左右的脉象失去了协调，以至于无法计算出至数的，是死候。中部的脉，虽然独自调和，而上部下部各个脏腑的脉象已经反常，也是死候；中部的脉与上下两部比较偏少的，也是死候。两眼凹陷而没有光彩，是精气衰竭的现象，也是会死亡的。

黄帝说：怎样才能知道病的部位呢？

岐伯说：九候之中，单独有一部出现反常比如独小、或独大、或独疾、或独迟、或独滑、或独涩、或独沉伏，都是有病的现象。在病人足内踝上五寸的地方，用左手手指轻轻按着，用右手指在踝上微微弹击，如果感到脉中振动，动的范围在五寸以上，柔和有力，这样就是无病；如果振动之气来得很快，手下感觉软弱无力，这样就是有病。手下感觉似有若无，就是病态。上不能达五寸，弹击时不能应手，是死候。如果肌肉极度瘦削，体弱不能行动，也是死候。中部之脉忽快忽慢，节律失调，也是死候。脉象有时是代脉，有时是浮洪之脉，是病在络脉。九候之间，应该相互协调。如有一候不相应，就是病态；有二候不相应的，病就重了；有三候不相应的，病就危险了。所说的不相应，就是不一致。诊察病脏，可以知道生死的时间。一定得先了解正常的脉象，然后才能知道什么是病脉。出现真脏脉，而病邪又胜的，就会死亡。足太阳经脉气败绝，两足不能屈伸，死亡的时候，眼睛向上看呆定不动。

黄帝说：冬阴夏阳怎么讲呢？

岐伯说：九候的脉象都是沉细悬绝的，属于阴脉，好像冬令一样，这样的病多在半夜死亡。如都是盛疾搏数的，属于阳脉，好像夏令一样，这样的病多在日中午时死。寒热交作的，死在阴阳交会的黎明。内里有热和外表有热的，死在日中阳极的时候。伤于风的，死在太阳西下的申酉之时。伤于水的，死在夜半阴极的时候。如果脉象忽疏忽密、忽慢忽快，是邪气在脾的反映，可能死在辰戌丑未的时候，也就是时辰与四季对应的时候。假如形肉败坏，即便是九候调顺，也是死的征象。假如七诊之脉虽然出现，而九候与四时顺应，也能够不死。所说不死的病，如风病和经脉间的轻病，虽出现类似七诊的病脉，而实际上与七诊的病脉并不相同，所以说不是死候。如果出现七诊的脉象，而脉候出现败坏，那便是死症，临死的时候，一定会出现干呕。治病的时候，一定得详问病人刚开始得病时怎样，而现在的症状又怎样。然后切循它的脉搏，观察它的经络以及上下逆顺。如脉来流利的是没病的体现，脉来迟滞的是有病的体现，脉不往不来的，就是死候；病时间长了形体消瘦、皮包肉的，也是死候。

黄帝说：对于那些不是属于死症的疾病，应该怎样处理？

岐伯说：病在经的，那就针刺其经。病在孙络的，点刺孙络使它出血。属血病而身有疼痛症状的，就刺疾病所属的经与络。如果病邪留在大络，就用右病刺左，左病刺右的缪刺之法。如果病人身体消瘦，症候并没有变化，应该根据情况针刺。上实下虚的，应该先切脉随后再针刺，要寻求络脉郁结的位置，针刺直到有血出现，来使气畅通无阻。眼睛向上看的，是因为太阳经气不足。眼睛向上看，并且呆定不动的，是因为太阳经气已经败绝。这是判断生死的要诀，不可不仔细体察啊。这时可以刺手指及外踝上小指侧，刺后留针。

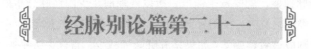

经脉别论篇第二十一

【题解】

本篇不是一般泛泛论述经脉的问题，而是从经脉这个角度，讨论了饮食物

在人体内的消化、吸收和代谢过程，与一般论述经脉的论文有差异。

黄帝问道：人的居住环境、活动、安静、勇敢、怯懦有所不同，也会对经脉中的气血产生影响而使之发生变化吗？

岐伯答道：一般说来，惊恐、恼怒、劳累，以及或动或静，经脉血气都要受到影响发生变化的。比如走夜路时，就会扰动肾气，如果肾气外泄逆乱严重，就会沿经脉上逆，就要伤害肺脏。因为受到惊吓就会扰动肝气，如果肝气外泄逆乱严重，就会沿经脉上逆，就要伤害脾脏。因为大惊，就会扰动肺气，如果肺气外泄逆乱严重，就会沿经脉上逆，就要伤害心脏。假如渡水过河或跌倒就会扰动肾气和骨头。在这样的情况下，身体强壮的，气血流畅，病会痊愈；假如身体衰弱，气血滞留，就会发生病变。所以说，诊病的要领，必然观察人的身体强弱，以及骨骼肌肉皮肤的形态等情况，从而了解病的由来，这就是诊病的重要原则。

所以饮食过饱，必然伤坏胃腑。受惊而影响精神，必然伤害心脏。负重远行而引起过度疲劳，必然伤害肾脏。走得快并且害怕，必然伤害肝脏。劳累过度，必然伤害脾脏。所以春秋冬夏四时阴阳变化之中，生病的原因，多是由于体力、饮食、劳累、精神等过度而来，这是通常的道理。

食物进入胃里，经过消化一部分精微输散到肝脏，再由肝脏将此精微之气濡润周身的筋络；另一部分食物进入到胃，化生精微之气，注入于心再输送到血脉里去。脉气流行在经络里，而上归于肺，肺在会合百脉以后，就把精气输送到皮毛。脉与精气相合，流注到六腑里去，六腑的津液，又流注于心肝脾肾。这些正常的生理活动都要取决于气血阴阳的平衡，而气血阴阳平衡的情况，是从气口的脉象上表现出来的，疾病是否可治，就是根据这个来判断的。

水液进入胃里，放散精气，上行输送到脾脏；通过脾脏输送散布水液精气的作用，又向上输送到肺；肺气有疏通和调节全身水液运行道路的功能，通过这些功能，肺气又把水液向下输入到膀胱。这样，水液散布于周身皮毛，流行在五脏经脉里，符合四时五脏阴阳动静的变化，就是经脉的正常现象。

太阳经脉偏盛，就要出现虚气上逆、喘息等症状。这是阴不足阳有余的缘故，应该表里都用泄法：取膀胱经的下腧束骨穴和肾经下腧的太谿穴。如果阳明经脉独盛，阳气盛实到极点，应该泻足阳明胃经的陷谷穴，补足太阴脾经的太白穴。如果少阳经脉独盛，就要发生厥气，所以外踝前足少阳经脉分布处突然胀大，应该取少阳经的临泣穴。少阳经脉独盛，就说明少阳之气过于亢盛。太阴经脉鼓搏有力，则应该省察确实：如果是五脏脉气减少，胃气失去平衡、协调，那是太阴太过的缘故，应该补足阳明的陷谷穴，泻足太阴的太白穴。如果少阴经脉独盛，这是少阴肾经的热邪和肾中阳气循着经脉向上逆行，影响到心脾肝肺，使其脉气争张的缘故。病气是在肾脏，应该治其经络的表里，泻足太阳经穴昆仑、络穴飞扬，补足少阴经穴复溜，络穴大钟。如果一阴经脉独盛，是厥阴经脉发生病变，真气已虚，心酸痛，上逆的邪气与正气在经脉中互相纠缠，经常自汗，这就要注意调节饮食，再配合药物来治疗。如用针刺、取厥阴的太冲穴。

黄帝说：太阳经脉的脉象怎样？岐伯说：太阳经脉象像三阳经脉那样充足，所以脉象轻浮。

黄帝说：少阳经脉的脉象怎样？岐伯说：少阳经脉好像阳气初生，脉象是滑而不实的。

黄帝说：阳明经脉之象怎样？岐伯说：阳气比较充盛，脉象大而且浮。太阴经脉虽然沉伏，但指下的感觉搏动有力；二阴经脉搏动，是肾脉沉而不浮的现象。

脏气法时论篇第二十二

【题解】

本篇认为五脏在生理功能活动和疾病的变化转归上都取法于四时五行生克变化规律，或者说都受四时五行宏观变化规律的制约。

黄帝问道：按照自然界四时五行的变化规律，结合人的五脏之气的具体情况来治疗疾病，怎样是顺从了自然界的规律？怎样是违背了自然界的规律？怎样做是正确的？怎样做是错误的？我想听听关于这方面的道理。岐伯回答说：五行就是金、木、水、火、土，配合时令气候，有相互制约的盛衰变化，从这些变化中可以测知疾病的死生，分析医疗的成败，并能确定五脏之气的盛衰、疾病轻重的变化以及死生的日期。

黄帝说：我想更详细地了解一下。岐伯说：肝属木，最旺盛的季节是春季，肝与胆为表里，春天是足厥阴肝和足少阳胆主治的时间，天干中的甲乙对应五行中的木，足少阳胆主甲木，足厥阴肝主乙木，所以肝胆旺日为甲乙；肝在志为怒，怒则气急，甘味能缓急，故宜急食甘以缓之。心属火，最旺盛的季节是夏季，心与小肠为表里关系的腑脏，夏天是手少阴心和手太阳小肠主治的时间；丙丁属火，手少阴心主丁火，手太阳小肠主丙火，所以心与小肠的旺日为丙丁；心由于其特性容易发生心气过缓一类病变，心气过缓则心气虚而散，酸味能收敛，所以应当吃酸味药加以收敛。脾属土，旺盛的季节在于长夏（六月），脾与胃为表里，长夏是足太阴脾和足阳明胃主治的时间；戊己属土，足太阴脾主己土，足阳明胃主戊土，所以脾与胃的旺日为戊己；脾由于其特性容易发生湿邪困扰一类病变，所以应该立即吃苦味药来燥湿健脾。肺属金，旺盛的季节在秋天；肺与大肠为表里，秋天是手太阴肺和手阳明大肠主治的时间；庚辛属金，手太阴肺主辛金，手阳明大肠主庚金，所以肺与大肠的旺日为庚辛；肺主气，其性清肃，若气上逆就会使肺发生病变，所以应当吃苦味药来发泄上益之气。肾属水，旺盛的季节是冬季，肾与膀胱为表里，冬天是足少阴肾与足太阳膀胱主治的时间；壬癸属水，足少阴肾主癸水，足太阳膀胱主壬水，所以肾与膀胱的旺日为壬癸；肾为水脏，容易发生干燥的症状，应当迅速吃辛味药使机体润泽。如此可以开发腠理，通过发汗来驱邪；或者为了蒸化津液来润泽营养全身；或者为了使脏腑之气能够运行通畅。

肝脏有病，在夏季当愈，若至夏季不愈，到秋季病情就要加重；如秋季不死，至冬季病情就会维持稳定不再恶化，到来年春季，病即好转。因风气通于肝，故肝病最禁忌受风。有肝病的人，愈于丙丁日；如果丙丁日不愈，到庚辛日病就加重；如果庚辛日不死，到壬癸日病情就会维持稳定不再恶化，到了甲乙日病即好转。患肝病的人，在早晨的时候精神清爽，傍晚的时候病就加重，到半夜时便安静下来。肝脏的功能为升散疏泄，有病则气积聚在身体内部，故肝病急用辛味来驱散它，若需要补，以辛味补之，若需要泻，以酸味泻之。

心脏有病，在夏季容易痊愈；若至长夏不愈，到了冬季病情就会加重；如果在冬季不死，到了明年的春季病情就会维持稳定不再恶化，到了夏季病即好转。心有病的人应禁忌温热食物，衣服也不能穿得太暖。有心病的人，愈于戊己日；如果戊己日不愈，到壬癸日病就加重；如果在壬癸日不死，到甲乙日病情就会维持稳定不再恶化，到丙丁日病即好转。心脏有病的人，在中午的时候神情爽慧，半夜时病就加重，早晨时便安静了。心病必须要柔软，宜急食咸味来柔软它，需要补则以咸味补之，需要泻的，用甘味泻之。

脾脏有病，在秋天容易痊愈；若至秋季不愈，到春季病就加重；如果在春季不死，到夏季病情就会维持稳定不再恶化，到长夏病情就会好转。脾病应禁忌吃温热性食物及饮食过饱、居住在湿地、穿湿衣等。脾有病的人，愈于庚辛日；如果在庚辛日不愈，到甲乙日加重；如果在甲乙日不死，到丙丁日病情就会维持稳定不再恶化，到了戊己日病即好转。脾有病的人，在午后的时间精神清爽，日出时病就加重，傍晚时便安静了。脾脏病需要缓和，应当立即用甘味药来缓和它，需要泻则用苦味药泻脾，需要补的，可用甘味补脾。

肺脏有病，在冬季容易痊愈；若至冬季不愈，到夏季病就加重；如果在夏季不死，至长夏时病情就会维持稳定不再恶化，到了秋季病即好转。肺有病应禁忌寒冷饮食及穿得太单薄。肺有病的人，愈于壬癸日；如果在壬癸日不愈，到丙丁日病就加重；如果在丙丁日不死，到戊己日病情就会维持稳定不再恶化，到了庚辛日，病即好转。肺有病的人，傍晚的时候会感到轻松些，到中午时病就加重，到半夜时便安静了。肺气必须加以收敛，应当立即吃酸类药物加以收敛，需要补的，用酸味补肺；需要泻的，用辛味泻肺。

肾脏有病，在春天容易痊愈；若至春季不愈，到长夏时病就加重；如果在长夏不死，到秋季病情就会维持稳定不再恶化，到冬季病即好转。肾病禁食炙煿过热的食物和穿经火烘烤过的衣服。肾有病的人，愈于甲乙日；如果在甲乙日不愈，到戊己日病就加重；如果在戊己日不死，到庚辛日病情就会维持稳定不再恶化，到壬癸日病即好转。肾有病的人，在半夜的时候精神爽慧，在一日当中辰、戌、丑、未四个时辰病情加重，在傍晚时便安静了。肾主闭藏，肾精宜坚固闭藏于内，故肾病精气外泄者，应当迅速吃苦味的药物来坚固它，用苦味补之，需要泻的，用咸味泻之。

凡是邪气侵袭人体，都是以强者欺凌弱者，病至其所生之时就会痊愈，至其所不胜之时病情就会加重，至其所生之时而病情稳定不变，至其自旺之时病情好转。但必须先明确五脏的脉象，然后才能推测疾病的轻重时间及死生的日期。

肝脏有病，则两肋下疼痛并放射牵连到下腹部，人情绪不稳，这是肝气实的症状；如果肝气虚，则出现两目昏花，看东西模糊不清，两耳也听不见声音，心惊胆战，好像有人要逮捕他一样。治疗时，取用厥阴肝经和少阳胆经的经穴。如肝气上升，则头痛、耳聋而听觉失灵、面部肿大，应取厥阴、少阳经脉，刺出其血。

心脏有病，则出现胸中疼痛，胁部支撑胀满，胁下痛，胸膺部、背部及肩胛间疼痛，两臂内侧疼痛，这是心实的症状。如果心气虚则出现胸腹部胀大，胁下和腰部牵引作痛。治疗时应该取少阴心经和太阳小肠经的经穴，并刺舌下廉泉穴放出治疗。如病情有变化，与初起不同，刺阴郄穴放血治疗。

脾脏有病，则出现身体沉重，容易饥饿，肌肉痿软无力，两足弛缓不收，行走时容易抽搐，脚下疼痛，这是脾实的症状；脾虚则腹部胀满，肠鸣，腹泻并且食物没有经过消化。治疗时，取太阴脾经、阳明胃经和少阴肾经的经穴，放血加以治疗。

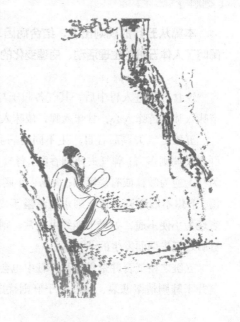

肺脏有病，则喘咳气逆，肩背部疼痛，出汗，而且尾骨、阴部、大腿、膝盖、髀骨、腨肠、胻、足等部皆疼痛，这是肺实的症状；如果肺虚，就出现少气，呼吸困难不能连续，听力减退，咽喉干燥。治疗时，取太阴肺经的经穴，更取足太阳经的外侧及足厥阴内侧，即足少阴肾经的经穴，放血加以治疗。

肾脏有病，则腹部肿胀，胫部浮肿，气喘，咳嗽，身体沉重无力，睡后出汗，恶风，这是肾实的症状；如果肾虚，就出现胸中疼痛，大腹和小腹疼痛，四肢厥冷，心中闷闷不乐。治疗时，取足少阴肾经和足太阳膀胱经的经穴，放血加以治疗。

肝对应颜色中的青色，宜吃甘味食品，如粳米、牛肉、枣、葵菜都是属于甘味的。心对应颜色中的赤色，宜食酸味，小豆、犬肉、李、韭都是属于酸味的。肺对应颜色中的白色，宜食苦味，小麦、羊肉、杏、薤都是属于咸味的。脾对应颜色中的黄色，宜食咸味，大豆、猪肉、栗、藿都是属于咸味的。肾对应颜色中的黑色，宜食辛味，黄黍、鸡肉、桃、葱都是属于辛味的。五种味道都有各自不同的功能用处：辛味能发散，酸味能收敛，甘味能缓急，苦味能坚燥，咸味能软坚。凡毒药都是可用来攻逐病邪，五谷用以充养五脏之气，五果帮助五谷以营养人体，五畜用以补益五脏，五菜用以充养脏腑，把五种气味调和适当之后食用，可以补益精气。这五类食物，各有辛、酸、甘、苦、咸的不同气味，各有利于某一脏气，或散、或收、或缓、或急、或坚、或软化等，在治疗疾病的时候，要根据春、夏、秋、冬四时和五脏之气的偏盛偏衰及病变特点等具体情况，恰当地选择利用药物食品的五味特性。

宣明五气篇第二十三

【题解】

本篇从五行的规则出发，结合病因、脉象、药物性味、饮食宜忌等方面，阐明了人体五脏的生理活动、病理变化的一般规律及特点。

饮食五味进入胃中后，其气各归于与其对应有亲和关系的脏腑：酸味入肝，辛味入肺，苦味入心，甘味入脾，咸味入肾。这就是所说的"五入"。

五脏之气失调后各自产生不同的病症：心气失调则嗳气；肺气失调则咳嗽；肝气失调则多言；脾气失调则吞酸；肾气失调则为打呵欠、打喷嚏；胃气失调则为气上逆为哕，或有恐惧感；大肠、小肠病则不能泌别清浊，传送糟粕，产生腹泻；下焦不能通调水道，则水液泛溢于皮肤，表现为水肿；膀胱之气不能蒸化，表现为小便不通，如果不能约束正常，则为遗尿；胆气失调表现为易发怒。这是五脏之气失调而发生的"五病"。

五脏之精气合并聚集在某一脏中也会发生疾病：精气并于心则喜怒无常，精气并于肺则情绪悲哀，精气并于肝则忧虑，精气并于脾则表现为畏惧，精气并于肾则表现为惊恐。这就是所说的"五并"，都是由于五脏乘虚相并所造成的。

人体五脏各有所厌恶的东西：心厌恶热，肺厌恶寒，肝厌恶风，脾厌恶湿，肾厌恶燥。这就是所说的"五恶"。

水经过五脏后，产生不同的液体：心之液化为汗，肺之液化为涕，肝之液化为泪，脾之液化为涎，肾之液化为唾。这是五脏化生的"五液"。

人体的疾病对五味各有不同的禁忌：辛味能损耗气，气病不可多食辛味；咸味走血，使血液凝涩，血病不可多食咸味；苦味走骨，骨病不可多食苦味；甜味走肉，肉病不可多食甜味；酸味走筋，筋病不可多食酸味。这就是五味的禁忌，不可以多吃所禁味的食物。

五种病的发生有一定的规律：阴病发生于骨，阳病发生于血，阴病发生于肉，阳病发生于冬，阴病发生于夏。这是五病所发生的规律。

五脏被病邪侵扰会造成不同的病理变化：病邪侵入阳分，则阳偏胜，而发为狂病；病邪侵入阴分，则阴偏胜，而发为痹病；邪搏于阳则阳气受伤，就会发生头痛等巅顶部位的疾病；邪搏于阴则阴气受伤，则容易造成失音不能说话；邪由阳而入于阴，则病人变得比较安静；邪由阴而出于阳，则病人变得比较暴躁易怒。这就是所谓"五乱"。

疾病可以造成五种反常的脉象：春天见到秋天的毛脉，是金克木；夏天见到冬天的石脉，是水克火；长夏见到春天的弦脉，是木克土；秋天见到夏天的洪脉，是火克金；冬天见到长夏的濡缓脉，是土克水。这就是所谓的五邪脉。其结果相同，都属于不可治愈的绝症。

人体的五脏在精神活动方面既相互合作又有不同的分工：心脏主管并蕴藏"神"这一种精神活动；肺脏主管并蕴藏"魄"这一种精神活动；肝脏主管并蕴藏"魂"这一种精神活动；脾脏主管并蕴藏"意"这一种精神活动；肾脏主管并蕴藏"志"这一种精神活动。这就是所说的"五脏所藏"。

人体内在的五脏和外在的五体分别有特殊的内在联系，从而分别主管五体：心和脉有特殊的内在联系，故主管脉；肺和皮肤毫毛有特殊的内在联系，故主管皮毛；肝和筋有特殊的内在联系，故主管筋；脾和肌肉有特殊的内在联系，故主管肌肉；肾和骨有特殊的内在联系，故主管骨。这就是所说的"五主"。

五种过度的疲劳可以伤害与之对应的精气：长久注视则会伤血，长久卧睡则阳气不伸而伤气，长久坐着不动则血脉灌输不畅而伤肉，长久站立则加重肾及腰、膝、胫等负担而伤骨，长久行走则使筋脉劳累而伤筋。这就是五劳造成的伤害。

五脏应四时的脉象：肝脉应春，端直而长，其脉像弦；心脉应夏，来盛去衰，其脉像钩；脾旺盛于长夏，其脉耎弱，随长夏而更代；肺脉应秋，轻虚而浮，其脉像毛；肾脉应冬，其脉如同石头。这就是所谓的应于四时的"五脏之脉"。

血气形志篇第二十四

【题解】

本篇主要讨论了两方面的内容：第一，是在人体的各条经脉中，气血的生理常数有或多或少的不同，所以在治疗时要考虑各条经脉的生理特点，虚实补泻要恰当，要有针对性；第二，是人的形体和精神既有区别，又有紧密关联，互相影响。由于形体和精神活动的各种不同状态，造成了不同的病变，因此治疗时也应该采用各种不同的方法。

气血在人体经脉中的分布和数量，是有一定常数的。如太阳经常多血少气，少阳经常少血多气，阳明经常多气多血，少阴经常少血多气，厥阴经常多血少气，太阴经常多气少血，这是人先天就具有的气血正常数量。

足太阳膀胱经与足少阴肾经为表里关系，足少阳胆经与足厥阴肝经为表里关系，足阳明胃经与足太阴脾经为表里关系。这是足三阳经和足三阴经之间的表里配合关系。手太阳小肠经和手太阴心经为表里关系，手少阳三焦经与手厥阴心包经为表里关系，手阳明大肠经与手太阴肺经为表里关系，这是手三阳经和手三阴经之间的表里配合关系。了解了手足阴阳经脉的表里关系后，就可以了解疾病发生的部位。其治疗方法，血脉壅盛的，必须先刺出其血，以减轻其病苦；再诊察疾病的虚实性质，根据病情的虚实，如果属实就采用泻法治疗，如果属虚就用补法治疗。

要想确定背部五脏腧穴的位置，先用一根草，测量出两乳之间的距离，再从正中对折，另外再找一根草截取前草对折后的长度，再折掉一半之后，拿来支撑第一根草的两头，就成了一个三角形，然后用它量病人的背部，使其一个角朝上，和脊背部大椎穴相平，另外两个角在下，其下边左右两个角所指的部位，就是肺腧穴的位置。根据上述方法，再把上角移下一度，放在两肺腧穴连线的中点，则其下左右两角的位置是心腧穴的位置。再移下一度，左角是肝腧穴的位置，右角是脾腧穴的位置。再按上述方法继续移下一度，左右两角是肾腧穴的位置。这就是五脏腧穴的部位，针灸应以此为标准确定穴位。

形体安逸但精神苦闷的人，病多发生在经脉，应该用针灸治疗。形体安逸而精神也愉快的人，病多发生在肌肉，治疗时宜用针刺或砭石。形体劳苦但精神很愉快的人，病多发生在筋，治疗时宜用热熨或导引法。形体劳苦而精神也很苦闷的人，病多发生在咽喉部，治疗时宜用药物。多次受到惊吓的人，经络因气机紊乱而不通畅，导致肌肉皮肤麻木，治疗时宜用按摩和药酒。以上是由形体和精神失去协调而引发的五种类型的疾病。

刺阳明经，可以出血出气；刺太阳经，可以出血，而不可以伤气；刺少阳经，只可以出气，不可以出血；刺太阳经，只可以出气，不可以出血；刺少阴经，只可以出气，不可以出血；刺厥阴经，只可以出血，不可以伤气。

宝命全形论篇第二十五

【题解】

本篇论述的内容是保养生命，保全形体，使身体健康。

黄帝问道：天地之间有各种各样不同的物体，可是，没有什么比人更加宝贵的了。人是依赖天地之气而生成的，是顺从四时变化规律而成长的，不论是君主还是平民，谁都想保持形体的健康。身体有了疾病，往往连自己都没有察觉，病邪在体内存留的时间长了，渐渐地会深入到骨髓之中而难以祛除，对此，我感到十分忧虑。我想用针刺的方法来解除患者的痛苦，应该怎么办才好呢？

岐伯回答说：诊断疾病，要注意观察病人所表现出的症状。盐味是咸的，把盐贮藏在器具中，盐的津液就会从器具里渗出来；弦将要断的时候，便会发出嘶哑刺耳的声音；树木腐朽了，树叶就会从树上掉落下来；病情发展到沉重的时候，常常会出现呃逆。人若是有了这种病象，表明内脏已受到严重破坏，药物无法治，针刺也难见成效，因为皮肤肌肉受伤败坏，气血运行紊乱，晦暗而无光泽。

黄帝说道：我很同情病人的痛苦，但心里又疑惑不定：治疗疾病，治得不好，反使病情加重，我又不能代替他们。百姓听了，将会认为我是残忍的人。这又该怎么办才好呢？

岐伯说：人虽然生活在天地之间，与自然息息相关，天地之气相合，才产生了人。人若能适应春夏秋冬四时的变化，那么，大自然的一切都会成为人生命的源泉。因此说天地是养育人类的父母。知晓万物功用的人，就可以称他为天子。天有阴阳，人有十二骨节；天有寒暑，人有虚实。所以，能效法天地阴阳变化的人，不会违背四时变化的规律；通晓十二骨节道理的人，即便是圣人智者也不能欺骗他；能够观察八风变动和五行衰旺，彻底领悟虚实变化的人，一定有独到的见解，必能明察病人任何细微的病变，即便像秋毫那样细小，也逃不过他的眼睛。

黄帝说道：人生存在天地之间，就离不开阴阳变化规律的支配；天地之气相合之后，才有了世界上的万物。在地理上分为九野，在气候上分为四时，月份有大月小月，白天有短有长，万物纷纷产生，共同生活在天地之间，没法——度量。我只是想解除病人的痛苦，请问应当用什么方法呢？

岐伯说：可以根据五行胜制的道理分析：比如木遇到金，就会被折伐；火遇到水，就会熄灭；土遇到木，就要受克；金遇到火，就会熔化；水遇到土，就被阻断。世间万物都是遵循这个规律的，这里的例子举不胜举。所以，运用针法来治疗疾病已经流行于天下了，其中有五大关键，而一般凡夫俗子只顾饮食，却不知晓其中的奥妙。这五大关键第一就是要调治精神，二是要知晓养生的方法，三是要知道药物的真正性能，四是要注意砭石大小，五是要懂得脏腑血气的诊断方法。这五个关键具备，各有其针对性，先运用哪一要法，要视具体情况而定。当今之世针刺的方法，一般是治虚用补法，治实用泻法，这是人所共知的常识。如果能够按照天地阴阳变化的道理，随其变化而施针疗，必然会取得如响应声、如影随形的疗效，这里面并没有什么神秘之处，只要掌握了这些道理，自然就能熟能生巧，得心应手，运用自如。

黄帝说道：我想听您讲讲用针的道理。

岐伯说：用针的要领，首先必须集中精神，观察清楚五脏的虚实，审明脉的九候的变化，然后才可以用针。治疗时要注意有没有真脏脉出现，五脏有无败绝现象，内外形气是否相得，不要仅仅以外形为依据；而且要熟悉经脉血气往来的情况，这样才能给病人治病。病有虚实之分，见到五虚的症状，不可草率用针；见到五实的症状，也不可轻易放弃用针；在应当进针的时候，就是眨眼间的功夫也不能耽搁。在手捻针的时候，动作必须专一，针要洁净而匀称，用针者要静下心来，注意病人的呼吸，并观察针气所到的变化。那血气的变化虽然不可见，而气至之时，好像鸟快速飞过一样，气盛之时，又好似稷一样繁茂。气之往来，正如同鸟在飞翔，而无从捕捉它的形迹。所以在针刺而经气未至之时，应当留针待气，如同横弩待发一般；在气应之时，应当迅速起针，如同弩箭迅速飞出一般。

黄帝问道：怎样治疗虚症，又如何治疗实症呢？

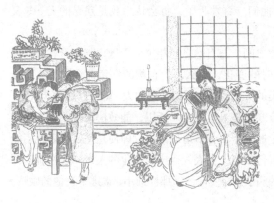

岐伯说：刺虚症须用补法，刺实症须用泻法。当针感到经气到来之时，则应慎重掌握，不失时机。无论深浅，无论取穴远近，刺的时候都必须精神专注，如同面临万丈深渊那般小心，又如同手握猛虎那样全神贯注，不被别的事物分心干扰。

八正神明论篇第二十六

【题解】

本篇重点论述八正之气及神明对针刺的重要意义，故篇名"八正神明论"。

黄帝问道：用针治疗疾病，必然有一定的法则，而方法和准则又是什么呢？

岐伯回答说：用针之法取法于天地阴阳，并要结合日月星辰等的运行规律来研究针刺。

黄帝说道：希望听您详细地解释一下。

岐伯说：大凡针刺的方法，必须察验日月星辰的运行规律和季节气候的变化，等都观察清楚了，才能进行针刺。所以，如果气候温和，天气晴朗，则人体的血液滑润而卫气充盛；如果气候寒冷，日光阴翳，则人体的血液滞涩而卫气沉伏。月亮初生的时候，人的血气随月开始充盈，卫气也随之畅行；月亮正圆的时候，人的血气强盛，肌肉坚实；月黑无光的时候，人的肌肉减瘦，经络空虚，卫气不足，体内血气已经衰弱了。所以，要顺应天时来调和血气。因此，天气寒冷的时候，不要进行针刺；天气炎热，不要用火灸的方法。月亮初生时，不要用泻法；月亮正圆时，不要用补法；月黑无光时，不要针刺。这便是顺应天时而调血气的法则。因天时运行的顺序，有盈亏盛虚，观察日影的长短，可以定四时八正之气。所以，月牙儿初生时而泻，就会使内脏虚弱；月正圆时而补，则会使血气过分充盈而外溢，以致脉络中血液留滞，这叫作重实；月黑无光时而用针刺，就会扰乱经气，这叫作乱经。这些都是阴阳错乱、正气与邪气不分的做法，都会使病变反而深入，卫外的阳气虚竭，内守的阴气紊乱，淫邪乘机危害人体。

黄帝问道：观察星辰，八正、四时能预测什么呢？

岐伯说：观察星辰的方位，可以知晓日月运行的规律；观察八个节气的交替，可以测出八方异常的风邪是什么时候来的；观察四时，可以分别春夏秋冬正常气候的变化规律，以便随时序进行调养，而避免八风的病邪，不受其侵犯。假若身体虚弱，又遭受自然界的虚邪，两种情况遇到一起，邪气就会侵犯至骨。医生如果懂得气候变化的道理，便可以及时挽救，使病人不致受到更严重的伤害。否则，病邪就会深入五脏。所以说，对天气时令变化的适宜或禁忌，不可不知。

黄帝说道：讲得好。根据星辰运动规律调理治疗身体的道理我已经知道了，还想再听听怎样效法于前人？

岐伯说：效法古人，首先要懂得《针经》。要想把往古的经验用在现在的治疗中，就必须先懂得天气的寒温，月廓的盈亏，借以测验气的浮沉，再结合病人的身体情况进行考察，就会看到它是确实有效的。所谓观察于冥冥，是说血气荣卫的变化并不显露在外表。而医生却能懂得，从太阳的寒温，月亮的盛虚，四时气候的浮沉，结合起来相互参考，因此高明的医生便常能预见病情，然而疾病并没有完全显露在外表，这就是所谓的观察于冥冥。能够运用这种方法，通达各种事理，就可以流传于后世，这便是有常识且经验丰富的医生不同于一般人的地方。然而，病情是不显露于外面的，所以一般人都不容易发现。看不见形迹，尝不出味道，所以叫作冥冥，仿佛神灵一样似有若无。

所谓虚邪，是指四时八节的病邪。所谓正邪，即是身体在用力劳动之后，因劳累出汗，而遭受虚风侵袭的结果。正邪伤人较轻微，所以，一般医生既不知道其病情，也看不到病形的表现。高明的医生注重在病刚处于萌芽时进行治疗，他善于观察三部九候的脉气变化，在病情尚未恶化之前就进行调治，所以人们称之为上工。而医术差的医生却要等病已形成，甚至要等病情已经恶化时才去治疗。之所以要等到病已形成后才去治疗，是因为他不懂得三部九候的脉气的相得相失，致使病情发展恶化。知道病之所在的医生，懂得运用三部九候的方法进行早期诊断，及时治疗，使病邪无法深入，所以掌握三部九候的脉气变化如同把守住了门户一样，虽然外表尚未表现出病情，但是医生却已看见病邪的形迹了。

黄帝说道：我听说针刺之法有补有泻，但不太了解它的含义。

岐伯说：泻法必须掌握一个"方"字。所谓方，就是病人正气方盛，月廓方圆，日光刚刚温和，身心刚刚稳定的时候；并且要在病人方呼气的时候进针；还须等到病人方呼气的时候转针，还要等病人方呼气的时候慢慢地拔出针来。所以说泻法必用方，才能使邪气泄去而使正气运行通畅。补法则必须掌握一个"圆"字。所谓圆，就是行气。行气就是使正气运行流利通畅，到达病变发生的部位，针刺时必须达到营血所在的深度，还要在病人吸气时推移其针。所谓圆和方，并不是就针的形状而言，而是指用针的方法。所以，善用针的医生，必须观察病人形体的肥瘦，营卫血气的盛衰。因为血气是人的精神产生的物质基础，不能不谨慎地加以调养。

黄帝说道：先生讲得妙极了！这种把人的形体与阴阳四时结合起来，并应之于形迹尚未显露的虚实病情，若不是先生您，谁能讲得这样清楚呢？然而先生几次讲到形和神，究竟什么叫形，什么叫神？请您再详细地讲一讲。

岐伯说：所谓形，就是诊察形体的变化，看着虽不明显，但只要问明有什么痛苦，再诊察于经脉，则病情就清楚地摆在面前了。如果按照这个方法做下来仍不能得到，那便不容易知道他的病情了，所以叫作形。

黄帝问道：什么叫神？

岐伯说：请让我再讲讲神。所谓神，就是非常微妙的东西。耳朵虽然没有听到病人的口诉，但通过眼睛的观察，却能知道疾病的本质和变化，心中也有了数，脑子里可以先得出这一个疾病的概念。心里十分清楚地领悟其中的道理，却无法用语言表达出来。有如观察一种东西，大家都在看却没有看到，只有自己看得真，刚才似乎还很模糊的东西，突然间变得清楚无比起来，好像风吹云散一般，这便叫作神。临症时，三部九候之法是本源，因此，《九针》所论述的一些具体方法，就不必拘泥固守了。

离合真邪论篇第二十七

【题解】

本篇内容主要讨论正气与邪气的离合与疾病的关系，故篇名"离合真邪"。

黄帝问道：我听说《九针》上有九篇文章，而先生又从九篇的基础上进一步发展，演绎成九九八十一篇，我已完全明白它的精神实质了。经中说，人体之中的气血有盛衰及左右偏移的变化，刺上穴治疗下部病变，刺左侧穴位治疗身体右侧的病变，有余和不足则在荥输里进行补泻，这些我全明白了。这都是荣卫之气异常偏向、或虚或实所造成的，并非邪气从外侵入经脉的结果。现在，我希望知晓邪气侵入经脉时，病人的症状如何？应该如何进行治疗？

岐伯回答说：大多医术高明的医生制定的法则必定是合乎自然的。如天有三百六十五度及二十八宿，地有十二经水，人有十二经脉。天地温和时，经水便安静；天寒地冻时，经水便凝涩；天气酷热时，经水便沸溢；狂风暴起时，经水便波涛汹涌。病邪侵入到人的经脉里，如果是寒邪，则会使血行滞涩；如为热邪，则会使血气濡润。若是风邪侵入经脉，经脉的搏动便会像经水遇到暴风一样不时出现波涛汹涌的现象。虽然血气在经脉中有次序地安静地运行着，但在寸口处按脉，指下就会感觉有大有小，大即表示病邪正盛，小即表示病邪平静。邪气的运行没有固定的位置，假如在寸口诊查，无法辨别病邪究竟在阴在阳，则应更进一步地用三部九候之法进行诊断，若是在三部九候中觉察病邪，则应及早治疗，限制病邪的发展。治疗的方法是：在病人吸气时把针刺入，避免针与气相抵触；进针后要静候其气，留针的时间要稍微长些，不要让病邪散布；然后等病人呼气时慢慢起针，呼气尽时，针才被拔出来。这样，大邪之气就能一齐排出，所以叫作泻。

黄帝问道：不足的虚症，怎样用补法？

岐伯说：在用针以前一定要首先循着经脉的走向摸准穴位，再用指头按压穴位，使经气布散，然后揉按皮肤使经脉气血流动，弹动穴位，使局部气血充盈，即掐正穴位进针，等到气脉流通时再把针取出，右手出针，左手随即按住针孔，不使真气外泄。进针是在病人呼气将尽时进行，留针时间要长一些，静静等待，以得气为目的。进针候气，要像等待贵客临门一般，忘却时间的早晚。当得气时，要好好守护，等病人吸气时拔出针来。这样，气便不会外泄了。出针以后，再在扎针的各个地方，揉按穴位，闭阖针孔，使真气存留在体内，针下所聚之气留聚在局部时间较长，这种行针方法便叫作补。

黄帝问道：怎样诊察经脉中的邪气从而对其进行治疗呢？

岐伯说：当邪气离开络脉进入经脉后，便停留在血脉之中。正邪相争或寒或温，还未与正气相合，所以脉象波动，忽起忽伏，时来时去，邪气不是留在一处。所以说在邪气刚来时，必须用手按压，堵住邪气的来路，之后再克服它，但不要在正当邪气冲突时用泻法。所谓真气，便是经脉之气。真气虚了，反用泻法，经脉之气必然虚弱。所以说气虚时不可用泻法，就是针对这一点而言的。如果审察邪气时不审慎，针下所聚之气已过，这时再用泻法，便会使真气虚脱，而虚脱后就不容易恢复。这样，病邪便会再来，病情也会加重了。所以说，邪气若已随针而去，就不能再追，就是指这一点而言的。阻止邪气，使用泻法，是间不容发的事，必须等到邪气到来的时候，随即下针去泻，或先或后地进针，气血已经虚弱了，病就不易减退。所以说懂得用针的，像拨动弩机一样，灵活迅速；不懂得用针的，就像敲击木椎，动作迟钝缓慢。因此说懂得机宜的，是间不容发；不懂得机宜的，即使扣动机关也不能发动，讲的就是这个意思。

黄帝问道：如何掌握补泻的次序呢？

岐伯说：按道理应该先攻邪。要及时刺出盛血，以恢复正气，因为病邪刚刚侵入，流动尚未停留，若以推针刺法则推病邪前进，以针刺提引则使病邪留在局部，用针刺放出其毒血，病立即就会好。

黄帝说道：讲得好！假如病邪和真气并合在一起，脉气不现波动，该怎样诊察呢？

岐伯说：这就要细心地循按三部九候的虚实进行调治，再审察其左右上下部位，有无不相称或减弱的地方，再进一步查明病变在哪一脏腑，等待时机，再进行针刺。假如不懂得三部九候，则不能分辨阴阳，上下也分不清楚，更不知道从下部脉来诊察下焦，从上部脉来诊察上焦，从中部脉来诊察中焦，结合胃气的多少有无来决定疾病在哪一部位了。所以说，针刺而不知三部九候以了解病脉的所在，即使有严重的疾病发生，医生也没有办法加以制止。如果治疗不当，不应泻而泻之，便叫作大惑，反而会扰乱脏腑经脉，使真气不能恢复，把实症当成虚症，把邪气当作正气，用针没有法则，反而会助长邪气为害，损伤病人的正气，使顺症变成逆症，致使病人荣卫散乱，正气消耗，邪气旺盛，断送病人的性命，给病人带来莫大的灾祸。像这种不懂得三部九候的医生，是不能够长久为医的。同时，不知道配合四时五行克制盛衰的道理，就会正邪不分，放过邪气，攻伐正气，就会断送病人的性命。病

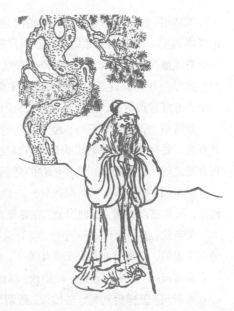

邪刚侵入人体时，尚未停留在某一局部时，如果用推针法误补，邪气就会发展扩大，用针刺提引，则邪气就会停留在局部不行。应找准时机，用逆经刺法泻去邪气，则病马上就会好起来。

通评虚实论篇第二十八

【题解】

本篇讨论了"虚实"的有关问题，包括虚和实的基本概念，虚证和实证产生的机理，脏腑经络各种虚实病变的症状、治疗方法和预后等，阐述全面系统。

黄帝问道：什么叫作虚证和实证呢？岐伯答说：邪气盛，就是实症；正气被伤，就是虚症。

黄帝问：那么虚实的情况各是怎样的呢？岐伯说：以肺为例，肺主气，气虚，实质上是肺虚，气虚的病人首先出现肺气虚弱的表现，必定发生气逆足寒的症状。如果不是肺正被克的时令，则病好治，如正值被克的时令，病人就会死。其余各脏的虚实，也按这种方法类推。

黄帝问：什么叫作重实？岐伯说：所谓重实，是指大热病人，身体发热严重，脉象又极盛满，症状脉象都表现为实，这就叫作重实。

黄帝道：经脉和络脉都呈实的情况是怎样的？用什么方法治疗？岐伯说：所谓经络俱实，则表现为寸口脉象急而尺肤缓，经与络都应该治疗。所以说脉滑象征着气血畅盛，叫作顺；脉涩象征着气血虚滞，叫作逆。大凡人体虚实的情况和生物是一样的，就是说呈现圆润现象的都为生，呈现枯涩现象的都为死。若一个人五脏骨肉滑利，生命是可以久长的，人是长寿的。

黄帝道：络脉之气不足、经气有余的情况怎样？岐伯说：所谓络气不足、经气有余，是指寸口脉热而尺肤却寒的情况。秋冬之时出现这样的现象，为逆；而在春夏之时，就为顺了。需要治疗的是那种主病的逆象。

黄帝问：经虚络实的情况怎样？岐伯说：所谓经虚络实，是指寸口脉象迟而涩滞，尺肤热而盛满，这种现象，在春夏两季容易死亡，在秋冬两季则容易治愈。

黄帝问：怎样治疗这种病呢？岐伯说：络实经虚的，可以针刺阳经、灸阴经；经实络虚的，则要针刺阴经而灸阳经了。

黄帝问：什么叫作重虚？岐伯说：脉虚、气虚、尺肤虚，这就叫作重虚。

黄帝问：怎样辨别呢？岐伯说：所谓气虚，是由于膻中之气不足，表现为语言不能连续；所谓尺虚，就是指络脉虚，表现为两脚发软，步行无力；所谓脉虚，是气血都弱，脉搏没有血液充盈的表现。所有呈现上面这些现象的病人，脉象滑利的，还有治愈的希望；如果脉象涩滞，就会导致死亡。

黄帝问：寒气突然上逆，脉气盛满而实，他的病情如何？岐伯说：脉实而有滑利之象的有治愈的希望；脉实而有逆涩之象的就有死亡的危险。

黄帝问：如果病人脉象亢盛，手足皆寒，头部热，他的病情如何？岐伯说：在春秋有治愈的希望，在冬夏就有死亡的危险。还有一种脉象浮而涩，脉涩而身又发热的也会有死亡的危险。

黄帝问：身形虚浮肿胀的情况怎样？岐伯说：所谓身形虚浮肿胀，是指脉口急大而坚，尺肤却表现为涩滞与脉象不相对应，像这样，顺就可生，逆就会死。

黄帝问：怎么叫顺则生、逆则死？岐伯说：所谓顺，就是手足温和，表示阳气还能达到四肢，有治愈的希望；所谓逆，就是手足寒冷，表示阳气已衰竭，不能达到四肢，就会死亡。

黄帝问：妇女产后而患热病，脉象悬小，其病情将有怎样的变化？岐伯说：手足温暖的有治愈的希望，如手足寒冷，就会有死亡的危险。

黄帝问：妇女产后中风热，出现喘息有声、张口抬肩的症状，它的脉象怎样？岐伯说：脉象浮缓，尚有胃气的，有治愈的希望；如果脉象小且紧急，说明胃气衰竭，就会死的。

黄帝问：患肠澼病且大便带血的变化怎样？岐伯说：如果兼见身体发热的，则容易死亡；身寒不发热的，则有治愈的希望。

黄帝问：患肠澼并且大便带白沫的，其变化怎样？岐伯说：若脉象沉则还有生的希望，如果脉象浮就有死的危险。

　　黄帝问：患肠澼而大便带脓血的，其变化又怎样呢？岐伯说：脉象小而涩的则是死症，滑大的则还有治愈的希望。

　　黄帝问：如果身热，脉不小涩，又怎样呢？岐伯说：脉象滑大的可生；脉象涩小的，则死。至于什么时候死，那要根据克胜之日来定。

　　黄帝问：癫疾的情况怎样？岐伯说：脉象搏击，但大而且滑的是有胃气的脉象，经过一段时间可以治好；如果脉象小，而且紧急，是无胃气的脉，那是实结不通，就不可救治了。

　　黄帝问：癫疾之脉，虚实情况怎样？岐伯说：脉象虚缓的可治，而坚实的就会死。

　　黄帝问：消瘅病的虚实情况怎样？岐伯说：脉象实大的，病虽长久，但可以治愈；假如脉象悬小而坚，病的时间又较长，那就不可治愈了。

　　黄帝说：形度，骨度，脉度，筋度，怎样才能测量出来呢？

　　黄帝又问：春季治病取用络穴；夏季治病用各经的腧穴；秋季治病用六腑的合穴。冬季是闭塞的季节，既已闭塞就要多用药品，少用针石。但少用针石，不是指痈疽等病说的，痈疽等病，是一刻也不能耽搁的。痈毒初起，不知它发在何处，用手摸也找不到，痛的地方又不固定，在这种情况下，可在手太阴经旁胃经穴位刺三次，颈部左右各刺两下。腋下生痈的病人，全身发热，应刺足少阴五下。针刺以后，如热仍不退，可以再针刺手厥阴心包经的穴位三下，刺手太阴经的络穴和肩贞穴各三下。急性痈肿，筋缩，随着痈肿的分肉而痛，痛得汗出不尽，这是由于膀胱经气不足，应该针刺其经腧穴。

　　腹部突然胀痛，按之胀痛不减的，应该取手太阳经的络穴，就是针胃的募穴和少阴肾腧穴五下，用圆而尖的针刺。霍乱，应针肾腧两旁的志室穴五下，足阳明胃腧及肾腧外两旁胃仓穴，刺三下。惊痫的刺法有五点：针手太阴经的经渠穴五下；刺手太阳小肠经的阳谷穴五下；刺手少阴经络傍的支正穴一下；刺足阳明经解豀穴一下；刺足踝上五寸的筑宾穴三下。

　　凡诊治消瘅、突然跌倒、半身不遂、气逆、中满等病，如果患者是肥胖的富人，一般是由于吃肉类精米太多所造成的。膈噎就会气闭不行，上下不通，那是突然遭受精神刺激所引起的病。突然昏迷不醒，不知人事，耳聋，大小便不通，那是内气上迫引起的病。有的病，不是由体内因素所引起的，如中了风寒，因为风邪留滞体内，时间长了转化为热邪，病人明显消瘦。有的人行走偏跛，那病是由于着寒或是风湿而形成的。

　　黄帝道：黄疸、突然发生剧痛、癫狂、气逆等症，是由于经脉之气长期运行紊乱而形成的。五脏不和，是由于六腑闭塞所形成的。头痛、耳鸣、九窍不利，是由于肠胃病变所形成的。

太阴阳明论篇第二十九

【题解】

本篇对太阴阳明的经脉循行、生理功能、感受病邪与发病特点等进行了广泛讨论。

黄帝问：太阴、阳明两经互为表里，而由脾胃二脉所生的疾病不同，这是什么道理呢？岐伯答道：太阴属阴经，阳明属阳经，二者阴阳不同位，或一者比一者更虚，或一者比一者更实，或一者比一者更顺，或一者比一者更逆；有的病从人体内部产生，有的由外界引发侵入体内；发病的原因又不同，所以病的名称也不相同了。

黄帝说：希望您给我讲一下这些不同的情况。岐伯说：阳像天，是保卫人体外部的；阴像地，是人体营养的来源。阳道常实，阴道常虚。所以贼风虚邪伤人时，外表阳气首先受到侵害；而饮食没有节制，起居失调，内在的阴气首先受到影响。外表受病，传入六腑；内在受病，传入五脏。如果邪气侵入六腑，就会发烧，不能安眠，发喘。如果五脏发生病变，就会胀满闭闷，飧泄，经过一段时间，会成为肠澼的病。喉是管呼吸的，与天气相通；咽是管纳食的，主管地气。阳气易感风邪，阴气易感湿邪。三阴之经脉，是由足部向上到达头部，由头而下循臂至手指的尖端。三阳之经脉，是由手上行至头，再从头向下行到足。所以阳经的病邪，先上行到极点，再向下行；阴经的病邪，先向下行到极点，再向上行。因此外感风邪，受病的多在上部；外中湿气，人的下部最先受病。

黄帝问：脾有病会引起四肢功能失常，这是什么道理？岐伯说：四肢都受胃气的营养。但是胃不能将营养直接送到四肢，要经过脾的运化，才能到达，现在脾有病了，无法把胃的津液输送出去，四肢因得不到水谷精气，一天一天地衰弱，经脉不通，筋骨肌肉也得不到营养的充实，四肢就不能活动了。

黄帝道：脾脏不能独主一个时季，是什么原因？岐伯说：脾属土而位居中央，其功能必须通过其他四脏的功能活动体现出来，在每季的最后十八天最为旺盛，但不得独主一个时季。因为脾脏的功用，为胃传送其产生的精气，相当于天地生养万物一样，从头至足，无处不到，所以不独主一个时季。

黄帝道：脾和胃只以一层膜相连而已，何以能够给胃传送津液呢？岐伯说：

足太阴脾经，在阴经中属三阴，它的经脉贯穿于胃，连属于脾，挟着咽喉，所以太阴经脉能够将阳明之气运送到手足三阴经；足阳明胃经，是足太阴脾经之表，是五脏六腑的营养之海，所以胃经也能将太阴之气运送到手足三阳经。五脏六腑都能借助脾经而接受阳明的水谷精气，因此说脾能为胃输送津液。如果脾脏不给胃输送津液，四肢就得不到阳明水谷之气，气血日益衰弱，经脉不畅通，筋骨肌肉都没有了水谷之气来滋养，所以不能运用自如。

阳明脉解篇第三十

【题解】

本篇主要是解释阳明经脉热邪亢盛所发生的病变，因此篇名叫"阳明脉解"。

黄帝问道：足阳明经有病的人，讨厌看到人和火，听到树木的声音也十分害怕，但听到钟鼓声，却不害怕，这是为什么呢？我希望听听其中的道理。岐伯答道：足阳明是胃的经脉，在五行里属土，五行中木能克制土，所以听到木的声音就感到害怕，那是土被木克的原因。

黄帝说：讲得好！那么它讨厌火，又是什么原因呢？岐伯说：足阳明经主宰肌肉，它的经脉多血多气，被外部的邪气伤害了，就会发热，发热过于严重，所以讨厌火。

黄帝问：它讨厌人，又是为什么？岐伯说：足阳明经的经气向上逆行，就会发生喘促，导致心中烦闷，由于烦闷，所以讨厌人。

黄帝说：有的人患厥逆喘促而死，有的人虽然患厥逆喘促，却依旧健在，这是为什么呢？岐伯说：厥逆而到达内脏，若出现喘促人就死亡，如果厥逆仅及于经脉，就是喘促也没有大碍。

黄帝道：讲得好！有的人在病重的时候，脱掉衣服乱跑，登上高坡狂叫或歌唱；或者几天不吃饭，却能跳

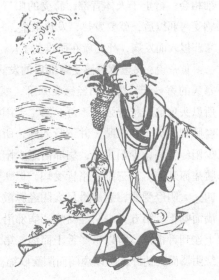

上墙头和房屋。做的都是他平素所不能够做的，有病时，竟然能够做到，这是为什么？岐伯说：四肢是人体阳气的根本，阳气盛则四肢充实而且有力气，四肢充实而且有力气，所以能够做到这一切。

黄帝问：病人脱掉衣服乱跑，是什么原因呢？岐伯说：身上发热且十分严重，就会脱掉衣服乱跑啊。

黄帝问：病人胡言乱语，恶语咒骂，不避亲疏，有时又纵情歌唱，这是为什么呢？岐伯说：阳气偏盛，就会使人神志昏乱，所以会骂人而不避亲疏，并且不想吃东西。由于不想吃东西，所以乱跑。

热论篇第三十一

【题解】

本篇较系统地论述了外感热病的概念、病因、主要症状和疾病变化规律及治疗方法，提出了护理原则和预后。

黄帝问道：凡是由寒邪引起的发热性疾病，都属于伤寒一类，同一类病，为什么有的可以痊愈，有的却会死亡？死亡的往往在六七日之间，痊愈的都在十日以上，这又是什么原因呢？我不知如何理解，想听听其中的道理。岐伯回答说：足太阳经为六经的统帅，统摄诸阳经脉。太阳的经脉连于风府，与督脉、阳维相会，行走于人体背部，感受的阳气最多，所以太阳主全身所有的阳气。人感受寒邪以后，就要发热，发热虽重，一般不会死亡；如果阴阳二经表里同时被寒邪侵入而发病，死亡就在所难免了。

黄帝说：我想听听感受寒邪后的发病情况。岐伯说：人体被寒邪伤害，患伤寒病的第一天，为太阳经感受寒邪，病邪沿足太阳经脉从头向下行到达腰中，所以头项痛，腰脊强直不舒。第二天阳明经受病，阳明主肌肉，病邪沿足阳明经脉到达鼻子和眼睛，并下行入腹，所以身热目痛而鼻干，不能安卧。第三天少阳经受病，少阳主骨，病邪沿足少阳经脉，从胁肋向上运行到耳朵，所以胸胁痛而耳聋。若三阳经络皆受病，但寒气尚在还未深入，都可以发汗而愈。第四天太阴经受病，病邪沿足太阴经脉散布于胃中，向上到达咽部，所以腹中胀满而咽干。第五天少阴经受病，病邪沿足少阴经脉贯穿肾，并上行入肺，再向上连到舌根部，所以口燥舌干而渴。第六天厥阴经受病，病邪沿足厥阴经脉环绕阴器而到达肝，所以烦闷而阴囊收缩。如果三阴三阳经脉和五脏六腑均受病，以致营卫不能运行，五脏之气不通畅，人就要死亡了。

如果病症不是阴阳表里同时受寒邪侵入，那么到第七日，太阳经病气就会减退，头痛也稍稍减轻；第八天阳明病气减弱，身热稍退；第九天少阳经病气减退，耳朵将逐渐能听到声音；第十天太阴病气减弱，腹部胀满症状消失，恢复正常，开始有了食欲；第十一天，少阴病气减弱，口渴、胀满、舌干等症状消失，能打喷嚏；第十二天厥阴病减弱，阴囊松弛，从小腹下垂。至此，大邪之气已去，病也逐渐痊愈。黄帝说：怎么治疗呢？岐伯说：治疗时，应根据六条经脉病变的症状特点，找出病邪所在，分别调理与各脏相连的经脉，病将日渐衰退而痊愈。对这类病的治疗原则，一般病未满三日，而寒气在体表的，可发汗而愈；病已满三日，邪已入里的，可以用泻热法来治疗。

黄帝说：热病已经痊愈，常常会有余热不退的现象，这是什么原因呢？岐伯说：凡是余邪不尽的，都是因为在发热较重的时候强进饮食，所以有余热遗留。像这样的病，都是病势虽然已经衰退，但尚有余热在体内，如勉强病人进食，则必因饮食没有消化而生成热量，与残存的余热相依附，则两热相合，又重新发热，所以有余热不尽的情况出现。黄帝说：好。怎样治疗余热不尽呢？岐伯说：应诊察病的虚实，或采用补法或泻法来给予适当的治疗，可使其病痊愈。黄帝说：发热的病人在护理上有什么禁忌呢？岐伯说：当病人热势稍减的时候，如果吃了肉食，病就会复发；如果饮食过多，则出现余热不尽的情况，这都是热病所应当禁忌的。

黄帝说：如果表里两经同时受病邪侵入，那么受邪的经脉与它的相应症状是怎样的呢？岐伯说：阴阳两经表里同时感受寒邪的两感症，第一天为太阳与少阴两经同时感受寒邪，其症状既有太阳的头痛，又有少阴的口干和烦闷；第二天为阳明与太阴两经同时感受寒邪，其症状既有阳明的发热和胡言乱语，又有太阳的腹胀不想吃饭；第三天为少阳与厥阴两经同时受病，其症状既有少阳的耳聋，又有厥阴的阴囊收缩和手足冰冷等症状。如果病势发展至不能喝水，神昏不知人的程度，到第六天便死亡了。

黄帝说：病发展至五脏已伤，六腑不通，营卫气血不能正常运行的地步，像这样的病，要三天以后死亡，是什么道理呢？岐伯说：阳明为十二经的统帅，此经脉的气血最盛，所以病人容易神志昏迷。三天以后，阳明的气血已经竭尽，所以就要死亡。

凡是感受寒邪而引起的温热性疾病，病发于夏至日以前的就称之为温病，病发于夏至日以后的就称之为暑病。得暑病的时候出汗，可使暑热从汗散泄，所以暑病时出汗，不要制止。

刺热篇第三十二

【题解】

本篇论述了针刺治疗五脏热病的方法，所以叫"刺热篇"。

肝脏发生热病，患者首先出现小便发黄，腹部疼痛，疲倦贪睡，身体发热。当热邪进入肝脏，与正气相争时，则病人出现言语错乱，惊恐不安，胁部满痛，手足躁动不得安卧的症状；每到庚辛日，则因木受金克，病情就会加重，若逢甲乙日木旺时，身体出汗而发热有所减退，若病邪严重的病人的正气很虚弱，那么在庚辛日就会死亡。治疗时，应刺足厥阴肝和足少阳胆经。若肝气向上逆行，则会出现头痛眩晕，这是因热邪沿着肝脉上冲于头所致。

心脏发生由热邪引起的疾病，患者先觉得心中不愉快，数天以后开始发热，当热邪进入心脏与正气相争时，则突然心痛，烦闷，频繁呕吐，头痛，面部发红，但不会出汗；每到壬癸日，则因火受水克而病重，若逢丙丁日火旺时，便会出大汗而使发热减退，若邪气十分严重，病情也会加重，最终将在壬癸日死亡。治疗时，应刺手少阴心和手太阳小肠经。

脾脏发生由热邪引起的疾病，患者先感觉头重，面颊疼痛，心烦，额部发青，想呕吐，身体发热。当热邪侵入脾，与正气相争时，则腰痛不可以俯仰，腹部胀满并腹泻，两颌部疼痛，逢到甲乙日木旺时，则因土受木克而病情加重，若逢戊己日土旺时，便出大汗而发热减退，若邪气十分严重，病情加重，就会在甲乙日死亡。治疗时，刺足太阴脾和足阳明胃经。

肺脏发生由热邪引起的疾病，患者先感到体表寒冷，毫毛竖立，害怕风寒，舌上发黄，全身发热。当热邪侵入肺脏，与正气相争时，则气喘咳嗽，疼痛走窜于胸膺背部，不能停止，头痛得很厉害，出汗并害怕寒冷，逢丙丁日火旺时，则因金受火克而病重，若逢庚辛日金旺时，便会出大汗而使发热减退，若邪气严重，病情加重，就会在丙丁日死亡。治疗时，刺手太阴肺和手阳明大肠经，刺出其血如大豆般大小，则热邪去而经脉和，病可立即痊愈。

肾脏发生由热邪引起的疾病，患者先觉腰痛和小腿发酸，口渴得很厉害，频频饮水，全身发热。当邪热侵入肾脏，与正气相争时，则脖子疼痛僵直，小腿寒冷酸痛，足心发热，不想说话。如果肾气上逆，则头痛眩晕而摇动不定，逢利戊己日土旺时，则因水受土克而病重，若逢壬癸日水旺时，便会出大汗而使发热减退，若邪气十分严重，病更严重，就会在戊己日死亡。治疗时，刺足少阴肾和足太阳膀胱经。以上所说的脏器出大汗，都是到了各脏器旺盛的那天，正胜邪却，即大汗出而热退病愈。

肝脏发生由热邪引起的疾病，患者左颊部先见赤色；心脏发生热病，额部先见赤色；脾脏发生热病，鼻部先见赤色；肺脏发生热病，右颊部先见赤色；肾脏发生热病，颐部先见赤色。病虽然还没有发作，但面部已有赤色出现，就应予以刺治，这叫作"治未病"。热病只在五脏色部所在出现赤色，并未见到其他症状的，病情处于轻浅状态，若予以及时治疗，则至其当旺之日，病即可愈；若治疗不当，应泻反补，应补反泻，就会延长病程，需通过三次当旺之日，病才能痊愈；若一再误治，势必使病情恶化而造成死亡。诸脏热病应当汗出的，都是至其当旺之日，大汗出而病愈。

凡治疗热病，应有适当的护理，要先给病人喝些清凉的饮料，把体内的热解除之后，再进行针刺，并且要病人衣服穿得单薄些，居住于凉爽的地方，以解除体表的热邪，如此使表里的热都退掉后病就好了。

患热病的病人，若先出现胸胁痛，手足躁动不安的，是病邪在足少阳经，应刺足少阳以泻阳分之邪，补足太阴经以培补脾土，病重的就用"五十九刺"的方法。热病先手臂痛的，是病在上而发于阳，刺手阳明、太阴二经之穴，如果出汗则热病可以好转。热病开始发于头部的，是太阳为病，刺足太阳经项部的穴位，如果出汗则热病可以好转。热病开始发于足胫部的，是病发于阳而始于下，刺足阳明经穴，如果出汗则热病可以好转。热病先出现身体重，骨节痛，耳聋，昏倦嗜睡的，是发于少阴的热病，刺足少阴经之穴，病重的用"五十九刺"的方法。热病先出现头眩晕而后才发热，并且胸胁胀满的，是病发于少阳，并将传入少阴，使阴阳枢机失常，刺足少阴和足少阳二经，使病邪从体内排出而使痊愈。

太阳经脉之病，赤色出现于两颧骨部的，这是热病，若色泽不是晦暗无光，说明病尚轻浅，等到太阳经气旺盛的时候，可以发汗出而病愈。若同时又见少阴经的脉症，这是木盛水衰的死症，不超过三天就会死亡，这是因为热病已连于肾。少阳经脉之病，赤色出现于面颊的前方，这是少阳经脉热病，若色泽不是晦暗无光，是病邪尚浅，至其当旺之时，可以发汗出而病愈。若同时又见少阴脉色现于颊部，是母胜其子的死症，不超过三天就会死亡。

治疗热病的气穴：第三脊椎下方的穴位主要用于清泄肺热，第四脊椎下方的穴位主要用于清泄心热，第五脊椎下方的穴位主治肝热病，第六脊椎下方的穴位主治脾热病，第七脊椎下方的穴位主治肾热病。治疗热病，既取穴于上，以泻阳邪，当再取穴于下，以补阴气。在下取穴在尾骶骨处，领部第三椎以下凹陷处的中央部位是大椎穴，由此向下便是脊椎的开始。诊察面部之色，可以推知腹部疾病，如颊部赤色由下向上到颧骨部，为有"大瘕泄"病；见赤色自颊下行至颊车部位，为腹部胀满的病症；颧骨后侧出现红色，则胁部疼痛；赤色出现在脸颊上，病变在膈上。

评热病论篇第三十三

【题解】

本篇评论了阴阳交、风厥、劳风、肾风等疾病的病因、病机、转归和治疗等，这些疾病都有发热的症状，因此均属热性病，但病因和症候又均有某些特殊之处，故单立一篇讨论。

黄帝问道：有的温热病患者，汗出以后，随即又发热，脉象疾躁动，病势不仅没有因汗出而减退，反而出现神志不清，胡言乱语，不吃不喝等症状，这又是什么病？岐伯回答说：这种病叫阴阳交，阴阳交是死症。黄帝说：我想听听其中的道理。岐伯说：人体汗液来于饮食，饮食入胃，经过消化转变成精气，汗液就是由这些精气转化而来的，现在邪气与正气在骨肉之间互相抗争，能够得到汗出的是邪气退而精气胜，精气胜的应当能吃饭饮水而不再发热。复发热是邪气尚留，汗出是精气胜邪，现在汗出后又复发热，是邪气胜过精气。不吃不喝，则精气得不到继续补益，邪热又停留不去，这样发展下去，病人的生命就会发生危险。《热论》中也曾说：已经出汗而脉象仍旺盛躁动的，是死症。现在其脉象不与汗出相应，是精气已经不能胜过邪气，死亡的征象已是很明显了。况且胡言乱语是神志失常的缘故，神志失常是死症。现在已出现了三种死症，却没有一点生机，病虽可能因汗出而暂时减轻，但终究是要死亡的。

黄帝说：有的病人全身发热，汗出，烦闷，其烦闷并不因汗出而缓解，这是什么原因呢？岐伯说：出汗后发热不退是风邪侵犯造成的；烦闷不解，是由于下气上逆所致，这种病叫作收风厥。黄帝说：希望您能详尽地讲给我听。岐伯说：太阳主管全身阳气，主人一身之表，所以太阳首先感受风邪的侵袭。少阴与太阳相为表里，外表有病则体内也定有所反应，少阴受太阳发热的影响，其气随着向上逆行，上逆便成为厥。黄帝说：怎么治疗呢？岐伯说：治疗时应并刺太阳、少阴表里两经，即刺太阳以泻风热之邪，刺少阴以降上逆之气，并内服汤药。

黄帝说：劳风会出现哪些症状呢？岐伯说：劳风是由于劳累后出汗，病邪侵犯肺部所造成的，这种病的症状是人头和脖子僵便，头目昏眩而且看东西模糊，吐黏痰，害怕风吹，身体寒冷并发抖，这就是劳风病的发病情况。黄帝说：怎样治疗呢？岐伯说：首先应使病人胸中通畅，能自由俯仰。精力旺盛的青年人，太阳之气能引肾精外布，则水能济火，经适当治疗，三日可愈；中年人精气稍衰，须五日可愈；老年人精气已衰，水不济火，须七日始愈。这种病人，咳出青黄色黏痰，其状似脓，凝结成块，大小如弹丸，应使痰从口中或鼻中排出，如果不能咳出，就要伤其肺，肺部受伤就会导致死亡。

黄帝说：患有肾风的人，面部和足背都浮肿，两眼睑也肿胀严重，并且语言不利，这种病可以用针刺治疗吗？岐伯说：虚症不能用刺。如果不应当刺而误刺，必然会使真气受伤，使其脏气虚，五天以后，则病气复至而病势加重。黄帝说：邪气进入肾脏时情况怎样呢？岐伯说：邪气侵入之时，病人必感到气短，时常发热，时常觉得热从胸背上行至头，汗出手热，口中干渴，小便色黄，眼睑浮肿，腹中鸣响，身体沉重，行动困难。如患者是妇女则月经闭止，心烦而不能饮食，不能仰卧，如果仰卧咳嗽就十分厉害，此病叫风水，在《刺法》中有所论述。

黄帝说：我想听听其中的道理。岐伯说：邪气之所以能够侵犯人体，根本原因是人体的正气已经虚弱。肾脏属阴，风邪属阳。肾阴不足，风阳便乘虚侵入，所以就引起呼吸气短，时时发热出汗。小便色黄，是因为腹中有热。不能仰卧，是因为水气上乘于胃，而导致胃中不和。仰卧则咳嗽加剧，是因为水气向上压迫肺。凡是有水气病的，眼睑先出现微肿。黄帝说：为什么？岐伯说：水是属阴的，目下也是属阴的部位，腹部也是至阴所在之处，所以腹中有水的，必然出现眼睑轻微浮肿。水邪之气上泛凌心，迫使心气上逆，所以口苦咽干，不能仰卧，仰卧则水气上逆就会咳出清水。凡是有水气病的人，都因水气上乘于胃而不能卧，卧就会引起惊悸不安，引起咳嗽加剧。腹中鸣响，是胃肠中有水气窜动，病根在于胃。若水压迫脾脏，就会心烦而不想吃饭。饮食不进，是水气阻隔于胃脘。身体沉重而行动困难，是因为胃的经脉向下运行到足部，水气随经下流所致。妇女月经不来，是因为水气阻滞，胞脉闭塞不通的缘故。胞脉属于心而向下连于胞中，水肿病人湿邪向上逆行逼迫肺脏，使心气不得下通，所以胞脉闭而月经不来。黄帝说：好。

逆调论篇第三十四

【题解】

　　本篇中讨论了内热、里寒、骨痹、肉苛、气逆喘息等几种疾病。这些疾病是由于人体的阴阳失调、水火失调、气血营卫失调、脏腑和经络功能失调造成的。

黄帝问道：有的病人穿得并不太多，但却身体发热而心情烦闷，这是什么原因呢？

岐伯回答说：这是由于阴气少，阳气偏盛，所以发热而又烦闷。

黄帝问道：有的人不是因为衣服单薄，身体内也没有寒气，然而寒冷却从身体内部产生出来，这是什么原因呢？

岐伯说：这种人多痹气，阳气虚少，阴气偏盛，所以身体发冷，像是从冷水里出来一样。

黄帝问道：有的人四肢发热，受风邪后就会发高烧，如同火烤一样，这是什么原因呢？

岐伯说：这种人阴气虚少，阳气偏盛。四肢属阳，风邪也属阳，两阳结合，以致阴气虚少，不能减少旺盛的阳火，如同少量的水无法熄灭旺火一样而形成阳气独旺的局面。阳气独旺，遏制了阴气的生机，便不能生长。所以，这种四肢热而遇风如同炙于火上一样的病人，其肌肉必然会逐渐地消瘦。

黄帝问道：有的人身体寒冷，即使用热水温熨、烤火，他也不会感到热，多穿衣服，也不能感到暖和，但却没有发抖，这是什么病呢？

岐伯说：这种人肾气素来偏胜，但长期接触潮湿的环境，致使太阳气衰，肾中的阴精得不到阳气而枯萎不长。肾在五行中属水，生长骨髓，肾气不实，骨髓便不充满，从而致使寒冷至骨。其所以不发抖，是因为胆是一阳相火，心是二阳君火，肾是孤脏，一个肾水不能制胜心胆上下的两个火，所以虽然寒冷却不发抖。这种病名叫骨痹。这种病人还应有骨节拘挛的症状。

黄帝问道：有的人皮肉麻木，虽然穿了棉衣，仍然没有减轻，这是什么病呢？

岐伯说：这是营卫之气虚弱造成的，营气虚弱便会使皮肉麻木；卫气虚弱，肢体便不能活动自如；营卫之气都虚弱，则身体麻木，四肢不灵活，肌肉沉重。若人的形体与神志不相适应，那就必定死亡。

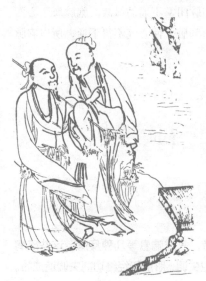

黄帝问道：患气逆病的人有不同的表现，有不能卧下而呼吸有声音的，有不能卧下而呼吸没有声音的，有起居如常而呼吸有声音的，有能够卧下而一行动便气喘的，有不能卧下、不能行动但气喘不停的，有不能卧下、卧下去便气喘的。这种种不同情况，都是哪些病变的脏腑引起的呢？请讲讲这其中的原由。

岐伯说：不能卧下而呼吸有声音的，是阳明经脉之气上逆所致。足三阳经脉之气是下行的，如今逆而上行，所以便呼吸不利而有声音了。阳明是胃脉，胃是六腑行于络脉，胃气也是下行的。若阳明气逆，胃气便不能再沿其正常通道下行，因此便不能平卧了。《下经》里说："胃不和则卧不安。"说的就是这个意思。如果起居如常而呼吸有声音，是肺的络脉不顺，络脉之气不能随着经脉之气上下，其气留于经脉而不行于络脉的来源，但络脉的病比较轻，因此起居如常，只是呼吸有声音而已。如果不能卧下，卧下去就气喘，是水气侵肺所致。水气是循着津液流行的通道而流动的，肾是水脏，主管人的津液，气喘不能卧卜，这是由于肾脏发生了病变。

黄帝说：好极了！

疟论篇第三十五

【题解】

本篇论述了疟疾的病因、病机、症状、分类、治疗原则和针刺方法，是讨论疟疾的专篇。

黄帝问道：疟疾一般都是因风邪侵入引起的，病的发作和停止都有一定的时间，这是什么原因呢？

岐伯回答说：疟疾开始发作的时候，先表现在皮肤毫毛，接着四肢开始不舒服，伸懒腰，打哈欠，随之感到寒冷身子发抖，下巴抖动，腰脊疼痛；等寒冷症状过去以后，接着便是内外发热，头痛如同裂开一般，口渴，想喝冷水。

黄帝问道：这种情况是由什么造成的呢？请讲讲其中的道理。

岐伯说：这是由阴阳上下相争，互相转移合并，虚实更替，阴阳之气出入转移所造成的。阳气转移到阴气所在的地方，使阴气充实而阳气虚弱，阳明经气虚弱，人就会寒冷发抖乃至两颔抖动；太阳经气虚，腰背头项便感疼痛；三阳都虚，则阴气更胜，阴气胜则骨节寒冷而疼痛，寒气从体内产生，所以内外都感到寒冷；阳盛的时候，身体体表就会发热，阴虚的时候，身体内部就发热，若体内体外都发热，则气喘口渴，想喝冷水。这全是由于夏天被暑气伤害，邪热气盛，留藏在皮肤之内，肠胃之外，也就是荣气居留的地方。暑热，使人汗孔疏松，皮肤张开，一到秋天凉爽之时，出汗就会感受风邪，或者由于洗澡之后感受水气，风邪水气停留于皮肤之内，与卫气相合，疟疾就会发作。卫气白天在阳经运行，夜间在阴经运行，这种邪气到达阳经就向外发散，到达阴经就向内里侵袭，阴阳内外相通，所以每天都要发作一次。

黄帝问道：疟疾有间日发作的，这是为什么呢？

岐伯说：这是因为邪气所在的地方较深，已经接近阴经，致使卫气单独运行于体表，而疟邪仍滞留于内。这样，阴与阳相争而邪气得不到发散，所以隔一天才发作一次。

黄帝说道：讲得好。那么，有些疟疾发作时间一天比一天推迟，有的则一天比一天提早，这又是什么原因呢？

岐伯说：邪气侵入风府之后，沿着脊骨逐渐向下运行。卫气是一昼夜会于风府一次而邪气却每日向下移动一节，所以其发作时间便一天迟于一天，这是因为邪气先侵入脊骨。卫气每当达于风府的时候，腠理开泄；腠理一开泄，邪气就会侵入；邪气侵入，疟疾就发作，这就是发病一天比一天晚的原因。卫气运行于风府，邪气逐日下移一节，大约在二十五天后到达骶骨，二十六日进入脊内沿太冲脉向上运行，至九日到达任脉的天突穴。由于邪气位置逐渐上移，所以病发的时间也一天比一天早。至于隔日发作的，是因为邪气受五脏的压迫，又连着膜原，距离远，邪气深，动作慢，不能与当日卫气并行，因此才隔日发作一次。

黄帝问道：先生说卫气每至于风府，人体的汗孔就扩张，汗孔都扩张则邪气乘机侵入，与卫气相合抗争而发病。现在卫气每天向下移动一节，并没有遇到风府，疾病却每天发作，这是为什么呢？

岐伯说：以上是指邪气侵入头部，沿着脊椎骨下行的情况。但人体各部分有虚实的不同，而病邪所中的部位也不相同，因而，便不一定遇到风府才能发病。例如，病邪侵入头部的，卫气行至头项而病发；病邪侵入背部的，卫气行至背部而病发；病邪侵入腰脊的，卫气行至腰脊而病发；病邪侵入手足的，卫气行至手足而病发。卫气所行之处，与病邪相合，病便会发作。所以说，风邪在侵入人体后，并没有固定的停留位置，只要卫气与之相应，腠理开泄，邪气得以侵入，疾病也就要发作了。

黄帝说道：讲得好！看来，风病和疟疾相似而同属一类，那么，为何风病的症状不间歇，而疟疾的发作却有一定的时间呢？

岐伯说：引起风症的病邪停留在侵犯部位相对比较稳定，所以症状持续常在；疟邪则是沿着经络运行的，有时在体内，有时在体外，所以要遇到卫气与之相应时，病才会发作。

黄帝问道：疟疾发作，有的人先寒而后热，这是为什么呢？

岐伯说：夏天感受了严重的暑气，大汗淋漓而且毛孔张开，夏天的寒凉水湿之气便乘虚侵入，藏在皮肤里面，到了秋天，如果风邪又侵入，就成为疟疾了。水寒是一种阴气，风邪是一种阳气，先伤于寒而后伤于风，所以先寒而后热，病的发作有一定的时间，这种病叫作寒疟。

黄帝问道：有一种疟疾发作时先热而后寒，这是为什么呢？

岐伯说：这是先受到风邪的侵入，后伤于水寒之气，所以先热而后寒，病的发作也有一定的时间，这种病叫作温疟。还有一种只发热而不发寒的疟疾，这是由于仅仅受了风邪的侵入，而没有受到寒邪的侵犯，所以在病发作时，就会感到气短烦闷，手足发热，想要呕吐，这种病叫作瘅疟。

黄帝问道：医经上说有余的应当采用泻法，不足的应当采用补法。如今发热是有余，发冷是不足。像疟疾的寒冷，就是用热水和烤火，都不能使他感到温暖；等到发热时，就是用冷水，也不能使病人感到清凉。这种寒热都属于有余不足之类，但当它发热发冷的时候，连良医也无法制止，必顺冷热衰退的时候，才可用针刺治疗。这是什么原因呢？想听您讲讲这其中的道理。

岐伯说：医经上说过，在发热极为严重时不能用针刺，脉搏混乱时不能用针刺，出大汗之时不能用针刺，因为正在邪气旺盛的时候，所以不能对病加以治疗。疟疾在开始发作时，体表阳气进入体内与阴气合并，此时是阳虚而阴盛，人的身体十分虚弱，所以先感到寒冷发抖；待阴气逆乱达于极点，阴阳之气又相互结合于体表，此时体内阴气虚少，而体表的阳气亢盛，所以先感到热而口渴。疟疾与阳气结合，则阳气胜；与阴气结合，则阴气胜。阴气胜则发寒，阳气胜则发热。疟疾是由于风寒之气的变化而形成的，热到极点，则阴邪之寒气至；寒到极点，则阳邪之气来。疟病发作的时候，像火一样猛，如狂风暴雨一样势不可当。因此医经上说："当邪气盛极时不可攻邪，若勉强针刺则正气必然受伤，要待邪气衰退时再进行针刺，治疗方可见效。"讲的就是这个意思。疟疾在未发作的时候，阴阳二气的运行状态还比较平静，没有合并，在此时便及时进行调治，则正气便不至于受伤，邪气也会被消灭。所以，医生不能在疟疾正在发作时进行治疗，因为这时是正气和邪气逆乱的时候。

黄帝说道：讲得好。疟疾究竟应该如何治疗？时间的早晚应该如何掌握呢？

岐伯说：疟疾将要发作的时候，人体阴阳之气也将要进行转移和合并，它一定开始于人的四肢。阳气已被邪气侵入，阴气也必将受到邪气的影响，所以在阴阳之气还没有相并的时候，以绳索牢缚其四肢末端，使邪气不能进入，阴气不能外出，经过仔细的审察，看到脉络充实的地方，观察其瘀血所在，用针刺进行放血。这是在真气尚未与邪气相并之前的治疗方法。

黄帝问道：疟疾在不发作时，其情况是怎样的？

岐伯说：疟疾在人体中，使人体的阴阳之气发生虚实交替的变化，随同邪气的所在而发作。当病在人的体表时，则身体发热而脉搏急躁；当病在人的体内，就会发冷而脉搏沉静；当病发作到极点，则阴阳二气都已衰息，卫气和邪气相离，病情就会得到遏制；但在卫气和邪气再相遇结合时，则病又发作了。

黄帝问道：疟疾的发作，有的间隔两日，有的隔至数日；发作时有的口渴，有的不口渴，这是什么原因呢？

岐伯说：它所以隔几天再发作，是因为邪气与卫气运行的时间规律不一致，有时不能相会于风府，所以停几天才发作。发病过程中，出现阴阳虚实交替变化的情况。阳气胜则阴气衰，而出现口渴；阴气盛而阳气衰，口就不渴。

黄帝问道：医经上说："夏天被暑气所伤，秋天就一定要得疟疾。"而现在有些疟疾并不是这样，这是为什么呢？

岐伯说：这是从四时发病规律相应而言的。那些形症不同的疟疾，是违反四时发病规律的现象。秋天发生的疟疾，寒冷的症状比较严重；冬天发生的疟疾，寒冷的症状不严重；春天发生的疟疾，有怕风的症状；夏天发生的疟疾，有出汗多的症状。

黄帝问道：温疟和寒疟其病邪停留在什么地方？是在哪一脏？

岐伯说：温疟是由于冬天感受风寒，邪气留藏在骨髓之中，到了春天阳气生发的时候，邪气仍不能自行排出，到夏天暑热熏蒸的时候，便会使人精神倦怠，头脑昏沉，肌肉消瘦，腠理发泄，此时或由于用力劳作，邪气与汗就一齐外出。这种病邪是先伏藏于肾脏，它发作的时候，是邪气从内而出外。这种病阴气先虚，而阳气偏盛，阳盛就会发热，及至偏盛到极点，邪气又回入于阴。邪气入于阴，则阳气又虚，阳虚，则又发冷。这种病是先热后寒，病名叫作温疟。

黄帝问道：瘅疟的情况是怎样的呢？

岐伯说：瘅疟的病人，肺脏本来就有热邪，肺主管全身的气，肺又和全身的皮肤、毫毛有密切关系，所以肺脏有热，会使全身之气偏于亢盛。气过于亢盛就会向上逆，造成胸中之气亢盛而不能外泄，此时如果劳动用力之后，汗孔张开，风寒便乘虚侵入皮肤之内，肌肉之间，周而发病。发病则阳气偏盛，阳气盛而不见衰减，就会发病。由于邪气不及时回入于阳，所以只是热而不恶寒，这种病，是邪气内藏于心，而外留于肌肉之间，能使之肌肉消瘦，所以叫作瘅疟。

黄帝点头说道：讲得好！

刺疟篇第三十六

【题解】

本篇主要讨论了十二种疟疾的症状和治疗方法，重点在如何以针刺治疗疟疾。

足太阳经的疟疾，会使人出现腰痛、头痛，背部先感到寒冷，冷后就开始发热，发热时会非常热，热退后有汗流出。这种疟疾很难治愈，治疗方法是用针刺委中穴直到出血。

足少阳经的疟疾，使人感到疲倦、嗜睡、发冷发热均不太厉害，怕见人，见人便感到恐惧，发热的时间比较长，汗出得也多。治疗方法是用针刺足少阳经的侠溪穴。

足阳明经的疟疾，使人先感到寒冷，寒冷得很厉害，冷好久以后才发热，热一退，汗便出，这种病人喜欢亮光、喜欢向火取暖，见到这些才觉得舒服。治疗方法是针刺足阳明经足背上的冲阳穴。

足太阴经的疟疾，使人闷闷不乐，经常叹气，不想吃饭，经常出现寒热的症状，汗出得也多，病发作时就呕吐，呕吐后病势就开始减轻。治疗方法是用针刺足太阴经的隐白穴、太白穴、公孙穴。

足少阴经的疟疾，使人呕吐得十分厉害，经常出现寒热症状，而且发热时较多，寒冷时较少，总喜欢紧闭着门窗待在屋子里。这种病不易痊愈。

足厥阴经的疟疾，使人腰痛，小腹鼓胀，小便不利，好像是癃病而其实并不是癃病，只是小便次数频繁而感到不舒服，病人心中害怕，气分不足，腹中很不畅快。治疗方法是针刺足厥阴经的太冲穴。

肺疟这种病，使人感到心里发冷，冷到极点又转变为热，发热的时候容易发凉，好像见到了可怕的事物一般。治疗方法是用针刺手太阴、手阳明两经的列缺、合谷两穴。

心疟这种病，使人感到十分的烦躁，总想喝冷水，但身上却感觉寒冷多，不太热。治疗方法是用针刺手少阴经的神门穴。

肝疟这种病，使人面色苍青，经常叹息，其形状如同死人一般。治疗方法是针刺足厥阴经的太冲穴直到出血。

脾疟这种病，使人冷得痛苦，肚腹疼痛，等到开始发热的时候，使人感到肠中有鸣响的声音，肠中鸣响过后汗开始溢出了。治疗方法是针刺足太阴经的商丘穴。

肾疟这种病，病人表现出怕冷的样子，腰脊疼痛，翻身都很困难，大便困难，头昏眼胀，手足发冷。治疗方法是用针刺足太阳、足少阴两经。

胃疟这种病，发病时使人常感饥饿，但又不能吃东西，吃了东西腹部便会胀满而膨大。治疗方法是用针刺足阳明、足太阴两经横行的络脉出血。

在疟疾发作后身体正热的时候，可以用针刺足背的冲阳穴，扩大针孔，放出一些血，可使热立即消退；若疟疾是刚要发冷的时候，则用针刺手阳明、太阴和足阳明、太阴。如果疟疾病人脉搏充满亢盛而频率快，可针刺背部的腧穴，用中等针在靠近胁部的五个穴位（魄户、神堂、魂门、意舍、志室）上各刺一次，根据病人胖瘦，掌握刺出血量的多少。如果疟疾病人脉搏小而实，而频率快，可灸小腿上的少阴穴，并刺手足指末端的井穴。如果疟疾病人的脉搏缓大而虚，就要用药物治疗，不宜使用针刺的方法。

凡是治疗疟疾，必须在疟疾发作前约一顿饭的时候给予治疗，过了这个时间，便失去时机了。凡各种疟疾病人脉象沉伏不见的，可刺十指间的穴位出血，放出血后，病就会好了；若先见皮肤上发出赤小豆般的红点，都应该用针刺去。

上面的十二种疟疾，它们发作的时间各不相同，观察病人的症状，便可以了解病属于哪个经脉。若能在发作之前约一顿饭的时候予以针刺，一次即能使病情好转；二次则能大见疗效；三次针刺便可使病痊愈；如若病还没有好，可刺舌下两脉出血；如再不好，可以针刺委中穴处充血的经脉刺出其血，并刺颈项以下挟着脊柱两旁的经穴，这样病一定能痊愈。上面所说的舌下两脉，指的是廉泉穴。

凡刺疟疾，必须问明病人最先发病的部位，先予针刺。若先发是头痛头重的，便先刺头上及两额两眉间出血。先发是颈项背痛的，便先刺颈项和背部。先发是腰脊痛的，便先刺委中穴出血。先发是手臂痛的，便先刺手经阴阳十指间的孔穴。先是腿脚酸痛的，便先刺足经阴阳十指间的孔穴。病症发作时，出热怕风叫"风疟"。风疟之病发作时，汗出怕风，应刺太阳经背部的腧穴出血。小腿酸痛得厉害，以致接触不得的，其病名叫作附髓病，用头大而锋利的针刺绝骨穴出血，酸痛会立即停止。身体觉得微痛的，可以针刺各条阴经的井穴，但不要出血，应隔一天刺一次。疟疾病人口不渴而隔日发作一二次的，可以刺足少阳经的位置；如果是温疟，但病人不出汗，可以用针刺治疗热病的五十九个穴位。

气厥论篇第三十七

【题解】

本篇论述了人体五脏六腑寒热之邪互相转移，因此造成许多病变，其根本原因在于脏腑之气的运行逆乱不顺。

黄帝问道：人体五脏六腑的寒热互相转移，其表现是怎样的呢？岐伯说：肾脏的寒邪转移到肝，就会出现浮肿、气虚等病变。脾脏的寒邪转移到肝，会生痈肿和痉挛的病。肝脏的寒邪转移到心，会出现精神错乱，脾胃阻塞而饮食不能下行等病变。心的寒邪转移到肺，会形成"肺消"，"肺消"病的症状是饮水一份，小便要尿两份，这种病是死症，尚无法可治。肺的寒邪移到肾脏，会造成"涌水"的病变，"涌水"病的症状是病人的腹下部胀满，按之不坚硬，但因水气停留在大肠中，走得快时，可以听到肠中濯濯的水声，像皮囊里装着水一样，这种病，是水气形成的。

脾热邪转移到肝，会造成惊恐和鼻血的病。肝移热于心，会导致死亡。心移热于肺，日久以后，会成为膈消的病。肺的热邪转移到肾，日久以后，会成为柔痉的病。肾的热邪转移到脾，日久便转变为虚损，会形成肠澼的病，无法治疗。胞宫和精室的热邪转移到膀胱移热于膀胱，就会尿血。膀胱移热于小肠，由于隔塞生热，大便不通，热气上行，从而导致口疮糜烂。小肠热邪转移到大肠，则会热结不散，成为伏瘕，或为痔疮。大肠的热邪转移到胃，会多吃饭却反消瘦，叫作"食㑊"，即虽能吃而身体懈惰。胃移热于胆，也叫作食㑊。胆的热邪转移到脑，鼻梁内则会觉得辛辣成为鼻渊，所谓鼻渊，即恶浊的鼻涕卜流不止，日久传变，就会鼻中出血，目暗不明。以上各种病症都是由于脏腑之气运行逆乱造成的。

咳论篇第三十八

【题解】

咳，就是咳嗽。本篇专论咳嗽的病因、病机、症状、分类、治法，所以叫"咳论"。

黄帝问：肺脏能使人咳嗽，这是为什么？岐伯说：五脏六腑都能使人咳嗽，不仅仅是肺脏。黄帝说：很想听您讲讲其具体情况。岐伯说：人体的皮肤毫毛和肺脏有特殊的联系，肺与皮毛是内外互相配合的。皮毛感受了寒气，寒气就会侵入肺脏。比如喝了冷水，吃了冷的食物，寒气入胃，从肺脉注入肺，肺也会因此受寒，如此，内外的寒邪互相结合，停留在肺脏，就会造成肺咳。至于五脏的咳嗽，是由于五脏各自在所主管的季节感受邪气，发病，引起肺的咳嗽是五脏传给它的。人体的五脏和时令有一定的对应关系。五脏在各自主管的季节中，感受寒邪，就会产生疾病，得了病，轻微的，只是咳嗽；严重的，则会寒气入里，造成泄泻、腹痛。一般而言，秋天的时候，是肺先受邪；春天的时候是肝先受邪，然后再影响到肺；夏天的时候是心先受邪，然后再影响到肺；秋季的时候是脾先受邪，然后再影响到肺。而冬天的时候是肾先受邪，然后再影响到肺，产生咳嗽。

黄帝问：那么这些咳嗽又如何分别呢？岐伯说：肺咳的症状，是咳嗽时，喘息有声音，严重时，还会咳血。心咳的症状，是咳嗽时，感到心痛，喉头像有东西梗塞，严重时咽喉就会肿痛闭塞。肝咳的症状，是咳嗽时，两胁会疼痛，如果很严重，则不能转侧身体，否则会引起两胁下胀满，此时，如若行走，则会造成两脚浮肿。脾咳的症状，是咳嗽时，右胁痛，并牵连到肩部隐隐作痛，严重了，便不能动弹，一动弹，就咳得更厉害。肾咳的症状，是咳嗽的时候，腰

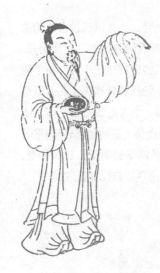

背互相牵扯痛，严重了，就要咳出涎水来。

黄帝问道：六腑咳嗽的症状是怎样的？它们又是怎样发病的呢？岐伯说：五脏咳嗽，久不见好，病邪就会蔓延转移到六腑。如果脾咳长久不见好，胃就会受到影响而发病；胃咳的症状，是咳而呕吐，严重时，也可能呕出蛔虫。肝咳，久不见好，则胆就要受病；胆咳的症状，是咳嗽起来，可吐出苦汁。肺咳久不见好，大肠就要受病；大肠咳的症状是咳嗽时大便会失禁。心咳久不见好，则小肠就要受病；小肠咳的症状是咳嗽放屁，常常是咳嗽和放屁并作。肾咳久不见好，则膀胱就要受病；膀胱咳的症状，是在咳嗽时，小便会失禁。上述各种咳嗽，如果久不见好，都有可能使三焦受到影响而发病；三焦咳的症状，是咳嗽时，肚肠发满，不想吃东西。这些咳嗽，无论是哪一脏腑的病变所致，最终均可影响到脾胃并上关于肺，出现咳嗽气逆、鼻涕和痰液多、面部浮肿的现象。

黄帝问：既然这样，那么又该如何治疗呢？岐伯说：治疗五脏的咳嗽，要取腧穴；治疗六腑的咳嗽，要取合穴；凡是由于咳嗽而致浮肿的，要取经穴。黄帝道：说得很有道理！

举痛论篇第三十九

【题解】

本篇主要列举了十四种疼痛的临床表现，并阐述了疼痛的病因病机。

黄帝问道：我听说善于研究天道的，一定能把天道验证于人；善于谈论古代经验理论的人，必能把古事与现在联系起来；善于谈论别人的，必能与自己相结合。这样，对于医学道理，才无所疑惑，而得其真理，也才算是透彻地明白了，现在我要问您的是那言而可知、视而可见，扪而可得的诊法，使我有所体验，启发蒙昧，解除疑惑，能够听听您的见解吗？

岐伯再拜叩头问：您要问哪些道理？黄帝说：我想听听五脏突然作痛，是什么邪气致使的？岐伯回答说：人身经脉中的气血运行不停，循环不息，寒气侵入经脉，经脉气血循行迟滞，凝涩而不畅通。假如寒邪侵袭在经脉之外，血液必然会减少；若侵入脉中，则脉气留止而难以通行，就会突然作痛。

黄帝道：有的痛能忽然停止；有的剧痛却不能止；有的痛很厉害，却不能按压的；有的在按压后痛就可止住；有的虽加按压，亦无效果；有的疼痛触按时跳动应手；有的在痛时心与背相牵引作痛；有的胁肋和小腹牵引作痛；有的腹痛牵引大腿内侧；有的疼痛久不见好而形成气积；有的突然剧痛，就像死了一样，不省人事，稍停片刻，才能苏醒；有又痛又呕吐的；有腹痛而又泄泻的；有的腹痛时大便秘结不通。所有这些疼痛，表现各个相同，如何加以区别呢？

岐伯说：如果寒邪侵犯停留在经脉之外使其受寒，脉受寒则会收缩，收缩则脉象呈痉挛状态，从而牵引在外的细小脉络，就会忽然间发生疼痛，但只要受热，经脉就会舒张开，疼痛就会立即停止；假如再受寒气侵袭，则痛就不易消解了。

寒气侵犯到经脉之中，与经脉里的热气结合在一起使经脉中血液受阻，而致经脉充盈，经脉中邪气充盈，所以会痛得厉害而不敢按压。

寒气侵入肠胃之间，膜原之下，血气凝聚而不能散行，细小的脉络因之绷急牵引而痛，以手揉按，则血气可以散行，所以按摩后痛就可停止。

寒气侵入了督脉（夹脊之脉），即使重按，也不能达到病症所在的地方，所以即使按了也无效果。

寒气侵入到冲脉，冲脉是从小腹关元穴起，循腹上行的，所以冲脉的脉不得流通，那么气也就因之而不通畅，所以按压腹部就会应手而痛。

寒气侵入到背腧脉，则血脉凝涩不畅，血脉凝涩则血虚，血虚则疼痛。因为背腧与心相连，所以互相牵引作痛，如以手按之则产生热气，热气达到一定程度，疼痛也就止住了。

寒气侵入到厥阴脉，厥阴之脉环绕生殖器官，并与肝脏相连。寒气侵入脉中，血气不得流畅，脉道痉挛了，所以胁肋与小腹互相牵引而作痛。如果寒气侵入到大腿内侧，气血不和累及小腹，阴股之血凝涩，上下相引，所以腹痛连于阴股。

寒气侵入到小肠膜原之间，容易造成络脉的血液凝滞，不能贯注到小肠经脉里去，因而血气停留，不得畅通，这样日久就成小肠气了。

寒气侵入到五脏，则五脏之气，逆而向上散发，阴气衰竭，阳气不能进入五脏与阳气结合，所以会忽然痛死，不省人事；过一会儿阳气可以和阴气结合后，仍然是可以苏醒的。

寒气侵入肠胃，迫使肠胃之气向上逆行，所以发生腹痛并且呕吐。

寒气侵入到小肠，导致小肠容纳、吸收、消化功能失常，所以就后泄而腹痛了。热气停留于小肠，肠中要发生疼痛，并且发热干渴，大便坚硬不得出，所以就会疼痛而大便闭结不通。

黄帝问：以上病情，是通过问可以了解到的。那么通过望诊可以了解病情吗？岐伯说：五脏六腑，在面部都有与之相对应的位置，观察面部的五色，黄色和赤色为热，白色为寒，青色和黑色为痛，这就是视而可见的道理。

黄帝问：通过触诊就可了解病情吗？岐伯说：这要看主病的脉象。坚实的，是邪盛；陷下的，是不足，这些是可用手扪切而得知的。

黄帝说：讲得很有道理！我听说许多疾病都是由于气的影响而发生的。如暴怒则气上逆，大喜则气缓散，大悲则气消散，大恐则气下陷，遇寒则气收聚，受热则气外泄，过惊则气混乱，过劳则气耗损，思虑则气郁结，这九样气的变化，各不相同，各自会导致什么病呢？岐伯说：大怒则气上逆，严重的，可以引起呕血和飧泄，所以说是"气逆"。高兴气就和顺，营卫之气通畅，所以说是"气缓"。悲哀过甚则使心联系其他组织的脉络痉挛，肺叶胀起，呼吸异常，以致胸腔胀满，气的运行不畅通，时间长久后，转化成热气郁结在体内，以使气血损耗，所以说是"气消"。恐惧就会使精气衰退，精气衰退就要使人体上部闭塞不通，下部的气无法上行，使人体下部胀满，所以说是"气下"。寒冷之气，能使汗毛孔闭塞，阻气不能向外通行而收敛于内，所以说是"气收"。热则毛孔舒张开，气随汗液外泄，所以说是"气泄"。过忧则心悸如无依靠，精神不安，疑虑不定，所以说是"气乱"。过度疲劳则喘息汗出，气喘损耗体内的气，所以说是"气耗"。思虑过多，精神过度集中于某一事物，气就会凝滞而不能运行，所以说是"气结"。

腹中论篇第四十

【题解】

本篇主要是讨论臌胀、血枯、伏梁、热中、消中、厥逆等病变的病因、症状以及治疗方面的问题，因这些病变都发生在腹中，所以篇名就叫"腹中论"。

黄帝问道：有的病人胸腹部肿胀发闷，早晨吃了饭晚上就不能再吃，这是什么病呢？岐伯回答说：这叫臌胀病。黄帝说：如何治疗呢？岐伯说：可用鸡屎白晒干，用微火焙黄掺入米酒，做成药物来治疗，一剂就能见效，两剂即能治愈。黄帝说：这种病有时还会复发是什么原因呢？岐伯说：这是因为饮食不注意，所以病有时复发。这种情况多是正当疾病将要痊愈时，而放松了对饮食的控制，使邪气在腹中再次积聚，因此臌胀就会再发。

黄帝说：有一种胸胁胀满的病，妨碍饮食，发病时先闻到腥臊的气味，口中泛清水，吐血，四肢清冷，头目眩晕，时常大小便出血，这种病叫什么名字？是什么原因引起的？岐伯说：这种病的名字叫血枯，得病的原因是在少年的时候患过大的失血病，病根还留在体内，或者是醉后肆行房事，导致肝脏和肾脏的精气损伤，所以月经闭止而不来。黄帝说：怎样治疗呢？要用什么方法使其恢复？岐伯说：用四份乌贼骨，一份茜草，二药混合，再加上麻雀蛋，制成如小豆大的丸药，每次服五丸，饭前服药，用鲍鱼汤送服。这个方法可以通利肠道，补益损伤的肝脏。

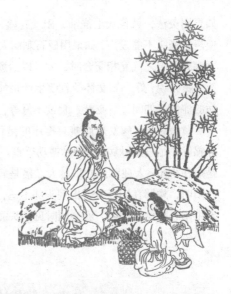

黄帝说：病人小腹坚硬胀满，上下左右都有根蒂，这是什么病呢？可以治疗吗？岐伯说：病名叫"伏梁"。黄帝问：伏梁病是什么原因引起的？岐伯说：小腹部裹藏着大量脓血，部位在肠胃之外，不可能治愈的。在诊治时，不宜重按，每因重按而致死。黄帝说：为什么会这样呢？岐伯说：如果这种病在下腹部，部位靠近肛门和尿道，可以出现从大小便中排出脓血的症状，如果病的部位在上腹部接近胃和横膈膜，可以引起胃和横膈膜之间发生脓肿包块，成为很难治的病，所以这病在脐以上的难治，脐以下的轻些。关于本病的治法，在《刺法》中有所论述。黄帝说：有人身体大腿和小腿等部位都发肿，且有环绕脐部疼痛的症状，这是什么病呢？岐伯说：这种病也叫"伏"，这是由于感受风寒邪气引起的。风寒之气由大肠泄出到肠外，停留附着在肠外的脂肪系膜上，而脂肪系膜的根源在脐下，所以绕脐而痛。这种病不可用猛药治疗，如果误用猛药，就会发生小便涩滞不畅的病。

黄帝说：先生屡次说患热中、消中病的，不能吃高粱这一厚味，也不能吃芳香药草和金石药，因为金石药物能使人发癫，芳草药物能使人发狂。但那些患热中、消中病的，多是富贵之人，现在如禁止他们吃高粱这一厚味，则不适合他们的心理，不使用芳草石药，又治不好他们的病，这种情况如何处理呢？我想听听您的意见。岐伯说：芳草之气多辛热，石药之气多猛悍，这两类药物的性能都是燥热、刚劲的，若非性情和缓的人，不可以服用这两类药物。黄帝说：不可以服用这两类药物，是什么道理呢？岐伯说：因为这种人平时多吃高粱而生内热，热气本身是慓悍的，药物的性能也是这样，两者遇在一起，恐怕会损伤人的脾气，脾属土而恶木，所以服用这类药物，在甲日和乙日肝木主令时，病情就会更加严重。

黄帝说：好。有人患胸肿、颈痛胸满腹胀，这是什么病呢？是什么原因引起的？岐伯说：病名叫"厥逆"。这是由于气上逆而引起的。黄帝说：怎样治疗呢？岐伯说：这种病如果用灸法便会失声，用针刺就会发狂，必须等到病人的阴气和阳气相互交合的时候才能进行治疗。黄帝说：为什么呢？岐伯说：人体的阳气是上升的，现在病人气逆上行，与阳气合并，就出现了上部阳气过盛的情况，如果用灸法，就像火上浇油，阳气亢盛，损伤阴气，阴气损伤，不能滋润咽喉，使声音嘶哑不能发声；如果用砭石刺病人皮肤，就会使病阳气外泄而狂乱，所以要病人阴阳之气互相交合时，才可以治愈。

黄帝说：好。妇女怀孕且要生产是如何诊断的呢？岐伯说：其身体似有某些病的症候，如闭经、呕吐、食欲不好等，但脉象正常，就可以诊为妊娠。

黄帝说：有病发热而兼有疼痛的是什么原因呢？岐伯说：阳脉是主热症的，外感发热是三阳脉病变，阳脉搏动严重。以人迎脉为例：人迎脉比寸口脉大一倍，是病在少阳；人迎脉比寸口脉大二倍是病在太阳；人迎脉比寸口脉大三倍，是病在阳明，病邪在阳经就会出现头部不适，病邪在阴经就会出现腹部不适；如果病邪由阳经蔓延到阴经，就会同时见到头痛和腹胀的症状。黄帝说：好。

刺腰痛篇第四十一

【题解】

本篇讨论各种腰痛病的针刺方法，所以篇名叫"刺腰痛"。

足太阳经脉发病使人腰痛，痛时牵引颈项、脊背和臀部，好像担负着沉重的东西一样，治疗时应刺足太阴经的委中穴，并使其出恶血。若在春季不要刺出其血。

足少阳经脉发病使人腰痛，痛如用针刺于皮肤中，使病人腰部不能灵活运动，逐渐加重，不能前后俯仰，并且不能左右回顾。治疗时应刺足少阳经在成骨的起点出血，成骨即膝外侧高骨突起处，若在夏季则不要刺出其血。

阳明经脉发病而使人腰痛，疼时腰部不能转动，如果勉强转腰，就会出现幻觉，并容易产生悲哀情绪，治疗时应刺足阳明经在胫骨前的足三里穴三次，并配合上、下巨虚穴刺出其血，秋季则不要刺出其血。

足少阴脉发病使人腰痛，痛时牵引到脊骨的内侧，治疗时应刺足少阴经在内踝上的复溜穴二次，若在春季则不要刺出其血。如果出血太多，就会导致血虚而不易恢复。

厥阴经脉发病使人腰痛，疼痛时病人感到筋挛拘急，如新张的弓弩弦一样，治疗时应刺足厥阴的经脉，其部位在腿肚和足跟之间外侧的穴位，用手摸到一串串硬结物就用针刺之，如果病人沉默不语、抑郁不爽，可以针刺三次。

解脉发病使人腰痛，痛时会牵引到肩部，眼睛看东西模糊不清，时常遗尿，治疗时应针刺解脉，在膝后大筋分界间，委中穴外侧的委阳穴处，使之出血，要刺出其血直到血色由紫变红才停止。

解脉发病使人腰痛，好像有带子牵引一样，又觉得好像腰部被折断一样，并且时常有恐惧的感觉，治疗时应刺解脉在膝弯处的委中穴，病人的委中穴处常有络脉结成像黍米一样的块状物，针刺时会出现紫黑色的血液，一直等到血色变红时即停止。

同阴之脉发病使人腰痛，痛时胀闷沉重，好像有小锤在里面敲击，而且经脉怒胀发肿，治疗时应刺同阴之脉，在外踝上绝骨之端的阳辅穴处，针刺三次。

阳维脉病变所引起的腰痛，疼痛处的经脉会突然肿胀。治疗时应针刺阳维脉。阳维脉与足太阳经交合在足和小腿肚之间，大约离地面一尺的地方。

衡络之脉发病使人腰痛，不可以前俯和后仰，后仰则有跌倒的危险，这种病大多因为用力举重伤及腰部，使横络阻绝不通，瘀血滞在里面。治疗时应刺委阳大筋间上行数寸处的殷门穴，刺二次，令其出血。

会阴之脉发病使人腰痛，疼痛时不断出汗，汗止后，病人就想喝水，并表现出行动不安的状态，治疗时应刺会阴脉上的穴位三次，其部位在阳跷申脉穴上、足太阳郄中穴下五寸的承筋穴处，视其左右有络脉横居、血络盛满的地方，刺出其血。

飞阳脉病变所引起的腰痛，疼痛处经脉突然发生肿胀，疼痛剧烈时病人感到悲伤和恐惧。治疗时应针刺飞阳脉，在内踝上五寸，足少阴经脉之前与阴维相交会的地方。

昌阳之脉发病使人腰痛，疼痛牵引胸膺部，眼睛视物昏花，严重时腰背向后反折，舌卷短不能言语，治疗时应取筋内侧的复溜穴刺二次，它的穴位在内踝上大筋的前面，足太阴经的后面，内踝上二寸处。

散脉发病使人腰痛而发热，热甚则生心烦，腰下好像有一块横木梗阻其中，甚至会发生遗尿，治疗时应刺散脉下腧之巨虚上廉和巨虚下廉，它的穴位在膝前外侧骨肉分间，看到有青筋缠束的脉络，即用针刺三次。

肉里之脉发病使人腰痛，痛得不能咳嗽，咳嗽则筋脉拘急挛缩，治疗时应刺肉里脉二次，就是位于足太阳的外前方，少阳经上的阳辅穴。

有的腰痛牵连到脊背，一直疼到头部，颈部僵硬不舒，眼睛昏花，好像要跌倒，治疗时应刺足太阳经的委中穴出血。

有的腰痛伴有怕冷病症的，应刺足太阳经和足阳明经，以散阳分之阴邪；有热感觉的，应刺足厥阴经。腰痛不能俯仰的，应刺足少阳经；若内热而喘促的，应刺足少阴经，并刺委中的血络出血。

有的腰痛伴有寒冷症状，且颈部僵硬不舒，应刺足阳明经；感觉上部火热的，应刺足太阴经；感觉内里发热兼有气喘的，应刺足少阴经。大便困难的，应刺足少阴经。腰痛伴有小腹胀满的，应刺足厥阴经。腰痛有如折断一样不可前后俯仰，不能举动的，应刺足太阳经。腰痛牵引脊骨内侧的，应刺足少阴经。

腰痛时牵引小腹和胁下，不能后仰，治疗时应刺骶骨的下髎穴，就是位于两踝骨下挟脊两旁的坚肉处，针刺时以月亮的盈缺计算针刺的次数，针后会立即见效，并采用左痛刺右侧、右痛刺左侧的方法。

风论篇第四十二

【题解】

本篇讨论了因风邪侵入人体后所引起的多种病变，所以篇名叫"风论"。

黄帝问道：风邪侵犯人体，或引起寒热病，或成为热中病，或成为寒中病，或引起疠风病，或引起偏枯病，或成为其他风病。它们的发病原因是一样的，由于病变表现不同，所以病名也不一样，甚至侵入到五脏六腑，我不知如何解释，愿听您谈谈其中的道理。岐伯说：风邪侵犯人体，首先停留在皮肤之中，使毫毛孔闭塞。风邪既不能向体内通行，也无法向体外发散；然而风邪来去迅速，变化多端，如果毫毛孔舒张开启，就会使人感到寒冷，如果毫毛孔关闭不通，就会使人感到发热烦闷，寒冷会使人饮食减少，发热则会使肌肉消瘦，所以使人阵寒而不能饮食，这种病称为寒热病。风邪由阳明经入胃，再沿着经脉向上到眼角内侧，假如病人身体肥胖，毛孔致密，则风邪不能向外发泄，停留在人体内部，形成热中病，这种病症可以使眼睛发黄；假如病人身体瘦弱，毛孔疏松，则阳气外泄而感到畏寒，形成寒中病，这种病症可以使眼睛流泪。风邪由太阳经侵入，遍行太阳经脉及其腧穴，散布在分肉之间，与卫气结合到一起，使卫气运行的道路不通利，所以肌肉肿胀高起而产生疮疡；若卫气凝涩而不能运行，则肌肤麻木不知痛痒。疠风病是营气因热而腐坏，血气污浊不清所致，所以使鼻柱蚀坏而皮色衰败，皮肤生疡溃烂。病因是风寒侵入经脉停留不走，病名叫疠风。又因为首先出现发寒热的症状，所以又叫寒热。

在春季或甲日、乙日感受风邪的，形成肝风；在夏季或丙日、丁日感受风邪的，形成心风；在长夏或戊日、己日感受风邪的，形成脾风；在秋季或庚日、辛日感受风邪的，形成肺风；在冬季或壬日、癸日感受风邪的，形成肾风。

风邪侵入五脏六腑的腧穴，传到内部，也可引起五脏六腑的风病。腧穴是机体与外界相通的门户，若风邪从血气衰弱的地方入侵，或左或右，偏着于一处，则成为偏风病。

风邪由风府穴上行侵犯脑，就成为脑风病；风邪侵入头部累及目系，就成为目风病，两眼畏惧风寒；饮酒之后感受风邪，成为漏风病；行房出汗时感受风邪，成为内风病；刚洗过头时感受风邪，成为首风病；风邪久留不去，内犯肠胃，则形成肠风或飧泄病；风邪停留在皮毛孔的，则成为泄风病。所以，风邪是引起多种疾病的首要因素。至于它侵入人体后产生变化，能引起其他各种疾病，就没有一定常规了，但其病因都是风邪入侵。

黄帝问道：五脏风症的临床表现有何不同？希望您讲讲诊断要点和症状表现。岐伯回答道：肺风的症状，是多汗怕风，面色淡白，不时咳嗽气短，白天症状轻，傍晚加重，诊察时要注意眉上部位，往往眉间可出现白色。心风的症状，是多汗怕风，唇舌干燥，容易发怒，面色发红，病情严重的可见言语障碍，诊察时要注意舌部，往往舌质呈现红色。肝风的症状，是多汗怕风，常悲伤，面色微青，咽喉干燥，易发怒，有时厌恶女性，诊察时要注意目下，往往眼圈发青色。脾风的症状，是多汗怕风，身体疲倦，四肢懒于活动，面色微微发黄，食欲不振，诊察时要注意鼻尖部，往往鼻尖可出现黄色。肾风的症状，是多汗怕风，面部浮肿，腰脊痛不能直立，面色如煤烟灰，小便不利，诊察时要注意两颧，往往两颧可出现黑色。胃风的症状，是颈部多汗，怕风，吞咽饮食困难，隔塞不通，腹部易作胀满，如少穿衣，腹部胀满得更加厉害，如吃了寒凉的食物，就发生泄泻，诊察时可见形体瘦削而腹部胀大。头风的症状，是头痛，面部多汗，怕风，每当起风的前一日病情就加重，以致头痛得不敢离开室内，待到起风的当日，则痛热稍轻。漏风的症状，是汗多，不能少穿衣服，吃饭就出汗，甚至有自汗的现象，喘息怕风，衣服常被汗浸湿，口干易渴，不耐劳动。泄风的症状是多汗，口中干燥，上半身汗出如水渍一样，不耐劳动，周身疼痛发冷。黄帝道：讲得好！

痹论篇第四十三

【题解】

本篇比较系统地论述了痹病的病因、病机、症状以及治疗方法和预后等问题，所以篇名叫"痹论"。

黄帝问道：痹病是怎样形成的？

岐伯回答说：风、寒、湿三种邪气混杂在一起侵犯人体就形成了痹病。其中感受风邪较重的，叫作行痹（又称风痹）；感受寒邪较重的，叫作痛痹（又称寒痹）；感受湿邪较重的，叫作著痹（又称湿痹）。

黄帝问道：痹病分为五种，都是哪五种呢？

岐伯说：在冬天得病的叫作骨痹，在春天得病的叫作筋痹，在夏天得病的叫作脉痹，在长夏得病的叫作肌痹，在秋天得病的叫作皮痹。

黄帝问道：痹病的病邪侵犯五脏六腑是什么原因？

岐伯回答说：五脏与筋、脉、肉、皮、骨是内外相应的，病邪久留于体表而不离去，就会侵入与体表部位相对应的脏腑。所以骨痹还没有好，又感受了邪气，就影响到肾；筋痹还没有好，又感受了邪气，就影响到肝；脉痹还没有好，又感受了邪气，就影响到心；肌痹还没有好，又感受了邪气，就影响到脾；皮痹还没有好，又感受了邪气，就影响到肺。因此说各种痹病，都是在所主季节里感受风、寒、湿三气所造成的。

痹病侵入到五脏，症状各有不同。肺痹的症状是烦闷气喘呕吐；心痹的症状是血脉不通，心烦、心慌，心跳像在敲鼓一样，气喘突然发作，咽喉干燥，经常嗳气，当出现气向上逆时，便产生恐惧；肝痹的症状是夜眠多惊，好饮水，小便频繁，腹部膨满如怀孕；肾痹的症状是腹部容易胀满，骨骼软弱无力不能行走，行动时以尻着地，身体蜷缩不能伸直，脊高于头；脾痹的症状是四肢倦怠无力，咳嗽，呕吐清水，甚至胸膈上闭塞；肠痹的症状是常常喝水而又小便困难，中气喘而急迫，有时要泄出不消化的食物；膀胱痹的症状是手按小腹部时有痛感，好像灌了热水一样，小便涩痛，上部鼻流清涕。

五脏的阴气，安静则精神内藏，躁动则易于耗散，若饮食过多，肠胃便会受到损伤。邪气侵犯引起呼吸喘促的，是痹病发生在肺；邪气侵犯引起忧思的，是痹发生在心；邪气侵犯引起遗尿的，是痹发生在肾；邪气侵犯引起疲乏口渴的，是痹发生在肝；邪气侵犯引起肌肉消瘦的，是痹发生在脾。

各种痹病日久不见好转，会越来越往人体的内部发展。如属于风气较胜的，那么就比较容易治好。

黄帝问道：痹病患者常有死的，有疼痛长期治不好的，有很快便痊愈了的，这是什么缘故呢？

岐伯说：痹病若已传入于五脏，就会死亡；若长久停留在筋骨之间，疼痛就会经久不愈；若邪气仅仅停留在皮肤间，则易于痊愈。

黄帝问道：痹病有的侵入到六腑，这是什么原因呢？

岐伯说：饮食不节，起居失度，是引发痹病的根本原因。六腑也各有腧穴，风、寒、湿三气从外侵袭了一定的腧穴，而又饮食不调，所以病邪便会沿着腧穴侵入相应腑中。

黄帝问道：用针刺治疗如何？

岐伯说：五脏六腑各有自己的腧穴和合穴，在其经脉分布的部位均有发病之处。因此，应根据不同的发病部位进行针刺治疗，病就会痊愈。

黄帝问道：营气和卫气也会使人发生痹病吗？

岐伯说：营气是水谷所化的精气，平和协调地布散于五脏六腑之中，然后进入脉中，沿着经脉上下运行，贯通五脏，联络六腑。卫气是水谷精气中慓悍滑利的部分，它急速滑利，不能进入脉中，而沿着皮肤肌肉之间运行，并熏蒸体内的筋膜，然后散布到胸腹部。如果营卫二气运行紊乱，就会生病；但只要营卫二气运行正常，病就会好。总之，营卫之气不与风寒湿三气相合，是个会发生痹病的。

黄帝说道：讲得好。痹病有痛的，有不痛的，有肌肤麻木不知痛痒的，有发寒的，有发热的，有皮肤干燥的，有皮肤湿润的，这是什么原因呢？

岐伯说：痛是寒气偏多，有寒气所以疼痛。其不痛而麻木不仁的，是由于得病日子久了，病邪侵入较深，营卫之气的运行不流畅，以致经络有时空虚，所以不痛，皮肤失去营养，所以麻木。发寒的，是由于阳气少，阴气多，阴气与病气互相结合而加剧，所以寒多。发热的，是由于阳气多，阴气少，阳气与病气相结合而加剧，阳气遭遇阴气，而阴气不能胜阳气，所以为痹热。有多汗而湿润的，是感受湿气太重，体内阳气不足，阴气过盛，阴气和湿气结合，所以病人多汗而皮肤湿润。

黄帝问道：痹病有不痛的，是什么原因呢？

岐伯说：痹病发生在骨则身体沉重，痹病发生在脉则血流不畅，痹病发生在筋的则会痉挛拘急、肢体不能伸展，痹病发生在肌肉的则麻木，痹病发生在皮肤的则发寒。如若有这五种症状的痹病，便不会有疼痛的感觉。大凡痹病之类，遇到寒气则痉挛拘急疼痛，遇到热气则疼痛缓解。

黄帝说道：讲得好。

痿论篇第四十四

【题解】

本篇论述了五种痿病的病因、病机、诊断和治疗，是专论痿病的论文，所以篇名叫作"痿论"。

黄帝问道：五脏都能使人生痿弱的病，这是什么原因呢？

岐伯回答说：肺管理全身的皮毛，心管理全身的血脉，肝管理全身的筋膜，脾管理全身的肌肉，肾管理全身的骨髓。所以，肺脏受热，则津液消耗，以致肺叶痿弱，皮毛也呈现出虚弱干枯的状态，严重者便发生"痿躄"的病；心脏受热，会使下部脉中的血向上逆行，血都聚集在上部，造成下部血脉空虚，血虚就会产生"脉痿"，关节像折了一样，不能相互联系，足和小腿肌肉瘫软无力不能走路；肝脏有热，则使胆汁上泛而见口苦，筋膜失去营养而干枯，以致筋挛拘急，发生"筋痿"；脾脏有热，则使胃内津液干燥而口渴，肌肉麻木，发生不知痛痒的"肉痿"；肾脏有热，则精液耗竭，骨髓减少，腰脊不能动产生"骨痿"。

黄帝问道：痿病是怎样引起的呢？

岐伯说：肺脏在五脏之中位置最高，覆盖在心脏之上。遇有失意的情事，或者个人的欲求无法得到满足，就会使肺气不畅通而发生病变，热邪造成肺叶焦枯。所以说，"五脏是由于肺热叶焦，得不到营养，就会生'痿躄'之病"便是这个道理。悲哀太甚，则会损伤胞络，而致心气上下不通，阳气在内妄动，迫使血液从下部溢出脉外，所以常常小便出血。因此《本病》里说："大的经脉空虚，可以使人产生脉痹，最后变为脉痿。"思虑过多，欲求愿望得不到满足，意志总是浮游在外，或者房事太过导致阳痿，逐渐形成筋痿，以致形成遗精、白带等病。因此《下经》里说："筋痿的病生于肝，是由于房事过度引起的。"如果长期感受到湿邪，例如长期从事水中作业，使水湿停留在体内，或居住在潮湿的环境中使肌肉受到湿邪浸润，出现感觉麻木，最终就会形成肉痿。因此《下经》里说："肉痿的病，是由于久居湿地引起的。"有的是因为远行劳累，又遇到炎热天气，感到发渴，渴就是内部的阳明之气亏乏，于是虚热便侵入到肾脏，肾属水脏，现在水不能胜火热，便会骨髓枯槁而空虚，以致两足不能支持身体，发为骨痿。因此《下经》里说："骨痿的病，是由于大热所引起的。"

黄帝问道：如何来鉴别五痿症呢？

岐伯说：肺脏有热的，会见到面色白而毛发枯槁衰败；心脏有热的，面色红而体表的小络脉充血；肝脏有热的，面色青而指甲干燥；脾脏有热的，面色黄而肌肉蠕动；肾脏有热的，面色黑而牙齿枯槁松动。

黄帝问道：像您刚才所说的痿症，可以分经而治，但医论上说"治痿症应独取阳明"，又是什么原因呢？

岐伯说：阳明是五脏六腑的源泉，能够润养宗筋，宗筋的功能，是约束骨肉并且使关节滑利灵活。冲脉是人体十二经气血汇集之所，它能渗透灌溉全身的肌肉，与阳明经汇合于宗筋。阴经阳经都在宗筋处相聚，再在气街处汇合，阳明是它们的统领，都连属于带脉，而联络于督脉。如果阳明经不足，宗筋就要松缓，带脉也不能收引经脉，就使足部痿弱不堪用了。

黄帝问道：应当如何治疗呢？

岐伯说：用针刺方法，补益发病经脉的荥穴，疏通各经的腧穴，来调整虚实，和解紊乱之气；无论筋、脉、骨、肉痿病的哪一种，只要根据相应的脏腑之气偏旺的月份施治，病便会痊愈。

黄帝说道：讲得好。

厥论篇第四十五

【题解】

由于本篇主要论述了寒厥、热厥的病因、病机及六经厥的症状，所以叫作"厥论"。

黄帝问道：厥病有寒有热，究竟是怎样形成的呢？

岐伯回答说：下部的阳气不足，就会产生寒厥病；下部的阴气不足，就会产生热厥病。

黄帝问道：热厥一定要从足下发生，这是什么道理呢？

岐伯说：阳经之气在足五趾的外侧运行，阴气集中在足下，而聚集在足心，所以若阳气胜，足下就会发热。

黄帝问道：寒厥一定要从足五趾发生，然后上行到膝下，是什么道理呢？

岐伯说：阴经之气在足五趾内侧运行，先交会于膝下部位，后聚集在膝上。所以阴气胜，寒冷便先从五趾开始，向上到膝上。这种寒冷，并不是外来的寒邪侵犯所造成的，而是由于体内阳气虚弱引起的。

黄帝问道：寒厥是因为什么损失而形成的？

岐伯说：前阴，是宗筋聚集的地方，也是太阴脾经和足阳明胃经的会合场所。一般来说，春夏是阳气多而阴气少，秋冬是阴气盛而阳气衰。患寒厥的人，往往是自恃身体壮实，在秋冬阳气已衰的季节，过度劳累或纵欲，造成肾阳虚弱，下面的阴气向上浮动；导致肾阳封藏精气功能下降，精气外泄，向上逆行的阴气成为寒厥，停留在中部脾胃，阳气受到损伤，无法将营养物质输送到全身经络，阳气日渐衰落，阴气独自存在，四肢得不到温暖，所以手足发冷。

黄帝问道：热厥是怎样形成的呢？

岐伯说：酒入于胃，使气血通向体表，小经络，所以形成体表经络充满，而体内经脉空虚的状况。脾的功能，是帮助胃来输送津液的，若饮酒过度，酒的热性就会损伤脾脏的阴气，阳气会乘虚而入，造成脾的功能失常，导致脾脏无法将营养物质输送到全身，使四肢得不到足够的营养，这样的人，多数经常醉酒和饱食后行房事造成酒和食物停留在胃中无法消化，时间长了，就转化成

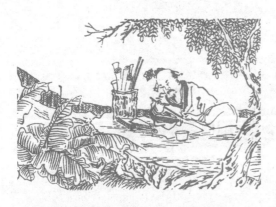

热，所以全身发热、小便赤红等症出现了。因为酒的性质热而猛烈，肾阴必定受损，阴虚则阳气盛，所以出现手脚发热的症状。

黄帝问道：厥病有的使人腹胀，有的使人突然昏迷，不省人事，或者半天甚至一天才能清醒过来，这是什么道理呢？

岐伯说：阴气偏盛于上，则下部必然会虚，下部虚，则腹部就容易胀满；阳气偏盛于上，阴气也会向上逆行，逆行之气就像邪气一样扰乱阳气，阳气紊乱，则会突然不省人事。

黄帝说道：讲得好。我想听您讲讲六经厥病的症状。

岐伯说：足太阳经发生厥病，可以见到头肿而沉重，两脚不能行动，发展为眼花昏倒；阳明经的厥病，则发为癫疾，狂走呼叫，腹部胀满，不能安卧，面红发热，神志不清，妄见妄言；少阴经的厥病，突然耳聋，颊部肿而发热，胁疼痛，两腿不能运动；太阴经的厥病，肚腹胀满，大便不爽，不想进食，食则呕吐，不能安卧；少阴经的厥病，口干，小便赤色，腹满，心痛；厥阴经的厥病，小腹肿痛，大腹胀满，大小便不利，喜欢屈膝而睡，并有阴囊收缩小腿内侧发热的症状。对于这些厥病，实症用泻法，虚症用补法，本经自生病，不是受它经虚实症影响的，就采用针刺所经的本经腧穴的方法予以治疗。

足太阴经的厥逆病变，有小腿筋挛拘急的现象，并见心痛连及腹部，治疗时应取患病经脉的穴位；足少阴厥逆，腹部虚满，呕逆，下泄青水，应当治它患病经脉的穴位；足厥阴厥逆，腰痛拘急，腹部虚满，小便不通，胡言乱语，应当治它患病经脉上的穴位；若太阴、少阴、厥阴俱厥逆，大小便不通，并且手足逆冷，三天便会死亡。足太阳厥逆、身体僵直作倒，呕血，容易鼻出血，应当治它患病经脉上的穴位；足少阳厥逆，筋骨关节不利，筋骨关节不利则腰部不能活动，颈项不能向后回顾，若兼发肠痈，则为不可治的严重症候，若发惊，便会死亡；足阳明厥逆，喘促咳嗽，身体发热，容易惊骇，鼻出血，呕血。

手太阴厥逆，胸腹虚旺胀满，咳嗽，常常呕出痰水，应当取患病经脉上的穴位；手厥阴经和手少阴经厥逆，心痛连及咽喉，如身体发热，为不可治的死症；手太阳经厥逆，耳聋，眼流泪，头项不能向后回顾，腰不能前后俯仰，应当取患病经脉上的穴位；手阳明和手少阳厥逆，有喉痹，咽肿，颈项强直，应当取患病经脉上的穴位。

病能论篇第四十六

【题解】

本篇主要讨论了胃脘痈、颈痈、睡眠不安、阳厥、酒风等七种疾病的形态，所以篇名就叫"病能论"。

黄帝问：有人患了胃脘痈的病，应该怎样诊断？岐伯答道：诊断这种病，应当先检查它的胃脉，其胃脉往往是沉细的，沉细就说明胃气上逆，上逆就会见到人迎脉跳动过甚，跳动过甚就表明体内有热。人迎脉是胃脉经过的地方由于气逆而跳动过于亢盛，这就说明是热聚集在胃口而不得散发，所以胃脘发生痈肿。

黄帝说：讲得好！有的人睡眠得不到安宁，这是什么缘故？岐伯说：这是因为五脏受七情劳倦的影响有所损失，或情绪过于偏激，如果不能消除这两种原因，睡眠是不会好的。

黄帝说：又有人不能仰卧，这是什么缘故？岐伯说：肺脏位居最高，覆盖着各个器官，如肺内邪气充盛，那么络脉就胀大，肺的络脉胀大，人就不能仰卧了，古代《奇恒阴阳》篇里已有这样的论述。

黄帝说：患厥病的病人，诊得右手脉搏沉而紧，左手浮而迟，不知道主要病变在哪里？岐伯说：在冬天诊察，右脉本应当沉紧，这是与四时相适应的；而左手脉搏浮而迟，就与四时相违背了。左手见浮迟脉，应该是肾脏有病，脉象大约在肺脉附近，腰部就会感到疼痛。黄帝说：为什么这样说呢？岐伯说：少阴脉贯穿肾脏，并联络肺脏，冬天诊得浮迟之脉，就说明肾气不足，肾脏有病，所以才有腰痛之苦。

黄帝说：讲得好！患有颈痈的病人，有的用砭石治疗，有的用针治疗，而都能痊愈，它的治法是怎样的？岐伯说：这是由于病名虽然一样，而病的类型却不同的缘故啊。那种因为气郁停滞而形成的痈肿，就应该用针刺它的穴位，把气放出来；若气盛血聚、脓已成熟的痈肿，就应该用砭石治疗，泻出瘀血。这就是所谓的同病异治。

黄帝问：有一种使人狂怒的病，是怎样产生的？岐伯答道：由阳气逆乱造成的。

黄帝又问：阳气为什么能够使人发狂？岐伯答道：阳气因突然受了精神刺

激，而难疏解，所以容易使人发怒，叫作阳厥。

黄帝说：怎么能预先知道要发病呢？岐伯说：正常人的阳明经脉像人迎穴一样是跳动的，太阳经脉、少阳经脉是不甚搏动的；如果不甚搏动，而突然搏动太快，就是阳厥善怒而狂的症候。

黄帝又问：那么这种病怎样治疗呢？岐伯答道：禁止病人进食，就可痊愈。因为食物入胃，能够助长阳气，所以减少食物，阳明气衰，病就能好，再让病人服点生铁落饮，那铁落降气是很快速的。

黄帝说：讲得好！有的病人全身发热，四肢倦怠，出汗多得像洗浴一样，怕风，感觉气不够用，这是什么病？岐伯答道：这叫作酒风。

黄帝又问：怎样治疗？岐伯说：用泽泻、白术各十分、麋衔五分，配合研末，每次服三指撮，在饭前服下。

所谓沉伏而细小的脉，脉象在指下细小如针，用按摩和推拿的手法，脉气聚而不散，这就是坚脉的脉象；脉象搏动有力的，是大脉。《上经》是讲自然界与人体活动关系的；《下经》是讲疾病变化的；《金匮》是讲诊断疾病，决定死生的；《揆度》是讲切按脉象以判断疾病的；《奇恒》是记载各种异常奇怪的病变的。"奇"就是不受四时季节的影响而死亡的；"恒"就是随着四时气候变化而死亡的；"揆"就是切按其脉而求它的致病原因；"度"就是以诊脉所得到的结果，再结合四时气候对人体的影响进行分析判断，推断疾病的轻重宜忌。

奇病论篇第四十七

【题解】

本篇论述了失音、息积、疹筋等十余种少见的奇病，所以叫"奇病论"。

黄帝问：妇人怀孕九个月的时候，说话时发不出声音，这是什么病？岐伯说：这是由于胞中的络脉被胎儿压迫而阻断不通所致。

黄帝又问：为什么这样说呢？岐伯说：胞中络脉，与肾脏相连，而少阴肾脉，又是贯穿肾脏并属于舌根的，而胞中络脉被阻，使肾脉的气血无法通行到舌，所以，说话时就没有声音了。

黄帝又问：怎样治疗？岐伯说：不需要治疗，等到满十个月后，自然会复原的。古代《刺法》篇说过，不要伤不足，补有余，意思是正气不足的不可用泻法，邪气有余的不可用补法。所谓不伤不足，就是身体羸瘦的，不能用针石治疗。

不能补有余，就是用补以后，可能精神好些，但是固形之物，就会独自留在肚腹之中，就有可能成为症瘕一类的疾病。

黄帝问：有人患胁下胀满，气逆喘促，经过两三年都不好，这是什么病？岐伯说：这种病，叫作息积，这种病不妨碍饮食。不要用灸法或针法治疗，只能以导引法疏通气血，并服用药物慢慢调治，但是不能单纯依靠药物来治疗。

黄帝问：有人身休的髀部、大腿、小腿都发肿，并环绕肚脐周围而痛，这是什么病？岐伯说：这叫作伏梁。这种病，风塞邪气是致病的主要原因：邪气散布在大肠外面，停聚于肓膜，而肓膜的根源在肚脐以下，所以环绕脐部作痛。这种病不可用按摩的方法，否则，就会导致小便不利的病变。

黄帝问：有人尺部脉搏动非常快，筋脉出现痉挛，明显可见，这是什么病？岐伯说：这种病叫作疹筋。患这种病，肚腹一定痛。如果皮肤上出现白或黑的颜色，病就更重些。

黄帝说：有人头痛，多年不愈，这种病是怎么得的？叫什么病？岐伯说：一定是身体的某个部位遭受了很厉害的寒气，寒气向内侵入骨髓，骨髓是以脑为主的，寒邪之气向上侵犯到脑部，就会发生头痛和齿痛的症状，这叫作厥逆头痛。黄帝说：讲得好！

黄帝问：有的病人嘴里发甜，是什么病？又是怎样得的？岐伯说：这是由于饮食物的精气向上泛溢，叫作脾瘅。一般说来，食物进入嘴里，贮藏于胃，再由脾脏运化，输送所化精气于各个器官。如果脾脏有热，那么脾脏失其正常功能，津液停留在脾，所以令人嘴里觉有甜味，这是饮食过于肥美所诱发的。患这种病的人，大都是经常吃甘美厚味造成的。厚味能够使人内里生热，甜味能够使人胸部满闷，所以食气向上泛滥，并可以转为消渴的病。应该以兰草治疗，兰草的功能，能够排除蓄积郁热陈腐之气。

黄帝说：有的病人，嘴里发苦，针刺阳陵泉穴后，口苦仍然不愈，口苦是什么病？如何得的？岐伯说：这叫作胆瘅。人的肝脏，好比是将军，负责出谋划策，胆好比法官，负责审判，咽喉是胆的信使，受它的支配。患胆瘅的人，因为经常思虑不断，情绪苦闷，所以胆失去正常的功能，胆汁向上泛溢，因此嘴里发苦。治疗时，刺胆募、胆腧二穴。它的治疗原则，载在《阴阳十二官相使》里。

黄帝问：有人小便淋漓不畅，一天数十次，这是不足的现象；身上发热像炭火，颈项和胸膺之间，像有东西阻隔，人迎脉躁盛，发喘、气上逆，这是邪气亢盛有余的病象。寸口脉细得像头发，这又是正气不足的表现。这是哪里患病？叫什么病？岐伯说：这种病本在太阴，由于胃热过盛，症状却偏重在肺，叫作厥，这个病很难治，有死亡的危险。这是得了"五有余、二不足"的病啊！

黄帝说：怎样叫"五有余、二不足"呢？岐伯说：所谓"五有余"，就是身热如炭、颈膺如隔、人迎躁感、喘息、气逆这五种有余的病态。所谓二不足，就是尿频、寸口脉细如发这两种不足的病态。现在一个病人同时具有外表有五种有余的脉症，内里有两种不足的脉症，对这种病人，既不能因为出现有余症状而用泻法，又不能因为见到体内不足的症状就用补法。此病复杂，补泻难施，所以是死症。

黄帝说：人生下来就患有癫痫病的，是什么原因？怎样得的？岐伯说：叫作胎病。是因为胎儿在腹中时，其母曾屡次受到大的惊恐，使气血运行逆乱，影响了胎儿，所以致使孩子生下来就患有癫痫病。

黄帝说：有人面部浮肿，像有水气的样子，按它的脉，大而紧，身体不疼痛，形体也不消瘦，但不能吃东西，或者吃得很少，这叫什么病？岐伯说：这种病的根本在肾，叫作肾风，肾风使人不能进食，使人多恐惧，如恐惧不止，心脏就会衰竭而死。黄帝说：讲得好！

大奇论篇第四十八

【题解】

本篇论述了疝、瘕、肠澼、偏枯、暴厥等病的脉象和症状，并根据脉象分析十二经经气不足的病变，预测了这些病的死亡日期，其中许多病也是奇怪而少见的，可以认为是对"奇病论"的补充，所以叫作"大奇论"。

肝脉、肾脉、肺脉的经脉被邪气壅塞而满实就会发生肿胀的病变。肺脉充塞，喘促、两胁胀满；肝脉充塞，两胁胀满，睡眠时会惊骇不安，小便不通；肾脉充塞，从胁下至小腹胀满，两腿看上去粗细不同，大腿和小腿都发生肿胀，走路身体不平衡，容易发展成为半身不遂的病。

心脉满而大，说明体内甚热，会出现癫痫、手足抽搐、筋脉拘挛的现象。肝脉小而细，说明肝脏虚寒，也会出现癫痫、手足抽搐、筋脉拘挛的现象。如肝脉搏动快速如马在奔驰一样，是突然受到惊骇所致，如果脉搏一时按不到，并且失音，说明也是受了惊吓，不必治疗，气平自然就会痊愈的。

肾脉、肝脉小而紧，心脉在指下不能搏动，说明气血凝滞，都能够发为瘕病。

肾脉、肝脉都见沉脉的，会发生石水的病症。肾肝都见浮脉，便是风水的病症。如果肾、肝二脉都呈现虚象，就为死症。若脉小而像弓弦状的，就会发为"惊病"。

肾脉大而急沉，或肝脉大而急沉的，都是寒气积聚的疝气病。

心脉搏动滑利而疾速的是心疝病；肺脉搏动为沉象的是肺疝病；肺脉搏动为沉象的是肺疝病。

膀胱和小肠脉紧急，说明是瘕病。脾脉和肺脉紧急，说明是疝病。心脉和肾脉紧急，说明是瘛厥。胃和大肠脉紧急，说明是惊病。

脾脉浮动，并有向外鼓动的趋势，是肠澼，这种病时间长了自然会好的。肝脉小而缓的是痢疾，容易治疗。肾脉小搏而沉又兼便血的痢疾，如血液发热，而身体也发热的，是死症。心、肝二脏，得了肠澼，又见到大便出血，由于心与肝在五行中分属火和木，可以相互化生，虽然二脏同病，仍然能治疗，如果是脉细小而沉涩的肠澼病，身体发热，就是死症了，发热严重的，七天内就会死亡。

胃脉沉而涩滞，或者浮动而大，以及心脉小而坚硬的，全是气血不通的征象，都可发为偏枯的病。如果男子发病在左侧，女子发病在右侧，说话不失音，舌头动转灵活，就可以治疗，且大约经过三十天就能恢复。如果男子发病在右侧，女子发病在左侧，说话发不出声音，那么大约需要三年才能恢复。如果年龄不满二十岁，正在发育的时候，大约三年后就会死亡。

脉象搏动强而有力，流鼻血、身体发热的，就有死亡的危险。脉象好像悬空无根，呈现微钩而浮之象的，这才是发血后应有的脉象。

脉象在指下如湍急的流水一般，叫作暴厥。得暴厥的病人，一时不省人事，不能言语。脉搏跳动频繁，这是热邪冲及心脏，所以使人暴惊。热退自安，大约过三四天就会好的。

脉象像水波一样变动迅速。在一呼一吸之间，脉搏跳动十次以上，这是人身十二经气不足的现象。从开始见到这种脉象，大约经过九十天人就会死亡。脉来时像火刚燃起来一样的旺盛，这是心脏的精气已经虚损，大约到冬初草枯的时候人就要死亡。脉象如风吹落叶，这是肝气虚极的脉象，大约到树木叶落的时候，人就要死亡。脉来时好像非常充实，所说的实际上是指闭塞而弹指的脉象，说明肾脏精气已经不足，大约从枣树花开到花落的期间就会死亡。脉来时像泥弹一样，坚强短涩，说明胃腑的精气已经不足，大约在夏初榆叶落的时候人就会死亡。脉象显长而且坚硬，如有东西放在指下一样，这是胆气已经不足的脉象，大约到深秋禾谷成熟的时候，人便要死亡。脉来如弦如缕，这是胞络的精气已经不足的脉象。如病人爱说话，大约到霜降季节便会死亡；如不爱说话，还可以治疗。脉象如洨滤漆汁一样四处流散，从开始见到这种脉象，大约经过三十天人就要死亡。脉来像泉水一样，浮动肌肤中，是太阳经脉的精气已经不足的脉象，到韭菜长得茂盛的时候，人就要死亡。脉来像废土一样，按上去虚大无力，是肌肉的精气已经不足的脉象。从面上五色看，黑白色屡现的，人就要死亡。脉来时像悬垂，轻按脉小，重按脉大，这是十二腧穴的精气不足的脉象，到天寒水冻的时候，人就要死亡。脉来像仰卧的刀口，轻按脉小而急，重按脉大而坚，是五脏中有郁热，寒热相交侵犯肾脏，像这样的病人，不能坐着，到立春时，就要死亡。脉来像弹丸，滑利细小无根，按之即无，这是大肠的精气已经不足，到初夏枣树生叶的时候，人就会死亡。脉象轻浮软弱如花，使人多恐惧，坐卧不安，行走、站立经常听见声音，这是因为小肠精气的不足，大约到深秋的时候，人就会死亡。

脉解篇第四十九

【题解】

人体三阴三阳经脉之气，受自然界阴阳之气的影响，随着季节的不同，有时偏盛，有时偏衰。这就导致了各条经脉的发病时间和病变特点的差异，本篇就是解释这些理论的，所以叫"脉解篇"。

太阳经病变出现腰和臀部肿胀疼痛的症状，是因为正月属于太阳，而太阳经在正月寅时气盛，正月是阳气升发的季节，但阴寒之气尚盛，阳气未能依正常规律逐渐旺盛，该旺盛时不旺盛，累及经脉生病，所以发生腰肿和臀部疼痛。有的病人因为阳气偏虚而发生跛足，是因为正月里阳气促使冰冻解散，地气从下向上出，由于寒冬的影响，阳气颇感不足，若阳气在足太阳经一侧偏虚，则发生跛足的症状。有的病人颈项部僵硬强直，牵连背部，是由阳气剧烈地上升引起的，使足太阳经脉受到了影响。所谓出现耳鸣症状的，是因为阳气过盛，好像万物向上生长而活跃，盛阳沿着经脉向上逆行，故出现耳鸣。所谓阳邪亢盛发生狂病和癫痫的，是因为阳气尽在上部，阴气却在下面，下虚而上实，所以发生狂病和癫痫病。所谓阳气上浮逆行而发生耳聋的，是因为气分失调。阳气进入内部不能言语的，是因为阳气盛极而衰。如果色欲过度精气耗散而导致气逆，就会发生瘖痱病，这是因为肾虚，少阴经的精气不至而发生厥逆。

少阳经病变有心和胁肋部位疼痛的症状，是因少阳属九月，少阳经在九月戌时气盛，少阳脉散络心包，为心之表，九月阳气将尽，阴气方盛，邪气沿着经脉运行而发病，所以心胁部发生疼痛。所谓不能侧身转动，是因为九月阴气渐盛，万物皆潜藏而不动，人体相应地出现喜欢安静而不想活动状况，少阳经受其影响，所以不能侧。所谓有的病人因少阳经有病而想跳跃，是因为九月万物衰败，草木尽落而坠地，人身的阳气也由表入里，阴气旺盛在上部，阳气向下而生长，活动于两足，所以容易发生跳跃的状态。

阳明经有所谓洒洒振寒的症状，是因为阳明旺于五月，阳明经在五月午时气盛，五月是阳极而阴生的时候，如果阴气逐渐复加在阳气之上，抑制了阳气的功能，就会出现寒冷、颤抖的症状。所谓有的病人出现胫肿而且大腿软弱无力，是因为五月阳气旺盛到极点时，阴气开始生，阳气开始衰败，下面刚刚生长的阴气，向上与阳气相争，致使阳明经脉不和，所以就发生足胫肿而大腿不能自如活动的症状。所谓因水肿而致喘息的，是由于土不制水，阴气从下部上逆，停留在脏腑之间，水气不化，所以形成水肿之病，水气向上侵犯肺脏，所以出现喘息的症状。所谓胸部疼痛呼吸少气的，也是由于水气停留在脏腑之间，水液属于阴气，停留于脏腑，向上逆行于心肺之间，所以出现胸痛少气的症状。所谓病得严重就会出现厥逆，厌恶见人与火光，听到木击的声音则惊恐不安，这是由于阳气与阴气相争，水火不相协调，所以发生惊恐一类的症状。所谓想关闭门窗而独居的，是由于阴气与阳气相争，阳气衰而阴气盛，阴主静，所以病人喜欢关闭门窗而独居。所谓发病登高处唱歌，抛弃衣服胡乱奔走，是由于阴阳之气反复相争，而邪气在阳经处汇合使阳气盛，阳气盛则产生热，所以病人喜欢登高唱歌，不穿衣服。所谓有人出现头痛、鼻塞和腹部肿胀的，是由于阳明经邪气向上逆行，到达头部的细小脉络，就出现头痛鼻塞的症状，如果在太阴脾经逆行，就出现腹部肿胀的症状。

太阴经脉病变有腹胀满的症状，是因为太阴为阴中之至阴，在十一月子时，阴气最盛，万物都会躲藏起来，人气也是这样，阴邪之气沿经脉进入腹中，所以发生腹胀的症状。所谓有的病人出现嗳气，是因为太阴经中的阴气亢盛，阴邪沿着脾经一直到阳明胃经，足阳明胃经的络脉和心相连，所以阴气上犯心脏，产生嗳气。所谓一进食就呕吐的，是因为脾病，食物不能运化，胃中盛满而上溢，所以发生呕吐的症状。所谓大便和放屁后就觉得爽快而病减的，是因为十二月阴气盛极而向下衰落，阳气开始生成，人体也是一样，腹中阴邪得以向下运转，所以腹胀嗳气的病人大便或放屁后就觉得爽快，就像病减轻了似的。

少阴有所谓腰痛的，是因为足少阴病应在十月，月建在申，十月阴气初生，万物肃杀，阳气被抑制，腰为肾之府，故出现腰痛的症状。所谓呕吐、咳嗽、上气喘息的，是因为阴气盛于下，阳气浮越于上而无所依附，少阴脉从肾上贯肝膈入肺中，所以出现呕吐、咳嗽、上气喘息的症状。所谓身体衰弱不能久立，久坐起则眼花缭乱、视物不清的，是因为七月秋气始至，微霜始降，阴阳交替尚无定局，万物因受肃杀之气而衰退，人体阴阳之气衰夺，所以不能久立，久坐猛然起身就会两眼视物不清。所谓少气善怒的，是因为少阳之气郁滞，失去调气作用，少阳经阳气不得外出，阳气郁滞在内，肝气郁结不得疏泄，不能约束其所管，故容易发怒，怒则气逆而厥，叫作煎厥。所谓恐惧不安，好像被人捕捉一样，是因为秋天阴气始生，万物还没有全部衰退，人体应之，阴气少，阳气入，阴阳交争，沿经脉到肾里，所以恐惧得像要被人捕捉一样。所谓厌恶食物气味的，是因为肾火不足，不能温养化源，致使胃气虚弱，消化功能

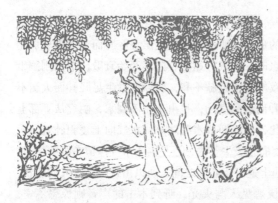

已失，所以不欲进食而厌恶食物的气味。所谓面色发黑如地色的，是因为秋天肃杀之气耗散内脏精华，精气内夺而肾虚，故面色变黑。所谓咳嗽而出血的，是上焦阳脉损伤，阳气并未充盈，血液充斥于脉管，上部脉满则肺气不利，所以咳嗽，络脉伤则血见于鼻。

厥阴经病变有男性的癞疝和女性的小腹肿胀等症状，是因为厥阴应于三月，三月辰时是厥阴阳气最盛的时候，三月阳气方长，阴气尚存，阴邪积聚于中，沿着厥阴肝经发生病症，故发生阴囊肿大疼痛及妇女小腹肿的症状。所谓腰脊痛不能俯仰的，是因为三月阳气振发，万物荣华繁茂，然尚有余寒，人体应之，故出现腰脊疼痛而不能俯仰的症状。所谓有癞癥疝、皮肤肿胀的，也是因为阴邪旺盛，以致厥阴经脉胀闭不通，所以发生前阴肿痛、小便不利以及肤胀等病。所谓病得严重就会咽喉干燥、身体发热，是因为三月阴阳相争而阳气胜，阳气胜就使身体发热，热邪沿厥阴肝经上逆入喉，故出现咽喉干燥的症状。

刺要论篇第五十

【题解】

刺要，就是针刺的要领。本篇主要是讨论针刺深浅的要领，所以叫"刺要论"。

黄帝问道：我想了解针刺方面的要领。岐伯回答说：疾病有在表在里的区别，刺法有浅刺深刺的不同，病在表应当浅刺，病在里应当深刺，要根据病情的需要，针刺到适宜的深度，而不能违背这一法度。刺得太深，就会损伤内脏；刺得太浅，不仅达不到病处，而且反使在表的气血壅滞，病邪便乘机侵入。因此，针刺深浅不当，反会给人体带来很大的危害，使五脏功能紊乱，继而发生严重的疾病。

所以说：疾病的部位有在皮毛孔的，有在皮肤的，有在肌肉的，有在脉的，有在筋的，有在骨的，有在髓的。因此，该刺皮毛孔的，不要伤及皮肤的深层，若皮肤受伤，就会影响肺脏的正常功能，一旦肺脏功能紊乱，以致到秋天时，容易得温疟病，发生恶寒战栗的症状。应该针刺皮肤深层的，不要伤及肌肉，若肌肉受伤，就会影响脾脏的正常功能，以致在每一季节的最后十八天中，发生腹部胀满、烦闷、不思饮食的病症。该刺肌肉的，不要伤及血脉，若血脉受伤，就会影响心脏的正常功能，以致到夏天时，容易出现心痛的病症。该刺血脉的，不要伤及筋脉，若筋脉受伤，就会影响肝脏的正常功能，以致到春天时，容易患热性病，发生筋脉弛缓的症状。该刺筋的，不要伤及骨，若骨受伤，就会影响肾脏的正常功能，以致到冬天时，容易发生腹胀、腰痛的病症。该刺骨的，不要伤及骨髓，若骨髓被损伤而髓便日渐消减，不能充养骨骼，就会导致身体枯瘦、小腿酸软、肢体懈怠、无力举动的病症。

刺齐论篇第五十一

【题解】

　　齐，限度的意思。是说针刺的浅深要有一定的限度，否则就违反了刺法原则，所以本篇叫"刺齐论"。

　　黄帝问道：我想了解针刺浅深的不同要求。岐伯回答说：针刺骨，就不要损伤筋；针刺筋，就不要损伤肌肉；针刺肌肉，就不要损伤脉；针刺脉，就不要损伤皮肤（以上四句指的是，应该深刺，则不能浅刺）；针刺皮肤，则不要伤及肌肉；针刺肌肉，则不要伤及筋；针刺筋，则不要伤及骨（以上三句指的是，应该浅刺时，则不能深刺）。

　　黄帝说：我不明白其中的道理，希望能听听您对此的解释。岐伯说：所谓刺骨不要伤害筋，是说需要刺骨的，不可在仅刺到筋而未达骨的深度时，就停针或拔出；刺筋不要伤害肌肉，是说需刺到筋的，不可在仅刺到肌肉而没有达到筋的深度时，就停针或拔出；刺肌肉不要伤害脉，是说需刺至肌肉深部的，不要只刺到脉，还没达到肌肉的深度就停止进针；刺脉不要伤害皮肤，是说需刺到脉的，不可在仅刺到皮肤而未达脉的深度时，就停针拔去。所谓针刺皮肤不要伤及肌肉，是说病在皮肤之中，针就刺至皮肤，不要深刺伤及肌肉；刺肌肉不要伤及筋，是说针只能刺至肌肉，刺得太深就会伤及筋；刺筋不要伤及骨，是说针只能刺到筋，刺得太深就会伤及骨。以上这些是说，若针刺深浅不当，就会带来不良后果。

刺禁论篇第五十二

【题解】

本篇主要论述了人体某些部位或因某些原因不适宜针刺，所以叫"刺禁论"。

黄帝问道：我想了解有哪些禁刺的部位。

岐伯回答说：五脏各有要害的部位，不可不仔细观察。肝生在左边，肺长在右边，心脏调节着外表，肾脏管理着体内，脾脏具有运化输送水谷精华以营养各个脏器的功能，胃容纳和消化饮食物，应该保持通畅，横膈膜上面有维持生命的心、肺两脏，第七椎旁，里面有心包络。这些地方，在针刺治疗时必须小心，遵循着法则就有疗效，反之就要发生灾祸。

若误刺中心脏，大约一天即死，其病变是出现嗳气的症状。若误刺中肝脏，大约五月即死，其病变是出现自言自语的症状。若误刺中肾脏，大约六月就要死亡，其病变是出现打喷嚏的症状。若误刺中肺脏，大约三日就要死亡，其病变是出现咳嗽的症状。若误刺中脾脏，大约十月即死，其病变是出现吞咽的症状。若误刺中胆，大约一日半即死，其病变是出现呕吐不止的症状。

如果误刺中足背的大动脉，便会流血不止而死亡。刺面部误刺中与眼睛相流通的经脉，会使人蒙受眼睛失明的不幸。刺头部误刺中脑户穴，马上便会死亡。刺舌下廉泉穴如果刺入脉中太深，便会出血不止，以致失音不能说话。误刺伤了足下散布的络脉，血流不出来，则局部发肿。刺委中穴太深误刺中大脉，会使人晕倒，面色泛白。刺气街穴误伤血脉，血流不出来，鼠蹊部就会肿胀。刺脊骨间隙误伤脊髓，便会发生伛偻背曲的症状。刺乳中穴伤及乳房，便会肿胀起来，生成蚀疮。刺缺盆穴中央太深，致使肺气外泄，会使人喘息咳逆，呼吸困难。刺手上鱼腹太深，会使人局部肿胀。

不能针刺饮酒大醉的病人，否则会使病人气血紊乱。不能针刺正在大怒状态中的病人，否则会使病人气逆。不能针刺过于疲劳的病人，不能针刺刚刚饱食的病人，不能针刺过度饥饿的病人，不能针刺极度口渴的病人，不能针刺受了极度惊吓的病人。

针刺大腿内侧的穴位时若误刺中大的血脉，便会流血不止而死。针刺上关穴太深伤及络脉，便会耳底化脓，使人耳聋。刺膝盖骨若流出液体，便会使人跛足。刺天府穴如误伤血脉，便会很快死亡。刺足少阴经脉如出血，便会使肾气更虚，出现舌不灵活、难以说话的疾病。刺胸膺过深而伤及肺脉，便会使人气喘上咳，呼吸困难，出现身体随呼吸而前后俯仰的症状。刺肘弯太深，气便结聚于局部而不流通，致使手臂不能屈伸。刺大腿内侧下三寸的部位太深，会使人小便失禁。刺胁肋之间太深，会使人咳嗽。刺少腹部太深而误伤膀胱，小便就会流入腹腔，使人小腹胀满。刺小腿肚太深，会使局部发肿。刺眼眶骨上而伤及脉络，便会流泪不止，甚至失明。刺腰脊或四肢的关节时，若体液流出，便会使人无法屈伸运动。

刺志论篇第五十三

【题解】

本篇讨论虚实症候的常变和针刺的补泻手法，为了强调本篇内容的重要性，提示应记之不忘，所以叫"刺志论"。

黄帝问道：想听您讲讲虚实的意义。

岐伯回答说：气充实的，形体也就充实；气不足的，形体也就虚弱。这都属正常现象，与此相反的便是病态了。饭量较大的人，气就充盛；饭量较小的人，气就不足。这都属于正常现象，与此相反的便是病态了。脉充实的，血液也充实；脉虚弱的，血液也不足。这都属于正常现象，与此相反的便是病态了。

黄帝问道：什么样的情况才算是反常的现象呢？

岐伯说：正气旺盛而身体反觉寒冷的，正气虚弱身体反而发热的，便是反常的现象；饭量较大而气虚弱，这是反常的现象；吃不下饭而气反旺盛，也是反常的现象；脉充实而血不足的，是反常的现象；脉虚弱而血旺盛的，也是反常的现象。

气旺盛而身上寒冷，是受了寒气、邪气的伤害。人体的气虚少弱反而感到发热，是受了酷暑、炎热的伤害。饭量很大气反而虚弱的，是由于失血之后湿邪聚于下部。饮食很少气反而有余的，是邪气进入胃和肺脏的缘故。脉搏虚弱血反而旺盛的，是过量饮酒导致内热的表现。脉搏旺盛血反而虚弱的，是由于受到阴风邪气的侵入而导致不能正常饮食，这便是形成反常现象的病理。

所谓实，是说邪气侵入人体后的亢盛状态。所谓虚，是说正气外泄后的虚弱状态。邪气侵入多表现为发热。气虚的表现多为寒冷。针刺治疗实症，出针时左手开针孔，使邪气外泄；治疗虚症，出针时左手要闭合针孔，不使正气外泄。

针解篇第五十四

【题解】

本篇的主要内容是解释如何用针的道理,所以叫"针解篇"。

黄帝问道:想请您讲讲关于九针的内容,以及虚实补泻的道理与方法。

岐伯回答说:针刺治虚性疾病时,应当用补法,要使病人觉得针下有发热的感觉,因为只有正气充实,针下才会有热感;治疗实性疾病时,应当用泻法,要使病人觉得针下有凉爽的感觉,因为只有邪气衰弱,针下才会出现凉爽的感觉;血液有郁积已久的邪气,应当用放血的方法泄出恶血,祛除邪气。针刺邪气亢盛的疾病,要用泻法,出针以后不要按闭针孔,使邪气得以外泄;所谓徐而疾则实,是说慢慢地出针,出针后则迅速按闭针孔,这样,正气便不致外泄;所谓疾而徐则虚,是说迅速地出针,出针后不按闭针孔,这样,可以使邪气得以外散。虚实补泻的道理,是指经气来时病人对针下寒温感觉的多少,若凉感或热感似有似无,是说下针后经气到来迅速而不易察觉。审察疾病的先后,是指辨别疾病变化的先后。辨别疾病的为虚为实,医生不能违背虚实补泻的针法。倘若针刺效果有时好有时差,实症而误用补法,虚症而误用泻法,这便是违背了正确的治疗法则。虚实补泻的关键,是要灵活运用九针,因为九针能适应各种不同的病症。针刺补泻的时间,应该与气的来去开阖相配合。所谓九针,是说针有九种名称,形状也各不相同,根据治疗需要,充分发挥各自的补泻作用。

针刺实症,须用泻法,要留针等待经气到来,以候阴气盛来,针下有凉爽的感觉,然后去针。针刺虚症,须用补法,应当候阳气盛来,针下有温暖的感觉,然后去针。倘若经气已至,应当谨慎守候,不可错过时机,而随便变更手法。所谓深浅在志,就是要分清疾病的部位是在内还是在外;针刺虽有深浅之分,但候气的法则都是相同的;在进行针刺时,要像面临深渊唯恐跌落下去一样谨慎小心,持针要像握虎一样坚定有力。精神集中,不要受外界的干扰,要专心致志地观察病人,不能左右张望。下针时,要保持针端正垂直,不能歪斜。下针后,要注意病人的精神,要注视病人双目,以控制其情绪,使经气容易运行。足三里穴在膝下外侧三寸的地方;冲阳穴在足背上,举膝易见之处。上巨虚穴就是上廉穴,在胫骨与腓骨之间,足三里下三寸的地方;下巨虚穴就是下廉穴,在上廉穴下凹陷处。

黄帝问道:我听说九针是与天地四时阴阳相互对应的,我想听听其中的道理，使之流传后世，作为治疗疾病的法则。

　　岐伯说：一天、二地、三人、四时、五音、六律、七星、八风、九野，人的形体各部分与这些事物是相对应的。针的式样是适应各种不同的病症而制成的，所以叫"九针"。人的皮肤如同覆盖万物的天，所以皮肤与天相对应；人的肌肉如同厚载万物的地，所以肌肉和地相对应；脉的盛衰如同人的壮老；筋在各部功用不同，如同四时气候各异，所以筋与四时相对应；人的声音如同自然界的五音，所以人的发声与自然界的五音相对应；人的脏腑阴阳类似高低有节的六律，所以腑脏与六律相对应；人的牙齿面目如同天上的星辰一样排列有序，所以面目牙齿与七星相对应；人的呼吸如同自然界里的风一样，所以呼吸与八风相对应；人的九窍、三百六十五络分布全身，与大地上九野的分布相对应。所以，在九针中，第一种针是镵针，用以针刺皮肤病变；第二种针是圆针，用以针刺肌肉的病变；第三种针是鍉针，用以针刺络脉病变；第四种针是锋针，用以针刺筋的病变；第五种针是铍针，用以针刺骨的病变；第六种针是员利针，用以针刺脏腑经脉阴阳失调的病变；第七种针是毫针，用以补益精气；第八种针是长针，用以驱除风邪；第九种针是大针，用以疏通九窍，驱除全身三百六十五个骨节之间的邪气。这就是说九针各有自己的功用。人的心意，如同八风一样变幻无常；人的正气，像天一样运行不息；人的发齿耳目，像五音六律一样有条不紊；人的血气阴阳经脉，如同生化万物的地气一样；人的肝脏精气通于两目，目又通于九窍，所以肝目又和九之数相应。

长刺节论篇第五十五

【题解】

　　本篇内容主要是推广、扩充"五节""十二节"的刺法，所以叫"长刺节论"。

　　精于针刺技术的医生，有时不受诊脉的限制，而是在听取病人自诉病情之后，就可以针刺治疗，病在头部，痛得很厉害，可以用针刺头部穴位进行治疗，针刺至骨，病便可痊愈。但针刺的深浅要适当，不要伤及骨肉和皮，因为皮肤是针出入的通道，更要注意不可损伤。

　　阳刺的手法，即中间直刺一针，左右斜刺四针，可以治寒热的疾患。如果病邪深入而专攻内脏，应该针刺五脏的腧穴。邪气迫近五脏的，应针刺背部的五脏腧穴治疗。背部是内脏之气会聚的地方，针刺背部腧穴可以驱除迫近内脏的邪气。针刺时，以腹中寒热的邪气消除为止。针刺的要点是，拔针时要稍微出点血，使邪气随血泄出。

治疗痈肿时，要针刺痈上，并根据痈肿的大小确定针刺的深浅。大的痈肿，脓血较多，部位较浅，所以浅刺即可；小的痈肿，往往部位较深，应该深刺，持针要端正，直刺而下，到达一定深度后即停止进针。

少腹有积聚的疾病，应当针刺腹部皮肉较厚处的穴位，向下直到少腹为止；然后再针刺第四椎间两旁的孔穴和髂骨两侧的居髎穴，以及季胁肋间等处的穴位，直到腹部产生发热的感觉，寒气消散，疾病便会痊愈。

小腹有病，疼痛并不能大小便，病名叫疝，是受了寒邪侵袭引起的。治疗时应刺小腹两侧和大腿内侧的穴位；再针刺腰部和髁骨之间的穴位，要针刺多个穴位，直到小腹全部发热，寒气消散，病就痊愈了。

病变发生在筋，出现筋脉痉挛拘急、关节疼痛、不能行动等症状，病名叫作筋痹。治疗应当针刺筋，刺筋要刺在肌肉相合的地方，不能损伤到骨头，刺后病处如有发热的感觉，表示病已好转，就可停针。

病在肌肤，皮肤和肌肉全部疼痛的，叫作肌痹。这种病是受了寒湿的侵犯所引起的。治疗应针刺大小肌肉会合处的穴位，针刺要深，要多针刺几处，以产生热感为止。不要损伤筋骨，若伤害了筋骨，就会发生痈肿或其他病变。如果针刺后肌肉都有发热的感觉，说明病趋痊愈，就应停针。

骨部有病，便感到骨骼沉重，不能举动。如感到骨髓里酸痛，局部又感觉寒冷，这种病叫作骨痹。治疗时应该深刺，但以不刺伤脉和肌肉为准则。针刺的部位应选在大小肌肉之间。针刺后病人感到骨中发热，表示病已痊愈，便可停止针刺。

病变发生在各阳经脉，全身大小肌肉处就会出现或寒或热的感觉，这叫作狂病。针刺治疗应该用泻法，以泄散阳脉的病邪，如果观察病人各处肌肉都有了发热的感觉，说明病趋痊愈，即可停针。狂病在初得的时候，每年发作一次。如不及时治疗，就会发展到每月发作一次。再不治疗，就会发展到每月发作四五次了。这病叫作癫，治疗应针刺大小分肉和各部经脉上的穴位。如果没有寒冷的症状，可以用针刺调理气血，到疾病痊愈为止。

因受风得病，出现时寒时热的症象，发热时汗出不止，一日发作数次。应先刺分肉皮肤上的络脉。若依旧汗出，且时寒时热，应该三天针刺一次，连续治疗一百天，病就会痊愈。

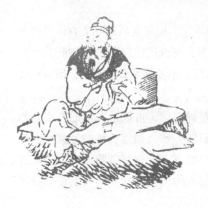

如果是大风侵袭，周身骨节沉重，胡须眉毛脱落，治疗时应以针刺肌肉为原则，使病人出汗；治疗一百天后，再针刺骨髓，仍要使病人出汗；再治疗一百天，前后共二百天，直到须眉重新生长出来才可以停止针刺。

皮部论篇第五十六

【题解】

本篇主要论述了十二经脉在皮肤的分部，疾病由皮肤入里的次序、途径，皮肤络脉颜色不同所反映出的病变等。由于所讨论的问题都和皮肤有关，所以篇名就叫作"皮部论"。

黄帝说：我听说皮肤上有十二经脉分属的部位，经脉的分布有横向的也有纵向的，筋也有一定的系结与联系，骨的分布有大小长短之分。它们所生的疾病也各不相同，这就要靠十二经脉在皮肤上所分属的部位来区别，同时要照顾到左右、上下、阴阳的部位以及疾病产生的原因和发展过程。请您具体地讲一讲。

岐伯说：想要知道皮肤上的分区，必须以经脉在体表的循环分布为标记，所有的经脉都是这样。阳明是三阳之"阖"，所以阳明经的阳络，叫作害蜚。手足阳明经是一样的。凡是在阳明经上下分部区可以看到的浮现在体表的小血脉，都属阳明的络脉。这些络脉如果大多是青色的，就说明有痛症；大多是黑色的，就说明有痹病；大多是黄赤色的，就说明有热性病；大多是白色的，就说明有寒性病。倘使五种颜色都存在，就是寒热相互兼杂的病。络脉中的邪气旺盛，就会向体内侵犯它所归属的经脉，络脉属阳，主管人体的外部，经脉属阴，主管人体的内部。

少阳是三阳之枢，所以少阳经的阳络，叫作枢持，并且手少阳经和足少阳经是一样的。凡是在少阳经上下分部区内能见到的浮现在体表的小血脉，都是少阳经的脉络。如果体表络脉的邪气亢盛，就会侵入体内它所归属的经脉。

太阳是三阳之开，有保卫体表、约束阳气的功能，少阳的枢轴作用也受到太阳功能的制约，所以太阳经的阳络，叫作关枢，并且手太阳经和足太阳经也是·样的。凡是在太阳经上下分部区内能看到的浮现在体表的小血脉，都是太阳经的络脉。如果体表络脉中的邪气亢盛，就会侵入它所归属的体内的经脉。

少阴是三阴之枢，所以少阴经的阴络，叫作枢儒，并且手少阴经和足少阴经是一样的。凡是在少阴经上下分部区内能看到的浮现于体表的小血脉，都属少阴经的络脉。络脉中的邪气旺盛，就会侵入体内它所归属的经脉。如果邪气侵入本经时，从络脉注入手筋；如不侵入经，就要从脉注入于骨。

厥阴是三阴之阖，所以厥阴经的阴络，叫作害肩，手厥阴经和足厥阴经是一样的。凡是在厥阴经上下分部区内能看到的浮现于体表的小血脉，都属厥阴经的络脉。络脉的邪气旺盛，就会侵入体内它所归属的经脉。

太阴是三阴之开，在三阴中太阴主外，足太阴主肌肉，手太阴主皮毛，好像关守着内脏的精气，所以太阴经的阴络，叫作关蛰，并且手太阴经和足太阳经是一样的。凡是在太阴经上下分部区内能看到的浮现于体表的小血脉，都属于太阴经的络脉。络脉中的邪气旺盛，就会侵入体内它所归属的经脉。总之，十二经络脉都是分属于皮肤各个部分的。

所以说许多疾病的发生，往往是从皮肤毫毛处开始的。病邪侵入体表后，就使毫毛张开，毫毛张开以后，病邪就侵入络脉中；邪气在络脉中停留不去，就会向内传到经脉，再停留不动，就会传入腑，积聚于肠胃。当病邪开始侵入皮的时候，会使人寒栗，毫毛逆起，腠理开泄。病邪侵入络脉时，会使络脉盛满、颜色改变。病邪侵入经脉的时候，会使人感到虚衰而进一步导致病情逐渐加重；当邪气侵袭停留在筋骨之间的时候，如果寒气偏多则会产生筋脉痉挛、骨骼关节疼痛等症状；如果热气偏多，则会产生筋脉弛缓不收，骨髓消减，骨骼弱软，肌肉消瘦，毛发枯槁败落。

黄帝说：您所说的十二经脉分属的皮部，它们发生疾病的情况是怎么样的呢？岐伯说：皮部是按照经脉的循环分布来划分的。也就是说，人体全身的皮肤，分别属于十二经脉。邪气侵入皮肤毫毛，则毛孔张开，邪气就趁机侵入络脉；络脉中邪气充满，则传入经脉；经脉中的邪气充盈，就入侵到相关的脏腑。所以如果在邪气侵入皮部时不及时治疗，病邪就会向内深入，使人体产生严重的病变。黄帝说：讲得好！

经络论篇第五十七

【题解】

本篇主要讨论经脉和络脉的颜色变化及其在诊断中的意义，所以篇名为"经络论"。

黄帝问道：人体的络脉显现在体表，它的五色各不相同，有青、黄、赤、白、黑的区别，这是什么缘故？岐伯回答说：经脉的颜色是不变的，而络脉却没有固定的颜色，是经常变化着的。

黄帝问：经脉固定的正常颜色又是怎样的呢？岐伯说：心赤，肺白，肝青，脾黄，肾黑，也都是与经脉所主的颜色相对应的。

黄帝问道：阴络和阳络，也与其经脉的颜色相对应吗？

岐伯说：阴络的颜色，与其经脉相对应，而阳络的颜色却变化无常，它是随着季节的改变而变化的：如果寒气过重，使体表络脉中的气血运行缓慢涩滞，因此呈现青黑的颜色；如果湿热过重，血液就润泽，因此呈现黄赤的颜色。这都是正常的色泽，是无疾病的。假如五色都显露了，那是过寒或过热所引起的。

气穴论篇第五十八

【题解】

本篇主要论述了三百六十五个穴位所在的部位，及孙络、谿谷与气穴的关系，所以篇名叫"气穴论"。

黄帝问道：我听说人体上的气穴有三百六十五个，与一年三百六十五天相对应，但不知道这些气穴所在的部位，我想听您详尽地讲讲。

岐伯再次鞠躬回答说：您提出的这个问题太重要了，若不是圣帝，谁能穷究这些深奥的道理，因此请允许我将气穴的部位——讲出来。

黄帝拱手谦逊退让说：先生对我讲解的道理，使我很受启发，虽然我还没有看到它们所在的具体部位，还没有听到您要讲的道理，然而好像已经使我耳聪目明、心领神会了。

岐伯说：您领会得如此深刻，这真是所谓"圣人易语，良马易御"啊！

黄帝说道：我并不是那种容易告知、一听就明的圣人，人们常说，探求事物的道理可以开拓人的思维，现在我向您所询问的是气穴的数理，主要是开发我的蒙昧，解除我的疑惑，还谈不到什么深奥的理论。然而我希望听先生将气穴的部位详尽地讲一讲，使我能了解它的意义，我一定把所学的内容珍藏在金匮里，决不轻易给别人看。

岐伯再拜而起说：我现在就谈吧！背部属阳，胸部属阴，如果背部与心胸互相牵引而痛，这是因为阴脉和阳脉互相牵引造成的。其治疗方法应取任脉的天突穴和督脉的中枢穴以及上纪和下纪。上纪就是胃脘部的中脘穴，下纪就是关元穴。胸背部的经脉斜着连着前后左右，因此发病时会出现前胸后背部疼痛且感到闭塞，胸胁痛得不敢呼吸，不能仰卧，上气喘息，呼吸短促，或一侧偏痛，经脉胀满。这是由于其脉斜向下连着尾骶部，再连到胸胁部，其分支脉入心而连贯到膈，并上出达到天突，又向下斜行经过肩而交会于背部十椎之下。

五脏各有井荥腧经合五腧，五五二十五，左右共五十穴；六腑各有井荥腧原经合六腧，六六三十六，左右共七十二穴；针刺热病的有五十九穴，针刺水病的有五十七穴。在头部有五行，每行五穴，五五二十五穴。五脏在背部脊椎两旁各有五穴，二五共十穴。大椎上两旁各有一穴，左右共二穴。眼旁的瞳子髎和耳旁的浮白左右共四穴。环跳二穴，犊鼻二穴，听宫二穴，攒竹二穴，完骨二穴，风府一穴，枕骨二穴，上关二穴，大迎二穴，下关二穴，天柱二穴，上巨虚、下巨虚左右共四穴，颊车二穴，天突一穴，天府二穴，天牖二穴，扶突二穴，天窗二穴，肩井二穴，关元一穴，委阳二穴，肩贞二穴，瘖门一穴，神阙一穴，胸腧左右共十二穴，大杼二穴，膺腧左右共十二穴，分肉二穴，交信、跗阳左右共四穴，照海、申脉左右共四穴。针刺水病的五十七穴，都在各条经脉的肌肉之间；针刺热病的五十九穴，都在各条经脉阳气的会聚之处，针刺寒热的穴位，在两膝关节的外侧，为足少阳胆经的阳关左右共二穴。大禁之穴是天府下五寸处的五里穴。以上凡三百六十五穴，都是针刺的部位。

黄帝说道：我已经知道气穴的部位和用针的道理，还想听听孙络与谿谷是否也与一年三百六十五天相对应呢？

岐伯说：孙络与三百六十五穴相会合，所以孙络也与一年三百六十五天相对应。孙络有驱邪外出的作用。如果邪气侵入人体，造成营气和卫气运行凝滞而不通，使卫气消散到体外而虚损，营气内溢到体内而停留于局部，出现既有发热又有气虚的症状。这时应赶快用针刺泻除邪气，不要迟疑延误，要使营气和卫气通达畅行。只要见到有血液停留而局部络脉颜色改变的地方，就应该用针刺泻法，不必受是否是穴位的限制。

黄帝说：好。我很想听听谿谷之会合是怎样的。

岐伯说：较大的肌肉与肌肉会合的部位叫谷，较小的肌肉与肌肉会合的部位叫谿。肌肉之间，也就是谿谷的会合之处，可以通行营气和卫气，但也可以停留邪气。如果邪气侵犯人体，使人体的正气壅塞，不能正常运行，就会产生血脉中发热，肌肉腐烂败坏。而营气和卫气不能运行，最终也将腐败成脓肿，向内深入可以使骨髓腐败，向外蔓延则可以使大的肌肉也消瘦破溃，如果邪热之气侵入停留在关节，将造成筋骨败坏等更严重的病变。如果寒邪侵犯人体，停留下去，则使营气和卫气不能正常运行，就会造成肌肉萎缩，筋脉拘急，不能伸展四肢和肋部。在身体内部造成骨痹，在身体表面引起皮肤感觉麻木。这是由于阳气虚损不足，大寒之气停留在谿谷所造成的病症。谿谷和三百六十五气穴相会合，所以也与一年三百六十五天相对应。如果是较轻微的邪气所造成的"小痹"，邪气沿着脉来往不定，可以用微针治疗，与一般刺孙络的方法相同。

气府论篇第五十九

【题解】

气府，在本篇中指经脉之气通达灌注的地方。本篇主要论述了手足三阳经脉和督脉、任脉、冲脉的穴位，穴位也是经脉之气通达灌注的地方。

足太阳经脉之气所通达灌注的穴位共有七十八个：在眉头的陷中左右各有一穴，从攒竹穴向上行进入头发到前顶穴，有神庭、上星、囟会三穴，共长三寸半，其左右分次两行和外两行，共为五行，自中行至外两行相去各为三寸，其浮于头部的脉气，运行在头皮中的有五行，即中行、次两行和外两行，每行五穴，共五行，五五二十五穴；下行至项中的大筋两旁左右各有一穴，即风池穴；在风府穴的两旁左右各有一穴；自这里向下行到脊背两旁，从大椎顺着脊椎往下，到尾骨共有二十一节，其中十五个脊椎骨间两旁约一寸半处，各有一个穴位；五脏肺、心、肝、脾、肾的腧穴，在左右各有一穴；六腑三焦、胆、胃、大小肠、膀胱的穴位，左右各有一穴；自委中以下至足中指傍左右各有井、荥、腧、原、经、合六个穴位。

足少阳经脉之气所通达灌注的穴位共有六十二个：头两角上各有二穴；两目瞳孔直上的发际内各有五穴；两耳前角上各有一穴；两耳前角下各有一穴；两耳前的锐发下各有一穴；上关左右各有一穴；两耳后的凹陷中各有一穴；下关左右各有一穴；两耳下牙车之后各有一穴；缺盆左右各有一穴；腋下三寸，从胁下至胁，八肋之间左右各有一穴；髀枢中左右各有一穴；膝以下至足第四趾的趾侧各有井、荥、腧、原、经、合六穴。

足阳明经脉之气所通达灌注的穴位有六十八个：额颅发际旁各有三穴；颧骨骨空中间各有一穴；大迎穴在下颌角前之骨空陷中，左右各有一穴；在结喉之旁的人迎，左右各有一穴；缺盆外的骨空陷中左右各有一穴；膺中的骨空间陷中，左右各有一穴；侠鸠尾之外，乳下三寸，侠胃脘左右各有五穴；侠脐横开三寸，左右各有三穴；脐下二寸左右各有三穴；气冲在动脉跳动处左右各有一穴；在伏兔上左右各有一穴；足三里以下到足中指内间，左右各有八个腧穴。以上每个穴都有它一定的空穴。

手太阳经脉之气所通达灌注的穴位共有三十六个：目内眦各有一穴；目外侧各有一穴；颧骨下各有一穴；耳廓上各有一穴；耳中珠子旁各有一穴；巨骨穴左

右各有一穴；曲腋上各有一穴；柱骨上陷中各有一穴；两天窗穴之上四寸各有一穴；肩解部各有一穴；肩解部之下三寸处各有一穴；肘部以下至小指端的爪甲根部左右各有井、荥、腧、原、经、合六穴。

手阳明经脉之气所通达灌注的穴位共有二十二个：鼻孔的外侧各有一穴；项部左右各有一穴；大迎穴在下颌骨空间左右各有一穴；柱骨之会左右各有一穴；骨之会左右各有一穴；肘部以下至食指端的爪甲根部左右各有井、荥、腧、原、经、合六穴。

手少阳经脉之气所通达灌注的穴位共有三十二个：颧骨下各有一穴；眉后各有一穴；耳前角上各有一穴；耳后完骨后下各有一穴；项中足太阳经之前各有一穴；侠扶突之外侧各有一穴；肩贞穴左右各有一穴；在肩贞穴之下三寸分肉之间各有三穴；肘部以下至手无名指端的爪甲根部左右各有井、荥、腧、原、经、合六穴。

督脉之经气所通达灌注的穴位有二十八个：项中央有二穴；前发际向后中行有八穴；面部的中央从鼻至唇有三穴；自大椎以下至尻尾旁有十五穴。自大椎至尾骨共二十一节，这是脊椎穴位的计算方法。

任脉之经气所通达灌注的穴位共有二十八个：喉部中行有二穴；胸膺中行之骨陷中有六穴；自蔽骨下至上脘是三寸，上脘至脐中是五寸，脐中至横骨是六寸半，计十四寸半，每寸一穴，计十四穴，这是腹部取穴的方法。自曲骨向下至前后阴之间有会阴穴；两目之下各有一穴；下唇下有一穴；上齿缝有一穴。

冲脉之经气所通达灌注的穴位有二十二个：侠鸠尾旁开五分向下至脐一寸一穴，左右共十二穴；自脐旁开五分向下至横骨一寸一穴，左右共十穴。这是腹脉取穴的方法。

足少阴肾经脉之气所通达灌注的穴位在舌下：肝足厥阴在毛际中左右各有一急脉穴；心手少阴经左右各有一穴；阴跷、阳跷左右有一穴。四肢手足赤白肉分，鱼际之处，是脉气所发的部位。

以上共计三百六十五个穴位。

骨空论篇第六十

【题解】

本文在论述几种疾病的针灸治疗方法的同时，特别提出了人的周身骨节均有穴，腧穴位于骨空之中。

黄帝问道：我听说风邪是引发许多疾病的原因，用针法来治疗，应采用什么样的方法？岐伯回答说：风邪从外侵入，使人寒战、出汗、头痛、身体发重、怕冷。治疗时应用针刺风府穴，以调和其阴阳。正气不足的虚症就用补法，邪气有余的实症就用泻法。

若感受风邪较重而颈项疼痛，就针刺风府穴。风府穴在椎骨第一节的上面。若感受风邪较重而汗出，就针刺谚谙穴，谚谙穴在背部第六椎下两旁距脊各三寸的地方，用手指按压其穴位，使病人感觉疼痛而呼出"噫嘻"之声，此时医生的手下会有跳动的感觉。

见风就怕的病人，应刺眉头攒竹穴。失枕而肩上横骨之间的肌肉强痛，应当使病人曲臂，取两肘尖相合在一起的姿势，然后在肩胛骨上端引一直线，正当脊部中央的部位，给以灸治。从眇络季胁牵引到少腹而痛胀的，就针刺谚谙穴。腰痛而不可以转侧动摇，痛而筋脉挛急，下引睾丸，刺八髎穴与疼痛的地方。八髎穴在腰尻骨间孔隙中。瘘病寒热往来，应针刺寒府穴。寒府穴在膝上外侧骨与骨之间的孔穴中。凡取膝上外侧的孔穴，使患者弯腰，呈揖拜体位；取足心涌泉穴时，使患者作跪的体位。

任脉经起源于中极穴的下面，上行经过毛际再到腹部，再上行通过关元穴到咽喉，又上行至颐，循行于面部而入于目中。冲脉经起源于气街穴，与足少阴肾经相并，侠脐左右上行，到胸中而散。任脉经发生病变，在男子则腹内结为各种疝病，在女子则有带下和瘕聚之类疾病。冲脉经发生病变，则气逆上冲，腹内拘急疼痛。

督脉发生了病变，会引起脊柱僵硬反折的症状。督脉起于小腹之下的横骨中央，在女子则入内系于廷孔。廷孔就是尿道的外端。从这里分出的络脉，循着阴户会合于会阴部，再分绕于肛门的外侧，再分支别行绕臀部到足少阴经，与足太阳经的中络相会合，与足少阴经相合上行经股内后廉而上，贯穿脊柱，连属于肾脏；与足太阳经共起于目内眦，上行至额部，左右交会于巅顶，内入联络于脑，复返还出脑，分别左右经项下行，循行于脊膂内，侠脊抵达腰中，入内循膂络于肾而止。其在男子，则循阴茎，下至会阴，与女子相同。其从少腹直上的，穿过脐中央，再上贯心脏，入于喉，上行到颐并环绕口唇，再上行系于两目中央之下。督脉发生病变，症状是气从少腹上冲于心而痛，大小便不通，称为冲疝，如在女子，就不能怀孕，或为小便不畅、痔疾、遗尿、咽喉干燥等症。总之，督脉生了病，还是应从督脉进行治疗，轻者针刺横骨上的曲骨穴，重者则针刺脐下的阴交穴。

病人气逆上行而呼吸还有声音，治疗取其喉部中央的天突穴，此穴在两缺盆的中间。病人气逆上冲于咽喉的，治疗取其大迎穴，大迎穴在面部两旁夹颐之处。膝关节能伸不能屈，治疗取其股部的经穴。坐下而膝痛，治疗取其环跳穴。站立时膝关节热痛，治疗取其膝关节处的经穴。膝痛，疼痛牵引到拇指，治疗取其膝弯处的委中穴。坐下而膝痛如有东西隐伏其中的，治疗取其承扶穴。膝痛而不能屈伸活动，治疗取其背部足太阳经的腧穴。如疼痛牵连小腿像折断一样，治疗时可取阳明中腧的陷谷穴；膝痛如骨肉分离一样，可取太阳经荥穴通谷、阳明经的荥穴然谷。胫骨酸痛无力，不能久立，治疗取其少阳经的别络光明穴，穴在外踝上五寸。

辅骨之上，腰横骨之下称为楗。髋骨两侧环跳穴处称为机。膝部的骨缝称为骸关。侠膝两旁的高骨称为连骸。连骸下面称为辅骨。辅骨上面的膝弯称为腘。腘上骨节动处叫关。头后部的横骨称为枕骨。

治疗水病的穴位有五十七个：尻骨上有五行，每行各五穴；伏兔上方有两行，每行各五穴；其左右又各有一行，每行各五穴；足内踝上各一行，每行各六穴。髓穴在脑后分为三处，都在颅骨边际锐骨的下面的风府，一处在龈基的下面的下颐，一处在项后正中的复骨下面，一处在脊骨上空的风府穴的上面，脊骨下空在尻骨下面孔穴中。又有几个髓空在面部侠鼻两旁，或有骨空在口唇下方与两肩相平的部位。两肩膊骨空在肩膊中的外侧。臂骨的骨空在臂骨的外侧，离开手腕四寸，在尺骨和桡骨的空隙之间。股骨上面的骨空在股骨外侧膝上四寸的地方。尻骨的骨空在辅骨的上端。股际的骨空在阴毛中的动脉下面。尻骨的骨空在髀骨的后面距离四寸的地方。扁骨有血脉渗灌的纹理聚合，没有直通骨髓的孔穴，骨髓通过渗灌的纹理内外交流，所以没有骨空。

灸治寒热症的方法，先针刺脖子后面的大椎穴，根据患者的年龄决定艾灸的壮数；其次灸尾骨的尾闾穴，也是以年龄决定艾灸的壮数。观察背部有凹陷的地方可以用针灸法，上举手臂在肩上有凹陷的地方（肩髃）可以用针灸法，两侧的季胁之间（京门）可以用针灸法，足外踝上正取绝骨穴处可以用针灸法，足小趾与次趾之间（侠豀）可以用针灸法，小腿肠肌下的经脉（承山）可以用针灸法，外踝后方（昆仑）可以用针灸法，缺盆骨上方按之坚硬如筋而疼痛的地方可以用针灸法，胸膺中的骨间凹陷处（天突）可以用针灸法，手腕部的横

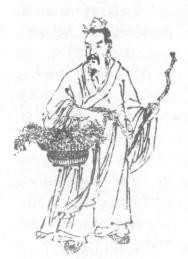

骨之下（大陵）可以用针灸法，脐下三寸的关元穴可以用针灸法，阴毛边缘的动脉跳动处（气冲）可以用针灸法，膝下三寸的两筋间（三里）可以用针灸法，足阳明经所行足跗上的动脉（冲阳）处可以用针灸法，头巅顶上（百会）亦可以用针灸法。被犬咬伤的，先在被咬处针刺三下，再按常规的治伤病法灸治。以上灸治寒热症的部位共二十九处。因于伤食引发寒热的，也可用灸法，如果用针刺治疗后，病情仍没有得到好转，就必须诊察病人的经脉，在阳邪气过于亢盛的地方，多针刺几个穴位，并同时配合药物进行治疗。

水热穴论篇第六十一

【题解】

本篇主要讨论水肿病的病因、病机和症状以及治疗水肿病的五十七个穴位，热病的病机及治疗热病的五十九个穴位，故篇名为"水热穴论"。

黄帝问道：少阴为什么主管肾？肾又为什么主管水？

岐伯回答说：在阴阳属性分类中，人体的上半身属阳，下半身属阴，六腑为阳，五脏属阴，肾的位置在人体的下部，为阴中之阴，所以称之为至阴之脏，所以肾脏是主管水的内脏。在和气候的阴阳关系中，肺脏和太阴相对应，肾脏和少阴相对应，少阴之气在冬季最旺盛，冬季与水相对应，而肾经的经脉之气在冬季最旺盛，少阴经脉起源于肾脏，其末端分支进入肺中。因此，水肿之病的根本在肾，其标末在肺，肺、肾两脏都能够积水而发为病。

黄帝问道：肾为什么能使水液积聚而造成病变呢？

岐伯说：肾好比是胃的闸门。闸门不通畅，就要积聚水液并使邪气猖獗。水液上下泛溢于皮肤，其内会发生腹水。而发生腹水的原因，就是水液的不断积聚。

黄帝问道：所有的水肿病都是由肾脏病变引起的吗？

岐伯说：肾是阴脏。凡是向上蒸腾的地方，都属于肾，因气化而生为水液，所以叫作至阴。如果有人自恃身体强壮，过度劳累或房事过度，就会大汗淋漓，这时的出汗与肾脏有关；当汗出的时候，突然遇到了风邪，汗孔骤闭，汗出不尽，向内不能回到脏腑，向外又不能排泄于皮肤，因余汗停滞于玄府，逗留在皮里，最后形成浮肿。这种病的根源仍是属于肾，又因感风而成，所以叫作风水。所谓玄府，就是指汗孔。

黄帝问道：治疗水肿病的穴位有五十七个，它们又都被什么内脏器官所主管呢？

岐伯说：肾脏主管水，所以这五十七个治水肿病的穴位都和肾脏关系密切。这些穴位，是阴气所积聚的地方，水液之气也从这里出入。尾骨以上共有五行，每行有五个穴位，中间一行是督脉，两旁的四行是足太阳膀胱经的经脉。中间一行的五个穴位是：长强穴、腰腧穴、命门穴、悬枢穴和脊中穴；次二行左右各五个穴位是：白环腧、中膂内腧、膀胱腧、小肠腧和大肠腧；边上两行左右各五个穴位是：秩边穴、胞肓穴、志室穴、肓门穴和胃仓穴。这二十五个穴位都居处在下焦，是和肾脏有密切关系的穴位。水肿病可以引起下部的浮肿和腹部胀大等症状，也可以引起上部的呼吸喘促、不能平卧等症状。这是肺脏和肾脏同时发生疾病所导致的。水气犯肺，就会出现呼吸喘促、不能平卧等症状；水肿则是肾脏功能失常造成的。两脏同时产生病变，互相影响，所以引起了水气停留。在伏兔穴以上的腹部挟脐两侧各有两行，共四行，每行有五个穴位。内侧两行的穴位是：中注穴、四满穴、气穴、大赫穴和横骨穴，左右共十六；外侧两行的穴位是：外陵穴、大巨穴、水道穴、归来穴和气冲穴，左右共十穴。这二十个穴位是肾气通行的道路。它和肝、脾两条经脉合成三条阴经，交会于脚趾。足内踝上有一行，六个穴位，即大钟穴、照海穴、复溜穴、交信穴、筑宾穴和阴谷穴，左右共十二个穴位。这是足少阴肾经的经脉下行的部分，又叫太冲。以上共五十七个穴位，都是五脏的阴络经过之处，也是水气停留的地方。所以，在治疗水肿病时，可以针刺这些穴位。

黄帝问道：春天针刺，为什么多取络脉和肌肉呢？

岐伯说：春天是五行之中的木气所主管的季节，草木开始生发，与春季相应的肝脏之气也开始萌动，肝气的性能很急，其变动如同风一样迅速，经脉深藏，而风气刚发生，其气尚少，不能深入经脉，所以只要浅取络脉分肌之间就可以了。

黄帝问道：夏天针刺，为什么多取盛经和皮肤腠理呢？

岐伯说：夏天是五行之中火气所主管的季节，人体的心脏之气与夏季相对应，心气才开始生长，脉瘦气弱，阳气相当充裕，热气熏蒸于分腠之间，向内入于经脉，所以应取盛经分腠，针刺不要过深，只要透过皮肤，病邪就会外泄，这是因为病邪居于浅表的缘故。所谓盛经，就是阳脉。

黄帝问道：秋天针刺，为什么多取经脉上的穴位呢？

岐伯说：秋天是五行之中金气所主管的季节，肺脏之气与秋天收敛清肃的气候相对应，金旺火衰，阳气在经脉的合穴，阴气初生，湿气侵犯人体，但阴气未盛，还不至于深入，所以应取腧穴来泻除阴邪，取合穴来泻除阳邪，因为体表的阳气开始衰弱，而向内运行到合穴之处，所以要取合穴针刺。

黄帝问道：冬天针刺，为什么多取各条经脉的井穴和荥穴呢？

岐伯说：冬天是五行之中水气所主管的季节，人体的肾脏之气与冬季相对应，这时，肾气开始闭藏，人体表面的阳气更加衰少，大部潜藏于体内深处，而阴气却亢盛于人的体表。由于太阳之气潜藏于内，体表的络脉也随之沉伏少见，所以针刺时多取各条经脉的经穴，用来抑制过盛的阴气；多取各条经脉的荥穴用来充实人体不足的阳气。因此说冬天取经穴和荥穴治疗，到春天就不会发生流鼻涕和鼻出血的疾病，上面所说的就是这个道理。

黄帝问道：先生所讲的治疗热病的五十九个穴位，我已经知道了大概意思，但还不能分清这些穴位所在的部位，想听您讲讲它们的部位以及它们的作用。

岐伯说：这五十九个穴位，在头上有五行，每行五穴，能够泄越诸阳经上逆的热邪。大杼、膺腧、缺盆、背腧左右共八个穴，可以泄除胸中的热邪。气街、三里、上巨虚、下巨虚左右共八个穴，可以泄除胃中的热邪。云门、肩髃、委中、髓空左右共八个穴，可以泄除四肢的热邪。五脏腧在脊柱两旁各有五个穴位，共计十穴，可以泻除五脏的热邪。以上五十九个穴位，都是治疗热病的穴位。

黄帝问道：人受了寒邪的侵袭，却能转变成发热，这是为什么呢？

岐伯说：物极必反，如果寒气亢盛到极点，就会转变成热。

调经论篇第六十二

【题解】

本篇主要论述了在治疗人体气血阴阳紊乱所导致的各种虚实病变时，采用调和经脉气血的方法，具有十分重要的意义。

黄帝问道：我听刺法上讲："病属有余的用泻法，病属不足的用补法。"但怎样是有余，怎样是不足呢？

岐伯说道：有余的情况有五种，不足的情况也有五种，您要问哪一种呢？

黄帝说道：我想全部了解一下。

岐伯说：神，既有有余的情况，也有不足的情况；气，既有有余的情况，也有不足的情况；血，既有有余的情况，也有不足的情况；形，既有有余的情况，也有不足的情况；志，既有有余的情况，也有不足的情况。这十种情况的病理变化和表现各不相同。

黄帝问道：人有精、气、津、液、四肢、九窍、五脏、十六部、三百六十五节，以上这些部位均可受邪气的侵犯而产生疾病。各种疾病的发生，各有虚实的不同。刚才，先生只说有余的情况有五种，不足的情况有五种，这些情况又是怎样产生的呢？

岐伯说：这十种情况都产生于五脏。心藏神，肺藏气，肝藏血，脾藏肉，肾藏志，五脏各有不同的分工，而形成了有机的人体。但人体只有精神畅快，气血正常流通，并与内部的骨髓相联系，才能使五脏和全身的功能正常协调，形成一个身心平衡的健康人体。五脏是人体的中心，五脏与身体各部分以及五脏之间的联系，都是由经脉这个通道来完成的，经脉中逆行气血，使身体各部分之间发生联系，协调全身功能。如果气血的运行发生障碍，各种各样的疾病就要产生了。所以，必须保持经脉的畅通无阻。诊察判断疾病，应该以经脉的生理、病理变化为依据；而治疗疾病，也可以通过调整经脉中的气血来取得效果。

黄帝问道：神有余和不足的症状是怎样的？

岐伯说：神有余则大笑不止；神不足，就会产生悲伤的情绪。当气血的运行功能正常，没有偏聚在身体某一部位时，五脏就会安定，功能正常，而不会产生或笑或悲的现象。这时即使病邪侵犯人体，一般也只能侵犯到人体表层的皮肤和毫毛，而没有侵入较深层的经络之中，造成洒然恶寒的症状，这只是心经的微邪。

黄帝又问道：治疗神的病变时应如何使用补泻的方法呢？

岐伯说：对神有余的病变，治疗时可以用泻法刺其小络使之出血，但不要过深，也不可开大针孔，不要刺伤大的经脉，这样，神气就自然协调，恢复正常了。对神不足的病变，要用补法，应该诊察虚在什么地方，先用按摩的方法导引气血，使局部的气血较为充盈，然后再用针刺的方法来调和气血，但不要使其出血，也不能使气外泄，只要使其经脉的气血运行通畅，病人的神气就会协调正常了。

黄帝又问道：对轻微的神病，应该怎样用针刺治疗呢？

岐伯说：多加按摩，针刺时不要开大针孔，通过运针把气血引导到虚弱不足的地方，神气即可恢复。

黄帝说：讲得好。气有余和不足的症状是怎样呢？

岐伯说：气有余就喘咳上逆；气不足就鼻塞、呼吸不利、气短等。当气血运行正常畅通，没有偏聚在身体的某一部位时，五脏的功能正常而安定，这时即使病邪侵犯人体，一般也只能侵入皮肤肌肉的表层，对肺脏的功能活动造成轻度的影响和损伤，这种病症就叫作肺气微虚。

黄帝问道：治疗病变时应该怎样运用补泻的方法呢？

岐伯说：对气有余的病变，治疗时应该用针刺泻比较浅的经脉，但不要伤了它的经脉，不能使它出血，不能使它气泄；对气不足的病变，应该采用补法来补充病人的经脉之气，不要使病人的气外泄。

黄帝又问道：对轻微的气病，怎样用针刺治疗呢？

岐伯说：对轻微的气病，应在针刺前先对针刺局部多加按摩，同时把针拿出来给病人看，并骗病人说："我准备深刺。"但在针刺时还是适中病处即止，这样，病人的精气自然贯注于内，相对地邪气就散乱于浅表，使之没有藏身之处。这样针刺时只要浅刺达到病邪所在的部位，邪气就会从皮肤毫毛孔中排泄出来，人体的真气便自然地恢复正常了。

黄帝说道：讲得好。血有余和不足的症状是怎样呢？

岐伯说：血有余则容易发怒；血不足就容易产生恐惧。当邪气尚未与血气相并，五脏安定，功能正常，这时即使邪气侵犯人体，一般也只在体表的孙络中，但孙络被邪气阻塞不通畅，邪气外溢，也会导致络脉和经脉中的血气运行不畅而停留在局部。

黄帝问道：对血的病变应该怎样治疗呢？

岐伯说：血有余，便泻其所充盛的经脉，使其出血；血不足，便选择其虚经，刺后留针于内，同时注意病人脉搏，等到局部虚弱的经脉充盛胀大起来，便立刻拔针，不能使之出血。

黄帝又问道：对瘀血的病变，应该怎样进行针刺治疗呢？

岐伯说：选择有血的络脉，刺出其血，使恶血不致入于经脉而引起别的疾病。

黄帝说：讲得好。形有余和不足的症状是怎样呢？

岐伯答道：形有余则腹部发胀，大小便不通畅；形不足则手足不灵活。当邪气尚未与血气相并，五脏尚安定，仅仅是肌肉有些蠕动感觉，这叫作微风。

黄帝问道：对形的病变，应该怎样用针刺治疗呢？

岐伯说：形有余，治疗时应该用针刺泻足阳明胃经的经脉；形不足，便补足阳明胃经的络脉之气。

黄帝又问道：对轻微的形病，如微风，应该怎样治疗呢？

岐伯说：针刺时应针刺到肌肉之间，用以驱散邪气，但不要刺中经脉，也不要伤其络脉，使卫气能够恢复，而邪气就能消散了。

黄帝说道：讲得好。志有余和志不足的症状是怎样呢？

岐伯说：志有余，就会腹胀、泄泻、完谷不化等；志不足，就会手足厥冷。如果气血的运行正常，还没有出现气血偏聚在身体某一局部时，五脏安定，功能正常，即使病邪侵袭，一般也只是病人感到骨节里有轻微的震动。

黄帝问道：对志的病变，应该怎样运用针刺补泻的方法呢？

岐伯说：志有余，治疗时应用针刺泻足少阴肾经的荥穴，即然谷穴，要针刺出血；志不足，应该用针刺补足少阴肾经的经穴，即复溜穴。

黄帝又问道：对轻微的志的病变，在气血没有偏留积聚时，应该怎样治疗呢？

岐伯说：就在骨节有震动的局部针刺，但不要深刺损伤经脉，这样，停留在局部的邪气就能很快被驱除掉。

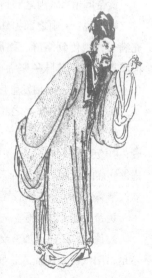

黄帝说：讲得好。我已经听了关于虚实的种种症状，但还不知道它们是如何产生的？

岐伯答道：虚实病变的发生，是由于邪气的入侵，造成了气血运行紊乱，阴阳之间失去了平衡，气的分布发生混乱，血出现了逆行，血气也偏离了正常位置，形成一虚一实的现象。如果血偏聚在属阴的五脏中，气偏聚在属阳的六腑中，便会发生惊狂的病症；如果血偏聚在属阴的体表，气偏聚在属阴的体内，就产生热中的病症；如血与邪气在人体上部相并，气与邪气在人体下部相并，就会使人心中烦闷，多怒；如血与邪气在人体下部相并，气与邪气在人体上部相并，就会使人气乱、健忘。

黄帝问道：血液偏聚在阴，气偏聚在阳，像这样的气血偏离了正常位置的情况，到底怎样是实，怎样是虚呢？

岐伯说：血和气都是喜欢温暖而厌恶寒冷的，寒冷会使血气涩滞而不流畅，温暖则能被寒冷凝滞的气血清散而运行滑利。如果气偏于亢盛，则血便显得相对较虚；如果血过于亢盛，则气便显得相对较虚。

黄帝说道：人身所有的最重要的物质，不过是血和气而已。现在先生说血液偏聚则阳气虚，阳气偏聚则血液虚，那就没有实性病证了吗？

岐伯说：多余的就叫作实，不足的就叫虚。因此，气并入的地方则血虚，血并入的地方则气虚，现在血和气偏离了各自的正常位置，失掉相互的联系，所以成为虚了。络脉和孙脉中之血气，都是输送到经脉去的，倘若与气相并，那就成为实了。倘若血和气并，循经络而上逆，则发生大厥之病，其症状是突然昏倒，如同暴死一般，假如气血能复返而下降，那么病人还能苏醒过来，否则就会造成真正的死亡。

黄帝问道：实性病症是怎样形成的？虚性病症又是怎样形成的？想听您讲讲虚实病症形成的关键。

岐伯说：阴经和阳经，有气血灌注而形成的穴位。如阳经中的气血充满了，就要灌注到阴经中去；反之，阴经中的气血充满了，也要灌注到阳经中去，通过这样的调节，阴阳得以平衡，从而充实人的形体，使九候的脉象表现一致，就称为正常之人。凡邪气产生的病变，有生于阴的内因，有生于阳的外因。生于阳的，是受了风雨寒暑的侵袭；生于阴的，是由于饮食不节、起居失常、情欲过度、喜怒无常的缘故。

黄帝问道：风雨之邪是怎样侵袭损伤人体的呢？

岐伯说：风雨之邪损伤人体，是先侵入皮肤，然后传到孙脉，孙脉中的邪气充满了，则传到络脉，络脉满了就传输到大经脉。血气和邪气并居，停滞于分肉腠理之间，其脉象坚大，所以说是实症。实症外表有坚实充满的样子，肌肤上不能按触，按触则发生疼痛。

黄帝又问道：寒湿之邪又是怎样侵袭损伤人体的呢？

岐伯说：寒湿之邪损伤人体，先造成人体的皮肤收缩，功能失常，肌肉变得坚硬，血液受寒凝涩而运行不畅，卫气受到损伤而不足，所以将这种病称为虚性病症。虚性病症的病人，病变局部的皮肤往往松弛而有皱纹，体表卫气不足，所以病人喜欢按摩病变局部，按摩后气血通行而感到温暖，所以就觉得舒服而不疼痛了。

黄帝说道：讲得好。先发生在阴经的实性病症是怎样形成的呢？

岐伯说：喜怒不加节制，就会使阴气上逆，如果阴气上逆，下部的阴气就会不足，阳气便乘虚而入，所以将这种病称为实性病症。

黄帝问道：那么先发生在阴经上的虚性病症又是怎样形成的呢？

岐伯说：如果狂喜过度，就会使心气涣散而下行。如果过度悲哀，就会使气消散，气消散，血脉就虚了，要是又吃了寒冷的饮食，寒气伤了脏气，就会使血涩滞而气耗散，所以将这种病称为虚性病症。

黄帝问道：古经上所说的阳虚则产生外寒，阴虚则产生内热，阳盛则产生外热，阴盛则产生内寒。这些我已经听说了，但不知为什么会产生这些症状。

岐伯说：人体体表享受从上焦输送分布来的阳气，这些阳气有温暖和养护皮肤肌肉的功能。现在寒气从外部侵袭人体，使大小经脉收缩，上焦的阳气不能通达到体表，由于体表的阳气不足，而寒气却停留在皮肤肌肉之中，所以使人产生寒冷颤抖的症状。

黄帝问道：阴气虚弱产生内热是怎么形成的呢？

岐伯说：劳倦过度，就会伤及脾脏，脾虚就不能正常运化，不能正常运化必然导致形气衰少，也不能传输水谷的精微，这样上焦就不能宣发五谷的气味，下脘也不能化水谷之精，胃气郁结而生热气，热气向上熏蒸到胸内，因而出现内热的症状。

黄帝问道：阳气亢盛产生外热是怎么形成的呢？

岐伯说：由于上焦不通利，皮肤紧密而腠理闭塞，汗孔不通，卫气不能发泄外越，因而便会发生外热。

黄帝又问道：阴气亢盛产生内寒是怎么形成的呢？

岐伯说：由于寒气向上逆行，停留积聚在胸中而不能向外泄除，不下泄则温和的阳气衰耗，而寒气停留聚积在胸中，不能向外泄出，使胸中的阳气被耗损而虚少，寒气单独停留，则使脉中的血液运行凝涩不畅，血行不畅则使经脉阻塞不通，所以产生内寒的症状。

黄帝问道：阴、阳、气、血的偏聚，就形成了疾病，对这些疾病，怎样用针刺的方法来治疗呢？

岐伯说：刺治这种病症，应取其经隧刺之，并刺脉中营血和脉外卫气，同时还要观察病人形体的高低胖瘦和四时气候的不同，采取或多或少或高或下的刺法。

黄帝问道：如果气血已经合并，运行紊乱，是疾病已经形成，此时病人身体之中的阴阳失去平衡，应如何运用补法和泻法呢？

岐伯说：泻实的方法是在邪气盛时进针，使针与气一起入内，从而开放邪气外泄的门户；拔针时，要使气和针一同出来，人的精气不受伤，邪气就会消退，针孔不能闭塞，以让邪气都出尽；必要时还摇大针孔，从而通利邪气外出的道路，这就叫作大泻。拔针时一定要急出其针，邪气就会消退。

黄帝又问道：如何运用补虚之法呢？

岐伯说：把针拿出来而不立即刺入，需要先安定病人的情绪，等病人呼气之时下针，即呼气出而针入，针孔不能摇动，使针与周围紧密接触，这样，精气才不致受到损伤。发现已经得气，就迅速把针拔出，拔针要在吸气时，气入而针出，使病邪不能再复还于体内，而使人体的正气得以保存。留针等待经气到来要有足够长的时间，这样才能使已经来到针下的气不会散失，并把远出的气引导到针下来。这就是针刺的补法。

黄帝说道：先生说虚实的病变有十种，都是产生于五脏的五条经脉。可是人身上有十二经脉，每条经脉都能产生病变，先生为何只是谈及五脏呢？那十二条经脉，联络人体的三百六十五个气穴，每个气穴都可能发生病变，这些病变又必定波及经脉，而经脉的病变，又各有虚实，它们与五脏的虚实病变是什么样的配合关系呢？

岐伯说：五脏和六腑有着紧密的联系，称为表里的关系，经脉、络脉、四肢和关节都能产生虚实的病症，应该根据病变的所在部位，而予以适当的调治。如病在脉，调治其血；病在血，调治其络脉；病在气分，调治其卫气；病在肌肉，调治肌肉；病在筋，调治筋；病在骨，调治骨。如果是风寒痹痛，经脉拘急，可以用火针劫刺患处；如果是风寒病邪在骨骼处造成病变，可用火针或用药物温熨病处；如病人不知疼痛，可针刺阳跷阴跷二脉；如果身体疼痛，而九候的脉象却是正常的，没有病态的表现，就用缪刺法治疗；如疼痛在左侧，而右脉已表现出病象，就要用巨刺的方法治疗。所以，一定要谨慎地诊察病人九候的脉象变化和症状，然后进行刺治，这样，才能比较完备地掌握针刺的技术。

缪刺论篇第六十三

【题解】

"缪"的含义是交错。缪刺是一种针刺方法，即病变在络脉中而采用右病取左、左病取右、交叉针刺的方法。本文是讨论缪刺法的专篇，故篇名为"缪刺论"。

黄帝问道：我听说有一种缪刺法，但不知道它的意义，究竟什么是缪刺法呢？

岐伯回答说：病邪侵袭人体之时，一般先侵入皮肤和毫毛之间；如果逗留不去，就会进入孙络；再逗留不去，就会进入络脉；如果仍然逗留不去，就会进入经脉；内与五脏相连，分散到肠胃，这样阴经和阳经都会感受到邪气，五脏便要受到损伤。这里病邪先从皮毛侵入，最后进入五脏。像这种情况，应当治其经脉。如果邪气由皮毛而入，并且进到了孙络而逗留不去，时间久了，由于络脉闭塞，流行不通，邪气不能经过络脉侵入经脉，于是便流到大络，所以便会产生各种不同寻常的病变。当邪气进入大络以后，从左边进来，就流窜到右边；从右边进来，就流窜到左边，或者上下流窜。所以有时见到病邪在左侧，病人却出现右侧的症状；病邪停留在右侧，病人却出现左侧的症状。由于病邪上下左右到处流窜，干扰经脉的正常功能，却又不入于经脉之中，而是分散到四肢的末端。因为病邪流窜不定，没有固定的停留之处，也不侵入经脉的腧穴，又往往表现出病邪所在之处与表现症状不一致，所以只能采用左病治右、右病治左、针刺病人络脉的方法，这种方法就叫作缪刺法。

黄帝问道：想请您讲讲缪刺法为什么采取左病取右、右病取左的方法，缪刺和巨刺又该怎样区分。

岐伯说：邪气侵袭到经脉，左侧邪气亢盛而症状反而表现在右侧，右侧邪气亢盛，则会影响到左边发病，不过也有左右相互转移的，左边疼痛还没有好，右侧的脉象已经开始有变病了，像这种情况，就必须用巨刺法。但使用巨刺必须针刺经脉，而不是络脉。因为络病疼痛的部位与经脉疼痛的部位不同，所以叫作缪刺。

黄帝问道：想请您讲讲怎样进行缪刺，运用的方法怎样。

岐伯说：邪气侵入足少阴的络脉以后，会使病人突然心痛、腹胀、胸胁部胀满闷塞。如果仅有上述症状，还没有形成积聚的，可以针刺然谷穴出血，大约一顿饭的时间，病就好了；如若不见好，就需要采用左病取右、右病取左的方法，一般新发病的患者，经过治疗，五天左右便可痊愈。

如果邪气侵入手少阳三焦经的络脉，会使病人产生咽喉肿胀疼痛，舌卷，口干，心中烦闷，手臂外侧疼痛、不能高举到头部等症状。应当针刺无名指上距离指甲约韭菜叶那样宽处的关冲穴，左右各刺一次。壮年人立刻就好，老年人稍等一刻就好了。病在左，刺右边，病在右，刺左边。假若是旧病复发，也不过几天时间就可以痊愈。

邪气侵入足厥阴的络脉，可使病人产生疝气而突然剧烈疼痛。应当刺足大趾甲上和肉相接处的大敦穴，左右各一次。男子立刻见好，女子也不过稍等一刻就好了。左病刺右，右病刺左。

邪气侵入足太阳膀胱经的络脉，会使病人产生头部、颈部、肩部的疼痛。应当刺足小趾爪甲上和肉相交接处的至阴穴，左右各一次，立刻见好；若不见好，改刺外踝下的金门穴各三次，左病刺右，右病刺左，约一顿饭的工夫即可痊愈。

邪气侵入手阳明的络脉，会使病人产生胸中气满、喘息、胸内发热等症状。应当针刺食指指端距离顶端如韭菜叶宽处的商阳穴，左右各一次，左病取右，右病取左。约一顿饭的工夫即可痊愈。

邪气侵入臂掌之间的络脉，会使病人产生臂掌之间疼痛、腕关节不能弯屈的症状。应当针刺腕关节之后的部位，先用手指按压，疼痛的地方就是针刺的部位。针刺时要根据月亮的圆缺来决定用针的次数：上半月月亮由缺向圆时，初一是一针，初二是二针，逐日增加一针；下半月月亮由圆向缺时，逐日减少一针，十五日十五针，十六日十四针。

邪气侵入足部的阳跷脉，就会使病人眼睛疼痛，疼痛一般从内侧眼角处开始。应当刺外踝下面约半寸处的申脉穴各二次，左病刺右，右病刺左，约需行走十里路的时间即可痊愈。

人由于堕坠跌伤，瘀血留在体内，就会产生腹胀疼痛、大小便不通等症状。治疗这种病症，先要给病人服用通便祛瘀的药物。因为病人坠落后，损伤了上部的厥阴经的经脉，也损伤了下部少阴经的络脉。应当刺足内踝下面然骨之前的血脉，使之出血，并刺足背上动脉处的冲阳穴。若不见效，再刺足大趾部位三毛上面的大敦穴，左右各一次，出血后，立刻就好。左侧的病痛则针刺右侧的穴位，右侧的病痛则针刺左侧的穴位。如果病人经常出现悲哀惊恐、闷闷不乐等症状，也可以按上述的方法进行治疗。

邪气侵入手阳明大肠经的络脉，就可能使病人产生耳聋的症状，这种症状时好时坏，有时能听见，有时会失去听觉。治疗时应当针刺手食指指端距离指甲约一根韭菜叶宽处的商阳穴，左右各一次，立时可以恢复听觉；如不见效，可以再针刺中指上指甲与皮肉相交接处的中冲穴，病人立刻就能听见声音；如果不能即时听见声音，则说明不是外邪入侵造成的耳聋，而是身体内部损伤引起的，对这种耳聋就不能再用针刺治疗了。至于那种时刻都好像听到风声的耳鸣，也可采取与上述刺法同等的次数。左病刺右，右病刺左。

患行痹的病人，疼痛难忍，游走不定，这是由于邪气侵入肌肉之间到处流窜所引起的，治疗时应在疼痛的部位下针，刺到肌肉之间。治疗时应根据月亏月盈的日期为次数标准，然而针刺的人要随着邪气的盛衰、症候的轻重，以确定针刺的次数。倘若针刺超过了应刺的日数，则能使正气耗散；如果针刺不够当日应刺的次数，就不能把邪气驱除。左病刺右，右病刺左，待病痊愈，即行停止；倘若还未好，仍采用上面的刺法治疗。月生一日一针，二日就二针，以后逐日增加一针；到十五日刺十五针，十六日刺十四针，以后逐日减少一针。

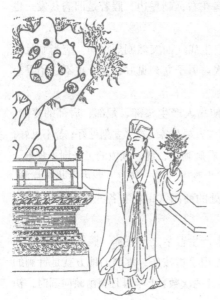

邪气侵入足阳明胃经的经脉，使人流涕、流鼻血、上齿寒冷。应当针刺足二趾趾甲和肌肉交界处的厉兑穴各一次。左侧有病针刺右侧，右侧有病针刺左侧。

邪气侵入足少阳经的络脉，则可能使病人产生肋部疼痛、呼吸不畅快、咳嗽而汗出等症状。应当针刺足四趾趾甲和肌肉分界处的窍阴穴各一次，针刺之后，呼吸不畅的症状立刻可以缓解，汗出的症状也会立刻停止，如有咳嗽的病人，要注意衣服、饮食的温暖，约有一天时间就好了。左病刺右，右病刺左，一般情况下，疼痛立刻就会好转；如还没有好，再按照上述方法针刺。

邪气侵入足少阴肾经的络脉，就会使病人产生咽痛、不能进食、无故发怒、气上逆至胸膈等症状。应当针刺心的涌泉穴，左右各三次，共六针，立刻可见效。左病刺右，右病刺左。若病人咽肿到了滴水不能下咽，口有涎沫也不能吐出的时候，应当针刺然骨前面的然谷穴，针刺出血，可立刻见效。左病刺右，右病刺左。

邪气侵入足太阴经的络脉，可能使病人腰痛连及少腹，甚至波及胁下部位，并且使人不能挺胸呼吸。应当刺腰骶部的骨缝当中脊两旁肌肉上的下髎穴，应以月亮的盈亏日数来决定针刺的多少，刺完出针以后，会立时见效。左病刺右，右病刺左。

邪气侵入足太阳膀胱经的络脉，就可能使病人产生背部痉挛拘急、牵引胁肋部疼痛等症状。应当从颈后数着脊椎，按到病人感到疼痛的地方，就针刺三针，病立刻就好。

邪气侵入足少阳经的络脉，则可能使病人出现股部环跳穴处持久性疼痛，髋关节活动受限因而大腿不能抬高的症状。应当用一种针体极细的毫针刺环跳穴，如果寒气严重，留针时间应长些，也要以月廓的盈亏日数决定针刺的次数，立刻便能见效。

治疗各经的疾病，应该采用针刺其经脉的方法，如果经脉所分布的部位没有发生病变，那是病变发生在络的地方，就要用缪刺之法。耳聋症，可以针刺手阳明经的商阳穴；如不见效，则改刺手阳明经脉走向耳前的听宫穴。龋齿病，针刺手阳明的商阳穴；如不见好，则改刺齿中取其恶血，立刻可以见效。

邪气侵入到五脏之间，引发疾病，这是因为经脉和络脉相互牵引而疼痛，时发时止。治疗这种疾病，应仔细诊察病变所在部位，用缪刺法，针刺病人手足上的井穴，并观察相关经脉分布区内有无充血显露的络脉，如果见到充血的络脉，可用针刺出血，隔日针刺一次，一次不见好，连刺五次，便能痊愈。

如果手阳明大肠经中的病邪，不能按照正常的途径流动，而是反常地流窜入足阳明胃经的经脉中，牵连到上齿的部位，使病人产生口唇牙齿寒冷疼痛等症状，应该诊察其手背上，看到络脉有瘀血的地方，则用针刺出其血，以泄邪气，然后刺足阳明经的中指甲上的内庭穴，和手大指侧次指甲上的商阳穴，各刺一次，立刻就好。左病刺右，右病刺左。

邪气侵入到手少阴、足少阴、手太阴、足太阴、足阳明的络脉，这五经的络脉都会聚到耳内，并上绕左耳上面的额角，假使五种络脉的脉气全部衰竭，就会使全身经脉振动，形体失去知觉，如同死尸一样，有人则称之为尸厥。治疗这种病当针刺病人的足大趾内侧距离趾甲有一个韭菜叶处的隐白穴，然后刺足心的涌泉穴，再刺足中趾甲上厉兑穴各一针，而后再刺手大指内侧端距离一个韭菜叶处的少商穴，然后再刺手厥阴的中冲穴，和掌后锐骨端少阴的神门穴各一针；如果仍不见好转，再用竹管吹病人的两耳，把病人左边头角上剃下一寸见方的头发，用火烧燔，研末，以好酒一杯冲服，如病人完全失去知觉而不能饮服，就把酒灌入病人口中，其病情立刻可以好转。

一般说来，凡是用针刺来治疗疾病的方法，首先要观察病人的经脉，用手细加按、摸，详审病的虚实，而调治其气血。如有偏虚偏实的现象，就用巨刺法。如有疼痛而经脉没有病变的，就用缪刺法。如果诊察到病人皮下有充血显露的经脉，就应当全部针刺，把瘀血都刺出来，这就是缪刺的方法。

四时刺逆从论篇第六十四

【题解】

本篇主要论述了针刺治病顺应四时之气的道理，并说明逆四时而刺产生的危害，故篇名为"四时刺逆从论"。

如果足厥阴肝经的经气过于亢盛，则使病人发生血凝滞不通的阴寒性的痹病；如果足厥阴肝经的经气过于虚少，就可能会使病人产生热痹病；厥阴脉滑，说明邪气亢盛，则可能会产生狐疝风病；厥阴脉涩，则表示经气不足，可能会产生少腹积气的病症。

足少阴肾经的经气过于亢盛，影响到肺部，则会使病人产生皮痹和隐疹；经气过于虚少则会发生肺痹。少阴脉滑，说明邪气亢盛有余，外来的阳邪侵入肺脏，因此形成肺风病；少阴脉涩，说明是影响到了心，而心经的气血不足，会使经脉中的气血运行缓慢涩滞，甚至停留形成积聚病，而积聚的形成，又会使血液的运行发生紊乱，而产生尿中带血的症状。

太阴的经气过于亢盛，就会产生肉痹和寒中的病症；然而经气过于虚少，则会发生脾痹。见滑脉就要患脾风疝；见涩脉则主患积聚，使人心腹经常胀满。

阳明的经气过于亢盛，就会产生脉痹、身体常发热的症状，然而经气过于虚少则会发生心痹症。见滑脉就要患心风疝症；而见涩脉则会患积聚症，使人时常惊恐。

太阳的经气过于亢盛，就会产生骨痹、身体沉重的症状；然而经气过于虚少则会发生肾痹症。见滑脉就要患肾风疝症；而见涩脉则主有积聚，或使人经常发生头部疾患。

少阳的经气过于亢盛，就会产生筋痹、胁部满闷的症状；然而经气过于虚少则会发生肝痹症。见滑脉就要患肝风疝的病；而见涩脉则主积聚，使人时常感到筋脉拘急和眼睛疼痛。

人体脏腑和经脉之气随着四时气候的变迁而发生相应的变化。所以，春天的风木之气在经脉，夏天的君火之气在孙络，长夏的湿土之气在肌肉，秋天的燥金之气在皮肤，冬天的寒水之气在骨髓。黄帝道：我希望听听这其中的道理。

岐伯说：春天是自然界中万物开始生长的季节，天地之间的阳气开始趋于生长、旺盛，阴气开始趋于衰弱，气温逐渐温暖，冰冻的大地开始融化消解，江河流通，所以与此相应，人身之气也在经脉。夏天，经脉满，气充盛，孙络得到了血的滋养，皮肤也就充实了。长夏，经脉与络脉都很旺盛，能够充分地润泽肌肉。秋天，阳气开始收敛，人身的腠理闭塞，皮肤也随着收缩。冬天是万物闭藏的季节，人身的血气收藏在内，附着于骨髓，贯通着五脏。所以邪气常常随着四时气血的不同情况而入侵人体。至于它们的具体变化，那是不可揣度的。但是，在治疗方面，所有的病都必须顺着四时的经气来排除病邪。这样，就会气血调和，不致于逆乱。

黄帝道：在治疗时，违背了四时气候变迁的规律，而产生血气逆乱，情况又怎样呢？

岐伯说：春气在经脉，如果误刺了络脉，血气就会向外散溢，使人产生气短的症状；如果误刺了肌肉，血气就会循环逆乱，使人产生气喘的症状；如误刺筋骨，血气就会留着在内，使人发生腹胀的症状。夏气在孙络，如果误刺了经脉，血气就会衰竭，使人产生倦惰的症状；如误刺肌肉，血气就会内闭，阳气不通，使人容易惊恐；如误刺筋骨，血气就会逆行而上，使人容易发怒。秋气在皮肤，如果刺了经脉，血气就会上逆，使人产生健忘的症状；如误刺络脉，使阳气不能进行于体表，就会使人嗜睡，不想活动；如刺筋骨，就会血气散乱于内，使人发生寒颤。冬气在骨髓，如果误刺了经脉，血气就会虚脱，使人视力下降、模糊不清，甚至失明；如误刺络脉，血气就会向外泄出，使人产生大痹的症状；如果误刺了肌肉，阳气就会竭绝，使人记忆力减退。以上结合四时的各种刺法，用于治疗血气逆乱之病时必须遵从。否则，不仅不能达到驱除邪气、治疗疾病的目的，反而会使人体正气发生紊乱，血气失调，导致复杂的病理变化。所以针刺时如果不知道四时人体经气所在的部位以及病变产生的原因和相关情况，而把正常的方法和错误的方法搞颠倒，乱用针刺，势必会助长邪气削弱正气，使邪气与正气纠缠在一起，互相抗争。所以，在用针之前，必须仔细地审察三部九候的脉象变化，结合四时的经气部位，给予恰当的治疗，才能使正气不被扰乱，使正气不受邪气的攻击。

黄帝道：讲得好！针刺五脏时，如果用针不谨慎，将会造成严重的后果。如果误刺中心脏，一天左右人就要死亡，其病变的症状是嗳气；如刺中肝脏，五天左右人就要死亡，其病变的症状是多语；如刺中肺脏，三天左右人就要死亡，其病变的症状是咳嗽；如刺中肾脏，六天左右人就要死亡，其病变的症状是多喷嚏；如刺中脾脏，十天左右人就要死亡，其病变的症状是不由自主地做吞咽动作。总之，刺伤了人的五脏必死。刺中后所发生的病变，就可以知道是哪一脏被刺伤了，并以此测知病人死亡的日期。

标本病传论篇第六十五

【题解】

本篇主要内容有两点，一是说明了病变有标病和本病的区别，二是讨论了疾病的五脏传变问题，故篇名为"标本病传论"。

黄帝问：疾病有所谓标病和本病的区别，针刺方法有逆治和从治的不同，这是怎么回事？

岐伯回答说：凡是在针刺之前，必定要先辨别清楚病情属阴还是属阳，结合病史来看。然后确定施行逆治还是施行从治，治标还是治本。所以说标病治标，本病治本，有的本病治标，有的标病治本。因此在治疗方法方面，有治标而奏效的，有治本而奏效的，有反治而奏效的，也有正治而奏效的。所以懂得了逆治与从治的方法和原则，就可放手治疗而无须疑虑；懂得了治标和治本的法则，就能屡治屡愈，万无一失。如果不懂得标本的道理，治疗时必然是盲目错乱的。

病情的属阴和属阳，治疗的逆治和从治，病的标病和本病，这些道理，看起来很小，但实际上包含着很大的意义。从对一个疾病的标病和本病、逆治和从治的认识，可以举一反三、触类旁通，进一步了解许多疾病的原理及其对人体造成的危害，使人们的知识由少到多、由浅入深，言一而知百。尽管如此，标病和本病的道理说起来容易理解，但要真正掌握，在临床实践中运用自如，却不是那么简单。

不懂得标本的道理，治疗时违反了标本的原则，称为逆；知道标本的道理，治疗时顺从标本的原则，则称为从。例如先患某病，然后才出现气血不和的，要先治它的本病；若病人先出现气血紊乱，然后才患病的，也应先治其本。先因寒邪致病而后发生其他病变的，应当先治其本；先患病而后出现寒症的，也当先治其本。先患热病而后发生其他病变的，应当治其本；先患热病而后生中满的，就应治它的标。先患病而后发生泄泻的，应先治其本；先患泄泻而后又生其他病的，当先治疗泄泻，一定得先把泄泻调治好，才可治疗其他病症。先患病而后发生中满的，应当先治它的标；先患中满，而后又增加了心烦不舒的，应当治其本。人体内有邪气，也有真气。大小便不通畅的，应当先治其标；大小便通畅的，应当先治其本。一般说来，由于邪气亢盛有余而导致的实性疾病，应当用本而标之的治法，即先治其本，后治其标；如病发而表现为不足的虚症，应当用标而本之的治法，即先治其标，后治其本。要谨慎地观察病情的轻重，根据具体情况而进行适当的治疗。病轻的可以标本兼治，病重的就要从实际出发，或治本或治标。另外，如果先是大小便不利，而后发生其他病变的，那么应先治疗大小便不利的本病。

关于疾病的传变规律，有些是按照五行中生克制约的规律，先传到患病之脏所克制的脏中。如果心脏有病，则有心痛的症状，大约经过一天的时间，病就会转到肺脏，发生咳嗽；大约经过三天的时间，病就会转到肝脏中，产生胁肋部位胀满疼痛的症状；大约经过五天的时间，病就会转到脾脏，导致大便闭塞不通，身体痛且沉重；如果再过三天时间不好，人就会死亡，在冬天死于半夜，夏天死于中午。

肺病先是喘咳，大约三天时间，病就会转到肝脏，使胁肋胀满疼痛；大约经过一天时间，病就会转到脾脏，产生身重疼痛的症状；大约经过五天的时间，病就会转到肾脏，产生肿胀症状；如果再过十天不好，人就会死亡，在冬天死于日落的时候，在夏天死于日出的时候。

肝病先是头目眩晕，胁肋撑胀，大约经过三天时间，病就会转到脾脏，产生体重身痛的症状；大约经过五天时间，病就会转到胃脏，产生腹胀的症状；大约经过三天时间，病就会转到肾脏，产生腰脊小腹疼痛、腿胫发酸的症状；如果再过三天不好，人就会死亡，在冬天死于日落的时候，夏天死于早餐的时候。

脾病先是身体疼痛沉重，大约一天时间，病就会转到胃脏，产生胀闷的症状；大约经过两天时间，病就会转到肾脏，发生腹腰脊疼痛、腿胫发酸的症状；大约经过三天时间，病就会转到膀胱，发生背脊筋痛、小便不通的症状；如果再过十天不好，人就会死亡，在冬天死于夜深人静的时候，夏天死于吃晚饭的时候。

肾病则是腹腰脊疼痛，以及小腿肌肉发酸，大约经过三天时间，病就会转到膀胱，发生背脊筋痛、小便不通的症状；大约经过三天时间，病就会转到小肠，产生小腹膜胀的症状；大约经过三天时间，病就会转到心，产生胁肋部胀

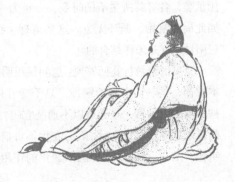

满疼痛的症状；如果再过三天不好，人就会死亡，在冬天死于天亮之时，夏天死于晚饭之时。

胃病先是胀满，若病不愈大约五天时间，病就会转到肾脏，发生小腹腰脊疼痛、胫部发酸的症状；大约经过三天时间，病就会转到膀胱，发生背脊筋痛、小便不通的症状；大约经过五天时间，病就会转到脾，导致身体沉重；如果再过六天不好，人就会死亡，冬天死于半夜以后，夏天死于午后。

膀胱病先是小便不通，大约经过五天时间，病就会转到肾脏，产生小腹胀满、腰脊疼痛、胫部发酸的症状；大约经过一天时间，病就会转到小肠，产生腹部䐜胀的症状；大约经过一天时间，病就会转到心脏，产生身体重痛的症状；如果再过两天不好，人就会死亡，在冬天死于半夜后，夏天死于午后。

以上各种疾病，按照一定的次序传变，这些疾病都是极其严重极其危险的病变，有可能会导致死亡。按照上述规律，可以推测出大概的死亡日期，对这类病，不可以用针刺的方法进行治疗。如果疾病不是按照上述次序传变，而是间隔一脏或隔三四脏相传变的，对这样的疾病，就可以进行针刺治疗。

天元纪大论篇第六十六

【题解】

由于本篇重点讨论了宇宙间元气运动变化的基本规律，介绍了五运六气学说的基本概念，认为运气的变化是万物生化的本源，故篇名为"天元纪大论"。

黄帝问：天有金、木、水、火、土五行，它的作用广泛分布在东、西、南、北、中五个方位，因而产生寒、暑、燥、湿、风的气候变化。人有五脏，化生五气而构成了人体，因而产生喜、怒、思、忧、恐。《六节脏象论》说道：五运之气相承袭，各有其所主治的时令，一年为一个周期，到了一年终结时又重新开始，如此周而复始、循环无穷。这些道理，我已经知道了，希望再听听五运与三阴三阳这六气是怎样结合的。

鬼臾区恭敬行礼回答说：您问得很明确啊！五运阴阳是自然界发展运动的根本规律，是一切事物的纲领，是千变万化的根源，是生长、毁灭的根本，是精神活动的大本营，难道可以不通晓它吗？凡是万物的生长称为"化"，生长发展到极端就叫作"变"，阴阳的变化不可揣测叫作"神"，这个神的作用变化无穷叫作"圣"。自然界这种阴阳变化的作用，在天就表现为幽远玄妙、变化无穷，而为主宰万物的无限力量；在人就表现为能够正确地认识和巧妙地运用这些道理，而适应自然界的一切变化；在地就表现为使万物生长发育。由于地能生长化育，就产生了酸、甜、苦、辣、咸五种不同滋味的物质；人明白了道理，就产生了智慧；天深奥不测，就产生了神明。而神明变化，在天为风，在地为木；在天为热，在地为火；在天为湿，在地为土；在天为燥，在地为金；在天为寒，在地为水。总之在天为无形的六气，在地为有形的五行。天地间无形的气和有形的五行之间阴阳的相互感应，就化生出万物了。这样说来，天地是一切事物的上下范围，左右是阴阳升降的道路，水火是阴阳的表现，秋春是生长收成的终了与开始。大气有多少的不同，五行有盛衰的分别，上下形气相互感召，于是不足和有余的现象，也就很明显了。

黄帝道：很想听听您讲一讲五运主四时的情况是怎样的。

鬼臾区说：五气运行，每气各尽一年的三百六十五日，终而复始，并非单独只主某一时令。

黄帝又问：请讲讲这种说法的具体内容。

鬼臾区说：据我查考《太始天元册》上面说：广阔无垠的天空，是宇宙创造化育物质的基础和本源，万物依靠它而有了开始，五运在那儿找到了归宿，它还敷布真灵之气，统摄着作为万物生长的根源。天蓬、天芮、天冲、天辅、天禽、天心、天任、天柱、天英等九星在那儿悬挂辉耀，太阳、月亮、金星、木星、水星、火星、土星七曜在那里环绕旋转。于是就有了阴阳，也有了柔刚。昼夜的明暗已有了固定的规律，四时寒暑也就更替有常了；这样生化不息，万物自然就都会明显地繁荣昌盛了。我家祖传已经十代了，就是研究前面所讲的道理。

黄帝说：讲得好！请问什么叫作气有多少，形有盛衰呢？

鬼臾区说：阴气和阳气，各有多少的不同，所以有三阴三阳的区别。形有盛衰，是说五行主岁运，各有太过与不及的情况。在开始的时候，如太过了，随之下一运便是不足；如开始是不足，随之下一运便是太过。懂得有余与不足的道理，也就可以知道运气的周期，并可以判断各时令的气候是否属于正常范围了。凡统主一岁之运与司天之气相应而符合的叫作"天符"，与该岁的年支相符的叫作"岁直"，若运气与天气、年支相会合，就可以算作"治"了。

黄帝道：上下之气相互感召是怎么一回事呢？

鬼臾区说：寒、暑、燥、湿、风、火是天的阴阳，而人身的三阴三阳与它相应。木、火、土、金、水是地的阴阳，而生化收藏的变化对下与它相应。天是以阳生阴长的，地是以阳杀阴藏的，天有阴阳，地也有阴阳，天地相合，则阳中有阴，阴中有阳。而我们要了解天地之阴阳的根本原因，在于与六气相应的五运是运动不息的，经过五年就右迁一步，与五运相应的六气是比较静止的，所以经过六年才循环一周。由于天地之气有动有静又上下相互影响，阴阳相互交错，于是六十年的运气变化就产生了。

黄帝道：天地运转，周而复始，也有定数吗？

鬼臾区说：天以六气为节，地以五行为制。六气司天，六年方能循环一周，五运制地，五年才能循环一周。因为君火主宰神明，只有相火主运，所以运仅有五，而气有六。五运六气相合计三十年，共有七百二十个节气，是为一纪。经过一千四百四十个节气，共计六十年就成为甲子一周，于是各年运气的太过和不及，就都可以清楚了。

黄帝道：您以上所讲的，上通天气，下达地理，可以说是极为详细了。我要把听到的珍藏起来，上可以治疗人民的疾苦，下可以保护自己的健康，使百姓也明白这些道理，上下和睦，德泽广泛流行，让他们不受疾病的困扰，无忧无虑地生活，并能传给子孙后世，永远没有终止的时候。能不能把如何应用这个道理来防治疾病讲给我听呢？

鬼臾区说：五运六气相合的规律，可以说是近乎微妙的，它的变化，其未来是可察见的，其以往是可寻求的；重视这些变化规律，就可以预防和治疗疾病，忽视了它，就要得病，甚至于死亡。违背了自然规律，行为放肆，必然会遭到灾祸。所以必须要谨慎地适应运气的自然规律，现在就让我讲讲其中主要的道理吧！

黄帝道：善于讲解事物起源的人，也必然知道事物的结局；善于讲解事物现状的人，也必然通晓其将来的发展。只有这样，五运六气相合的道理，才能算达到深刻而不至于迷惑了。希望您能依次推理，有条不紊、简明扼要地进行讲解，以使其永远流传而不会断绝，并且容易推广应用而不被忘记。关于这运气的要领，我希望听您详尽讲讲。

鬼臾区说：您问得是多么高明啊，而运气的道理又是多么清楚啊！就像鼓槌敲在鼓上，又像发出的声音得到了回响。我曾听说，甲年和己年都是土运，乙年和庚年都是金运，丙年和辛年都是水运，丁年和壬年都是木运，戊年和癸年都是火运，因为五运是通主一年的，所以又叫作统运，也叫中运。

黄帝道：五运六气与三阴三阳怎样相合的呢？

鬼臾区说：子年、午年都是少阴司天，丑年、未年都是太阴司天，寅年、申年都是少阳司天，卯年、酉年都是阳明司天，辰年、戌年都是太阳司天，巳年、亥年都是厥阴司天。年支阴阳的次序以子年为始，亥年为终，所以少阴为首，厥阴为终。厥阴是以风气为主，少阴是以热气为主，太阴是以湿气为主，少阳是以相火为主，阳明是以燥气为主，太阳是以寒气为主，因为风、热、湿、火、燥、寒是三阴三阳的本气，所以称为"六元"。

黄帝又道：您讲得太明白了，我要把它刻在玉版上，藏在金匮里，题上一个名字，叫作《天元纪》。

五运行大论篇第六十七

【题解】

由于本篇主要讨论了五（六）气五运的变化运动规律，及其对人体和万物生化的影响，故篇名为"五运行大论"。

黄帝坐在明堂里，开始验算、校正天体运行的规律，观看八方的地理形势，研究如何创立五运六气的理论，于是向天师岐伯请问道：在以前的著作中说，天地的运行变化，可以通过观察日月星辰作为标志和纪度，阴阳的升降运动，可以通过四时寒暑的变迁，显示它的征兆。我也听先生讲过五运的规律，先生所讲的仅是五运之气各主一岁。关于六十甲子，从甲年开始定运的问题，我又与鬼臾区进一步加以讨论，鬼臾区说五运与天干配合的规律是：土运主甲、己，金运主乙、庚，水运主丙、辛，木运主丁、壬，火运主戊、癸。六气与地支相配合规律是：子年、午年是少阴司天，丑年、未年是太阴司天，寅年、申年是少阳司天，卯年、酉年是阳明司天，辰年、戌年是太阳司天，巳年、亥年是厥阴司天。这些，与以前所讲的阴阳不怎么一致，是什么道理呢？

岐伯说：它是阐明其中的道理的，这里指的是天地运气的阴阳变化。以前讲的阴阳之数，可以数的，是人身中的阴阳，因而合乎可以数得出的阴阳之数。至于阴阳的变化，如果进一步推演，可以从十而至百，由千而及万，所以天地阴阳的变化，不能用数字去推算，只能从自然现象的变化中去估算。

黄帝说：我想听听运气学说是怎样创立的。

岐伯说：这个问题您问得很高明啊！我曾看到《太始天元册》中记载：红色的火气，经过牛、女二宿及西北方的戊位之间；黄色的土气，经过心、尾二宿及东南方的己位之间；青色的木气，经过危、室二宿与柳、鬼二宿之间；白色的金气，经过亢、氐二宿与昴、毕二宿之间；黑色的水气，经过张、翼二宿与娄、胃二宿之间。所说的戊分，是奎、壁二宿所在处，己分，是角、轸二宿所在处，奎、壁正处在秋分时，日渐短，气渐寒，角、轸正处在春分时，日渐长，气渐暖，所以是天地阴阳的门户。这是研究气候的第一步，对于这个自然规律的基本知识，不可以不知道。

黄帝说：好。《天元纪大论》中曾说：天地是万物的上下，左右是阴阳的道路。不知道是什么意思。

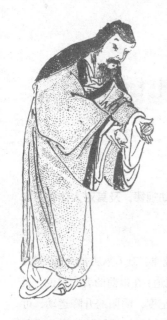

岐伯说：这里所说的"上下"，指的是从该年的司天和在泉，以见阴阳所在的位置。所说的"左右"，指的是司天的左右间气。如果是厥阴司天，左间是少阴，右间是太阳；如果是少阴司天，左间是太阴，右间是厥阴；如果是太阴司天，左间是少阳，右间是少阴；如果是少阳司天，左间是阳明，右间是太阴；如果是阳明司天，左间是太阳，右间是少阳；如果是太阳司天，左间是厥阴，右间是阳明。这里说的左右，是面向北方所见的位置。

黄帝说：什么叫作下（在泉）？

岐伯说：与司天相对的便是在泉，司天在上为正南方，在泉在下为正北方，具体情况是：如果是厥阴司天，则少阳在泉，在泉的左间是阳明，右间是太阴；如果是少阴司天，则阳明在泉，在泉的左间是太阳，右间是少阳；如果是太阴司天，则太阳在泉，在泉的左间是厥阴，右间是阳明；如果是少阳司天，则厥阴在泉，在泉的左间是少阴，右间是太阳；如果是阳明司天，则少阴在泉，在泉的左间是太阴，右间是厥阴；如果是太阳司天，则太阴在泉，在泉的左间是少阳，右间是少阴。这里说的左右是面向南方而确定的位置。客气和主气互相交感，客主之六气互相加临，如果客主之气相互对应就属平和，相互不对应的就要生病。黄帝说：客主之气相互对应却生病是什么原因呢？岐伯说：气相互对应指的是气生主气，如果主气生客气，是上下颠倒，叫作下临上，仍然是不恰当的，所以也要生病。

黄帝说：司天在泉之气的动静是怎样的呢？

岐伯说：在上的司天之气，自东而西是向右运行；在下的在泉之气，自西而东是向左运行。左右旋转一周为一年，才回到原来的位置。

黄帝说：我听鬼臾区说天地之气是静止而不动的。现在先生却说下面的在泉地气向左行，不明白您的意思，我想听听是什么道理。

岐伯说：天地的运动和静止，五行的递迁和往复，鬼臾区虽然知道了天的运行情况，但是没有深入全面地了解。关于天地变化的作用，天显示的是日月二十八宿等星象，地形成了有形的物质。日月五星来回穿梭在太空之中，五行附着在大地之上。所以地载运各类有形的物质。太空布列吸收精气的星象。大地上有形的万物与天之精气的运动，就像根和枝叶的关系。虽然距离很远，但通过对形象的观察，仍然可以了解它们的情况。

黄帝说：地是否处在天空的下边？

岐伯说：应该说大地是在人的下面，在太空的中间。

黄帝说：它在太空中间有什么依靠呢？

岐伯说：是空间的大气托举着它。燥气使它干燥，暑气使它蒸发，风气使它动荡，湿气使它滋润，寒气使它坚实，火气使它温暖。所以风寒之气在于下，燥热之气在于上，湿气在中央，火气在各气中游行，一年之内，风、寒、暑、湿、燥火六气从天空进入地面，由于地面感受了六气的影响而生化万物。所以燥气太过地就干燥，暑气太过地就炽热，风气太过地就动荡，湿气太过地就泥泞，寒气太过地就冻裂，火气太过地就坚固。

黄帝说：司天在泉之气的变化，在人体的脉象上能够诊察到吗？

岐伯说：天地之气有相互克制的胜气发生，然后有报复的复气出现，而胜气和复气的变化，不表现在脉搏上。《脉法》上说：司天在泉之气的变化，不能根据脉象进行诊察。就是这个意思。

黄帝说：左右间气的反应怎样呢？

岐伯说：可以随着每年间气存在于左右手的脉搏去测知。

黄帝说：怎样进行诊察呢？

岐伯说：脉气与间气变化相一致的就平和，脉气与间气变化不一致的就生病，相应之脉不在自己相应的位置而在其他位置的要生病，左右脉互相转换位置的要生病，相应的脉位反而出现与它相克的脉象，病情危重，两手尺脉和寸脉相反的，就要死亡，阴阳交错而见的，也要死亡。首先要确立每年的运气，测知岁气与脉象相应的正常情况，明确左右间气应当出现的位置，然后才可以预测人的生死和病情的逆顺。

黄帝说：寒、暑、燥、湿、风、火六气是怎样与人体的生理和病理相配合的呢？对于万物的生化，又有什么关系呢？

岐伯说：东方对应春季，是风气发生的地方，春风能使木类生长，木类生酸味，酸味滋养肝脏，肝滋养筋膜，肝气输于筋膜，其气又能滋养心脏。六气在天为深远无边，在人为认识事物的变化规律，在地为万物的生化。生化然后能生成五味，认识了事物的规律，然后能生成智慧，深远无边的宇宙，生成变化莫测的神，变化而生成五运六气。神的变化，具体表现为：在天应在风，在地应在木，在人体应在筋，在气应在柔和，在脏应在肝。性质温暖，品德平和，功能特点是动摇，颜色是青色，产生结果是繁荣，养出的动物是有毛一类，它的作用是升散，时令气候是宣发布散阳和之气，异常变化会导致摧折败坏，造成的灾害是陨落，滋味上属于酸，情志上为怒。怒能伤肝，悲哀能抑制怒气；风气能伤肝，燥气能克制风气；酸味能伤筋，辛味能克制酸味。

南方与夏季相应，阳气旺盛而产生热气，热盛则生火，火能生苦味，苦味入心，滋养心脏，心能生血，心气通过血以滋养脾脏。变化莫测的神，其具体表现为：在天应在热，在地应在火，在人体应在脉，在气应在阳气生长，在脏应在心。性质暑热，品德属于显现物象，功能特点为躁动，颜色是红色，变化结果是茂盛，养出的动物有羽毛，作用是光明普照，时令气候特点是盛热蒸腾，异常的变化是炎热灼烁，产生的灾害是燔灼焚烧，滋味上属于苦，情志上是喜。喜能伤心，恐惧能抑制喜气；热能伤气，寒能克制热气；苦味能伤气，咸味能克制苦味。

中央与长夏相应，气候多雨而生湿气，湿能生土，土能生甘味，甘味入脾，能滋养脾脏，脾能滋生肌肉，脾气通过肌肉而滋养肺脏。变化莫测的神，其具体表现为：在天应于湿，在地应于土，在人体应于肉，在气应于物体充盈，在脏应于脾。性质安静能兼化万物，品德是濡润，功用为化生，颜色是黄色，变化的结果是万物充实，养出的动物是裸体类，作用是安静，时令气候特点是布化云雨，变化异常会久雨不止，造成的灾害是湿雨土崩，滋味是甜，情志上是思虑。思能伤脾，仇怒能抑制思虑；湿能伤肌肉，风能克制湿气；甘味过度会伤脾，酸味能克制甘味。

西方与秋季相应，秋天雨水减少而干燥，燥能生金，金能生辛味，辛味入肺而能滋养肺脏，肺能滋养皮毛，肺气通过皮毛而又能滋养肾脏。变化莫测的神，其具体表现为：在天对应燥气，在地对应金，在人体对应五体中的皮毛，在气可使万物成熟，在脏是肺。性质清凉，品德是洁净，功用为坚固，颜色是白色，变化结果使万物收敛，养出的动物属于甲介类，作用是强劲有力，时令气候特点是雾生露降，变化异常是严酷摧残，产生的灾害是苍老凋落，滋味是辛味，情志为忧愁。忧能伤肺，喜能抑制忧愁；热能伤皮毛，寒能克制热气；辛味能伤皮毛，苦味能克制辛味。

北方与冬季相应，阴气盛而产生寒，寒能生水，水能生咸味，咸味入肾而能滋养肾脏，肾能滋养骨髓，肾气通过骨髓而能滋养肝脏。寒气的力量是非常强大的，它在天应于寒，在地应在水，在人体应在骨，在气应在物体坚实，在脏应在肾。性质严凛，品德是寒冷，功用为闭藏，颜色是黑色，变化结果是使万物肃静，养出的动物是鳞虫一类，作用是平静，时令气候特点是飘雪，变化异常是冰冻，产生的灾害是冰雹，滋味是咸味，情志是恐惧。恐能伤肾，思能抑制恐惧；寒能伤血，燥能克制寒气；咸味能伤血，甘味能克制咸味。

黄帝说：邪气致病所发生的变化是怎样的呢？

岐伯说：来气与主时的方位相一致，则病情轻微，来气与主时的方位不一致，则病情严重。

黄帝说：五气主岁是怎样的呢？

岐伯说：如果气太过就能克制自己所能克制的气，而又能欺侮克制自己的气；气不足，那么克制自己的气会趁气不足时来欺侮，自己所能克制的气也轻蔑地欺侮自己。由于本气有余而进行欺侮或乘别气不足而进行欺侮的，也往往要受邪，是因为它没有什么可害怕的，而缺乏防御的能力。

黄帝说：好。

六微旨大论篇第六十八

【题解】

本篇对六气运动变化的规律从理论方面进行了深入的探讨与论述，为了强调这是一篇原则性很强、包罗广泛的篇章，故篇名为"六微旨大论"。

黄帝问道：关于自然的道理是多么深远呀！就好像仰望空中的浮云，又像俯视深渊一样，渊虽深还可以被测知，仰望浮云却不知道它最后要去的地方。先生多次谈到，要小心谨慎地遵奉气象变化的自然规律，我听到以后，都牢记在心，但是私下里还有些疑惑，不明白说的是什么意思。请先生尽量详细地讲讲其中的道理，以便使它永远地流传下去，不至于被泯灭。

岐伯恭敬地拜了两拜回答说：您提的问题很高明啊！这是自然界的重要法则，正是因为六气的循环运行，才表现出来时序有盛衰的变化。

黄帝说：我想听听关于天道六六之节的盛衰情况是怎样的。

岐伯说：六气司天在上、在泉在下，有一定位置，左右有四个间气，它们的升降也有一定的规则。例如少阳的右间，是阳明主治；阳明的右间，是太阳主治；太阳的右间，是厥阴主治；厥阴的右间，是少阴主治；少阴的右间，是太阴主治；太阴的右间，是少阳主治。这就是所说的六气的标志，是面向南方而定的位置。所以说，要根据自然气象变化的顺序和盛衰的时间，及日影移动的刻度，确定位置，南面正立以进行观察。例如少阳司天，火气主治，少阳与厥阴互为表里，所以厥阴为中见之气；阳明司天，燥气主治，阳明与太阴互为表里，所以太阴为中见之气；太阳司天，寒气主治，太阳与少阴互为表里，所以少阴为中见之气；厥阴司天，风气主治，厥阴与少阳互为表里，所以少阳为中见之气；少阴司天，热气主治，少阴与太阳互为表里，所以太阳为中见之气；太阴司天，湿气主治，太阴与阳明互为表里，所以阳明为中见之气。这就是所说的本元之气，本气的下面，就是中见之气，中见之气的下面，是六气的标，由于本和标不同，

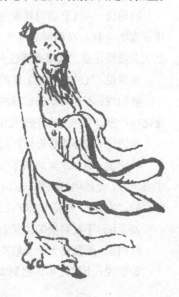

因此反映出来的脉象不相同，而病形也就不一样。

黄帝说：就时令季节与气候的关系来说，有的时令到了而相应的气候也到了，有的时令到了而相应的气候不到，有的时令未到而相应的气候先到了，这是为什么呢？

岐伯说：时令到了而相应的气候也到的，这是正常的和平之年；时令到了而相应的气候不到的，是相应的气候不及；时令未到而相应的气候先到的，是相应的气候有余。

黄帝说：时令到了而相应气候没有到，时令未到而相应的气候先到的会怎样呢？

岐伯说：时与气相应的是顺，时与气不相应的是逆，逆就要发生反常的变化，反常的变化就是要生病。

黄帝说：好，请您再讲讲时令与气候相应的情况。岐伯说：万物对六气的感应，表现于其生长的情况。六气对于人体的影响，从脉象上可以反映出来。

黄帝说：好。我想听您讲讲六气对应的位置是怎样的呢。

岐伯说：显明正当春分之时，它的右边，是少阴君火主司的位置；君火的右边，再退行一步，是少阳相火主司的位置；再退行一步，是太阴土气主司的位置；再退行一步，是阳明金气主司的位置；再退行一步，是太阳水气主司的位置；再退行一步，是厥阴木气主司的位置；再退行一步，是少阴君火主司的位置。六气各有相克之气，在它们的下面，有制约的气产生。水能制火，相火的下面，水气继承并制约；土能制水，水位的下面，土气继承并制约；木能制土，土位的下面，风气继承并制约；金能制木，风位之下，金气继承并制约；火能制金，金位之下，火气继承并制约；阴能制阳，君火的下面，阴精继承并制约。

黄帝说：这是什么原因呢？

岐伯说：六气亢盛时就要为害，继承它的气，可以制约它，依次制约才能维持正常的生化，在四时之气中表现为六气过分亢盛，一定会逐渐衰弱，而衰弱之气会慢慢亢盛，如果亢盛过头，会引起气候紊乱失常，必然发生大病。

黄帝说：气的盛衰是怎样的呢？

岐伯说：不在对应的位置的是邪气，恰在对应的位置的是正气，邪气引起的变化很严重，正气引起的变化很轻微。

黄帝说：怎样叫作恰好在对应的位置上呢？

岐伯说：例如木运遇到东方卯位，火运遇到午位，土运遇到辰、戌、丑、未中央之位，金运遇到酉位，水运遇到子位，是中运之气与年支方位五行之气相同。所说的"岁会"，是运气和平之年。

黄帝说：不在对应的位置上是怎样的呢？

岐伯说：那就是天干与地支不能会合于五方正位，也就不是岁会之年啦。

黄帝说：土运之年，遇到太阴司天；火运之年，遇到少阳、少阴司天；金运之年，遇到阳明司天；木运之年，遇到厥阴司天；水运之年，遇到太阳司天是怎样的呢？

岐伯说：这是中运与司天相会。所以《天元册》中叫作"天符"。

黄帝说：既是"天符"，又是"岁会"的是怎样的呢？

岐伯说：这叫作"太一天符"。

黄帝说：它们有什么贵贱的不同吗？

岐伯说：天符好比执法，岁会好比行令，太一天符好比贵人。

黄帝说：邪气中人发病时，三者有什么区别呢？

岐伯说：感受执法之邪的，发病快速而危重；感受行令之邪，发病缓慢而持久；感受贵人之邪，发病急剧，多会引发死亡。

黄帝说：主气客气位置互相转换时是怎样的呢？

岐伯说：君位客气、在臣位主气之上的为顺，臣位客气、在君位主气之上的为逆。逆的话发病快而急，顺的话发病慢而轻。这里主要是指君火和相火而说的。

黄帝说：好。我想听听关于六步的情况是怎样的？

岐伯说：所说的"步"，就是指六十度有零的时间，每年是六步，所以在二十四步中，也就是四年内，积累每年刻度的余数共为一百刻，就成为一日。

黄帝说：六气对应五行的变化是怎样的呢？

岐伯说：每一气所占的位置，是有始有终的，一气中又分为初气和中气，由于天气和地气的不同，所以推求起来，也就有了差异。

黄帝说：怎样推求呢？

岐伯说：天气从天干中的甲开始，地气从地支中的子开始，子和甲结合起来，就叫"岁立"，谨慎地注意交气的时间，六气变化的情况，就可以推求出来。

黄帝说：我想听听关于每年六气的始终早晚是怎样的？

岐伯说：您提的这个问题是很高明的啊！甲子的年份，第一气，天时的刻数，从漏水下一刻开始，终止在八十七刻五分；第二气，开始于八十七刻六分，终止于七十五刻；第三气，开始于七十六刻，终止于六十二刻五分；第四气，开始于六十二刻六分，终止于五十刻；第五气，开始于五十一刻，终止于三十七刻五分；第六气，开始于三十七刻六分，终止于二十五刻。这就是所说的第一个六步，天时开始和结束的刻数。乙丑的年份，第一气，天时的刻数，开始于二十六刻，终止于十二刻五分；第二气，开始于十二刻六分，终止于漏水下至一百刻；第三气，开始于一刻，终止于八十七刻五分；第四气，开始于八十七刻六分，终止于七十五刻；第五气，开始于七十六刻，终止于六十二刻五分；第六气，开始于六十二刻六分，终止于五十刻。这就是所说的第二个六步，天时开始和结束的刻数。丙寅的年份，第一气，天时的刻数，开始于五十一刻，终止于三十七刻五分；第二气，开始于三十七刻六分，终止于二十五刻；第三气，开始于二十六刻，终止于十二刻五分；第四气，开始于十二刻六分，终止于漏水下至一百刻；

第五气，开始于一刻，终止于八十七刻五分；第六气，开始于八十七刻六分，终止于七十五刻。这就是所说的第三个六步，天时开始和结束的刻数。丁卯的年份，第一气，天时的刻数，开始于七十六刻，终止于六十二刻五分；第二气，开始于六十二刻六分，终止于五十刻；第三气，开始于五十一刻，终止于三十七刻五分；第四气，开始于三十七刻六分，终止于二十五刻；第五气，开始于二十六刻，终止于十二刻五分；第六气，开始于十二刻六分，终止于漏水下至一百刻。这就是所说的第四个六步，天时开始和结束的刻数。依次相推便是戊辰年，第一气，又开始于一刻，经常如此，没有结束的时候，一个周期之后又重新开始。

黄帝说：我想听听以年为单位，应该如何计算。

岐伯说：您问得很详尽啊！太阳运行于第一周时，天时开始于一刻；太阳运行于第二周时，天时开始于二十六刻；太阳运行于第三周时，天时开始于五十一刻；太阳运行于第四周时，天时开始于七十六刻；太阳运行于第五周时，天时又开始于一刻。天气四周大循环，叫作"一纪"。所以寅、午、戌三年，岁时与六气会同，卯、未、亥三年，岁时与六气会同，辰、申、子三年，岁时与六气会同，巳、酉、丑三年，岁时与六气会同，终而复始。

黄帝说：我想听听六气升降动静在自然界所发挥的作用。

岐伯说：谈论天气的变化，必须抓住六气的本元；谈论地气的变化，应当找出六气对应的五行之位；谈论人体的变化，应当抓住天地之气相交。

黄帝说：什么是天地之气相交呢？

岐伯说：天气居于上位，地气居于下位，上下交互的地方，是人类居住的地方。所以说：天枢以上，天气主管，天枢以下，地气主管；在天地之气相会的地方，人气顺从天地之气的变化，万物由此而生。就是这个意思。

黄帝说：什么是初气和中气呢？

岐伯说：初气占一气中的三十度有零。中气也是这样。

黄帝说：为什么要分初气和中气呢？

岐伯说：是为了区别天气与地气用事的时间。

黄帝说：我想听您详尽地讲讲。

岐伯说：初气就是地气，中气就是天气。

黄帝说：它们的升降是怎样的呢？

岐伯说：气的升降，是天地阴阳相互作用的结果。

黄帝说：我想听听它们的相互作用是怎样的。

岐伯说：地气可以上升，但升到极点就要下降，而下降却是天气的作用；天气可以下降，但降到极点就要上升，而上升却是地气的作用。天气下降，它的气就流荡于地；地气上升，它的气就蒸腾在天。由于天气和地气上下感应，上升和下降的气相互作用，天气和地气才能不断地发生变化。

黄帝说：讲得好。寒气与湿气相遇，燥气与热气相接，风气与火气相逢，其中有没有异常变化呢？

岐伯说：六气都有主动去抑制的胜气和被动反抗的复气，胜气和复气的不断发作，就产生了六气的特性和生化作用以及异常的变化。有异常的变化，就要产生邪气。

黄帝说：什么是邪气？

岐伯说：物体的新生，都是由于生化作用，万物发展到极点就要变，变和化的互相斗争与转化，是事物成败的根本原因。由于气有往来进退，作用有缓慢与迅速，就产生了化和变，并发生了六气的变化。

黄帝说：气有迟速进退，所以发生六气变化，有化有变，是由于气的盛衰变化所致。成和败相互作用，潜伏在万物之中，是什么原因呢？

岐伯说：成败互因的关键在于六气的运动，六气不断地运动，就会发生不断的变化。

黄帝说：运动有一定的时间吗？

岐伯说：不生不化，是相对稳定的时期。

黄帝说：物有不生不化的吗？

岐伯说：物体的内部都有生生不息的阴阳变化的机能，叫"神机"，物体的外形依赖于气化的作用而存在，叫"气立"。如果出入的功能废止了，那么"神机"毁灭，升降的作用停息了，那么"气立"就消亡了。因此，没有出入，也就不会有发生、成长、壮实、衰老与灭亡；没有升降，也就不会有发生、成长、变化、收敛与闭藏。所以升降出入，是没有一种物体不具备的。因而物体就像是生化之器，若器物的形体不存在了，那么升降出入也就要停止，生化之机也就停止了。因此任何物体没有不存在出入升降的机能的。不过化有大小的不同，时间有远近的区别，不管大小远近，贵在保持正常，如果反常，就要发生灾害。所以说离开了物体的形态，也就没有灾害。就是这个意思。

黄帝说：好。有没有不受生化规律影响的呢？

岐伯说：您问得很详尽啊！能够结合自然规律而适应其变化的，只有"真人"。

黄帝说：好。

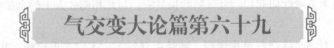

气交变大论篇第六十九

【题解】

　　天气下降而流荡于地，地气上升而蒸腾于天，天地之气相互交会之处，叫

作气交；变，就是变化、变动。人类与万物都生活、存在于气交之中，无时无刻不受着天地阴阳之气变化的影响，从而或正常健康发展，或产生各种灾病。本篇正是讨论这些问题的，所以叫作"气交变大论"。

黄帝问道：五运交替，与在天的六气相应，一周六步之内，阴阳相互更替，阳去阴来，寒暑转化而迎随不息，正气与邪气斗争，使人体内外之气不能协调，六经的血气动荡不安，五脏的本气失去平衡，太过就会一气独胜，不及就会二气合起来侵犯，我要知道它起始的原理和一般常规，能不能讲给我听？

岐伯说：您问得很好！这是应该明白的道理，历代帝王对此都非常重视，也是历代医师传授下来的，我虽然不聪明，但过去曾听老师讲过它的道理。

黄帝道：我听人家说如果遇到适当的人而不教，就会使学术失传，叫作"失道"；如果传授给不适当的人，是对学术态度不严肃、不负责任的表现。我虽然没有很高的修养，不一定符合传授学术的要求，但是对于群众多疾病而夭亡，我深感同情。要求先生为了保全群众的健康和学术的流传，请您讲出来，由我来主持掌握，一定按照规矩来做，您看怎样？

岐伯说：让我详细地讲给您听吧！《上经》说：研究医学理论的人，要上知天文，下知地理，中知人事，他的学说才能保持长久。就是这个道理。

黄帝又问：这是什么意思？

岐伯说：这是为了推求天、地、人三气的位置啊。研究天气的位置，就是天文学；研究地气的位置，是地理学；生活在天地之气相交的地方，随阴阳变化而变化的，是人事。因而太过的气就会比时令先来，不及的气比时令晚来，所以说，天地的运动有正常的变化，而人体的活动也随着起相应的变化。

黄帝道：五运气化太过是什么情况呢？

岐伯说：木运太过，则风气流行，脾土受到侵害。人们多患消化不良性的泄泻，饮食减少，肢体沉重无力，烦闷抑郁，肠中鸣响，肚腹胀满，这是由于木气太过的缘故。在天上对应的木星显得分外明亮，显示木气过于亢盛的征象。甚至会不时容易发怒，并出现头昏眼花等头部病症。这是土气不能发挥正常作用，木气独胜的现象，其使天上的云好像在飞跑，地上的万物迅速变动，草木动摇不定，甚至枝叶摇落。如病人的胁部疼痛，呕吐不止。如果冲阳脉绝，很可能会因无法治疗而死亡。金气制约报复它，与此相应，天上的金星就显得分外明亮。

火运太过，就会有暑热流行，肺受火邪侵害。人们多患疟疾，呼吸少气，咳嗽气喘，吐血衄血，二便下血，水泻如注，咽喉干燥，耳聋，胸中热，肩背热。在天上对应的火星显得特别明亮，显示火热之气过于亢盛的征象。火热之气过于亢盛，在人体会有胸中疼痛，胁下胀满，胁痛，胸背肩胛间等部位疼痛，两臂内侧疼痛，身热肤痛，而发生浸淫疮。这是金气不能发挥作用、火气独胜的现象，火气过旺就会有雨冰霜寒的变化，这是火热达到极点寒水来报复的关系。在天上对应的水星光明，这是显示火盛就会有水气制约。如果遇到少阴或少阳司天的年份，火热之气更加亢盛，有如燃烧烤灼，以致水源干涸，万物枯焦。人们发病，多出现谵语妄动，发狂越常，咳嗽气喘痰鸣，火气甚于下部则血从二便下泻不止。如果太渊脉绝，很可能会因无法治疗而死亡。在天上对应的火星光明，这是火盛的表示。

土运太过，就会有雨湿之气流行，肾受湿邪。人们多患腹痛，四肢厥冷，情绪忧郁，身体困重而烦闷，这是土气太过所致。在天上对应的土星光明。人体出现肌肉枯萎，两足痿弱不能行动，抽掣挛痛，如果土气不能发挥作用不能克制水，以致水饮之邪积于体内而生胀满，饮食减少，四肢无力，不能举动。如果遇到土旺之时，水气不能发挥作用，土气独旺，会出现泉水喷涌，河水高涨，本来干涸的池沼也会孳生鱼类，如果木气来报复制约，风雨暴至，使堤岸崩溃，河水泛滥，陆地可出现鱼类。人们就会肚腹胀满，大便溏泄，肠鸣，泄泻不止。而太溪脉绝，很可能会因无法治疗而死亡。在天上对应的木星光明。

金运太过，就会有燥气流行，邪气伤肝。人们多会出现两胁之下及小腹疼痛，双目肿痛，眼角发生溃疡，两耳听不到声音等症状。燥金之气过于亢盛，就会身体重而烦闷，胸部疼痛并牵引及背部，两胁胀满，而痛势下连小腹。在天上对应的金星光明。严重的会发生喘息咳嗽，呼吸困难，肩背疼痛，尻、阴、股、膝、髀、腨、胻、足等处都感疼痛的病症。在天上对应的火星光明。如果金气突然亢盛，水气下降，草木就会把生气收敛，枝叶枯干凋落。人们就会胁肋急剧疼痛，不能转动翻身，咳嗽气逆，甚至吐血衄血。如果太冲脉绝，很可能会因无法治疗而死亡。在天上对应的金星光明。

水运太过，就会有寒气流行，邪气损害心。人们多患发热，心悸，烦躁，四肢逆冷，全身发冷，谵语妄动，心痛。寒气过早到来，在天上对应的水星光明。如果寒水之气过度亢盛，反而会伤害属于水的肾脏，出现腹部胀大，足胫浮肿，气喘咳嗽，盗汗，怕风。土气报复制约就会大雨下降，尘土飞扬，像露降下一样的迷蒙郁结，在天上对应的土星光明。如果遇到太阳寒水司天，会有雨、冰、霜、雪不时降下，湿气大盛，万物改变形态。人们多患腹中胀满，肠鸣便泻，食不化，渴而妄冒。如果神门脉绝，很可能会因无法治疗而死亡。在天上对应的火星失去光泽，水星变得明亮。

黄帝道：很好，五运不及会怎样？

岐伯说：问得真详细啊！木运不及，燥气就会旺盛并大规模流行，木的生发之气与时令不相适应，草木繁荣的时间要推迟。肃杀之气亢盛，使劲硬的木枝条干枯，本来柔嫩苍翠的枝叶会萎弱干枯，在天上对应的金星光明。人们多患中气虚寒，肱胁部疼痛，小腹痛，腹中鸣响，大便溏泄。在气候方面是冷雨不时下降，在天上对应的金星光明，在五谷是青色的谷不能成熟。如果遇上阳明司天，金气制约木气，木气失却了应有的生气，草木在夏秋再变繁荣，所以开花结实的过程非常急促，很早就凋谢，在天上对应的金、土二星光明。金气制约木气，木起反应而生火，于是就会炎热如火，湿润的变为干燥，柔嫩脆弱的草木枝叶干枯焦槁，枝叶从根部重新生长，开花结实一起出现。在人体多半发寒热、疮疡、痹疹、痈痤。在天上对应的是金、火二星，在五谷则外强中干，不能成熟。白霜提早下降，秋收肃杀之气流行，寒雨不分时节地来到，损害万物，味甘色黄的谷物多生虫蛀，所以稻谷没有收获。在人则脾土先受损害，火气后起，所以心气也变得亢盛，火气制约金气，金气被压抑，所以谷物不能成熟，在疾病是咳嗽鼻塞。在天上对应的是金星与火星。

火运不及，寒气就旺盛并大规模流行，火气不能发挥作用，万物就缺乏向上茂盛的力量。阴寒凝滞之气过盛，则阳气不能生化，万物的繁茂就受到摧折，在天上对应的水星光明。人们的疾病是胸中疼痛，两胁胀满疼痛，上胸部、背部、肩胛之间及两臂内侧都感疼痛，抑郁眩晕，头目不清，心痛，突然失音，胸腹肿大，胁下与腰背相互牵引而痛，甚则四肢蜷屈不能伸展，髋骨与大腿之间不能活动自如。在天上对应的火星失去光泽，水星变得明亮，红色的谷类不能成熟。火被水抑，火起反应就会有土气来制约报复，于是埃尘郁冒，大雨倾盆，水气受到抑制，所以病人出现大便时时溏泄，腹中胀满，饮食不下，腹中寒冷鸣响，大便泄泻如注，腹中疼痛，两足急剧拘挛、萎缩麻木、不能行走。在天上对应的土星明亮、水星暗淡。黑色的谷物不能成熟。

土运不及，它不能制约的风气就会大规模流行，土气失去生化能力，风气旺盛，则草木茂盛繁荣。但因过分飘扬，谷物不能结果，在天上对应的木星光明。人们的疾病多见消化不良的泄泻，上吐下泻的霍乱，身体重，腹中痛，筋骨动摇，肌肉跳动酸疼，时常容易发怒。水气不能受到制约而变得亢盛，因而虫类提前蛰伏在土里，在人体出现病寒泄中满，在天上对应的木星光明、土星失明，黄色谷类不能成熟。木气太盛就有金气来报复制约，于是秋收之气严峻，出现一派严肃峻烈之气，坚固的树木也不免要枝叶凋谢，所以胸胁急剧疼痛，波及少腹，常呼吸小气而太息。味甘色黄的谷物被虫蛀食，脾受到邪气侵害，人们多患饮食减少，食而无味。金气胜木，所以青色的谷物受到损害，在天上对应的金星光亮、土星减明。如果遇到厥阴司天相火在泉，流水不能结冰，本来早已冬眠的虫类，重新又活动起来。寒水之气不能独胜，金气也不能复盛，而人们也就康健，在天上对应的木星正常。

金运不及，火热之气会大规模流行，所以万物茂盛，干燥灼热，在天上对应的火星光明。人们多患肩背闷重，鼻塞流涕，喷嚏，大便下血，泄泻如注。秋收之气不能及时到来，在天上对应的金星失明、火星光明，白色的谷类不能及时成熟。火气过盛就有水气来制约它，于是寒雨之气突然而来，以致降落冰雹霜雪，杀害万物，阴气在下部亢盛，格拒阳气，使阳气反往上升腾，所以头后部疼痛，痛势连及头顶，发热。在天上对应的水星光明、火星失明，在谷类对应的红色谷物不能成熟。人们多患口腔生疮，甚至心痛。

水运不及，它所不能制约的土湿之气就会大规模流行，水气不能压制火气，火气反而变得旺盛，天气炎热，频繁下雨，万物的生化很迅速，在天上对应的土星光明。人们多患腹胀，身体困重，大便溏泄，阴性疮疡脓水稀薄，腰股疼痛，下肢关节活动不利，烦闷抑郁，两脚萎弱厥冷，脚底疼痛，甚至足背浮肿。这是由于冬藏之气不能发挥作用，肾气不平衡，在天上对应的土星光明、水星失明，在谷类黑色的

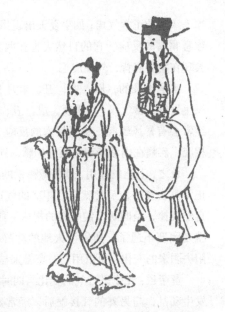

谷物不能成熟。如果遇到太阴司天，寒水在泉，寒气经常侵袭，虫类很早就冬眠，地上的积水结成厚冰，阳气伏藏，不能发挥它温暖的作用，人们多患下半身的寒性疾病，严重的可能出现腹部胀满浮肿，在天上对应的土星光明、火星失明，在谷类黄色的谷物成熟。土气过盛，就会有风木之气来制约报复它，因而大风暴发，草类倒伏，树木凋零，生长的力量不能显著，人的面色枯黄无光泽，筋骨拘急疼痛，活动不利，肌肉跳动抽掣，两眼昏花，视觉不明或失常，物体视之若分裂，肌肉发出风疹，如果邪气侵入胸膈之中，就有心腹疼痛。这是木气太过，土气受到制约，黄色谷类没有收获，在天上对应的木星光明、土星失明。

黄帝说：说得很对。希望听您讲一讲五气与四时相应的关系。

岐伯说：问得真详细啊！木运不及的，如果春天有和风使草木萌芽抽条的正常气象，那秋天也就有雾露润泽而凉爽的正常气候；如果春天反而出现寒冷惨凄、霜冻残贼的秋天气候，那夏天就有特别炎热的反应。它的自然灾害在东方，在人体应在肝脏，其病在内常表现在胠胁部，外在筋骨关节。

火运不及的，如果夏天有景色显明的正常气候，那冬天也就有严肃霜寒的正常气象；如果夏天反而出现萧条惨凄寒冻的冬天气候，那时常会有倾盆大雨的反应。它的自然灾害在南方，在人体应在心脏，其病在内常表现在胸胁部，外在经络。

土运不及的，如果辰、戌、丑、未月有尘土飘扬、和风细雨的正常气候，那春天也就有风和日暖的正常气候；如果辰、戌、丑、未月只出现狂风拔倒树木的变化，那秋天也就有久雨霜雪的反应。它的自然灾害在东南、西南、东北、西北四隅，人体脾脏与它相对应，因此疾病常常是内在心腹，外在肌肉四肢。

金运不及的，如果夏天有景色显明、树木茂盛的正常气候，那冬天也就有

冰冻寒冷的正常气候；如果夏天出现像火烧一样过于炎热的气候，那秋天就会有冰雹霜雪的反应。它的自然灾害在西方，人体的肺脏与它相对应，其病在内常表现在胸胁肩背，外在皮毛。

水运不及的，辰、戌、丑、未月有尘沙荡扬而无暴雨的气候，则时常有和风生发的正常气候；如果辰、戌、丑、未月出现飞沙走石、狂风暴雨的变化，则经常会有暴风骤起、吹断树木的反应。它的自然灾害在北方，人体的肾脏与它相应，疾病在内常表现在腰脊骨髓，外在肌肉交接地方与小腿膝弯部位。

总之，五运的作用，就好像称量的工具，太过的给予抑制，不及的给予帮助，正常就会和平，反常就会有相应的气产生来使它恢复正常，这是生长化收藏的自然规律，是四时气候应有的规律，如果失却了这些规律，天地之气不升不降，就是闭塞不通了。所以说天地的动静，受自然力量的规律所控制，阴去阳来、阳去阴来的变化，可以用四时寒暑来显示出它的征兆，就是这个意思。

黄帝道：先生讲五气的变化与四时气候的相应，可以说很详尽了。然而五气发生动乱，与另外的气接触后，经常发作为灾害，而这种灾害的发作，并没有一定的规律可循，又多属于突然发生的，请问对于这些异常的变化，怎样才能预先知道呢？

岐伯说：五气的变动，尽管不是经常存在的，然而它们的特性、生化的作用、治理的方法与表现，以及一定的损害作用和变异，都是各不相同的。

黄帝又问：有哪些不同呢？

岐伯说：风是生于东方的，与木气相对应。它的特性是柔和地散发，它的生化作用是滋生荣盛，它行使的职权是舒展阳气，宣通筋络，它的表现是风，它的异常变化是发散太过而动荡不宁，它的灾害是草木动摇、摧残、散落。热是生于南方的，与火气对应。它的特性是光明显著，它的生化作用是繁荣茂盛，它行使的职权是明亮光耀，它的表现是热，它的异常变化是销烁煎熬，它的灾害是焚烧。湿是生于中央的，与土气对应。它的特性是洋溢，它的生化作用是充实丰满，它行使的职权是使万物安静，它的表现是湿，它的异常变化是急剧的暴雨，它的灾害是久雨不止，堤防崩溃，土烂成泥。燥是生于西方的，与金气相对应。它的特性是清洁凉爽，它的生化作用是紧缩收敛，它行使的职权是锐急的，它的表现是干燥，它的异常变化是肃杀，它的灾害是干枯凋落。寒是生于北方的，与水气相对应。它的特性是寒冷的，它的生化作用是清静而安谧，它行使的职权是凝固严厉，它的表现是寒冷，它的异常变化是剧烈的严寒和冰冻，它的灾害是冰雹、霜、雪。所以观察它的运动，分别它的特性、生化、权力、表现、变异、灾害，就可以知道万物因为它而起的变化，以及人类因此而生的疾病了。

黄帝道：先生讲过五运的不及与太过，与天上的五星对应相一致。现在五运的德、化、政、令、灾害、变异，并不是按照一定的规律发生，而是突然地发生变化，天上的星星是不是也会随着发生变动呢？

岐伯说：五星是随天的运动而运动的，所以它不会随便就变动，不存在不一致的问题。突然而来的变动，是气相交合所起的偶然变化，与天运无关，所以五星不受影响。因此说常规发生是一致的，突然发生是不相一致的。就是这个意思。

黄帝又道：五星与天运正常相应的规律是怎样的？

岐伯说：五星各有不同的性质，分别与分运相应。

黄帝问道：五星运行的徐缓迅速、逆行顺行是怎样的？

岐伯说：五星在它的轨道上运行，如果一直拖延不前进，或者反方向运行，它的光芒逐渐变小，叫作"省下"；如果它在轨道上离开又快速返回，或迂回而行的，称为"省遗过"；如果长时间地拖延不前并且来回旋转、似去似来的，称为"议灾"或"议德"。气候的变化近则小，变化远则大。光芒大于正常一倍的，气化亢盛；大二倍的，灾害马上就到来。小于正常一倍的，气化减退；小二倍的，称为"临视"。视察下面的德与过，有德的获得幸福，有过的会得灾害。所以五星的形象，高而远的就小，低而近的就大；大的话灾难就接近，小的话灾难就远离。岁运太过的，主制之星就向北越出常道；运气相和，则五星各运行在经常的轨道上。所以岁运太过，被制之星就暗淡而兼母星的颜色；岁运不及，那运星就兼见所不胜的颜色。取法天地的人，看见了天的变化，如果还不知道是什么道理，心里非常忧惧，不知道应该怎样才好，随便瞎说，又没有任何征兆，只是白白让王侯担惊受怕。

黄帝又道：它在灾害方面的应验怎样？

岐伯说：那也是根据各年的运气不同，而有所区别的。所以时令有盛衰，侵犯有逆顺，留守时间有长短，所见的形象有好坏，星宿所属的类别有胜负，所应验的征兆也有吉有凶了。

黄帝问：好坏怎样？

岐伯说：有喜悦有愤怒，有忧愁有悲伤，有润泽有躁乱，这是星象变化所常见的，必须小心观察。

黄帝又道：星象的喜、怒、忧、丧、泽、燥六种现象，和星的高低有没有关系？

岐伯说：五星的形象虽然有高下的不同，但与它对应的物候是一致的，所以人体也是这样相对应的。

黄帝道：讲得好。它们的特性、作用、职权、表现等，对人体以及万物有什么利与害呢？

岐伯说：五气的德、化、政、令与灾变都是有一定规律而不能彼此相加的，胜负和盛衰不能随意增多，胜复往来的日数也是相同的，不能彼此超过，升降作用不会互不存在的，这些都是从运动中所产生出来的。

黄帝道：它们与疾病发生的关系是怎样的？

岐伯说：五运正常的特性与作用，是五气的外在现象；变动是复气的前提，灾祸是万物受损害的开始。大凡人的正气能抗拒邪气就和平无病，不能抗拒邪气就会生病，重复感受邪气就会病情加重。

黄帝道：讲得好。这些正是所说的精深高明的理论，圣人的伟大事业，晓畅的学说，达到了无穷无尽的境界。我听说：善于谈论自然规律的，也一定能在人的身上应验这些理论；善于谈论古代的，也一定能古为今用；善于谈论气化的，一定能通晓万物；善于谈论应变的，就会采取与天地同一的步骤；善于谈论化与变的，就会明白自然界变化莫测的道理。除了您，还有谁能够说清楚这些高深重要的理论呢？于是选择了一个好日子，把它藏在书室里，每天早晨取出来攻读，给它取名为《气交变》。黄帝非常珍重它，不随便取出来，不肯轻易传授给别人。

五常政大论篇第七十

【题解】

本篇重点讨论了五运之气的常规变化及其对万物生化的影响，故篇名为"五常政大论"。

黄帝问道：宇宙辽阔无垠，五运环转不息，由于它有太过与不及的差别，损益的差别也相应地产生。我想了解一下五运中的平气是如何命名的，又有哪些标志和表现。

岐伯回答说：问得真高明啊！木的平气，具有敷布和柔的作用，称为敷和；火的平气，有上升的作用，称为升明；土的平气，有旺盛的生化作用，称为备化；金的平气，清宁平和，称为审平；水的平气，柔顺沉静，称为静顺。

黄帝问道：那么，不及的又怎样呢？

岐伯说：木气不及，不能正常地敷布温和的阳气，使万物萎弱，所以叫委和；火气不及，不能使阳气上升而下伏，使万物不能繁荣明显，称为伏明；土气不及，生化的作用减弱，使万物萎缩低下，称为卑监；金气不及，收敛坚硬的作用衰减，使万物松脆，处于变革形态，称为从革；水气不及，使万物干涸，失去湿润之气，称为涸流。

黄帝问道：太过的情形如何？

岐伯说：木气太过，使万物提早发育，称为发生；火气太过，使万物焦枯，称为赫曦；土气太过，使万物十分丰厚，称为敦阜；金气太过，使万物坚实成熟，称为坚成；水气太过，使万物潜藏，称为流衍。

黄帝问道：对平气、太过、不及三气的名称及表现我知道了，请告诉我其中不同的情况。

岐伯说：问得真详细啊！木运平气也就是敷和的年份，木气的作用周遍流行，阳气舒畅，阴气四处发散，五行的气化都能施行其正常的功能，木气正直，性质柔和顺从力物，它的功用是或曲或直，它能使万物兴旺，所对应的物种是草木，职权是发散，其气候特点是温和，它的表现是风，对应的人体内脏是肝。肝受清凉的金气克制，滋养双眼。对应的谷类是麻，对应的果类是李，对应的是果实的核仁，对应的时令是春季，对应的虫类是毛虫，对应的畜类是犬，对应的颜色是苍，精气充实营养筋，病变特点是腹部拘急、胸胁胀满，对应的五味是酸，对应的五音是角，它的物体所属类别是属于中坚，它在五行成数是八。

火运升明的年份，南方火运正盛，火运的作用普照四方，无所不至，五行的气化得以平衡发展，火气炎热上升，性质急速，功用表现是燃烧，生化之气能使物类茂盛，在物种属于火，功能是使万物明亮光曜，它的气候特点是炎暑，表现是热，对应的人体内脏是心。心所畏惧的是寒水，舌为心苗。对应的谷类是小麦，对应的果类是杏，对应的是果实的丝络，对应的时令是夏季，对应的虫类是羽虫，对应的畜类是马，对应的颜色是红色，精气充实营养血脉，病变特点是肌肉跳动，肢体抽搐掣动，对应的五味是苦，对应的五音是徵，它的物体是属于脉络一类，它在五行成数是七。

土运备化的年份，生化之气协调和平，作用流布于四方，使五行的气化同时发挥作用，土气和平，性质柔顺，功用表现或高或低，能使万物成熟丰满，所属类别是土，它的职权是安静，气候特点是湿热相蒸，表现是湿，对应的人体内脏是脾。脾所畏惧的是肝木，它关联着口。对应的谷类是稷，对应的果类是枣，对应的是果实中的果肉，对应的时令是长夏，对应的虫类是裸虫，对应的畜类是牛，对应的颜色是黄色，精气充实营养的是肉，病变特点是痞塞，对应的五味是甘，对应的五音是宫，对应的物体是属于皮肤一类，它在五行成数是五。

金运审平的年份，金气和平，虽有收敛约束的性质，但没有剥夺残害的现象，五行的气化由此而得到通畅明洁，金气洁净，性质刚强，功用表现是分散零落，生化之气能使万物结实收敛，对应物种所属是金，功能是使万物清劲严肃，气候特点是清凉而急切，表现是燥，对应的人体内脏是肺。肺所畏惧的是心火，它关联着鼻。对应的谷类是稻，对应的果类是桃，对应的是果实的外壳，对应的时令是秋，对应的虫类是介虫，对应的畜类是鸡，对应的颜色是白色，精气充实营养的是皮毛，病变特点是咳嗽，对应的五味是辛，对应的五音是商，对应的物体是属于外壳坚硬一类，它在五行成数是九。

水运静顺的年份，天地之气虽有潜藏的性质，但并不伤害万物，它平顺而下行，五行的气化因此而变得整齐，水气明静，性质润泽下行，功用表现是灌溉，生化之气能使水物凝坚，对应种类是水，功能是使井泉不竭、河流不息，气候特点是寒静，它的表现是寒，对应的人体内脏是肾。肾所畏惧的是脾土，它关联着二阴。对应谷类是豆，对应果类是栗，对应的是果实的液汁，对应的时令是冬，对应的虫类是鳞虫，对应的畜类是猪，对应的颜色是黑色，精气充实营养的是骨髓，它的病变特点是手足清冷，对应的五味是咸，对应的五音是羽，对应的物体是属于流动的液体一类，它在五行成数是六。

所以，生发万物而不杀伤，长养万物而不削罚，化育万物而不制止，收敛而不残害，纳藏而不抑制，这就是平气的物候特点。

木运委和的年份，叫作胜生。木气不能正常发挥作用，土气失去制约而旺盛散播，火气自然平静，收气提早到来，凉雨不时下降，风起云涌，草木发芽生长推迟，容易干枯凋落，万物提早开花结果，皮肉充实。木气含有收敛的特点，作用是聚集，对应人体的变动是筋络收缩迟缓，病变特点是容易惊骇，对应人体的内脏为肝，对应的果类是枣、李，对应的物种在果实中属于核、壳，对应的谷类是稷、稻，对应的五味是酸、辛，对应的颜色是白、青，对应的畜类是犬、鸡，对应的虫类是毛虫、介虫，气候表现是雾露寒凉，对应的五音为角和商，病变特点是摇动和恐惧，这些都是由于木运不及，金气克制木气，木气跟随金气而变化的缘故。这时，少角与判商是相同的，上角与正角是相同的，上商与正商也是相同的。如果发生病变会四肢痛肿、疮疡、生虫等，这是金气伤了肝气的缘故。这时，上宫与正宫是相同的。木气被金气克制，开始时是一片肃杀，但随之而来的便是火热炎炎，它的灾害应该对应东方，这就是所说的报复。木气受金气压制过多，属火的羽虫、蠹虫、蛆虫、雄鸡就会随着出现，但木气被压制到了极点，就会震发为雷霆。所以说，委和主管羽虫、蠹虫、蛆虫、雄鸡以及雷霆。

火运伏明的年份，叫作胜长。火的生长之气不能正常发挥作用，水气又乘机布满各个季节，金的收气也擅自行使职权，土气平静，清凉寒冷的气候常常出现，暑热的天气渐渐衰退，万物虽然因为土的化气而生，但因火运不足，不能生长，虽能结实，却稚小不肥，当长夏到来，生长应该旺盛的时候却已经衰老，火运不及，所以蛰虫也过早地潜伏，气被压制，功用表现是暴急而不缓和，变动或明或隐没有一定之规，对应的病为疼痛，对应的人体内脏是心，对应的果类是栗、桃，对应的果实结构是丝络和汁液，对应的谷类是豆、稻，对应的五味是苦、咸，对应的颜色为玄、丹，对应的畜类是马、猪，对应的虫类是羽虫、鳞虫，它的气候表现是冰雪、霜、寒，对应的五音是徵、羽，对应的病为昏乱糊涂、悲哀善忘，这是火气随水气变化的缘故。这时，少徵与少羽相同，上商与正商相同，这是邪气伤心造成的。火气已经衰败，阴凝惨淡，随后出现大雨倾泻，它的灾害对应南方。火气受到水气克制，以致暴雨下注，雷霆震惊，但火气被压制到了极限，又会转为乌云蔽日，阴雨连绵。所以说伏明主管暴雨、雷霆及霹雨。

土气卑监的年份，叫作减化。土的化气不能正常发挥作用，木的生气就独自旺盛，火的长气依然像以往一样完整，但是雨水不能及时下降，收气平定，风寒并起，草木虽然繁荣秀美，却不能成实，所结的果只是空壳一类的。卑监之气含有发散的特点，其作用是镇静、安定，它的变化可以使人体发生疮疡、溃烂、痈肿，对应的病是水湿凝滞，对应的人体内脏是脾，对应的果类是李、栗，对应的果实结构是仁与核，对应的谷类是豆、麻，对应的五味是酸、甘，对应的颜色是苍、黄，对应的畜类是牛、犬，对应的虫类是裸虫、毛虫，它的气候表现是大风刮起、树木摇动，对应的五音是宫、角，病变特点是胀满痞塞不通，这是土运不及而跟随木气变化的关系。这时，少宫与少角相同，上宫和正宫相同，上角和正角相同。发生的病症是飧泄，这是木气伤脾所致。木气衰弱，土气强盛，所以暴风骤起，草木摇折，干枯散落。灾害对应东南、西北、西南、东北，多出现败坏折伤，好像遭到虎狼伤害，清冷之气发生作用，由是生气被抑制而无法发挥它的作用。

金运从革的年份，金的收气被火气所制约、折减，所以叫作折收。金的收气不能发挥作用，生气得到张扬，火气和土气合在一起发挥作用，火的功用就发动了，各种植物从而生长茂盛。从革之气含有升扬发散的特点，功用表现是躁急，发生的变化是喘咳、失音、胸闷、气逆，病人发生咳嗽、气喘，对应的人体内脏是肺，对应的果类是李、杏，对应的果实结构是外壳、丝络，对应的谷类是麻、麦，对应的五味是苦、辛，对应的颜色是白、丹，对应的畜类是鸡、羊，对应的虫类是介虫、羽虫，气候表现是晴朗炎热，对应的五音是商、徵，发生的病变是喷嚏、咳嗽、鼻流涕、鼻出血，这是金运不及而跟随火气变化的关系。这时，少商和少徵相同，上商和正商相同，上角和正角相同，这是火气损伤肺所造成的。金气衰弱，火气旺盛，所以火势炎炎，火气过盛，水气产生来报复制约的时候，会出现冰雪霜雹。产生的灾害对应西方，鳞虫伏藏，猪、鼠潜伏不出，寒冷之气提早到来，于是发生大寒。

水运涸流的年份，水不能克制火气，于是阳气反而宣扬，所以叫作反阳，水的藏气不能正常发挥封藏的作用，土化之气因而旺盛，长气乘机宣行而布达于四方，蛰虫不按时藏伏，土地虽然湿润，但泉水减少，草木生长茂盛，万物繁荣秀丽，丰满旺盛。涸流之气有滞塞的特点，功能表现是慢慢渗泄，产生的变化是症结不动，发生的病变是津液枯竭，对应的人体内脏是肾，对应的果类为枣、杏，对应的果实结构是汁液、肉，对应的谷类是黍、稷，对应的五味是甘、咸，对应的颜色是黄、黑，对应的畜类是猪、牛，对应的虫类是鳞虫、裸虫，气候表现是尘土昏郁，对应的五音是羽、宫，发生的病变是痿厥和下部症结，这是水运不及而跟随土气变化的关系。这时，少羽和少宫相同，上宫与正宫相同。病的表现是尿闭或者排尿困难，这是由于土气损伤肾部的原因。水运不及，所

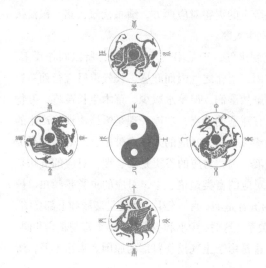

以尘土昏暗，突然降雨，但木气产生来报复制约，反而出现大风飞扬，树木摧拔。产生的灾害对应北方，毛虫像狐狢一类随着出来活动，善于变化而不潜藏。

总之，当运气不及的年份，所胜与不胜之气就乘机侵犯，并且喧宾夺主，好像不速之客，不招自来，暴虐而无道德，反而使自己受损，这是不胜之气来报复的关系。如果胜气微弱，则所受到的报复也微弱，如果胜气过重，则所受到的报复也重，这种有胜必有复气的情形，是运气中的一种常规。

木运发生的年份，阳气布散过盛，万物发生，有推陈出新的气象，所以叫作启陈。土气疏松薄弱，草木柔软而伸展，阳气温和地布散到四方，阴气相随，生气淳厚，化生万物，万物因而欣欣向荣。它的作用是生发，具有启陈之美，它的职权是向外散布，它的表现是舒展畅达，它在人体的变化是颤摇、眩晕和巅顶部的疾病。它的特性是风和日暖，使万物推陈出新，异常变化会引起狂风震摇、摧折拔倒树木，对应的谷类是麻、稻，对应的畜类是鸡、犬，对应的果类是李、桃，对应的颜色是青、黄、白，对应的五味是酸、甘、辛，对应的是春天，对应的人体的经脉是足厥阴及少阳，对应的人体内脏是脾、肝，对应的虫类是毛虫、介虫，对应的物体属内外坚硬的一类，引起病变容易发怒。这时，太角与太商相同。如果遇到少阴君火司天，火性上逆，木气旺盛压制土气，因而病发气逆吐泻。如果木运太过，金气就会来报复制约，以致发生秋令劲急的景象，严重的会有肃杀之气，气候清凉，草木凋零，邪气便会损伤人的肝脏。

火运赫曦的年份，由于火的长气旺盛，因而使万物秀美茂盛，所以叫作蕃茂。少阴之气从内而化，阳气向外升腾，炎暑发挥其蒸腾作用，万物得以昌盛。它的生化作用是成长，赫曦之气上升，它的职权是活动不止，表现是显露声色，在人体上的变化是发生高热、烦扰不宁，特性是暑热湿蒸，异常变化是像烈火一样炎热，对应的谷类是麦、豆，对应的畜类是羊、猪，对应的果类是杏、栗，对应的颜色是赤、白、黑，对应的五味是苦、辛、咸，对应的是夏天，对应的人体的经脉是手少阴及手太阳和手厥阴及手少阳，对应的人体内脏是心、肺，对应的虫类是羽虫、鳞虫，对应的物体属脉络和汁液，产生病变会出现笑、疟疾、疮疡、出血、发狂、目赤。这时，上羽与正徵同。火不克害金气，到秋收气还能保持在正常范围，它的病症可能出现发痉，逢上徵则收气不能及时行令。如果火运过于暴烈，水气一定会来报复制约，就会经常看到阴凝惨淡的景象，甚至下雨、下霜、下雹，极为寒冷，病变多是邪气损伤人的心脏。

土运敦阜的年份，由于化气旺盛，而布于四方，所以叫作广化。土的特性浑厚而清静，使万物顺应时节生长而形体充盈，土的精气充实，万物就能生长完整而内部充实。土运太过，湿土之气像雾一样升腾，笼罩在山丘之上，大雨常下，湿气过盛，燥气退避。它的生化作用是圆满，其气丰盛，其职权主安静，其表现是周密详备，其在人体变动上是濡湿蓄积，特性是柔润光泽，异常变化是雷霆震动，暴雨突然来临，山崩土溃，对应的谷类是稷、麻，对应的畜类是牛、犬，对应的果类是枣、李，对应的颜色是黄、黑、青，对应的五味是甘、咸、酸，对应的是长夏，对应的人体的经脉是足太阴及阳明，对应的人体内脏是脾、肾，对应的虫类是裸虫、毛虫，对应的物体属肉、核一类，引起的病变是腹中胀满，四肢不能举动。土运太过，就会有木气来报复它，所以大风迅速刮起来，邪气也会损伤人的脾脏。

金运坚成的年份，由于收气旺盛，使万物过早地引退，所以叫作收引。天气清洁，地气明朗，阳气随和，阴气行使治化，燥金之气行使职权，因而万物成熟，但因收气频频发散，化气便不能完成它的作用。它的生化作用是收敛成熟，坚成之气是削伐，职权是严厉肃杀，表现是尖锐锋利而刚劲，它在人体的变化是损伤、肤疮，特性是雾露浓重萧瑟，异常的变动是肃杀凋零，对应的谷类是稻、黍，对应的畜类是鸡、马，对应的果类是桃、杏，对应的颜色是白、青、丹，对应的五味是辛、酸、苦，对应的是秋天，对应的人体的经脉是手太阴和阳明，对应的人体内脏是肺、肝，对应的虫类是介虫、羽虫，对应的物体属皮壳、丝络一类，发生的病变是气喘有声、呼吸困难、不得安卧。这时，上徵与正商相同。由于金气被克制，木气不被过分克制，所以生气能和长化收藏等气平衡，发生的病变是咳嗽。如果金运太过，行使职权过分暴虐，那么各种树木枯槁，不能发芽，草类也会柔脆干死，但接下来火气来报复，就像夏天的气候前来相救，所以炎热流行，蔓草将会枯槁，邪气也会损伤人的肺脏。

水运流衍的年份，由于藏气旺盛，使万物闭藏，所以叫作封藏。寒气主宰万物生化，天地之间严寒阴凝，闭藏之气主宰一切，长化之气受到制约。生化的作用为寒冷，流衍之气坚凝，职权为安静，表现是流动灌注，在人体变动上是痛泻、吐涎沫，特性是阴凝惨淡、寒冷冻结，异常的变化是冰雪霜雹，对应的谷类是豆、稷，对应的畜类是猪、牛，对应的果类是栗、枣，对应的颜色是黑、丹、黄，对应的五味是咸、苦、甘，对应的是冬天，对应的人体的经脉是足少阴及太阳，对应的人体内脏是肾、心，对应的虫类是鳞虫、裸虫，对应的物体属于汁液，发生的病变是胀满，这是由于火的生长之气不能发挥所致。如果水运太过，那土气会来报复制约，于是水土相互争夺，大雨下降，邪气也会损伤人的肾脏。

所谓运气太过的年份，失去了正常的性质，以强凌弱，来压制所胜之气，结果则会有不胜之气来制约报复。如果五运正常地发挥作用，就算有胜气来侵，也能同化它。讲的就是这个意思。

黄帝问道：西北方的阳气不足，所以北方寒而西方凉；东南方的阴气不足，所以南方热而东方温。这是为什么呢？

岐伯说：天气的阴阳，地理的高低，都有太过与不及的差异。东南方是阳，阳的精气自上而下降，就会南方热而东方温；西北方是阴，阴的精气自下而上承，就会西方凉而北方寒。因此，地势有高下，气候有温凉，地势高的气候就寒凉，地势低下的气候就温热。在西北寒凉的地方容易得胀病，在东南温热的地方容易患疮疡。胀病用下法治疗，就可以消除；疮疡用汗法治疗，就可以痊愈。这是气候和地理影响人体腠理开闭的一般情况，只不过是太过和不足的区别而已。

黄帝问道：地势高下与气候温凉对于人的寿命长短，有什么联系呢？

岐伯说：阴精上承的地方，阳气固密而不容易外泄，所以人多长寿；阳精下降的地方，阳气不固密而容易外泄，所以人多短命。

黄帝说道：讲得好。人有了疾病，应当如何治疗呢？

岐伯说：西北方天气寒冷，发生的疾病多属于外寒里热症，所以，应该使外寒发散出来，消除里热；东南方气候温热，发生的疾病多属于内寒症，所以应该收敛外泄的阳气，温其内寒。这便是所说的同病异治。所以说，气候寒凉的地方，多内热，应该使用寒凉药物治疗，并用汤液浸渍；气候温热的地方，多内寒，应该使用温热的方法治疗，来加强内部阳气的巩固。治法必须与当地的气候对应起来，才能使气达到调和。但如果有假热的冷病，或者假寒的热病，就应该使用相反的方法治疗。

黄帝说道：讲得好。但是，同是一个地区的气候，而人们的寿命长短各有不同，这是为什么呢？

岐伯说：这是地势高下不同的差异所造成的。地势高的地方多寒，属于阴气所控制的；地势低下的地方多热，属于阳气所控制的。阳气太过，四时气候就到得早；阴气太过，四时气候就到得晚。这就是地势高下与生化迟早关系的一般规律。

黄帝又问道：生化迟早，它对人的寿命长短也有影响吗？

岐伯说：地势高的地方，阴气控制，那里的人寿命长；地势低的地方，阳气多泄，那里的人寿命短。而地势高下相差程度不同，相差小的，寿命长短的差别也小；相差大的，寿命长短的差别也大。所以，治病之人必须懂得天道和地理，阴阳的相胜，气候的先后，人的寿命长短及生化的时期，才能了解人的形体与阳气是否协调一致，从而判断疾病的性质，确定治疗措施。

黄帝说道：讲得好。那么推断应该发生某种疾病而没有发生，或者脏气应当相应和起作用，但却不相应和不起作用，这是为什么呢？

岐伯说：这是由于受司天之气的制约，人体的五脏之气跟随司天之气而发生变化的缘故。

黄帝问道：我想详细地了解一下。

岐伯说：少阳相火司天，火气向下顺应地气，人体的肺脏之气受到制约，肺气向上顺应天气，金就会被火所利用，地上的草木受灾，火热之气旺盛，金被克制消耗，炎暑流行，这时多发生有咳嗽、喷嚏、流鼻涕、流鼻血、鼻塞、疮疡、疟疾、浮肿。少阳司天则厥阴在泉，所以风气从大地刮起，沙尘飞扬，发生的疾病为心痛、胃脘痛、胸膈不通，发病的特点是起病急骤，变化迅速。

阳明司天之年，燥气向下顺应地气，人身的肝脏受到制约，青色起，而木被金气使用，脾土受到灾害，凉气时常来临，草木枯萎，在人体可见胁痛、目赤、眩晕、动摇、战栗、筋络萎弱，不能长时间站立。阳明司天则少阴君火在泉，火气出现于地面，暴热因此产生，地气变为暑热蒸腾，阳气郁结在体内而发生疾病，小便变为红黄色，寒热往来像发生疟疾，甚至出现心痛等症。在火气作用于草木枯槁的冬季时，流水不能结冰，蛰虫反而出来活动不藏伏。

太阳司天之年，寒水之气向下顺应地气，人身的心气向上顺应天气，火被水使用，火气旺盛克制金气，所以肺金受到伤害，寒凉之气没到适当时候就出现，寒气太过则水结成冰，由于火气被迫顺应天气，所以病人出现心热烦闷、咽喉干、常口渴、流鼻血、喷嚏、容易悲哀、常打哈欠，热气向上妄行，寒气向下报复，严霜常常落下，由于水气侵犯心火，神气受伤，所以善忘，甚至出现心痛。但是，太阳司天，则太阴湿土在泉，土能制水，所以土气滋润，水湿丰盛，寒水之客气加临到主气上，万物会因寒湿而发生变化，在人体受到气运的影响，出现水饮内蓄，中焦满闷不能进食，皮肤麻木，肌肉不仁，筋脉活动不利，严重的甚至出现浮肿，背部发生痈肿。

厥阴司天之年，风木之气向下顺应地气，人身的脾气对应向上顺应天气，湿土之气变得厚实，土色显露，水气受到伤害，土的功用也跟着起了变化，人体受到气运的影响，则会出现身体沉重、肌肉枯萎、不能多食、口败无味等病，风气在天空中运行，云气与草木随风飘摇，人们也感觉有目眩、耳鸣等症。但是，厥阴司天，则少阳相火在泉，火气横行，地气像火烧一样热，在人体多发生赤痢。这时，应当蛰居的虫类却在外面出现，流水不能结冰，发病的特点是快而急剧。

少阴君火司天之年，火热之气向下顺应地气，人身的肺气对应向上顺应天气，燥金被火气使用克制木气，草木受到伤害，在人体受了气运的影响，就会有哮喘、呕吐、寒热、喷嚏、流鼻涕、流鼻血、鼻塞不通等病发生，火气行使职权，所以大暑流行，甚至病发疮疡、高烧，暑热就像火烤，似乎能让金石流烁。但是，少阴司天，则阳明燥金在泉，地气干燥清凉，寒凉之气屡屡来临，在病变上容易发生胁痛、经常叹息等症状，肃杀之气流行，草木都发生变化。

太阴司天之年，湿土之气向下顺应地气，人身的肾气对应向上顺应天气，寒水被土气使用，土气上冒化作云雨，在人体受到气运的影响，就会产生胸中不快、阴痿、阳气大衰、阳不能举以至失去功能，在土旺的时候就感觉腰臀疼痛，转动不便，或者厥逆。但是，太阴司天，则太阳寒水在泉，所以地气阴凝闭藏，大寒提前到来，蛰虫提早伏藏，在病变上会产生心下痞塞而痛。如果寒气太过，土地冻裂，水结坚冰，则病发为小腹痛，时常妨碍饮食。水气顺从金气而变化，所以井水增加，水味变咸，这是由于河中流水减少的缘故。

黄帝问道：在同一个年份里，动物有的能受孕坐胎而繁殖，有的不能孕育，这种生化的不同情况，究竟是什么气所造成的呢？

岐伯说：六气和五行生化了五种不同的虫类，而运与气之间存在着相互制约的关系。如果六气与五运相同，那么与运气相对应的生物就繁盛；如果六气与五运不同，那么与运气相对应的生物就衰微。这是天地自然万物生化的自然规律。所以，厥阴司天的年份，毛虫不受影响而保持安静，羽虫可以生育，介虫不能生成；厥阴在泉的年份，毛虫可以生育，裸虫遭到损耗，羽虫不能生育。少阴司天的年份，羽虫不受影响而安静，介虫可以生育，毛虫不能生成；少阴在泉的年份，羽虫可以生育，介虫遭到损耗而不能生育。太阴司天的年份，裸虫不受影响而安静，鳞虫可以生育，羽虫不能生成；太阴在泉的年份，裸虫可以生育，鳞虫虽然孕育但不能生成。少阳司天的年份，羽虫不受影响而安静，毛虫可以生育，裸虫不能生成；少阳在泉的年份，羽虫可以生育，介虫遭到损耗，毛虫不能生育。阳明司天的年份，介虫不受影响而安静，羽虫可以生育，介虫不能生成；阳明在泉的年份，介虫可以生育，毛虫遭到损耗，羽虫不能生成。太阳司天的年份，鳞虫不受影响而安静，裸虫可以生育；太阳在泉的年份，鳞虫可以生育，羽虫遭到损耗，裸虫不能生育。

如果不能孕育生成的五运，再遇到不能孕育生成的六气，情形就会更加严重。因此六气对动物盛衰都有一定的影响，岁运又对万物生化和发展有重要作用。在泉之气制约自己能战胜的岁运，司天之气能制约战胜自己的岁运。司天之气制约五色，在泉之气影响形质。五种虫类的繁衍和衰退，都是适应着六气而产生的。因此而有胎孕和不育的区别，这是运气的一般规律所决定的，被称为中根。中根以外的六气，也是顺应五行的规律。所以生化之气不齐，而有臊、焦、香、腥、腐五气，酸、苦、辛、咸、甘五味，青、黄、赤、白、黑五色，毛、羽、裸、鳞、介五类的分别，它们在万物之中分别对应。

黄帝问道：这是什么道理呢？

岐伯说：根于中的动物类，以神为生命的根本，它们的知觉运动，就是神的功能表现，叫作神机，它是生化作用的主宰，如果神离开，生化的机能也跟着停下；根于外的植物类，借助外界的六气而生存成立，叫作气立，若在外的六气停止，生化也跟着断绝。因此说五运六气对自然界的万物各有制约，各有相胜，各有所生，各有所成。所以说如果不知道岁运和六气的加临以及六气的不同作用，便不足以谈论生化问题。讲的就是这个道理。

黄帝问道：万物都依赖于气而生化，有了气才有生化，气散而能造就物体的形质，气散播而可以繁殖，气到了极点，形体物象便发生变化，万物的始终与气化过程是一致的。但是，依靠五味滋生的气，在生化上有厚有薄，在成熟上有多有少，开始和终了也不相同，这是什么原因呢？

岐伯说：这是受在泉之气控制的结果。没有天气则万物不生，没有地气则万物不长。

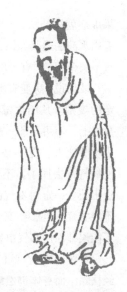

黄帝说道：我想听听这其中的道理。

岐伯说：寒、热、燥、湿的气化，各有不同。所以少阳相火在泉的年份，则寒毒之物不生，火能克金，所以辛味之物不能生，与它对应的味为苦、酸，与它对应的谷类颜色是苍、丹之色。阳明燥金在泉，湿毒之物不生，金能克木，所以酸味之物与湿毒之物不能生，与它对应的味是辛、苦、甘，与它对应的谷类颜色是丹色、素色。太阳寒水在泉，热毒之物不生，水能克火，所以味苦之物不能生，与它对应的味是淡、咸，与它对应的谷类颜色是黄色、黑色。厥阴风木在泉，清毒之物不生，木能克土，所以甜味之物不能生，与它对应的味是酸、苦，与它应的谷类颜色是青色和红色。厥阴司天则少阳在泉，木火相生，则气化专一，滋味纯正。少阴君火在泉，寒毒之物不生，火能克金，所以辛味之物不能生，与它对应的味是辛、苦、甘，与它对应的谷类颜色是白色、红色。太阴湿土在泉，燥毒之物不生，土能克水，所以咸味之物不能生，与它对应的味是甘、咸，与它对应的谷类颜色是黄色、黑色。太阴在泉，其气化淳厚，咸味内守，土气专精，而能生金，所以辛味也得以生化，而与湿土一同主持时令。

所以说：因司天在泉之气不及而引起的疾病应用补法，要顺从其气而补；因司天在泉之气太过而引起的疾病应用治法，要逆其气而治。都要以疾病部位的寒热盛衰为依据。所以说：无论用上取、下取、内取、外取之法，都要先找出其气不及或太过的原因，再进行治疗。还要根据病人的体质，对于身体强壮能耐受剧烈药物的，则给以气味厚、作用猛的药；身体衰弱不能胜任剧烈药物的，则给以气味淡、作用缓和的药。说的就是这个道理。如果病出现了假象，例如病在上的，就治疗下部；病在下的，就治疗上部；病在中的，就治疗其左右。治热病用寒药，应当温服；治寒病用热药，应当凉服；治温病用凉药，应当冷服；治清冷之病用温药，应当热服。在治疗过程中，无论使用消法，或削法，或催吐法，或通下法，或补益法，或泻下法等，无论新病、久病，都必须遵守上述治疗法则。

黄帝问道：如果病在体内，不充实，也不坚硬，有时聚集成块状，有时化散，没有形状，对于这种病应当怎么治疗呢？

岐伯说：问得真详细啊！这种病，若没有积滞，则应从内脏里寻求病因，如果虚症就用补法，如兼有外邪的，则先用药将邪气祛除，然后以饮食调补，或者用水渍法通其经络，使其内外协调，这样便可使之痊愈。

黄帝问道：有毒的药和无毒的药，服用方法有一定的规则吗？

岐伯说：病变有新久，处方有大小，药的有毒无毒，在服用时当然要遵循一定的规则。凡用大毒之药，病去十分之六，则不可再服；平常的毒药，病去十分之七，不可再服；有小毒的药，病去十分之八，不可再服；即使没有毒的，病去十分之九，也不必再服。以后用五谷、肉类、果类、蔬菜等饮食调养，就可使病气都去掉了，不要用药过度，而伤及正气。如果邪气未尽，可再按上述方法服药。一定对岁气的不及或太过做到了解，才不至误用药物攻伐其冲和之气。不要实症用补，使其更充实；不要虚症误下，使其更虚弱，而给患者留下后患。不能误补而使邪气更盛，不能误泻而使正气丧失，否则会断送病人的性命！

黄帝问道：久病的人，正气虽然已经调顺，但身体却不能恢复健康，疾病已经祛除，而身体仍然瘦弱，这种情况该怎么办呢？

岐伯说：只有圣人才能提出来这样高明的问题啊！天地对万物的生化，任何力量都不能取代，四时的运行秩序，是不能够违反的。因此，人应当顺应天地四时的气化，使经络畅通，气血和顺，慢慢地恢复它的不足，则能和正常人一样健康。很好地补养调和，耐心地等待，谨慎地内守正气，不要使它耗损，这样，身体就会充实强壮，生气也会一天天地增长，这种方法称之为圣王之法。所以《大要》上说："不要用人力来代替天地的气化，不要违反四时的运行，必须善于调和保养，耐心地等待正气的恢复。"说的便是这个意思。

黄帝说道：讲得好！

六元正纪大论篇第七十一

【题解】

本篇主要说明六气（即风、热、火、湿、燥、寒）司天在泉，与五运（即木、火、土、金、水）值年时气候、物候、灾害等的变化规律，并提出因病施治的治疗原则。

黄帝问道：关于六气的正常生化规律与异常变化特点，以及胜气、复气、邪气、平治的关系，甘、苦、辛、咸、酸、淡等味先后生化的道理，我已经明白了。但是五行的变化，有时和司天之气相顺从，有时和司天之气相悖逆，有时顺从司天之气却违逆在泉之气，有时顺从在泉之气而违逆司天之气，有的相互适应，有的不相适应，我对其中的道理还有不明白的地方。要想了解天之六气的运行规律，顺应地上五行变化的法则，调和五运之气化，使司天、在泉之气上下协调，互相不发生冲突，天地升降的关系正常不致相失，五运之气运行通畅而不背离它的职权，从而使万物生、长、化、藏的生化过程得以顺利进行。要达到以上目的，需要调和饮食和药物的性味，或用从治法，或用逆治法，这又应当如何掌握呢？

岐伯恭敬地行礼后回答说：问得真高明啊！这是天地生化的纲领，万物变化的源头，倘若不是英明的圣帝，又怎能穷究这精深的道理呢？我虽然不聪明，仍愿意讲述一下它的道理，使其不致磨灭，而能够长久地保存、流传。

黄帝问道：想请先生进一步推求分析，根据它的分类和次序，以区分六气中的客气和主气、主宰和从属，从而阐明五行运化的气数和法则，这些内容可以告诉我吗？

岐伯说：首先要确定这一天的天干地支，以了解主岁之气金、木、水、火、土五行运行之数，寒、暑、燥、湿、风、火主从的变化，这样，就可以了解和掌握自然界的变化了，人们的气机就可以得到调和，也就能够认识阴阳胜负的道理而不致迷惑了。这是气运之数，是可以计算的，请允许我尽我所知讲一下。

黄帝问道：太阳寒水司天的运气情况如何？

岐伯说：这是用地支的辰、戌来标志的年份。辰年、戌年是太阳寒水司天，太阴湿土在泉，若逢岁运是木运太过，便是壬辰、壬戌两个年份，称为太角。木运主风，风运如正常，则吹拂万物阵阵鸣响，万物萌芽；如木运变化异常，则狂风大作，树木摧折。它所引起的疾病，是眩晕、头晕目花，因是木运主岁，所以客运与主运都起于太角，终于太羽。

若逢岁运是火运太过，便是戊辰、戊戌两个年份，称为太徵。这两个年份虽然火运太过，但正当太阳寒水司天，受其制约，所以这一年也是火运平气之年。其运主热，如土运正常，则气候温暖，渐渐暑热熏蒸；若火运变化异常，则火气炎烈，水气沸腾。由火气太过所引起的疾病，多属热郁一类。因为岁运是火运太过，所以客运起于太徵，终于少徵，而主运起于少角，终于少羽。

若逢岁运是土运太过，便是甲辰、甲戌两个年份，称为太宫。甲己属土，辰戌亦属土，所以这两年都是岁会，其运主阴雨。如土运正常，则风调雨顺，地气润泽；如土运变化异常，则电闪雷鸣，狂风暴雨。由土气太过所引起的疾病，多为下部湿重。因为甲是阳年，所以客运起于太宫，终于少徵，主运则起于太角，终于太羽。

若逢岁运是金运太过，便是庚辰、庚戌两个年份，称为太商。岁运是金，其气为凉。如金运正常，则降雾降露，秋风萧瑟；如金运变化异常，则气候肃杀，草木凋零。由金气太过引起的疾病，多为津液亏乏而干燥，胸背烦闷胀满。因为岁运是金，所以客运起于太商，终于少宫，主运则起于少角，终于少羽。

若逢岁运是水运太过，便是丙辰、丙戌两个年份，称为太羽。因为司天与水运相同，这种情况被称为天符。岁运是水，其运为寒。如水运正常，则气候寒冷；如水运变化异常，则降冰雪霜雹。由水气太过引起的疾病，多是严寒之气滞留在筋肉关节的空隙之处。因岁运是水气太过，所以客运起于太羽，终于少商，主运则起于太角，终于太羽。

凡是太阳司天的年份，气候常常早于时令而来到，这时的天气清肃，地气安静，寒气上临太虚，阳气不能发挥其作用，寒水与湿土互相协同，与之对应的星宿是辰星、镇星。生长的谷物是黑色和黄色，天气肃清，地气的作用徐缓。寒气的作用扩张充沛，遏制了阳气，川泽里没有升腾的阳气，被遏制的火气只有待时而发。到了少阳相火当令时，雨露下降及时，等过了三气之后，雨水便非常稀少，又回到太阴当令，乌云朝向北极，湿土之气运化四布，雨水润泽遍及万物。寒水之气布于上，少阴君火动于下，寒湿偏胜之气相持于气交之中。这时，人们容易得寒湿、肌肉萎缩、两足萎弱、伸缩无力、大便泄泻、血液外流等病症。

初之气，主气为厥阴风木，客气为少阳相火，由于上一年地气迁移运转，气候十分温暖，所以百草过早地繁盛。这个时候，人们容易感染疫病，发生温病，其症候是身体发热、头痛、呕吐、肌肤红斑等症状。

二之气，主气为少阴君火，客气为阳明燥金，因而有大凉的气候出现，人们表现为肠胃不舒服、腹胀的样子，草类遇到寒气停止生长，火气遂被抑制。人们多患气郁、胸腹胀满之病，司天之寒气开始发生。

三之气，主气为少阳相火，客气为太阳寒水，司天太阳之气当令，流行寒凉的气候，雨水下降。这时，人们多患外寒而内热、痈疽、下痢、心中烦热、神志昏蒙、胸闷等症，如果不及时进行诊治，就会有死亡的危险。

四之气，主气为太阴湿土，客气为厥阴风木，厥阴风木当令，太阴湿土主运，风湿两气相争，风不胜湿，于是转化为雨水，万物因而得以生长、变化、成熟。这时，人们容易得高热、气虚不足、肌肉萎弱、两足萎弱无力、赤白痢疾等疾病。

五之气，主气为阳明燥金，客气为少阴君火，火气不能运行，但因太阴湿土之气与之化合，百草因此生长、变化、定形，人们也舒畅无病。

终之气，主气为太阳寒水，客气为太阴湿土，太阴湿土当令，地气正胜，湿气得以流行，天地之间凝聚着阴气，尘土飞扬，漫布郊野。人们受到这种气候的影响，也感到凄惨不快乐，若再有寒风吹来，风能胜湿，影响到人体，孕妇便会受到伤害而致流产。

所以，该年应多用苦燥以祛湿，用苦温以祛寒，必须要减弱造成气郁的原因。首先要培补化生的根源，抑制太过的运气，扶植不胜的运气，不要使其因太过和不胜而导致疾病。在饮食方面，要运用与岁气相合的青色、黄色谷类以保全真气，防避寒邪贼风以保持正气。要根据气运的同异来确定药物及用量。气运

白话黄帝内经

· 158 ·

同时寒湿的，就用燥热之品来调和；气运寒湿之气不同，就用燥湿之品来调和；其气运相同的，应多用相宜的气味；其气运不同的，应斟酌少用。需要注意的是，用寒性药应当避开寒冷的季节，用凉性药应当避开清冷的季节，用温性药应当避开温暖的季节，用热性药应当避开炎热的季节。在饮食上，其规律与上面所讲是一样的。倘若天气反常，就要用相反的方法，则可以不按照避寒避热的常规去做。否则，就会导致疾病的发生。这便是所谓的因时制宜。

黄帝说道：讲得好。那么，阳明司天之年的运气情况如何？

岐伯说：这是以卯、酉为标志的年份。卯年、酉年是阳明燥金司天，少阴君火在泉，丁主少角，木运不及，故金气来侵，火气来复，胜气与复气相同，所以气运与金运平气相同。木运主风，其变为清、热。因是木运主岁，所以客运与主运相同，起于少角，终于少羽。

若逢岁运是火运不及，便是癸卯、癸酉两个年份。癸为阴干，所以客运始于少徵。因火运不及，水气偏盛，土气又来制约，水土（寒雨）的胜复相同，所以气运与金运平气相同。火运主热，其变为寒雨。客运起于少徵，终于太角，主运起于太角，终于太羽。

若逢岁运是土运不及，便是己卯、己酉两个年份。己为阴干，所以客运始于少宫。因土运不及，木气偏盛，金气又来制约，所以木金（风凉）的胜复相同，土运主雨，胜气为风，复气为凉。客运起于少宫，终于太徵，主运起于少角，终于少羽。

若逢岁运是金运不及，便是乙卯、乙酉两个年份。乙为阴干，所以客运起于少商。因金运不及，火气偏胜，水气又来制约，所以水火（寒热）的胜气复气相同，气运与金运平气相同。金运主凉，其变为寒、热。客运始于少商，终于太宫，主运起于太角，终于太羽。

若逢岁运是水运不及，便是辛酉、辛卯两个年份。辛为阴干，所以客运始于少阴。因水运不及，土气偏胜，木气又来制约，所以土木（雨风）的胜气复气相同，辛卯年气运与土运不及年（少宫）相同。水运主寒，其胜气为雨，复气为风。客运起于少羽，终于太商，主运起于少角，终于少羽。

在以上卯、酉的年份，阳明燥金司天而行使职权的时候，表现为气候晚于时令。司天之气清肃，在泉之气光明，阳气主宰着时令，炎热之气流行，草木变得干燥而坚硬，只有吹来和淳之风才能消解。风燥之气纵横，流行于气交之中，阳气多而阴气少，云向雨府，湿土之气于是敷布，燥气盛到极点，化为雨泽。正气所化的岁谷是红色和白色，感受太过的间气而成熟的为间谷，金、火互相配合发挥作用，其相应于上的，是金、火二星。金气的气象劲急，火气的表现急暴，于是伏藏的虫类出现，水流动而不结冰。这个时候，人们容易得咳嗽、咽喉肿塞、突然发寒发热、颤抖、大小便不通等症，上半年清金之气劲而有力，毛虫得不到生长而死亡，下半年火热之气急暴，介虫遭受灾殃。金气和火气的发作都很急迫，而打乱了正常的气候，清气和热气相持于气交之中。

初之气，主气为厥阴风木，客气为太阴湿土，地气迁移运转，阴气开始凝聚，于是天气肃杀，水结成冰，降下寒雨。人们受到这种气候的侵害，多患内热胀满、面目浮肿、嗜睡、流涕、出鼻血、打喷嚏、打呵欠、呕吐、小便色黄赤，甚至出现尿频、尿急、淋漓不断等病症。

二之气，主气为少阴君火，客气为少阳相火，阳气散布，人们感到非常舒服，万物生长繁荣。但是疫病又猖獗流行，可以使人突然死亡。

三之气，主气为少阳相火，客气为阳明燥金，燥金司天当令，凉气发布，而主气为少阳相火，所以燥气热气互相交合，三气终了之后，干燥也到了极点，就会化为润泽，人们多患疟疾。

四之气，主气为太阴湿土，客气为太阳寒水，天降寒雨，病发时会突然跌倒，寒冷发抖，神志不清，胡言乱语，气息低微，咽喉干燥，口渴喜欢饮水，以及心痛、痈肿溃疡、寒性疟疾、骨软无力、大小便出血。

五之气，主气为阳明燥金，客气为厥阴风木，厥阴风木用事，秋天却出现春天应出现的变化，草又生长茂盛，人们也很舒服。

终之气，主气为太阳寒水，客气为少阴君火。阳气四布，气候反而温暖，应蛰伏的虫类仍然在外界活动，流水不能结冰，人们也因此而安康。但因冬天出现夏季应出现的变化，所以容易得温病。

因而，在这样的年份应当吃白色或红色的岁谷，来安定保养正气，吃间谷以驱除邪气。如需服药应服咸味、苦味、辛味的药，并用汗法、清法、散法以适应运气，不使之受邪气的侵扰，并削弱郁结之气，资助化生的泉源。根据寒热的轻重，来调节药量的多少。运与气同热的，应多以清凉之品调和，运与气同清的，应多以火热之品调和，在清凉的天气应避免用凉性药物，在炎热的天气应避免用热性药物，在寒冷的天气应避免用寒性药物，在温暖的天气应避免服用温性药物，在饮食上，上述的方法和规律同样应当遵守。倘若天气反常，则不必拘泥于这些常规，可以灵活运用。这是适应自然的法则。若违反了它，就会扰乱适应自然变化的法度和阴阳的规律。

黄帝说道：讲得好。那么，少阳司天的运气情况如何？

岐伯说：这是以地支寅、申为标志的年份。寅年、申年是少阳相火司天，厥阴风木在泉。若逢岁运是木运太过，便是壬寅、壬申两个年份。壬寅、壬申均是同天符年。壬为阳干，所以客运起于太角。木运主风，风气偏盛，温度升高，植物破土萌芽，风掠过树木，嗡嗡作响，若风气太过，则狂风大作，树木折断。人们受这种气候的影响，容易得眩晕震颤、胁肋支满、惊骇等疾病。因岁运为木，所以客运和主运都起于太角，终于太羽。

若逢岁运是火运太过，便是戊寅、戊申两个年份。戊寅、戊申都是天符年。戊为阳干，所以客运起于太徵。火运主暑，所以气候炎热，火气太过则如水之沸腾。人们受这种气候的影响，上部容易产生疾病，热郁滞留体内，易患各种出血、心痛等病。客运起于太徵，终于少角，主运起于少角，终于少羽。

若逢岁运是土运太过，便是甲寅、甲申两个年份。甲为阳干，所以客运起于太宫，土运主阴雨，气候湿润，如果湿气太过，则会雷雨大作。人们受这种气候的影响，容易得肢体沉重、浮肿、痞满痰饮等病。客运起于太宫，终于少徵，主运起于太角，终于太羽。

若逢岁运是金运太过，便是庚寅、庚申两个年份。庚为阳干，所以客运起于太商。金运主凉，金运太过，又受到司天少阳相火的制约，所以气运与主运平气相同，天气清凉，雾露降临较急较早，如金气太过，则天气肃杀、万物凋零。受这种气候的影响，人们容易得肩背胸中之病。客运起于太商，终于少宫，主运起于少角，终于少羽。

若逢岁运是水运太过，便是丙寅、丙申两个年份。丙为阳干，所以客运起于太羽，水运主寒气清肃，气候寒冷，水结冰，风凛冽，如水运太过，则有冰、雪、霜、雹产生。受这种气候的影响，人们容易得寒症、浮肿等病症。客运起于太羽，终于少商，主运起于太角，终于太羽。

凡是以上少阳司天的年份，气化的运行早于正常时令，天气正常，地气扰动，于是暴风突起，摧折树木，灰沙飞扬，炎火四散流行，而当厥阴湿土之气与少阳相火之气并行之时，雨就应时下降，火木相互配合发挥作用，相应的星宿，是荧惑（火）和岁星（木）。对应的谷类颜色是红色、深青色，其职权是严肃的，其表现是扰动的，所以风热之气相互参合于气交之中，而景物呈现不已。一旦湿土之气横行，则会引来寒气，凉雨就随之降下。在这种气候条件下，人们体内容易产生寒气，体表生疮，并且腹胀、腹泻。明达的人遇到了这种情况，就会使寒热之气调和，从而能适应气候的变化。倘若寒热相争，反复发作，就会得疟病、泄泻、耳聋、目瞑、呕吐、心肺气郁、肿胀、皮肤变色等病。

初之气，主气为厥阴风木，客气为少阴君火，地气转移，风气偏盛而万物摇动，寒气退去，气温逐渐变暖，草木很早呈现欣欣向荣的景象，虽然有寒气侵袭，但并不受其影响，这个时候，温热病开始发生。其气血淤积在上部，口鼻出血，眼睛发红，咳嗽气喘，头痛血崩，胁肋胀满，皮肤生疮。

二之气，主气为少阴君火，客气为太阴湿土，太阴湿土使少阴君火之气受到郁遏，天气间弥漫白色之气，云奔雨府，风气不能胜过雨湿之气，细雨零落，人们安康，很少有病。如有疾病，则为热气郁遏于上部，出现咳嗽、气逆、呕吐等症状，体内长有疮疡、胸部与咽喉不利、头痛、周身发热、心乱、皮肤生有脓疮等。

三之气，主气为少阳相火，客气也是少阳相火，司天运气行使权力，炎暑的气候到来，因为主客之气都是少阳相火布政，火气过胜致使雨水停止下降。

受这种气候的影响，人们多患内里发热、耳聋、目瞑、出血、咳嗽、呕吐、鼻塞流涕、鼻出血、喷嚏、呵欠、咽喉痹痛、眼睛发红，往往导致突然死亡。

四之气，主气为太阴湿土，客气为阳明燥金，阳明清凉之客气与主时之太阴湿土来临，与主岁的风热之气相遇，所以有时清凉，有时炎热，同时会降下白露，人们气血和平，不会有疾病发生。如有疾病，则为胸腹胀满而身体沉重。

五之气，主气为阳明燥金，客气为太阳寒水，阳热已经退去，太阳寒水之气来临，寒气即将到来，雨水下降，人身的腠理收敛、汗孔关闭，树木早早地便凋零，人们纷纷躲避寒邪侵犯，起居也更为谨慎。

终之气，主气为太阳寒水，客气为厥阴风木。在泉的厥阴之气迁正而当令，风气流动，万物反有生长的气象，霜雾也时常会出现。这时，人们容易得关闭不禁，肤腠不固，阳气不能收藏而心痛、咳嗽等病症。治疗的时候应当抑制太过的运气，扶助不及的运气，减弱郁结之气，并且首先从调和化生的泉源做起，倘若没有出现运气太过的情况，也就不会发生急暴或严重的疾病。

所以，该年用药应用咸味、辛味、酸味，并用渗法、泄法、水渍法、发汗法，根据气候的寒温，适当地调节其偏差。岁运与司天在泉的风热相同的，则调治多用寒凉之品；不相同的，则少用寒凉之品。用热性应避免炎热的天气，用温性应避免温暖的天气，用寒性应避免寒冷的天气，用凉性应避免清凉的天气。在饮食上，也要遵循上述规律。这是一个基本的法则。如果遇到反常的天气，则可以灵活应用，用不同的方法适当处理。若是违反了这个规律，就会造成疾病。

黄帝说道：讲得好。那么，太阴湿土司天的运气情况如何呢？

岐伯说：这是以丑、未为标志的年份。丑年、未年是太阴湿土司天，太阳寒水在泉。若逢岁运是木运不及，便是丁丑、丁未两个年份。丁为阴干，所以客气起于少角。因木运不及，金气偏胜，火气制约，金火（清热）之气的胜复相同，所以气运与土运平气相同。木运主风，胜气变为清，复气变为热，客运和主运皆起于少角，终于少羽。

若逢岁运是火运不及，便是癸丑、癸未两个年份。癸为阴干，所以客运起于少徵。因为火运不及，水气偏胜，土气制约，水土（寒雨）之气的胜复相同。火运主热，胜气变为寒，复气变为雨。客运起于少徵，终于太角，主运起于太角，终于太羽。

若逢岁运是土运不及，便是己丑、

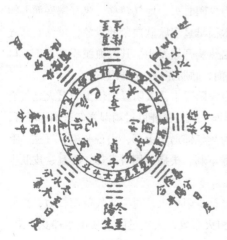

己未两个年份。己为阴干，所以客运起于少宫。因土运不及，木气偏胜，金气制约，木金（风清）之气的胜复相同，所以气运与土运平气相同。土运主雨，胜气变为风，复气变为清。客运起于少宫，终于太徵，主运起于少角，终于少羽。

若逢岁运是金运不及，便是乙丑、乙未两个年份。乙为阴干，所以客运起于少商。因金运不及，火气偏胜，水气制约，火水（热寒）之气的胜复相同。金运主凉，胜气变为热，复气变为寒。客运起于少商，终于太宫，主运起于太角，终于太羽。

若逢岁运是水运不及，便是辛丑、辛未两个年份。辛为阴干，所以客运起于少羽。因水运不及，土气偏胜，木气制约，土木（雨风）之气的胜复相同，所以气运与土运平气相同。水运主寒，胜气变为雨，复气变为风。客运起于少羽，终于太商，主运起于少角，终于少羽。

凡是以上太阴司天的年份，气候常常要晚于时令，阴气处于支配地位，阳气退避，这时常常是大风天气，天气下降，地气上升，原野里低沉昏暗，弥漫着白色的云气，云向南方奔驰，寒雨频频下降，立秋之后万物才能成熟。这时，人们多患寒湿、肚腹胀满、全身肿胀、浮肿、痞塞、气逆不降、寒厥、手足拘急等病症。寒湿交互配合发挥作用，因此黄黑色的埃雾迷漫，流行于气交之中，其对应的星宿是镇星和辰星。其职权是严肃的，其表现是寂静的，其对应谷物的颜色是黄色和黑色。由于阴湿之气凝结于上，寒水之气积留于下，寒水胜过了火，就会成为冰雹，阳气失去其作用，阴气就会流行。在气运有余的年份，应当在高地种植谷物；在天气不及的年份，应当在低地种植谷物。有余的年份应晚些播种，不及的年份应播种早些。土地之利在于自然的化育，人们的体气也是如此，必须适应天时，间谷是感受太过的间气而成熟的。

初之气，主气与客气都是厥阴风木，地气迁移，寒气离去，春气来临，吹来和风，生气四布，万物草木欣欣向荣，人们也感到很舒畅，由于太阴湿土司天，风湿之气互相扭结，很难产生降雨。人们受到这种气候的影响，容易出现口鼻出血、筋络拘急强直、关节活动不便、身体沉重、筋脉萎软无力等病症。

二之气，主气与客气都是少阴君火，正当少阴君火行令，万物得到化育，人们平安，没有疾病。但是，由于火盛气热，导致瘟疫之病流行，远近的病人病状都相似。等到湿气上蒸，与热气相搏，雨水才会及时下降。

三之气，主气是少阳相火，客气是太阴湿土，即司天之气，太阴司天行使权力，湿气下降，地气上升，雨水及时降落于地面，寒气也随之而来。如果受寒湿的侵入，人们就会患身体沉重、浮肿、胸腹胀满等症。

四之气，主气是太阴湿土，客气是少阳相火，少阳相火加临，致使湿气蒸腾，地气上升，天气不通，早晚都有寒风吹拂，蒸腾的湿气与热气互相扭结，笼罩在草木之间，又如同薄烟凝滞，湿气运化既不流动，则白露节气不能明显看见应出现的时令现象。这时，人们容易出现皮肤热、突然出血、疟疾、心腹发热、胀满等症，甚至发生浮肿。

五之气，主气是阳明燥金，客气也是阳明燥金，阳明燥金之气流行，寒露已经降下，严霜也提前降下，草木枯黄凋落，寒气侵犯人体，明达医理的人，便谨慎自己的起居，以预防疾病降临，这个时候，人们容易得皮肤腠理的病。

终之气，主气是太阳寒水，客气也是太阳寒水，即在泉之气，主客都为太阳寒水，所以寒气太盛。寒湿之气上下交化于宇宙之间，所以冷霜积聚，阴气凝结，水冻结成坚冰，阳气失去作用。人们感受寒气，容易得关节强直，腰腿疼痛，这是由于寒湿之气相推于气交之中而形成的疾病。必须削弱引起气郁的原因，以调和其化生之泉源，抑制岁气的太过，不使邪气过胜以致身体受害，服食岁谷以保全真气，服食间谷以保全精气。

所以，在该年份应选用苦味之品以燥湿温寒，包括应用发散和宣泄的方法，如果不发散宣泄，湿气就会充溢于外，皮肤裂开，肌肉溃烂，血水淋漓。这时病人必须补益阳火，使之抵御严寒，根据岁运与六气相同或差异的多少来决定方法和用量，岁运与司气同属寒性，应以热化调和；岁运与司气同属湿性，应以燥化调和。运气相同的，应多投调和之品；不同的，则少投调和之品。用凉应当避免清凉的天气，用寒应当避免寒冷的天气，用温应当避免温暖的天气，用热应当避免炎热的天气，不论以饮食或者药物来调和，都要遵循上述的方法。如果遇到反常的天气，就应当用不同的适当方法进行处理。这些都是适应自然的基本法则。倘若违反了这个法则，就容易产生新的疾病。

黄帝说道：讲得好。那么，少阴君火司天的运气情况如何？

岐伯说：这是以子、午为标志的年份。子年、午年是少阴君火司天，阳明燥金在泉。若逢岁运是木运太过，便是壬子、壬午两个年份。壬为阳干，所以客运起于太角。木运主风，风气鼓动，吹拂万物，促使植物破土萌芽，草木枝条则发出鸣响，若风气太过，则摧折树木，人们容易得胁肋支满的病症。因岁运属木，所以客运和主运皆起于太角，终于太羽。

若逢岁运是火运太过，便是戊子、戊午两个年份。戊为阳干，所以客运起于太徵。火运主炎暑，天气表现为炎热、郁闷，如火运太过，则酷暑炎炎，好似热水沸腾一般。人们多患上部热、血溢等症。客运起于太徵，终于少角，主运起于少角，终于少羽。

若逢岁运是土运太过，便是甲子、甲午两个年份。甲为阳干，所以客运起于太宫。主运主阴雨，天气表现为濡润、多雨，若湿气太过，则会出现狂风、打雷、瓢泼大雨。人们容易得中满、身体沉重等病症。客运起于太宫，终于少徵，主运起于太角，终于太羽。

若逢岁运是金运太过，便是庚子、庚午两个年份。庚为阳干，所以客运起于太商。因金运太过，又受到司天君火的制约，所以气运与金运平气相同。金运主清凉劲急，其气化为雾露萧瑟，若金气太过，天气则肃杀凋零。人们患病多是由下部清冷所致。客运起于太商，终于少宫，主运起于少角，终于少羽。

若逢岁运是水运太过，便是丙子、丙午两个年份。丙为阳干，所以客运起于太羽。水运主寒，天气表现为阴寒凝敛凛冽，如水气太过，则会发生冰、雪、霜、雹。人们患病多由下部寒冷所致。客运起于太羽，终于少商，主运起于太角，终于太羽。

凡是以上少阴司天的年份，气候要早于季节时令，地气严肃，天气明朗，寒气与暑气相交，热气和燥气相加，湿云聚集，最终导致雨水及时下降，金火相互配合发挥作用，对应的星宿是荧惑（火）、太白（金）二星。天气的布政光明，地气的表现肃杀，其对应谷物的颜色是红色、白色。水火寒热相持于气交，疾病由此而发生，热病生于上部，寒病生于下部，寒热之气互相侵犯而急扰于中部，因此，人们容易得咳嗽、喘息、口鼻出血、大便下血、鼻塞流涕、喷嚏、眼睛发红、眼角生疮、寒厥及于胃部、心痛、腰痛、腹胀、咽喉干燥、头面红肿等病。

初之气，主气是厥阴风木，客气是太阳寒水，地气转移，燥气将去，寒气开始，虫类蛰藏起来，河水冻结成冰，严霜再次下降，寒风常常刮起，阳气为寒气所遏止。这时，人们应当注意生活起居，倘若不及时适应外界环境，就会发生关节活动不便，腰臀部疼痛，在炎热即将来临的时候，内部和外部还容易发生疮肿溃疡等病。

二之气，主气是少阴君火，客气是厥阴风木，阳气散布，风气流动，春天的气候降临，草木欣欣向荣，司天君火还没有达到最盛，寒气不时来临，由于木火与时令相应，人们觉得安和而没有疾病发生。其疾病的发生，是小便不利、目视不清、两眼红赤、气分郁积上部而发热。

三之气，主气是少阳相火，客气是少阴君火，也就是司天之气，司天和运气行使权力，君相二火主持时令，火气旺盛，万物繁盛鲜艳，但时常会袭来寒气。受这种气候的影响，人们容易得气厥、心痛、寒热相互发作、咳嗽气喘、眼睛红赤等病。

四之气，主气与客气都是太阴湿土，潮湿而又炎热，酷暑来临，时常降下大雨，寒热交互来临。受这种天气的影响，人们容易得寒热、咽喉干燥、黄疸、鼻塞流涕、鼻出血、水饮等病。

五之气，主气是阳明燥金，客气是少阳相火，由于少阳相火的加临，时值秋季而天气反而暑热，阳气运气，万物生长繁荣，人们大都安康，如有疾患，多是温病。

终之气，主气是太阳寒水，客气是阳明燥金，阳明燥金当令，火热的余邪被封闭在体内，不能向外泄出。受这种气候的影响，人们容易得上部肿胀、咳嗽气喘等病，甚则口鼻出血。寒气时常流动，天空中呈现大雾晦暗迷漫的景象，此时疾病在外生于皮肤腠理，在内滞留在胁肋，向下牵连到少腹而产生一种寒冷的病。到了这时，地气又要转换了。

必须对太过的运气加以抑制，资助其岁气的所胜，减弱将要发作之气，并首先调和化生的源泉，不使其太过而产生疾病。应当服食岁谷，以此来保全真气，食用间谷，以此来预防邪气。在该年份应该用咸寒之品以调和其上部的火气，甚至用苦味来将其发散掉；用酸味来收敛而安和其下部的燥气，甚至用苦味来宣泄邪气。要根据运气的相同和差异，来决定给予的多或者少。若岁运与司天的热气相同，应以清寒调治，与在泉的凉气相同的，应以温热调治。用热要避免炎热的天气，用凉要避免清凉的天气，用温要避免温暖的天气，用寒要避免寒冷的天气。在饮食上，也要遵循以上的方法。若遇到反常的天气，就要使用相反的方法。这些就是适应自然的基本法则。如果不这样做，疾病便会发生。

黄帝说道：讲得好。那么，厥阴风木司天的运气情况如何呢？

岐伯说：这是以巳、亥为标志的年份。巳年、亥年是厥阴风木司天，少阳相火在泉。若逢岁运是木运不及的，便是丁巳、丁亥两个年份。丁巳、丁亥二年都是天符年，岁运属木，丁为阴干，所以客运起于少角。因木运不及，金气偏胜，火气制约，金火（清热）之气的胜复相同，所以气运与木运平气相同。木运主风，胜气为清，复气为热。岁运属木，所以客运和主运都起于少角，终于少羽。

若逢岁运是火运不及的，便是癸巳、癸亥两个年份。癸巳、癸亥二年都是同岁会年，岁运属木，癸为阴干，故客运起于少徵。因火运不及，水气偏胜，土气制约，水土（寒雨）二气的胜复相同。火运主热，胜气为寒，复气为雨。客运起于少徵，终于太角，主运起于太角，终于太羽。

若逢岁运是土运不及的，便是己巳、己亥两个年份。己为阴干，所以客运起于少宫。因土运不及，木气偏胜，金气制约，木金（风清）二气的胜复相同。所以气运与木运平气相同。金运主凉，胜气为热，复气为寒。客运起于少宫，终于太徵，主运起于少角，终于少羽。

若逢岁运是金运不及的，便是乙巳、乙亥两个年份。乙为阴干，所以客运起于少商。因为金运不及，火气偏胜，水气制约，水火（寒热）之气的胜复相同。所以气运与木运平气相同。金运主凉，胜气为热，复气为寒。客运起于少商，终于太宫，主运起于太角，终于太羽。

若逢岁运是水运不及的，便是辛巳、辛亥两个年份。辛为阴干，所以客运起于少羽。因为水运不及，所以土气偏胜，木气制约，土木（雨风）之气的胜复相同。水运主寒，胜气为雨，复气为风。客运起于太羽，终于太商，主运起于少角，终于少羽。

凡是以上厥阴司天的年份，气候要晚于正常的季节时令。若逢平气，则气化运行同于天时，风木司天，所以天气扰乱。少阳在泉，所以地气正常。木在上，所以风生高远。火在下，所以炎热从之。云向雨府，象征湿土之气，敷布流行，这是风火协同的作用，它对应的星宿是岁星（木）、荧惑（火）二星。风气表现为扰动，火气表现为急速，其对应的谷物颜色是深青色和红色，间谷是感受太过的间气而成熟的。风燥火热，彼此胜负交争，蛰伏的虫类又出见于外，流水不能结冰，人们的热病多发生于下部，风病多发生于上部，风燥之气，胜复相争，又发生于中部。

初之气，主气是厥阴风木，客气是阳明燥金，寒气肃杀，杀气方来，人们在右胁之下容易发生寒病。

二之气，主气是少阴君火，客气是太阳寒水，寒气不去，雪花纷飞，河水结冰，肃杀之气发挥作用，冷霜下降，草类尖梢干枯，屡降寒雨。由于少阴君火主时，阳气又再次散发，人们体内容易感染郁热之病。

三之气，主气是少阳相火，客气是厥阴风木，司天运气行使权力，厥阴司天，所以时常刮大风，人们容易患眼睛流泪、耳鸣、头晕等症。

四之气，主气是太阴湿土，客气是少阴君火，炎热而又潮润，酷暑来临，湿热互相扭结，争扰于左间上部，人们容易感染黄疸、浮肿等病。

五之气，主气是阳明燥金，客气是太阴湿土，燥气湿气互相胜复，主客二气，性质都清凉寒冷，所以阴沉之气散布，寒气袭人，于是风雨大作。

终之气，主气是太阳寒水，客气是少阳相火为在泉之气，因为相火发挥作用，所以阳气大盛，蛰伏的虫类出来活动，流水不能结冰，地气散出地表，百草重新生长，人们心情舒畅，在疾病上，容易患温病。必须削弱郁结之气，滋补被抑之气的泉源和运气，不让邪气太过。

所以，在该年份应用辛味之品以调和司天的风气，以咸味之品调和在泉的火气，少阳相火不要轻易地触犯它。用温性要避免温暖的天气，用热性要避免炎热的天气，用凉性要避免清凉的天气，用寒性要避免寒冷的天气。在饮食上，也应遵循上述规律。若遇到反常的天气，就应当以不同的适当方法来处理。这些都是自然的基本法则。如果不这样做，就容易患病。

黄帝说道：讲得好。先生所讲称得上十分详细了。但是，怎样才能知道运与气是否相应呢？

岐伯说：问得真高明啊！因为六气的运行布政，它的次序和方位都是一定的，应以正月初一日平明气候来观察，看它所在的气位，便可以知道是否对应了。凡是中运太过的，气候要晚于气节时令；不及的，气候要早于气节时令。这是天道，也是六气的运行规律。如果中运既不是太过，也不是不及，便是所谓的正岁，气候就恰好与气节时令同时。

黄帝问道：胜气与复气经常发生，而灾害也时常到来，当灾害到来之时有什么表现呢？

岐伯说：不是正常的气化，就是称为灾害了。

黄帝问道：天地的气数，其开始与终止的情形又是怎样的呢？

岐伯说：问得真是详细啊！这正是真正需要了解的医道。天地的气数，开始于天气，而终止于地气，上半年天气处于支配地位，下半年是地气处于支配地位。天地之气上下相互连接的地方由气交所支配，一年中的气化规律尽在其中了。所以说明白了天地之气的位置和每气所主持的月份，便可以知道天地气数的终始了。

黄帝又问道：我研究运气，按照先生所讲的来做，结果与实际却不相符，这是什么原因呢？

岐伯说：六气的作用有多少，与五运的相合之化有盛衰，因为多少和盛衰的情况不同，所以就有了同化问题。

黄帝问道：我想了解一下什么是同化。

岐伯说：风湿之气与春天的木气同化，炎炎闷热之气与夏天的火气同化，胜气与复气也有同化，燥清烟露之气与秋天的金气同化，寒霜冰雪之气与冬天的水气同化。这是天地五运与六气相互作用而发生盛衰变化的一般规律。

黄帝问道：岁运与司天之气相同的，称为天符，我已经知道了。请问岁运与在泉相同情况的怎样？

岐伯说：岁运太过而与司天相同的有三种情况，岁运不及而与司天相同的也有三种情况，岁运太过而与在泉相同的有三种情况，岁运不及而与在泉相同的也有三种情况。这共有二十四年。

黄帝问道：希望听听上述的各种"三"都是指的哪些年份。

岐伯说：甲辰、甲戌是土运太过，下加太阴在泉；壬寅、壬申是木运太过，下加厥阴在泉；庚子、庚午是金运太过，下加阳明在泉。这是岁运太过而与在泉相同的三种情况。癸巳、癸亥是火运不及，下加少阳在泉；辛丑、辛未是水运不及，下加太阳在泉；癸卯、癸酉是火运不及，下加少阳在泉。这是岁运不及而与在泉相同的三种情况。戊子、戊午是火运太过，上临少阴司天；戊寅、戊申是火运太过，上临少阳司天；丙辰、丙戌是水运太过，上临太阳司天。这是岁运太过与司天相同的三种情况。丁巳、丁亥是木运不及，上临厥阴司天；乙卯、乙酉是金运不及，上临阳明司天；己丑、己未是土运不及，上临太阴司天。这是岁运不及而与司天相同的三种情况。这二十四年以外，就不再有岁运与司天在泉相同加临的情况了。

黄帝问道：那么"下加"年份的名称叫什么呢？

岐伯说：中运太过而与在泉相同的，叫作同天符；中运不及而与在泉相同的，叫作同岁会。

黄帝问道：那么"上临"的年份叫什么呢？

岐伯说：无论中运、太过还是不及，都叫作天符，只不过其中变化运行有多有少，病形有轻微与严重的差异，生死也有早晚的区别。

黄帝问道：先生讲过，在寒冷的季节要避免过用寒性药，在炎热季节要避免过用热性药，但它具体应该怎么做呢？希望听听这方面的具体方法。

岐伯说：用热性药不要和天气之热抵触，用寒性药不要和天气之寒抵触，顺应这一规则，就能平安无事，否则就要添病，不可不谨慎地避免它，这就是所说的主气和客气。

黄帝问道：温凉仅次于寒热，那么温凉应该如何避免呢？

岐伯说：主时之气为热，用热性药要慎重，不要触犯它；主时之气是寒，用寒性药应当避免；主时之气是凉，用凉性药应当避免；主时之气是温，用温性药应当避免；间气与主时之气相同的应当避免；间气与主时之气不同，可以稍有违背

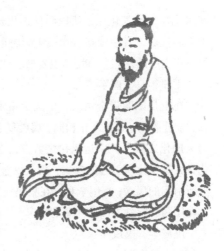

上述原则。这寒、热、温、凉叫作四畏，我们不能不谨慎地加以注意。

黄帝说道：讲得好。什么情况下可以违反呢？

岐伯说：客气与主气不相合的，应当以主气为参考依据，至于客气胜过主气的，就可以违反，以达到平衡为准，不可太过。这是由于邪气胜过主时之气的缘故。所以说：不违反天气的时令，不违反六气的宜忌，不助长胜气，也不助长复气，这才是最好的治疗方法。

黄帝说道：讲得好。五运轮流主岁，它们的气化作用有没有一定的规律呢？

岐伯说：请让我依次把它们排列出来加以说明。

甲子年、甲午年

在上是少阴君火司天，中属太宫土运太过，下加阳明燥金在泉。司天君火的气化作用为热，火的生数是二，所以说司天热化之数二，以下"化""数"之意均与此同，中运雨化之数五，在泉燥化之数四，这一年均为正常气化表现，所以叫作正化日。其气化所引起的疾病，司天热气所造成的疾病应当用咸寒；中运雨湿之气所造成的疾病应当用苦热；在泉燥气所造成的疾病应当用酸热；这是这两年在用药方面应注意的情况。

乙丑年、乙未年

在上是太阴湿土司天，中属少商金运不及，下加太阳寒水在泉。由于金运不及，导致有热化的胜气和寒化的复气，因为这一年并不是正常的气化，所以叫作邪化日。它所造成的灾害是在西方。司天湿化之数五，中运清化之数四，在泉寒化之数六，这是正常气化的表现，所以叫作正化日。其气化所引起的疾病，司天湿土之气所造成的疾病宜用苦热；中运清气所造成的疾病宜用酸和；在泉寒气所造成的疾病宜用甘热。这是这两年在用药方面应注意的情况。

丙寅年、丙申年

在上是少阳相火司天，中属太羽水运太过，下加厥阴风木在泉。火气化二，

寒水化六，风气化三，所以叫作正化日。其气化所引起的疾病，因为司天火气引起的疾病，宜用咸寒清泄；因为中运寒气引起的疾病，宜用咸温之味；因为在泉风气引起的疾病，宜用辛温发散。这是两年在用药和饮食方面应注意的情况。

丁卯年、丁酉年

在上是阳明燥金司天，中属少角木运不及，下加少阴君火在泉。因木运不及，金胜清化，火复寒化相同，属胜复之气的邪化日，它所造成的灾害是在东方。司天燥化之数九，中运风化之数三，在泉热化之数七，这是正气所化，叫作正化日，其气化所引起的疾病，司天燥金之气所引起的疾病，宜用苦微温；中运风气所引起的疾病；宜用辛和，在泉热气所引起的疾病，宜用咸寒清泄。这是这两年在用药和饮食方面应注意的情况。

戊辰年、戊戌年

在上是太阳寒水司天，中属太徵火运太过，下加太阴湿土在泉。寒水化六，热气化七，湿气化五，叫作正化日。其气化所引起的疾病，司天寒水之气所引起的疾病，宜用苦温；中运热气所引起的疾病，宜用甘和；在泉湿气所引起的疾病，宜用甘温。这是这两年在用药和饮食方面应注意的情况。

己巳年、己亥年

在上是厥阴风木司天，中属少宫土运不及，下加少阳相火在泉。因土运不及，木胜风化，金复清化都是相同的，属胜复之气的邪化日，它所造成的灾害在中央的五宫。风气化三，湿气化五，火气化二〔据校正：己巳热化为七，己亥热化为二〕，是正常气化的表现。其气化所引起的疾病，司天风气所引起的疾病，宜用辛凉；中运湿气所引起的疾病，宜用甘和；在泉热气所引起的疾病，宜用咸寒清泄。这是这两年在用药和饮食方面应注意的情况。

庚午年、庚子年（两年都是同天符）

在上是少阴君火司天，中属太商金运不及，下加阳明燥金在泉。热气化七，清气化九，燥气化九，为正化日。其气化所引起的疾病，司天热气所引起的疾病，宜用咸寒清泄；中运燥清之气所引起的疾病，宜用辛温；在泉燥气所引起的疾病，宜用酸温润燥。这是这两年在用药和饮食方面应注意的情况。

辛未年、辛丑年（两年都是同岁会）

在上是太阴湿土司天，中属少羽水运不及，下加太阳寒水在泉。因水运不及，土湿之气偏盛，风木之气就会制约它，属胜复之气的邪化日，它所造成的灾害发生在正北方。雨化五，寒水为一，为正化日。其气化所引起的疾病，司天湿气所引起的疾病，宜用苦温；中运水运不及所引起的疾病，宜用苦和；在泉寒气所引起的疾病，宜用苦热。这是这两年在用药和饮食方面应注意的情况。

壬申年、壬寅年（两年都是同天符）

在上是少阳相火司天，中属太角木运太过，下加厥阴风木在泉。火气化二，风气化八，为正化日。其气化所引起的疾病，司天热气所引起的疾病，宜用咸寒；

中运风气所引起的疾病，宜用酸和；在泉风气所引起的疾病，宜用辛凉。这是这两年在用药和饮食方面应注意的情况。

癸酉年、癸卯年（两年都是同岁会）

在上是阳明燥金司天，中属少徵火运不及，下加少阴君火在泉。因火运不及，水胜寒化，土复雨化都是相同的，属胜复之气的邪化日，它所造成的灾害发生在正南方。燥气化九，热气为二，为正化日。其气化所引起的疾病，司天燥金之气所引起的疾病，宜用苦小温；中运少徵火运所引起的疾病，宜用咸温；在泉火气所引起的疾病，宜用咸寒。这是这两年在用药和饮食方面应注意的情况。

甲戌年、甲辰年（这两年既是岁会又是同天符）

在上是太阳寒水司天，中属太宫土运太过，下加太阴湿土在泉。寒气化六，湿气化五，为正化日。其气化所引起的疾病，司天寒水之气所引起的疾病，宜用苦热；中运、在泉之气所引起的疾病，皆宜用苦温。这是这两年在用药和饮食方面应注意的情况。

乙亥年、乙巳年

在上是厥阴风木司天，中属少商金运不及，下加少阳相火在泉。因金运不及，火气胜，寒水之气就制约它，为胜复之气的邪化日，它所造成的灾害发生在正西方。风气化八，清气化四，火气化二，为正化日。其气化所引起的疾病，司天风之气所引起的疾病，宜用辛凉；中运清之气所引起的疾病，宜用酸和；在泉火之气所引起的疾病，宜用咸寒清泄；这是这两年在用药和饮食方面应注意的情况。

丙子（为岁会）年、丙午年

在上是少阴君火司天，中属太羽水运太过，下加阳明燥金在泉。热气化二，寒气化六，清气化四，为正化日。其气化所引起的疾病，司天君火之气所引起的疾病，宜用咸寒清泄；中运寒气所引起的疾病，宜用咸热；在泉清气所引起的疾病，宜用酸温。这是这两年在用药和饮食方面应注意的情况。

丁丑年、丁未年

上临太阴湿土司天，中属少角木运不及，下加太阳寒水在泉。因木运不及，金气偏胜，火气就会制约，为胜复之气的邪化日，它所造成的灾害发生在正东方。雨气化五，风气化三，寒气化一，为正化日。其气化所引起的疾病，司天湿土之气所引起的疾病，宜用苦温；中运风木之气所引起的疾病，宜用辛温；在泉寒水之气所引起的疾病，宜用甘热。这是这两年在用药和饮食方面应注意的情况。

戊寅年、戊申年（为天符）

在上是少阳相火司天，中属太徵火运太过，下加厥阴风木在泉。火气化七，风气化三，为正化日。其气化所引起的疾病，司天相火之气所引起的疾病，宜用咸寒；中运火气所引起的疾病，宜用甘和；在泉风木之气所引起的疾病，宜用辛凉。这是这两年在用药和饮食方面应注意的情况。

己卯年、己酉年

在上是阳明燥金司天，中属少宫土运不及，下加少阴君火在泉。因土运不及，木气偏胜，金气就会制约它，为胜复之气的邪化日，它所造成的灾害发生在中央的五宫。清气化九，雨气化五，热气化七，为正化日。其气化所引起的疾病，司天燥金之气所引起的疾病，宜用苦微温；中运湿气所引起的疾病，宜用甘和；在泉君火之气所引起的疾病，宜用咸寒。这是这两年在用药和饮食方面应注意的情况。

庚辰年、庚戌年

在上是太阳寒水司天，中属太商金运太过，下加太阴湿土在泉。寒气化一，清气化九，雨化五，为正化日。其气化所引起的疾病，司天寒水之气所引起的疾病，宜用苦热；中运燥气所引起的疾病，宜用辛温；在泉湿土之气所引起的疾病，宜用甘热。这是这两年在用药和饮食方面应注意的情况。

辛巳年、辛亥年

在上是厥阴风木司天，中属少羽水运不及，下加少阳相火在泉。因水运不及，土气偏胜，木气就会制约它，为胜复之气的邪化日，它所致的灾害发生在正北方。风气化三，寒气化一，火化七，为正化日。其气化所引起的疾病，司天风木之气所引起的疾病，宜用辛凉；中运寒气所引起的疾病，宜用苦和；在泉相火之气所引起的疾病，宜用咸寒。这是这两年在用药和饮食方面应注意的情况。

壬午年、壬子年

在上是少阴君火司天，中属太角木运太过，下加阳明燥金在泉。热气化二，风气化八，清气化四，为正化日。其气化所引起的疾病，司天君火之气所引起的疾病，宜用咸寒；中运风木之气所引起的疾病，宜用酸凉；在泉燥金之气所引起的疾病，宜用酸温。这是这两年在用药和饮食方面应注意的情况。

癸未年、癸丑年

在上是太阴湿土司天，中属少徵火运不及，下加太阳寒水在泉。因火运不及，火气偏胜，土气便会制约它，为胜复之气的邪化日，它所致的灾害发生在正南方。雨化五，火化二，寒气化一，为正化日，其气化所引起的疾病，司天湿土之气所引起的疾病，宜用苦温；中运火气所引起的疾病，宜用咸温；在泉寒水之气所引起的疾病，宜用甘热。这是这两年在用药和饮食方面应注意的情况。

甲申年、甲寅年

在上是少阳相火司天，中属太宫土运太过，下加厥阴风木在泉，司天火气化二，雨化五，风气化八，为正化日。其气化所引起的疾病，司天相火之气所引起的疾病，宜用咸寒；中运雨气所引起的疾病，宜用咸和；在泉风木之气所引起的疾病，宜用辛凉。这是这两年在用药和饮食方面应注意的情况。

乙酉年（为太乙天符）、乙卯年（为天符）

在上是阳明燥金司天，中属少商金运不及，下加少阴君火在泉。因金运不及，火气偏胜，水气就会制约它，为胜复之气的邪化日，它的灾害是在西方。燥化四，清化四，热气化二，为正化日。其气化所引起的疾病，司天燥金之气所引起的疾病，宜用苦微温；中运清气所引起的疾病，宜用苦和；在泉君火之气所引起的疾病，宜用咸寒。这是这两年在用药和饮食方面应注意的情况。

丙戌年、丙辰年（这两年均属天符）

在上是太阳寒水司天，中属太羽水运不及，下加太阴湿土在泉。寒气化六，雨化五，为正化日。其气化所引起的疾病，司天寒水之气所引起的疾病，宜用苦热；中运寒气所引起的疾病，宜用苦和；在泉湿土之气所引起的疾病，宜用甘热。这是这两年在用药和饮食方面应注意的情况。

丁亥年、丁巳年（两年均属天符）

在上是厥阴风木司天，中属少角木运不及，下加少阳相火在泉。因木运不及，金气偏胜，火气就会制约它，为胜复之气的邪化日，它所造成的灾害发生在正东方。风气化三，火气化七，为正化日。其气化所引起的疾病，司天风木之气所引起的疾病，宜用辛凉；中运风气所引起的疾病，宜用辛和；在泉相火之气所引起的疾病，宜用咸寒清泄。这是这两年在用药和饮食方面应注意的情况。

戊子年（天符）、戊午年（太一天符）

在上是少阴君火司天，中属为太徵火运太过，下加阳明燥金在泉。热气化七，清气化九，为正化日。其气化所引起的疾病，司天热气所引起的疾病，宜用咸寒；中运寒水之气所引起的疾病，宜用甘寒；在泉燥金之气所引起的疾病，宜用酸温。这是这两年在用药和饮食方面应注意的情况。

己丑年、己未年（两年均是太一天符）

在上是太阴湿土司天，中属少宫土运不及，下加太阳寒水在泉。因土运不及，木风之气偏胜，金气就会制约它，为胜复之气的邪化日，它所造成的灾害发生在中央。雨化五，泉化一，为正化日。其气化所引起的疾病，司天湿土之气所引起的疾病，宜用苦热；中运湿气所引起的疾病，宜用甘和；在泉寒水之气所引起的疾病，宜用甘热。这是这两年在用药和饮食方面应注意的情况。

庚寅年、庚申年

在上是少阳相火司天，中属太商金运太过，下加厥阴风木在泉。火气化七，清气化九，风气化三，为正化日。气化所引起的疾病，司天相火之气所引起的疾病，宜用咸寒；中运清气所引起的疾病，宜用辛温；在泉风木之气所引起的疾病，宜用辛凉。这是这两年在用药和饮食方面应注意的情况。

辛卯年、辛酉年

在上是阳明燥金司天，中属少羽水运不及，下加少阴君火在泉。因水运不及，土气偏胜，木气就会制约它，为胜复之气的邪化日，它所造成的灾害发生在正北方。清气化九，寒气化一，热气化七，为正化日。其气化所引起的疾病，司天燥金之气所引起的疾病，宜用苦微温；中运寒气所引起的疾病，宜用苦和；在泉君火之气所引起的疾病，宜用咸寒。这是这两年在用药和饮食方面应注意的情况。

壬辰年、壬戌年

在上是太阳寒水司天，中属太角木运太过，下加太阴湿土在泉。寒气化六，风气化八，雨化五，为正化日。其气化所引起的疾病，司天寒水之气所引起的疾病，宜用苦温；中运风气所引起的疾病，宜用酸和；在泉湿土之气所引起的疾病，宜用甘温。这是这两年在用药和饮食方面应注意的情况。

癸巳年、癸亥年（这两年都是同岁会）

在上是厥阴风木司天，中属少徵火运不及，下加少阳相火在泉。因火运不及，水气偏胜，土气就会制约它，为胜复之气的邪化日，它所造成的灾害发生在正南方。风气化八，火气化二，为正化日。其气化所引起的疾病，司天风木之气所引起的疾病，宜用辛凉；中运热气所引起的疾病，宜用咸和；在泉相火之气所引起的疾病，宜用咸寒。这是这两年在用药和饮食方面应注意的情况。

在以上六十年运气变化的周期中，有胜复，有正化，但都遵循一定的规律，不可忽略不察。所以，知道纲要的人，一说就明白了，不知道纲要的人，便会感到茫然无绪。说的就是这个道理。

黄帝说道：讲得好。五运之气每年也有胜复的现象吗？

岐伯说：若是五运之气被胜气抑制到了极点，也会发生复气，到了一定时候就会自然发作。

黄帝问道：请问这是什么道理？

岐伯说：五运之气被胜气所抑制，郁极也会发生复气，只不过要等到一定的时候才会发作。

黄帝说道：想请您讲得透彻些。

岐伯说：气太过的，发作起来就急暴；气不及的，发作起来就缓慢。发作急暴的，病情严重；发作缓慢的，疾病持续时间就会长些。

黄帝又问道：太过与不及，在五行生成数方面是如何相应呢？

岐伯说：太过的是成数，不及的是生数，只有土不论太过与不及都用生数。

黄帝问道：因为抑郁到极点而导致复气发作的情形是怎么样呢？

岐伯说：木气过分抑制土，土气被郁至极而复气发作起来的情况是：山岩深谷都会震动，天空雷声隆隆，天地之间弥漫着灰尘，好像黄昏，湿气上蒸，化为白气，疾风骤雨发于高山深谷，冲击沙石，洪水因此而泛滥，河水奔腾泛滥，大水退后，田野之间土石嵬然，好似一群放牧的马。随后，湿化之气开始敷布，雨水按时而降，万物开始生长成熟。这时，人们容易得心腹胀满、肠鸣、频繁腹泻，甚至发生心痛、胁胀、呕吐霍乱、痰饮、水泻、浮肿、身体沉重等病。湿云奔集，早晨的太阳下面常有云霞拱拥，山泽之间有昏蒙之气，这就表明土郁要发作了。如果在夏秋之交，看见湿气上腾，云气横于天山，浮游不定，忽生忽灭，那就是土郁将发的先兆。

火气过分抑制金气，金气被郁至极而复气发作的情况是：天气洁净，地气明朗，天高气爽，秋凉于是到来，草木之间像有浮烟一样，燥气流行，经常出现霜雾，肃杀之气应时而来，草木因而苍老干枯，西风开始呼啸。人们受到秋燥气候的影响，容易得咳嗽气逆，心胁胀满连及少腹，常常突然疼痛，不能翻身，咽干，面色难看，好像蒙上了灰尘。如果山泽干涸，地面凝霜，那么表明金郁将要发作了。它的发作是在秋分的时候，如果夜降白露，草木里发出凄切的声音，那就是金郁将发的先兆。

土气过分抑制水气，水气被郁已极而复气发作起来的情况是：阳气退避，阴气急起，极寒之气来临，江河湖海结冰，寒露结成霜雪，甚至天地之间充满了昏暗混浊的气体。霜降摧残万物，水也就开始结冰了。这时，寒邪容易侵入人体，容易得心痛、腰痛、大关节运动困难、屈伸不便、时常厥逆、腹中胀满、痞硬等病症。阳气不振，天气阴沉，天空弥漫白色混浊之气，表明水郁要发作了。水郁发作的时令，是在君火与相火当令的前后，即春分之后，小满之前，如果看到天色高远，微黄色黑，其气如同散麻一般，稍微看到而又隐约不清，那就是水郁将发的先兆。

金气过分抑制木气，木气被郁已极而复气发作起来的情况是：尘土飞扬，天空昏暗，云气扰动，大风到来，屋顶、屋角遭到损害，树木也被摧折，这都是木气暴发所致。这时，人们容易得胃脘当心疼痛，上连两胁胀满，咽喉隔塞不通，饮食不能下咽，甚至耳鸣、头眩、眼花、目不识人、猝然僵仆等病症。天色苍茫如尘，天空与山颜色相同，以致不能分辨，有时呈现混浊色，黄黑之气郁结不散，又像云横天空而不降雨，这是木郁发作时的气象。风气之起没有定期，但是可以测验，假如看到长川边的野草被风吹得倒下，柔软的叶子翻转而呈现出背面，高山上的松树被风吹得呜呜作响，虎啸在岸洞里，这就是木郁将发的先兆。

水气过分抑制火气，火气被郁已极而复气发作起来的情况是：天空中曛蒙不清，日月无光，天气炎热，暑热之气到来，山泽之间热如火烤，树木被烤得流出汁液，高厅大厦之中犹如烟熏，水枯土干，地面变色有如霜卤，池水日渐减少，蔓草由苍绿变为焦黄，热盛风生，风火交织，听不清说话的声音，火气干燥，湿气的敷布也不及时。所以，人们容易得气不足，疮疡痈肿，胁腹胸背头额胀满不舒，或生疮疡疿疹，呕逆，四肢抽搐挛急，骨节游走性疼痛，暴迫下痢，温疟，腹中急剧疼痛，血热妄行，出血如流，精液减少，面目红赤，心中烦热，其至昏蒙烦闷，心绪不宁，猝然死亡。一日的刻数终了时，应该凉爽反而感到大热，汗液从汗孔里发出湿润来，这表明大暑的天气将要发作了，它发作的时候，是在大暑到秋分的时候。动极则转静，阳极则反阴，热极生湿，湿土之气敷布而使万物生长，当百花开放之时，河水却结冰，霜雪满地，则火气正被郁抑，如果看见朝南的池塘有阳气上腾，就是火郁将发的先兆。

先有抑郁的征兆，而后就有报复之气发作。凡是报复之气，都是郁积到了极点以后才发作的。木的复气，发作没有固定的时间；水的复气，发作在二火的前后。仔细观察它的时令，则可以知道疾病产生的原因。倘若不知季节时令，不但不能了解五运六气的道理，无从掌握自然界生化收藏的一般法则，更不能知道胜复的异常变化了。

黄帝问道：水郁发作而见雹雪，土郁发作而见风暴，木郁发作而见毁折，金郁发作而见清明，火郁发作而见曛昧，这些都是什么原因造成的呢？

岐伯说：五运之气有太过不及，其复气的发作也有轻重之分。轻微的但见其本气之变，厉害的兼见其下承之气的变化，明白了所承之气，知晓了它的变化，也就可以知道它是什么复气了。

黄帝说道：讲得好。五运的复气，有不应时而发的，这是为什么呢？

岐伯说：这是时间上的差异。

黄帝问道：时间上的差异有一定的日数吗？

岐伯说：凡是复气的参差，发作都在相应时令之后三十日多一点。

黄帝问道：五运所主的气候的到来，有先后的不同，这是为什么呢？

岐伯说：岁运太过，则气的到来就早，岁运不及，则气的到来就迟，这是气候的常规。

黄帝问道：那不早不晚适时到来的，这是为什么呢？

岐伯说：这既非太过，亦非不及，所以气到来就非常准时，否则就会发生灾害。

黄帝说道：讲得好。气候与季节不相应的，这是为什么呢？

岐伯说：太过之年，季节与气候都正常变化，不及的，则见于被克的季节。

黄帝说道：四时之气的到来，有早晚、高下、左右的不同，应怎样观察呢？

岐伯说：气的运行有逆有顺，气的到来有迟有速，所以，岁运太过的气候在时令之前到来，岁运不及的气候在时令之后到来。

黄帝说：我想了解气运行的逆顺、迟速是怎样的情形。

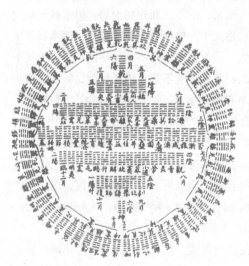

岐伯答道：春气生于东方，由东向西而行；夏气生于南方，由南向北而行；秋气生于西方，由西向东而行；冬气生于北方，由北向南而行。因此，春气发生自下而上升，秋气收敛由上而下降，夏气长成旺盛于中，冬气伏藏由表入里。春气生于左方，秋气生于右方，冬气生于北方，夏气生于南方，这是四时气候的正常变化。所以，高山之顶经常有冬气存在，低下深井之中经常有春气存在，这些都是必须要谨慎观察的。

黄帝说道：讲得好。五运六气各自都有相应的气候和物候表现，那么六气的常态和变异都有什么征象呢？

岐伯回答说：六气的运行，有正化，有变化，有胜气，有复气，有正常作用，有异常灾害，它们的征象都不相同，您要问的是哪一种呢？

黄帝说道：我想全都了解一番。

岐伯说：请允许我详细地讲一下。六气到来所见的现象，厥阴之气使气候和平，少阴之气使气候温暖，太阴之气使地面湿润，少阳之气使气候炎热，阳明之气使气候清净劲急，太阳之气使天气寒冷。这是六气主时的正常气候特点。

厥阴之气到来，风气偏盛，使万物萌芽生长；少阴之气到来，是火之所聚，使万物欣欣向荣；太阴之气到来，是雨之所聚，使万物肥满丰盛；少阳之气到来，是热之所聚，使万物的阳气达到极致，充实成熟；阳明之气到来，是肃杀之气所聚，使万物草木变为苍老之色；太阳之气到来，是寒之所聚，使万物的生机潜藏。这是六气当令、万物应有的正常变化现象。

厥阴之气到来，使万物生长，风气动摇；少阴之气到来，使万物繁荣，形态显露；太阴之气到来，使万物化生，大雨及时降落；少阳之气到来，使万物盛长，繁荣鲜艳；阳明之气到来，使万物之阳气收敛，雾露下降；太阳之气到来，使万物生机潜藏，阳气隐藏。这是六气正常变化的现象。

厥阴之气到来，就有风生，最终有肃杀之气制约它；少阴之气到来，就有热生，但其中气是寒冷的；太阴之气到来，就有湿生，但最终转为暴雨降落地面；少阳之气到来，就有火生，最终转为热湿；阳明之气到来，就有燥生，最终转为清凉；太阳之气到来，就有寒生，但其中气是温暖的。这是六气正常变化的一般现象。

厥阴之气到来，使有毛的动物化育；少阴之气到来，使有翅膀的动物化育；太阴之气到来，使裸体的动物化育；少阳之气到来，使有羽翼的动物化育；阳明之气到来，使有甲的动物化育；太阳之气到来，使有鳞的动物化育。这是六气的化生在动物化育上的反映。

厥阴之气到来，风气敷布，万物始生；少阴之气到来，热气敷布，万物向荣；太阴之气到来，湿气敷布，万物滋润；少阳之气到来，火气敷布，万物繁盛；阳明之气到来，燥气敷布，万物收敛；太阳之气到来，水气敷布，万物隐藏。这是六气敷布、万物顺从而变化的正常现象。

厥阴之气到来，风声怒吼，大凉的天气到来；少阴之气到来，大热大寒，反复无常；太阴之气到来，雷声震耳，狂风大作；少阳之气到来，热风吹拂，天气炎热，夜里露水反而会凝结成霜；阳明之气到来，草木凋落，反而出现温暖的天气；太阳之气到来，寒冷太过，大雪纷飞，时常有冰雹降下，地面上又有白色之气上升。这是六气过亢而气候反常的现象。

厥阴之气到来，万物扰动，往来不定；少阴之气到来，如同高燃的火焰，热气熏人；太阴之气到来，天气阴沉，地气迷蒙，湿土之气上蒸，昏暗不明；少阳之气到来，电光闪闪，天空出现红云，天气炎热；阳明之气到来，凉露如烟如埃，夜有霜降，西风劲切，秋虫凄鸣；太阳之气到来，万物坚硬，北风猛烈，万物已经成熟。这是六气行令的正常现象。

厥阴之气到来，会发生筋脉拘急的病症；少阴之气到来，发生疡疹并且身体发热的病症；太阴之气到来，容易得水饮积滞、胸脘痞塞；少阳之气到来，会发生喷嚏、呕吐、疮疡的病症；阳明之气到来，会发生皮肤浮肿的病症；太阳之气到来，会发生关节屈伸不便的病症。这是六气致病的常见病症。

厥阴之气到来，会引起胁肋间支撑疼痛的病症；少阴之气到来，病则惊骇疑惑，讨厌寒冷并打冷战，胡言妄动；太阴之气到来，病则饮食不消化，腹中胀满；少阳之气到来，病则惊骇躁动，烦闷，发病突然；阳明之气到来，病则鼻塞流涕，臀、会阴、大腿、膝、髋、腓肠肌、小腿骨等部直到两脚均感疼痛；太阳之气到来，病则腰痛。这是六气所引起的常见病症。

厥阴之气到来，会发生肢体屈曲短缩、转动不灵便的症状；少阴之气到来，病人无故悲哀，鼻出血不止；太阴之气到来，病则肚腹满闷，霍乱呕吐下泻；少阳之气到来，病则咽喉疼痛，耳鸣、呕吐；阳明之气到来，病则皮肤粗糙；太阳之气到来，病则盗汗发痉。这是六气所导致的常见病症。

厥阴之气到来，病则胁痛、呕吐、腹泻；少阴之气到来，病则多言而嬉笑不止；太阴之气到来，病则身重浮肿；少阳之气到来，病则剧烈腹泻，肌肉跳动，筋脉抽搐，暴死；阳明之气到来，病则鼻塞流涕、喷嚏；太阳之气到来，病则二便失禁，或者闭塞不通。这也是六气所引起的常见病症。

从以上十二种变化中，可以看出六气与自然界万物的密切关系，六气的作用与变化，而万物都有相应的回复。六气所至的位置，有高下、前后、中外的不同，对应人体方面，也有高下、前后、中外的不同。所以风气胜则动，热气胜则肿，燥气胜则干枯，寒气胜则虚浮，湿气胜则水泻，甚至小便不通，全身浮肿，随邪气之所在，便可以知道其病变。

黄帝说道：我想了解了解六气的气化作用。

岐伯说：六气的气化作用是施加于不胜之气上产生的。所以，太阴加于太阳，使气化为雨；太阳加于少阴，使气化为寒；少阴加于阳明，使气化为热；阳明加于厥阴，使气化为燥；厥阴加于太阴，使气化为风。各随所在的方位而显示它们的作用。

黄帝问道：六气在本位上发挥作用是怎样的？

岐伯说：加于自己的位置，是正常之化。

黄帝问道：请问六气所在的位置是什么？

岐伯说：明白了六气命名的方位，就可以知道它的方隅与月令了。

黄帝问道：六个部位的气，太过和不足的情况又是怎样？

岐伯说：太过与不及，两者是不同的。太过的气到来缓慢而作用持久，不足的气到来急暴而作用迅速消失。

黄帝问道：司天在泉之气的有余与不足情况怎样？

岐伯说：司天之气不足，在泉之气便随之上升；在泉之气不足，司天之气便随之下降；岁运居司天在泉之中，也就是气交之处，所以天气下降则运要先于它而降卜，地气上升则运要先于它上升。司天在泉之气为运气所不胜的就相制约，相同的就随和，但随和则相互助长，不胜则相互制约，都会产生病变。因为司天之气胜，则天气下降，在泉之气胜，则地气上升，胜气的甚微，就决定了下降与上升的差别，胜气微的小差，胜气甚大的大差，相差太甚则会导致气交之位置改变，改变气交的位置则发生大变，于是疾病便产生了。《大要》上说："胜气甚的正气占十分之五，胜气微的占十分之七，其间的差别是可以看出的。"说的就是这个道理。

黄帝说道：讲得好。前面讲过，用热不要侵犯热，用寒不要侵犯寒。我想用寒药、用热药既不避忌寒，也不避忌热，应当怎么办呢？

岐伯说：问得真是详细啊！发表不必忌热，攻里不必忌寒。

黄帝问道：若不发表，也不攻里，而犯了寒天用寒、热天用热的禁忌，后果又会怎样呢？

岐伯说：那样，寒热之气就会使脏腑受到伤害，其病情就会加重。

黄帝又问道：无病的人用了这种方法，情况会怎样呢？

岐伯说：没病的人，会因此而生病；有病的人，会因此而加重病情。

黄帝又问道：生了病又怎样的情况呢？

岐伯回答说：不避热就会生热病，不避寒就会生寒病。寒太过，就会产生胸部坚痞、腹部胀满、急剧疼痛、下痢等病。热太过，就会产生发烧、呕吐、霍乱、痈疽疮疡、昏昧郁闷、腹泻、身体抽搐、肿胀、呕吐、流鼻涕、流鼻血、头痛、骨节变化、肌肉疼痛、吐血、便血、小便淋漓，或者癃闭等病。

黄帝问道：怎样治疗呢？

岐伯回答说：必须顺四时气候的寒热温凉来治疗。若是违反了四时之禁忌而导致生病的，治疗时应用相克制的药物。

黄帝问道：妇人怀孕，而用剧烈药的后果如何？

岐伯说：如果有病而用药，既不伤胎，也不会伤害母体。

黄帝问道：我想知道这是什么道理。

岐伯说：大积大聚的病，为了去病就可以使用剧烈的药品，但是必须谨慎，病情大有好转，且已好了一大半，就应当停止用药。如果用药过量，就会导致死亡。

黄帝说道：讲得好。人体五气抑郁严重的，应该怎样治疗呢？

岐伯说：木气抑郁的，应该用疏泄的方法，使肝气条达；火气抑郁的，应该用发散的方法，使心火外散；土气抑郁的，该用消导、泻下的方法，使脾气运化；金气抑郁的，应该用宣泄的方法，使肺宣发肃降如常；水气抑郁的，应该用调理制约的方法，使肾气平衡。这就是治疗各种气郁的基本方法。对于太过的，应当抑制它旺盛的趋势，可以用相制的药物来泻它。

黄帝问道：假借之气致病，应当怎样治疗？

岐伯说：如果有假借之气，就不必依照远寒远热的禁忌。这是主气不足而客气胜的缘故。

黄帝说道：圣人的学问真是太精深了！天地气化的大道理，五运之气运行的规律，六气上下作用的纲纪，阴阳变化的表现，寒暑时令的往来，除了先生您以外，还有谁能够通晓呢？让我把它藏在灵兰之室里，命名为《六元正纪》。不经过斋戒沐浴，不能随便翻阅，需要谨慎地传给可靠之人。

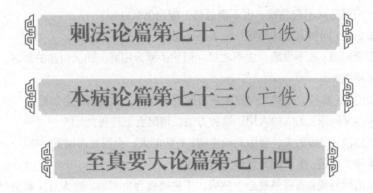

刺法论篇第七十二（亡佚）

本病论篇第七十三（亡佚）

至真要大论篇第七十四

【题解】

本篇主要讨论了六气司天、在泉、胜气、复气、主气、客气及其各自引起的疾病和相应的治疗原则、用药规律、组成方剂的方法等，由于内容极为丰富、正确，同时又非常切合临床实用，所以叫"至真要大论"。

黄帝问道：五运之气交相配合，太过和不及相互更替，这些道理，我已经明白了。那么风、寒、暑、湿、燥、火六气分别司天、在泉，其气到来时又会引起怎样的变化呢？

岐伯行礼后回答说：问得多么英明啊！这是天地变化的基本规律，也是人体与天地变化相应的规律。

黄帝道：人体与司天、在泉之气相适应的情况又是怎样的呢？

岐伯说：这是受自然规律所主宰的，也是一般医生产生疑惑的问题。

黄帝道：我希望听一下这一方面的道理。

岐伯说：厥阴司天，气从风化；少阴司天，气从热化；太阴司天，气从湿化；少阳司天，气从火化；阳明司天，气从燥化；太阳司天，气从寒化。根据客气所临的脏位，来确定疾病的名称。

黄帝道：在泉之气的气化是怎样的？

岐伯说：与司天的规律是相同的，间气也是如此。

黄帝道：怎样叫作间气？

岐伯说：分管司天在泉的左右的，就称为间气。

黄帝道：间气与司天在泉有什么分别呢？

岐伯说：司天在泉而主岁之气，主管一年的气化。间气，只能主持一步（六十多日）的气化。

黄帝道：讲得好！一年之中气化的情况又是怎样的呢？

岐伯说：厥阴在司天就为风化，在泉就为酸化，在司岁运就为苍化，在间气就为动化；少阴在司天就为热化，在泉就为苦化，它不司岁运之化，在居气就为灼化；太阴在司天就为湿化，在泉就为甘化，在司岁运就为黅化，在间气就为柔化；少阳在司天就为火化，在泉就为苦化，在司岁运就为丹化，在间气就为明化；阳明在司天就为燥化，在泉就为辛化，在司岁运就为素化，在间气就为清化；太阳在司天就为寒化，在泉就为咸化，在司岁运就为玄化，在间气就为脏化。所以作为一个为人治病的医生，必须明白六气所司的气化及其作用以及五味五色所产生的变化作用和五脏的喜恶，然后才可以说对气化的太过、不及和疾病的发生关系有了头绪。

黄帝道：厥阴在泉而从酸化，我早就知道了，那么请问风气的运行是怎样呢？

岐伯说：风气行于地，这是本于地之气而为风化，其他五气也是这样，因为本属于天的，是天之气，本属于地的，是地之气，天地之气相互交通化合，就有了六节之气的划分，而后万物才能生化。所以说要特别注意观察气候的变化，别错过病情的变化，就是这个道理。

黄帝道：那些主治疾病的药物又是怎样选择的呢？

岐伯说：根据各年的气候特点来采备药物，就不会有遗漏了。

黄帝道：要根据各年的气候特点来采备药物，这是为什么呢？

岐伯说：因为这样采的药物，可以得到充足的天地之气，疗效比较好。

黄帝道：与五运相应的药物如何呢？

岐伯说：按五运采集药物和按气候采集药物的道理相同，但是有太过和不足的区别。

黄帝道：不根据气候特点采集的药物又会怎样呢？

岐伯说：这样采集的药物气散而不纯。所以本质虽然相同，但在质量上却有等次的差别，如气味有厚薄的不同，性能有躁静的不同，疗效有多少的不同，药力有浅与深的不同，就是这个道理。

黄帝道：六气分别主持各年的气候，为什么又会伤害五脏呢？

岐伯说：因为自然界的六气和人体的五脏息息相通，五脏受到它所不胜之气的克伐就会产生疾病，这是问题的关键。

黄帝道：那么应该怎样治疗呢？

岐伯说：司天之气淫胜伤人而六经生病的，应该用具有制约它的气味之药来调理；在泉之气偏胜而淫于外，那就以己所胜之气来治疗。

黄帝道：讲得好！但也有岁气平和而得病的，又怎样治疗呢？

岐伯说：这要细心地观察三阴三阳司天在泉的所在而加以调治，以达到阴阳平衡。疾病的本质与症状表现相一致的，就用正治法来治疗，疾病的本质与某些症状表现不一致的，就使用反治法来治疗。

黄帝道：您说要根据阴阳之所在进行调治，而有的书上说：人迎和寸口的脉象要相合，像牵引直绳一样，大小相等的叫平脉。那么阴之所在，在寸口的脉象如何呢？

岐伯说：只要查看这个年份是属南政还是北政，就可以知道了。

黄帝道：我希望全面地了解这个问题。

岐伯说：如果属于北政的年份，少阴在泉，则寸口脉沉细而伏，不应于手指；厥阴在泉，则右寸沉细而伏，不应于手指；太阴在泉，则左寸沉细而伏，不应于手指。如果属于南政的年份，少阴司天，则寸口脉沉细而伏不应于手指；厥阴司天，则右寸沉细而伏，不应于手指；太阴司天，则左寸沉细而伏，不应于手指。凡是寸口脉不应于手指的，尺寸倒候或复其手就可以诊见了。

黄帝道：那么诊候尺部的脉候又如何呢？

岐伯说：如果属于北政的年份，三阴在泉，则寸口不应；三阴司天，则尺部不应。如果属于南政的年份，三阴司天，则寸口不应；三阴在泉，则尺部不应。左右尺部不应于手指的情况，与上面所述相同。所以说，懂得要领，一句话就说明白了，不懂得要领，就漫无边际，说的就是这个道理。

黄帝道：很好，那么根据天地之气侵入人体内部而命名的疾病，其情形又是怎样的呢？

岐伯说：厥阴在泉的年份，风气偏胜，制约土气，故尘土飞扬，平野昏暗，草禾提前抽穗。人容易患发冷怕寒的症状，常常呻吟，不住地打哈欠，心痛并感觉撑满，两胁拘急不舒，饮食不进，咽膈不通畅，食后就要呕吐，肚腹发胀，多嗳气，但大便或排气后，会觉得轻快，但依旧全身乏力。

少阴在泉的年份，热气偏胜，制约金气，故水面上出现热气蒸腾的景象，阴暗处也显得明亮了。人容易患腹中不时鸣响的病，逆气会上冲胸脘，气喘不能久立，恶寒发热，皮肤疼痛，视力模糊，牙痛，腮旁肿，寒热交替发作，好像疟疾，少腹中痛，腹部胀大。蛰虫也不伏藏。

太阴在泉的年份，湿气偏胜，使岩谷里昏暗浑浊，黄为土色，湿盛则反见黑色，这是湿土与水气相交合的现象。人易患饮邪积聚，心痛，耳聋，听觉毫无所知，咽肿，喉痛，以致尿血、便血，少腹痛肿，不能小便，感到气上冲头痛，痛得眼睛要脱出，颈部像要拔出，腰部像要折断，髀骨不能回转，膝窝好像凝住了，小腿肚好像僵死了。

少阳在泉的年份，火气偏胜，制约金气，郊野就会光焰四射，天气时寒时热。人易患拉肚子、赤白痢疾、少腹疼痛、小便赤色等病，严重的就会出现便血等症状，其余症候与少阴在泉相同。

阳明在泉的年份，燥气偏胜，木气受制约，就会雾气迷蒙，看不见东西，天气薄寒。人易患呕吐之病，呕吐之物有苦味，经常叹气，心与胁部疼痛，不能转身；病严重时，就会咽喉干燥，面色好像尘土一样滞暗，全身肌肤干枯而不润泽，足部外侧发热。

太阳在泉的年份，寒气偏胜，天地之间呈现出凝肃惨栗的气象。人易患病，但少患腹疼的病，牵引睾丸、腰脊，气上冲心脘作痛，出血，咽喉疼痛、颌部肿痛。

黄帝道：讲得好！这种情况应该怎样治疗呢？

岐伯说：凡是在泉之气，风气太过而伤于体内的，用辛凉的药品作为治疗疾病的主要药物，用苦味的药物作为辅佐，用甘味药物来缓和风气的急迫，用辛味药物来驱散风邪；热气太过而伤于体内的，用咸寒的药物作为治疗的主要药物，用甘苦味的药物作为辅佐，用酸味的药物收敛阴气，用苦药来发散热邪；湿气太过而侵入人体内的，以苦热的药物作为治疗疾病的主要药物，用酸淡味的药物作为辅佐，用苦味药来燥湿，用淡味药来泄湿邪；火气太过而伤于体内的，以咸冷之类的药物作为治疗疾病的主要药物，用苦辛味的药物来作为辅佐，用酸味药来收敛阴气，用苦味药来发散火邪；燥气太过而伤于体内的，以苦味的药物作为治疗疾病的主要药物，用甘辛味的药物作为辅佐，用苦味之药泄热；寒气太过而伤于体内的，以甘热的药物作为治疗疾病的主要药物，用苦辛味的药物作为辅佐，用咸味之药来泻泄，用辛味之药来温润全身，用苦味之药来坚固阴精，使之不散失。

黄帝道：讲得好！司天之气淫胜会引起什么病变呢？

岐伯说：厥阴司天的年份，风气偏胜，天空就会尘土飞扬、昏暗不清，云被风吹得动摇不定，在寒冷的季节里反而温暖如春，流水不能结冰。人就易患胃脘心窝处疼痛、上撑两胁、膈咽阻塞不通、饮食不下、舌根强硬、食后呕吐、冷泄腹胀、溏泄，以及气结成瘕、小便不通等病。蛰虫藏于土中而不去。这些病的根本是在脾脏。如果足背部的冲阳脉搏动断绝，这是脾脏衰败的反映，就会死亡而不能救治。

少阴司天的年份，热气偏胜，制约金气，故天气闷热，大雨将至，君火行其政令。人就易患胸中烦躁、咽喉干燥、右胁痞满、皮肤疼痛、寒热咳喘等病，由于火热甚而大雨突降，唾血，便血，鼻出血，喷嚏，呕吐，小便变色，甚则疮疡，浮肿，肩、背、臂、臑及缺盆等处疼痛，心痛，肺胀，腹大而满，气喘咳嗽，这些病的根本是在肺脏。如果肘部的尺泽脉搏动断绝，这是肺脏衰败的反映，就会因不能救治而死亡。

太阳司天的年份，湿气淫胜，制约水气，就会阴沉之气密布，雨水过多，反使草木枯槁。人就易患浮肿，骨痛阴痹，阴痹这种病按之不知痛处。腰脊头项疼痛，时常眩晕，大便困难，阴气不能运化，饥饿不愿吃东西，咳唾就有血，心不安宁，像悬空一样，这些病的根本是在肾脏。如果是内踝下的太溪脉搏动断绝，这是肾脏衰败的反映，就会因不能救治而死亡。

少阳司天的年份，火气偏胜，制约金气，就会温热之气流行，金失其清肃之气，所以不能当令。人就易患头痛，发热恶寒而发疟疾，热气在上，皮肤疼痛，色变黄赤，热传于里，治节不行，变而为水病，身面浮肿，腹满，仰面喘息，泄泻暴注，赤白下痢，疮疡，唾血，心烦，胸中热，甚至鼻中流血，这些病的根本是在肺脏。如果腋下的三寸处的天府脉搏动断绝，这是肺脏衰败的反映，就会因不能救治而死亡。

阳明司天的年份，燥气偏胜，制约木气则草木回春较晚。在人则筋骨发生病变。人就易患左肢胁疼痛，寒气内脏若再感受外塞，就会发为疟疾，大凉之气使天气反常，易患咳嗽，腹中鸣响，泄泻暴注，大便稀溏。大树枝梢枯敛，而生气郁伏于下，草梢也因之焦干，易患心胁突然剧痛、不能转侧、咽喉发干、面如尘色、腰痛、男子癫疝、妇人少腹疼痛、眼角昏昧不明、疮疡痤痈等症，蛰虫反而出现。这些病的根本是在肝脏。如果大趾后足背部的太冲脉搏动断绝，这是肝脏即将衰败的反映，就会因不能救治而死亡。

太阳司天的年份，寒气偏胜，制约火气，寒气就会出其不意地到来，水就要结冰。人体内血液生变，就会发生痈疡，厥逆心痛，呕血，下血，鼻流血，善悲，时常眩晕仆倒。运气遇戊癸火化炎烈，就有暴雨冰雹，易患胸胁腹满，手热，肘挛急，腋部肿，心悸不安，胸胁胃脘不舒，面赤、目黄，善噫气，咽喉干燥，甚至面黑如同烟子，口渴想喝水等病，这些病的根本是在心脏。如果手腕的神门脉搏动断绝，这是心脏衰败的反映，就会因不能救治而死亡。所以说由脉气的搏动，就可以知道它所对应脏气的存亡。

黄帝说：讲得好！这种病应该怎样治疗呢？

岐伯说：司天之气淫胜而引起的疾病，治疗方法如下：

风气淫胜，用辛凉之品作为调治疾病的主要药物，用甘苦味的药物作为辅佐，用甘味的药物缓和风气的急迫，用酸味的药物泻其过胜的风气。

热气淫胜，用咸寒之品作为调治疾病的主要药物，用苦甘味的药物作为辅佐，用酸味的药物收敛阴气。

湿气淫胜，用苦热之品作为调治疾病的主要药物，用酸淡味的药物作为辅佐，用苦味的药物燥去湿气，用淡味的药物渗利湿邪；若湿邪郁于上部化热，就用苦温之品作为治疗疾病的主要药物，用甘辛味的药物作为辅佐，以见到汗为准，汗出说明湿邪将要散去，就可以停止服药。

火气淫胜，用酸冷之品作为调治疾病的主要药物，用苦甘味的药物作为辅佐，用酸味的药物收敛阴气，用苦味的药物发散火郁之邪，火退津液已伤的，用酸味的药物恢复津液，热气淫胜伤津液的也用这个方法。

燥气淫胜，用苦温之品作为调治疾病的主要药物，用酸味的药物作为辅佐，用苦味的药物泻其上逆之气。

寒气淫胜，用辛热之品作为调治疾病的主要药物，用甘味的药物作为辅佐，用咸味的药物泻其过胜之气。

黄帝说：如果司天，在泉之气受到己所不胜之气的伤害而发生疾病，应该怎样治疗呢？

岐伯说：在泉之气被所不胜之气伤害而发病，治疗方法如下：

厥阴风木之气在泉，反被燥金清肃之气所胜的，用酸温之品作为治疗疾病的主要药物，用苦甘味的药物作为辅佐，用辛味的药物调理过胜的燥邪，使被抑郁的风木之气得以疏散。

少阴君火之热气在泉，反被寒水之气所胜的，用甘热之品作为治疗疾病的主要药物，用苦辛味的药物作为辅佐，用咸味的药物调理过胜的寒邪，使在内的火热之气得以和平柔软。

太阴湿土之气在泉，反被火热之气所胜的，用苦冷之品作为治疗疾病的主要药物，用咸甘味的药物作为辅佐，用苦味的药物调理过胜的热邪，使在内的土气得以运化。

少阳相火之气在泉，反被寒水之气所胜的，用甘热之品作为治疗疾病的主要药物，用苦辛味的药物作为辅佐，用咸味的药物调理过胜的寒邪，使在内的火热之气得以和平柔软。

阳明燥金之气在泉，反被火热之气所胜的，用寒平之品作为治疗疾病的主要药物，用苦甘味的药物作为辅佐，用酸味的药物调理过胜的热邪，使在内的燥气得以平静。燥气性质肃杀，不宜扶助，用寒热性质和中的药物组成方剂治疗最为适宜。

太阳寒水之气在泉，反被热气所胜，用咸冷之品作为治疗疾病的主要药物，用甘辛味的药物作为辅佐，用苦味的药物调理过胜的热邪，使在内的水气得以潜藏。

黄帝说：司天之气反被邪气所胜的应该怎样治疗呢？

岐伯说：治疗的方法如下：

厥阴风木之气司天，反被清冷的金气所胜的，用酸温之品作为治疗疾病的主要药物，用甘苦味的药物作为辅佐。

少阴君火之气司天，反被寒水之气所胜的，用甘温之品作为治疗疾病的主要药物，用苦酸辛味的药物作为辅佐。

太阴湿土之气司天，反被热气所胜的，用苦寒之品作为治疗疾病的主要药物，用苦酸味的药物作为辅佐。

少阳相火之气司天，反被寒水之气所胜的，用甘热之品作为治疗疾病的主要药物，用苦辛味的药物作为辅佐。

阳明燥金之气司天，反被热气所胜的，用辛寒之品作为治疗疾病的主要药物，用甘苦味的药物作为辅佐。

太阳寒水之气司天，反被热气所胜的，用咸冷之品作为治疗疾病的主要药物，用苦辛味的药物辅佐。

黄帝道：六气互有强弱，乘虚相胜会出现什么样的情况？

岐伯说：厥阴风气偏胜，就会产生耳鸣、头晕、目眩，心中烦乱想吐，胃脘之上及横膈之下感到有寒气等症状，大风时常刮起，裸虫不能滋生。人就容易患胠胁之气积聚不散，化而成热，小便黄赤，胃脘当心之处疼痛，上肢两胁胀满，肠鸣飧泄，少腹疼痛，泄泻赤白，病严重时就要呕吐，膈咽之间阻塞不畅等症状。

少阴热气偏胜，会心下烦热，常觉饥饿，脐下还痛，热气上冲弥漫三焦，炎暑到来，树木被灼而津液外流，草类因之枯萎。人们易患呕逆、躁烦、腹部胀满而痛、大便溏泄、便血、尿血等症状。

太阴湿气偏胜，会发生人体内部火气郁结成为疮疡，火热流散在外，则疾病发生于胁肋等处，甚至心痛。热气阻格在上部，就发生头痛、喉痹、项强。如湿气独胜，郁结于里，湿受到寒气困扰而滞留于下焦，就会头顶痛，牵扯眉间也痛，胃中满闷。时常下雨，雨后呈现出湿气偏盛的现象，少腹满胀，腰椎沉重强直，温蕴于内，而屈伸不利，时常泄泻如注，足下温暖，头部重，足胫浮肿，水饮发于内而上部出现浮肿。

少阳火气偏胜，会发生热邪留于胃，于是出现许多症状，如烦心，心痛，目赤，欲呕，呕酸，常感饥饿，耳痛，尿赤色，易发惊恐，谵妄。暴热之气消烁万物，草萎黄，水流干涸，介虫受到危害而屈伏不出；在人体上，人们易患少腹疼痛、下痢赤白等病。

阳明燥气偏胜，会出现清凉之气发于内，左侧胁肋疼痛，大便溏泄，内则产生咽嗌窒塞，外则阴囊肿大。大凉肃杀之气，支配着气候，草木花叶改变颜色而枯萎，有毛的虫类死亡。人们易患胸中不舒，咽嗌窒塞而且咳嗽。

太阳寒气偏胜，凝肃凛冽之气就要来到，不到结冰之时而水已结冰，羽虫类动物延迟生化。人们易发生痔疮，疟疾。寒气入胃，气逆上冲，就会发生心痛，阴部生疮疡，小便不利，疼痛牵引两股内侧，筋肉拘急引缩，血脉凝滞，所以络脉满而色变，或为便血，皮肤因水气郁积而肿，腹中痞满，饮食减少，热气上行，头、项、囟、顶、脑户等处都觉得疼痛，眼睛胀痛像要脱出，寒气入于下焦，还会变为濡泻病。

黄帝道：六气为胜气时引起的疾病应怎样治疗呢？

岐伯说：治疗方法如下。

厥阴风木为胜气所致之病，用甘凉之品作为治疗疾病的主要药物，用苦辛味的药物作为辅佐，用酸味药物泻去亢胜的风邪。

少阴君火为胜气所致之病，用辛寒之品作为治疗疾病的主要药物，用苦咸味的药物作为辅佐，用酸味药物泻去亢胜的热邪。

太阴湿土为胜气所致之病，用咸热之品作为治疗疾病的主要药物，用辛甘味的药物作为辅佐，用苦味药物泻去亢胜的湿邪。

少阳相火为胜气所致之病，用辛寒之品作为治疗疾病的主要药物，用甘咸味的药物作为辅佐，用甘味药物泻去亢胜的火邪。

阳明燥金为胜气所致之病，用酸温之品作为治疗疾病的主要药物，用辛甘味的药物作为辅佐，用苦味药物泻去亢胜的燥邪。

太阳寒水为胜气所致之病，用甘热之品作为治疗疾病的主要药物，用辛酸味的药物作为辅佐，用咸味的药物泻去亢胜的寒邪。

黄帝道：六气有互为胜气，就必然有互为复气的情况出现，那么复气的表现怎样呢？

岐伯说：您问得真详细啊！厥阴风木为复气时，就会产生少腹部坚硬胀满、腹胁里拘急、突然疼痛的症状。在自然界表现为树木偃伏、沙土飞扬、裸虫不能发育等现象。人们易患气厥心痛，出汗，呕吐，饮食不入，食入而又吐出，筋骨振颤，目眩，手足逆冷。严重的就会风邪入脾，成为食后吐出的食痹之症。如果足背部的冲阳脉搏动断绝，这是脾脏衰败的反映，多属于难以救治的死症。

少阴君火为复气时，烦热从心里发生，烦躁，鼻流血，喷嚏，少腹绞痛，火现于外，身热如焚烧，咽嗌干燥，大小便时下时止，气动于左边而向上逆行于右侧，咳嗽，皮肤痛，突然失音，心痛，神志昏昏不知人事，继则洒淅恶寒，打寒战，胡言乱语，寒过去，又发烧，口渴而想喝水，少气，骨萎弱，肠道梗塞而大便不通，外现浮肿，呃逆嗳气。如少阴火热之气后化，流水不能结冰，炎热之气大规模流行，介虫类动物不能生化繁育。这时人们多患疿、胗、疮疡、痈疽、痤痔等外症，热邪过甚，就会入肺，发为咳嗽鼻渊。如果腋下三寸处的天府脉搏动断绝，这是肺脏衰败的反映，多属于难以救治的死症。

太阴湿土为复气时，湿气的病变就发生，身体沉重，胸满，饮食不消化，阴气上逆，胸中不爽快，水饮发于内，咳嗽的声音不断。如大雨时常下降，鱼类游上陆地，人们就会出现头顶疼痛发重的感觉，在受到惊恐或震动时候，更加厉害，呕吐，不愿动作，啐吐清水，甚则湿邪入肾，泄泻没有节制。如果足内踝下的太溪脉搏动断绝，这是肾脏衰败的反映，多属于难以救治的死症。

少阳相火为复气时，大热将要来到，枯燥灼热，介虫因而损耗。人们多患惊恐瘛疭，咳嗽，衄血，心热烦躁，小便频数，怕风。厥逆之气上行，面色就会像蒙上浮尘，眼睛也眴动引掣。火气内入，就会上为口干，呕逆，或为血溢，下行则为便血。发为疟疾，就有恶寒鼓栗的现象。寒极转热，咽部干燥，渴欲饮水，面色变为黄赤，少阳脉萎弱。气蒸热化则为水病，传变成为浮肿，甚则邪气入肺，咳而出血。如果肘部的尺泽脉搏动断绝，这是肺脏衰败的反映，多属于难以救治的死症。

阳明燥金为复气时，清肃之气大行，众多的树木都苍老枯干，兽类多发生疫病。人们的疾病多发生在胁肋处，邪气常常多侵犯左侧，造成人体不适，时常叹息，甚至会产生心痛，痞满，腹胀，泄泻，呕吐，咳嗽，呃逆，烦心。病在膈中，头痛，甚则邪气入肝，而发生惊骇、筋挛等症。如果足大趾后部的太冲脉搏动断绝，这是肝脏衰败的反映，多属于难以治愈的死症。

太阳寒水为复气时，寒流之气流行，水凝结成坚冰，天下雪。羽虫类动物因受寒气所伤而死亡。人们多患心胃生寒气，胸中不爽快，心痛，痞满，头痛，无故欲哭，经常眼前发黑而晕倒、饮食减少，腰椎疼痛，屈伸极不方便。自然界的表现为，土地冻裂，冰厚而坚，阳光不显温暖，人们就会少腹痛，牵引睾丸，连腰脊都痛，逆气上冲于心，唾出清水，呃逆嗳气，严重的邪气进入心脏，出现健忘、易悲伤的症状。如果手腕尺侧的神门脉搏动断绝，这是心脏衰败的反映，多属于难以治愈的死症。

黄帝道：讲得好！复气所致之病应该怎样治疗呢？

岐伯说：治疗方法如下：

厥阴风木为复气所致之病，用酸寒之品作为治疗疾病的主要药物，用甘辛味的药物作为辅佐，用酸味的药物泻去风邪，用甘味的药物缓和风气的急迫。

少阴君火为复气所致之病，用咸寒之品作为治疗疾病的主要药物，用苦辛味的药物作为辅佐，用甘味的药物泻去热邪，用酸味的药物收敛阴气，用辛苦味的药物发散热邪，用咸味的药物使火气柔软和平。

太阴湿土为复气所致之病，用苦热之品作为治疗疾病的主要药物，用酸辛味的药物作为辅佐，用苦味的药物泻去湿邪，治疗湿邪宜用燥和渗泄的方法。

少阳相火为复气所致之病，用咸冷之品作为治疗疾病的主要药物，用苦辛味的药作为辅佐，用咸味的药物使火气柔软和平，用酸味的药物收敛阴气，用辛苦味的药物发散火邪，发散法不论气候是否炎热均可使用，当然也要注意适度，不可太过。少阴君火为复气所致之病，用发散法治疗时也与此相同。

阳明燥金为复气所致之病，用辛温之品作为治疗疾病的主要药物，用苦甘味的药物作为辅佐，用苦味的药物泻去燥邪，用苦味的药物通下以去胀满气逆，用酸味的药物敛阴以补津液。

太阳寒水为复气所致之病，用咸热之品作为治疗疾病的主要药物，用甘辛味的药物作为辅佐，用苦味的药物坚固阴精。治疗各种胜气、复气引起疾病的法则如下：属于气寒的用热药，属于气热的用寒药，属于气温的用清凉药，属于气凉的用温性药，元气耗散的用收敛药，气抑郁的用疏散药，气燥的用滋润药，气急的用缓和药，病邪坚实的用软坚药，气脆弱的用固本药，衰弱的用补药，亢盛的用泻药，使五脏之气各安其所，清静无所扰乱，病气自然就会消退，那么其余也就各归其类属，无所偏胜，恢复到正常。这就是治疗上的大体方法。

黄帝道：讲得好！人身上下之气与天地之气相应是怎么回事呢？

岐伯说：人体的上半身有三气与天气相应，由司天之气主持；下半身也有三气与地气相应，由在泉之气主持。用三阴三阳命名六气，用六气配属经络脏腑而确定部位，然后根据疾病的特性和所在部位确立疾病的名称。"半"是指人体中间脐旁"天枢"穴的部位。人身上部三气亢胜而下部三气有病的，是病在地，便用地气的名称来命名疾病；人身下部三气亢胜而上部三气有病的，是病在天，便用天气的名称来命名疾病。所谓"胜"，是指胜气到来而复气尚潜伏未发的时候。如果复气已经到来，则不用天地之气命名疾病，而要根据复气的性质来命名疾病。

黄帝道：胜气与复气的变化，在时间上有一定的规律吗？胜复之气能够准时到来吗？

岐伯说：四时有一定的常位，而胜复之气来与不来，却并不是一定的。

黄帝道：希望听听其中的道理。

岐伯说：每年从初之气到三之气，是天气所主持，是胜气经常发生的时候；从四之气到终之气，是地气所主持，是复气经常发生的时间。有胜气才有复气，没有胜气就没有复气。

黄帝道：有时复气过去后又发生胜气，那将会怎样呢？岐伯说：胜气到来，就会有复气，这本没有一定的规律，直到气衰才会停止。复气之后又有胜气发生，就会再度发生复气，如胜气后而没有发生复气，那么胜气就会成为灾害，从而伤害自然界中的生命。

黄帝道：复气本身自病是什么原因？岐伯说：这是复气到来的时节，不是它的时令的正位，其气与其位不能相得的缘故。复气过分地报复胜气，那么复气本身就虚，而主时之气又胜它，所以复气反而自病，这是就火、燥、热三气来说的。

黄帝道：那么应该如何治疗呢？岐伯说：胜气所造成的疾病，病气轻微的就顺从它的特性进行调治，病气严重的就用其所不胜的药物来制伏它。复气所致的疾病，病气和缓的用调和的方法使它平复，病气急暴的用其不胜的药物来削弱它。总之，就是要根据病气的轻微与严重程度来进行治疗，则屈伏不伸，气自然可以得到安宁，不管胜气与复气更替辗转多少次，都要以人体之气达到平和为目的，这就是治疗胜复之气所致疾病的根本法则。

黄帝道：客气和主气的胜复关系如何呢？岐伯说：客气与主气二者之间，只有胜气没有复气。

黄帝道：怎样区别客气与主气相胜的逆从呢？岐伯说：主气胜过客气为逆，客气胜过主气为从，这是天地间的普遍规律。

黄帝道：客气与主气相胜，会引起什么疾病呢？

岐伯说：厥阴司天，客气胜就患耳鸣目眩、头晕，甚至咳嗽；主气胜就患胸胁疼痛，舌强硬难以说话等疾病。少阴司天，客气胜就会发生流鼻涕、打喷嚏，颈项强硬，肩背发热，头痛，少气，发热，耳聋，目昏，甚则浮肿、血溢、疮疡、咳嗽气喘等症状；主气胜就患心热烦躁，甚至胁痛胀满等疾病。太阴司天，客气胜就产生面浮肿、呼吸气喘等症状；主气胜就会病胸腹满，进食之后，精神昏乱。少阳司天，客气胜就会发皮肤丹疹，也许产生丹毒疮疡、呕逆、喉痛、头痛、咽肿、耳聋、血溢，内症是手足抽搐；主气胜就患胸满、咳嗽、仰息，甚至咳而有血，手热。阳明司天，客气燥金位于主气相火之位，金气本不能胜火气，但因燥金过胜，清凉之气有余于内，就产生咳嗽、衄血、嗌咽窒塞、心膈中热、咳嗽不止、面白、血出不止者死。太阳司天，客气胜就会产生呼吸不畅，胸中不利、流清涕，感寒则咳嗽；主气胜就病喉嗌中鸣响。

厥阴在泉，客气胜就会发生大关节活动不利，在内就发生痉挛强直抽搐，在外就发生动作不便的现象；主气胜就会产生筋骨摇动强直，腰腹经常疼痛等症状。少阴在泉，客气胜就会产生腰痛，尻、股、膝、髀、腨、胻、足等部位都不舒服，无规律地灼热而酸，浮肿不能久立，大小便变色等症状；主气胜就会产生逆气上冲、心痛发热，膈部诸痹都可出现，病发于胠胁，汗多不藏，四肢因之而致厥冷等症状。太阴在泉，客气胜，就发生足痿之病，下肢沉重，二便不能正常，湿留下焦，就发为濡泻以及浮肿隐曲之疾等症状；主气胜就会寒气上逆、痞满，饮食吃不多，甚至发生疝痛之病。少阳在泉，客气胜就患腰腹痛，恶寒，甚至大小便色白；主气胜就会热反上行而侵犯到心部、心痛发热，格拒于中，呕吐，其他各种症候与少阴在泉所致者相同。阳明在泉，客气胜则清凉之气扰动于下，少腹坚满，屡次便泻；主气胜就会产生腰重腹痛，少腹部生寒气，在下大便溏泄，寒气逆于肠胃，上冲胸中，甚则气喘不能久立。太阳在泉，寒复内余，就会腰、尻疼痛，屈伸感到不便，股、胫、足、膝中疼痛。

黄帝道：讲得好，对于主客之胜引起的疾病应该怎样治疗？岐伯说：上冲的抑之使下，陷下的举之使升，有余的泻其实，不足的补其虚，再佐以有利的药物，调以恰当的饮食，使主客之气各安本位。用药的寒温，既要适合病情，又不能违背天时气候，主气与客气性质相同的就用逆治法，主气与客气不同的就用从治法。

黄帝道：疗寒性病与热性药，治疗热性病用寒性药，相反的用从治，这些我已经知道了。然而，怎样根据药物性味与五脏、五气的亲和相应关系来指导治疗呢?

岐伯说: 主气为厥阴风木, 其气胜而致病时, 用酸味药收敛亢胜之气, 属于泻法; 用辛味药顺从木气升散的性质, 属于补法。

主气为少阴君火、少阳相火, 其气胜而致病时, 用甘味药缓和火气的急迫, 属于泻法; 用咸味药顺从火气柔软的性质, 属于补法。

主气为太阴湿土, 其气胜而致病时, 用苦味药祛除湿邪的壅滞, 属于泻法; 用甘味药顺从土气和缓的性质, 属于补法。

主气为阳明燥金, 其气胜而致病时, 用辛味药发散金气的收敛, 属于泻法; 用酸味药顺从金气收敛的性质, 属于补法。

主气为太阳寒水, 其气胜而致病时, 用咸味药使坚凝的寒气得致软化, 属于泻法; 用苦味药顺从水寒坚固的性质, 属于补法。

客气为厥阴风木, 其气胜而致病时, 用辛味药顺从木气升散的性质, 属于补法; 用酸味药收敛亢胜的木气, 属于泻法; 用甘味药缓和木性的急暴。

客气为少阴君火, 其气胜而致病时, 用咸味药顺从火气的柔软性质, 属于补法; 用甘味药缓和火气的急迫, 属于泻法; 用咸味药收敛火气, 以免涣散。

客气为太阴湿土, 其气胜而致病时, 用甘味药顺从土气的和缓性质, 属于补法; 用苦味药祛除湿邪的壅滞, 属于泻法; 用甘味药缓和木气, 以防止侵犯土气。

客气为少阳相火, 其气胜而致病时, 用咸味药顺从火气柔软的性质, 属于补法; 用甘味药缓和火气的急迫, 属于泻法; 用咸味药, 促使火气柔软如常。

客气为阳明燥金, 其气胜而致病时, 用酸味药顺从金气收敛的性质, 属于补法; 用辛味药使收敛之气得到疏散, 属于泻法; 用苦味药宣泄上逆之气。

客气为太阳寒水, 其气胜而致病时, 用苦味药顺从水气坚凝的性质, 属于补法; 用咸味药使寒气的坚固得到软化, 属于泻法; 用苦味药使水气坚固而不流失; 用辛味药使人体润泽。辛味具有宣通阳气的作用, 所以能使腠理疏松, 汗孔开发, 津液得到布散, 气血畅通无阻。

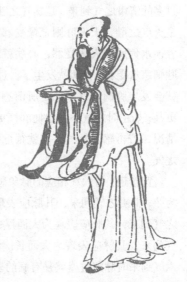

黄帝道: 讲得好, 听说阴阳各分而为三, 这是什么道理? 岐伯说: 这是因为阴阳之气有多有少, 它的作用也各不相同。

黄帝道: 阳明是什么意思? 岐伯说: 少阳为一阳, 阳明为二阳, 太阳为三阳。阳明在两阳之间, 因此阳明就是两阳相合而明的意思。

黄帝道: 厥阴是什么意思? 岐伯说: 太阴为三阴, 少阴为二阴, 厥阴为一阴。厥阴所处的位置是阴尽而阳将生，因此厥阴就是两阴相交而将尽的意思。

黄帝道：阴阳之气有多少的不同，病有盛衰的不同，治法有应缓应急的不同，处方有大小的不同，我想知道划分它们的标准是什么？

岐伯说：邪气有高下之别，病有远近之分，症状表现，有在里在外之异，所以治法就需要有轻有重，总之，以药力达到病变所在部位为准则。《大要》说：君药一味，臣药二味，组制的是奇方；君药二味，臣药四味，组制的是偶方；君药二味，臣药三味，组制的是奇方；君药二味，臣药六味，组制的是偶方。病变部位近的用奇方治疗，病变部位远的用偶方治疗，发汗时不用奇方，攻下时不用偶方；补上部、治上部的应当组制缓方使用，补下部、治下部的应当组制急方使用；组制急方时，要选用气味浓厚的药物；组制缓方时，要选用气味淡薄的药物。以药力恰到病变位置为准，就是指此而言。如果病所远，而在中道药的气味就已缺乏，就当考虑食前或食后服药，以使药力达到病所，不要违反这个规定。所以平调病气的规律是：如果病变部位近的，不论用奇方或偶方，其制方服量要小；如病所远，不论用奇方或偶方，其制方服量要大。方制大的，是药的味数少而量重；方制小的，是药的味数多而量轻。味数多的可至九味，味数少的仅用两味。用奇方而病不去，就用偶方，这叫作重方；用偶方而病仍不去，就用反佐之药以顺其病情来治疗，这就属于反用寒、热、温、凉的药来治疗了。

黄帝道：讲得好。我已经知道了六气之本引起疾病的治疗方法，那么因为三阴三阳之标引起的疾病应该怎样治疗呢？

岐伯说：与本病相反的，就可知道这是标病。在治疗时不从本病着眼，那就明白了治标的方法。

黄帝道：六气的胜气，怎样观察呢？岐伯说：这要趁六气到来的时候观察。过多的清肃之气到来，是燥气之胜，燥胜则风木受邪，就会发生肝病。热气到来，是火气之胜，火偏胜则金燥受邪，就会发生肺病。过多的寒气到来，是水气之胜，水偏胜则火热受邪，心病就发生了。过多的湿气到来，是土气之胜，土偏胜则寒水受邪，肾病就发生了。过多的风气到来，是木气之胜，木胜则土湿受邪，就会发生脾病。这些都是所谓感邪而生病的。如果正当岁气不足之年，则邪气更甚；如主时之气不和也使邪气更甚；遇月廓空的时候也使邪气更甚。以上三种情况，若再感受邪气，病就很危险了。凡是有了胜气，相继而来的必定是报复之气。

黄帝道：与六气相应的脉象怎样呢？岐伯说：厥阴之气到来，其脉就应表现为弦；少阴之气到来，其脉应表现为钩；太阴之气到来，其脉应表现为沉；少阳之气到来，其脉应表现为大而浮；阳明之气到来，其脉应表现为短而涩；太阳之气到来，其脉应表现为大而长。六气到来时脉象平和的就是无病的表现，如果六气到来时脉象过盛就是有病的表现；如果六气到来时相应的脉象迟迟不到，也是有病的表现，如果六气尚未到来，而相应的脉象提前出现，也是有病的表现；如果三阴主持时令而见阳脉，三阳主持时令而见阴脉，阴阳变易交错的，则是病情危重的表现。

黄帝道：六气的标本能引起多种病变，在临床上有的从标诊断，有的从本诊断，为什么有这样的不同呢？岐伯说：因为气候与病症有的从六气之本而变化，有的从三阴三阳之标而变化，有的既不从标也不从本，而是从中气变化，就是这个缘故。

黄帝道：我希望彻底了解这个道理。岐伯说：少阳之本为火、太阴之本为湿，火属阳，湿属阴，由此可见少阳与太阴的标本属性一致，因而两者从本而变化；少阴之本热，其标为阴，太阳之本寒，其标为阳，由此可见少阴与太阳的标本属性不同，因而两者有从本变化和从标变化两种情况；阳明之本燥，其标阳，厥阴之本风，其标阴，可见阳明与厥阴的标本属性也不相同，但两者有从中气而变化的特点，所以变化既不从标也不从本。所以，凡从本而变化的就以本气为基础；从标、从本两种变化的，或以本气为基础，或以标为基础；中间之气而变化的，以中气为基础。

黄帝道：脉象与疾病的表现看似一致，但疾病的表现与本质却相反，应该怎样诊断呢？岐伯说：如果表现出发热的病又见到浮洪滑大等阳脉的，是病与脉相一致；但如果再重按其脉，却并不鼓动有力的，这就不是真正阳病，各种阳症阳脉都是这样。

黄帝道：各种像是阴症的疾病，其脉象怎样？岐伯说：似阴寒之病者，脉象沉伏，是病与脉相一致；但如果重按其脉，却发现鼓动有力而且应手旺盛的，这就不是正阴病。

所以各种疾病的产生，有发生于本气的，有发生于标气的，有发生于中气的。在治疗上，有治其本气而得愈的，有治其标气而得愈的，有治其中气而得愈的，也有标气本气兼治而得愈的。有逆其势而治愈的，有从其情而治愈的。逆，即逆治，就是治疗与疾病相逆，在治疗上是正治顺治。若顺治，表面虽似顺，其实却是逆。所以说：知道标与本，在临症时，就能没有危害，明白逆治顺治的道理，就尽管施行治疗而无须询问。不知道这些道理，就谈不上正确的诊断，相反还会扰乱正常的诊断与治疗。所以《大要》上说：庸医沾沾自喜，以为所有的病症都已知道了，但结合临床症状，他谈论热症尚未终了，寒病征象又开始显出来了，他不了解同是一气而所生病变不同，于是心中迷惑，诊断不清，干扰了正常的治疗。标与本的道理，看起来很简单，但却能广泛地说明问题；依据这个理论，就可以由小及大，通过一个例子可以明白一切病的变化。所以明白了标与本，就容易治疗而不会发生损害；观察属本还是属标，就可使病气调和。明白了标与本、胜气与复气的变化规律，就可以在养生、治疗方面为民众做出示范。这就是掌握天地变化规律的根本目的和意义所在。

黄帝道：胜气复气的变动，有早有晚，其具体情况怎样？岐伯说：所谓胜气，胜气到来时人已经病了，而病气蓄积的时候，复气就已经萌发了。那复气在胜气终了时乘机而起，得其时位，就会加剧。胜气有轻有重，复气有少有多，胜气平和，复气也就平和，胜气衰退虚弱，复气也衰退虚弱，这是天气变化的一般规律。

黄帝道：胜复之气的发作，有时并不恰符合它的时位，有的后于时位而来，这是什么原因？岐伯说：这是因为六气的发生变化，都与衰败和亢盛的不同有关。寒、暑、温、凉四种气候变化，表现在春、夏、秋、冬四季中的最后一个月，即三月、六月、九月、十二月，这就是所谓的"四维"月。所以阳气的发动，开始于温暖而极盛于暑热，阴气的发动，开始于清凉而极盛于寒冽，春夏秋冬的气候，各有差别。所以《大要》上说：春天的温暖，发展而为夏天的暑热，秋天的清肃，发展而为冬天的凛冽。仔细观察"四维"的气候变化，侦察其气候的回归，这样，就可以了解阴阳之气的盛衰开始与终止时间，从而知道该年春夏秋冬各个季节的气候变化。

黄帝道：四时气候的变迁，在时间上有一定的差数吗？岐伯说：大概是三十天的光景。

黄帝道：其脉的相应，有什么反应？岐伯说：差分之脉见于脉象，与正常的相同，只不过在判断时，将所差的时数去掉罢了。《脉要》说：春脉毫无沉象，夏脉毫无弦象，冬脉毫无涩象，秋脉毫无数象，叫作四时之气闭塞。沉而太过的是病脉，弦而太过的是病脉，涩而太过的是病脉，数而太过的是病脉，脉气乱而参差的是病脉，气已去而脉复见的是病脉，气未去而脉先去的是病脉，气去而脉不去的是病脉，脉与气相反的是死脉。所以说四时之气相互联系，各有所守，各有所司，就像秤砣与秤杆一样，缺一不可。如果自然界的阴阳之气清静平和，万物生化就正常；如果阴阳之气受到扰动失调，人们就会产生疾病，说的就是这个意思。

黄帝道：幽和明指的是什么？岐伯说：太阴、少阴两阴之气都将尽而阴生时就称为幽；太阳、少阳两阳之气相合就称为明，幽和明的阴阳交替配合形成了自然界气候的寒暑往来变迁。

黄帝道：分和至是什么意思？岐伯说：气来叫作至，气分叫作分，夏至与冬至时令，气候与季节完全一致，分别为阳热盛和阴寒盛；春分与秋分时令，为气候变化的时候，前者由温转热，后者由凉转寒。因此说："至"则气相同，"分"则气有异，冬至、夏至、春分、秋分是区分天地阴阳之气盛衰的纲领。

黄帝道：您说春秋之气开始于前，冬夏之气开始于后，这我已经知道了。然而六气司天、在泉往复运转，主岁之气又变化无常，那么怎样根据它们的运动采取补泻治疗的方法呢？岐伯说：司天在泉，上下都有所主，应该随其所利而用补泻，考虑适宜的药物就是治疗的要点。左右间气的治法与此相同。《大要》上说的治疗方法如下。

少阳相火之气主持时令，先用甘味药缓和火气的急迫，属于泻法；后用咸味药顺从火气的柔软性质，属于补法。

阴明燥金之气主持时令，先用辛味药宣散亢盛的收敛之气，属于泻法；后用酸味药顺从燥气的收敛性质，属于补法。

太阳寒水之气主持时令，先用咸味药使水寒坚固火气得到软化，属于泻法；后用苦味药顺从寒气坚固的性质，属于补法。

厥阴风木之气主持时令，先用酸味药收敛亢盛的风气，属于泻法；后用辛味药顺从风木的宣散性质，属于补法。

少阴君火之气主持时令，先用甘味药缓和火气的急迫，属于泻法；后用咸味药顺从火气的柔软性质，属于补法。

太阴湿土之气主持时令，先用苦味药去除湿气之壅滞，属于泻法；后用甘味药顺从土气缓和性质，属于补法。

此外，还应该选用对调和六气有利的药物作为辅佐，并用所生的药物来资助被抑郁之气的生化之源。这就是对六气偏胜所致之病最完善的治疗方法。

黄帝道：讲得好。各种疾病的发生，多是由风、寒、暑、湿、燥、火六气引起的，而疾病又可以发生各种变化，医书里说，对于邪气盛的用泻法治疗，正气虚的用补法治疗。我把这些方法，传授给了医生，而医生运用后却不能收到十全的效果。我想使这些重要的理论得到普遍的运用，能够收到桴鼓相应的效果，好像拔除棘刺、洗雪污浊一样，使一般医生能够达到工巧神圣的程度，可以讲给我听吗？岐伯说：仔细观察疾病的机理，不违背调和六气的原则，就可以达到这个目的。

黄帝道：希望听您说说病机是什么？岐伯说：诸多因风气所致的颤动眩晕，都与肝有关；凡是寒病而发生的筋脉拘急，都与肾有关；凡是气病而发生的烦满郁闷，都与肺有关；凡是湿病而发生的浮肿胀满，都与脾有关；凡是热病而产生的视力模糊昏花不清，肢体抽搐都与火有关；凡是疼痛、瘙痒、疮疡，都与心有关；凡是厥逆，二便不通或失禁，都与下焦有关；凡是患喘逆呕吐，都与上焦有关；凡是口噤不开，寒战、口齿叩击，都与火有关；凡是痉病颈项强急，都与湿有关；凡是气逆上冲，都与火有关；凡是胀满腹大，都与热有关；凡是躁动不安，发狂而举动失常的，都与火有关；凡是突然发生强直的症状，都与风邪有关；凡是病而有声（如肠鸣），在触诊时，发现如鼓音的，都与热有关；凡是浮肿、疼痛、酸楚，惊骇不安，都与火有关；凡是转筋挛急，排出的水液浑浊，都与热有关；凡是排出的水液感觉清亮、寒冷，都与寒有关；凡是呕吐酸水，或者突然急泻而有窘迫的感觉，都与热有关。所以《大要》说：谨慎遵循病机理论，掌握各种病症的归属。对于已出现的症状，要分析它出现的原因；对于应该出现却没有出现的症状，也要分析它没有出现的原因；对表现过盛的病症，要分析为什么会过盛；表现虚弱的病证，要分析为什么虚弱。在全面分析后，首先要明确五脏之气的偏胜偏衰，治疗时要根据病情而疏通气血，使其通畅条达，从而恢复协调和平的正常状态。

黄帝道：讲得好。那么药物五味的阴阳属性及作用是怎样的？岐伯说：辛味、甘味的药物具有发散作用，属于阳；酸味、苦味的药具有催吐和泻下的作用，属于阴；咸味的药物也具有催吐和泻下的作用，所以属阴，淡味的药物具有渗湿、通利的作用，所以也属阳；这六种性味的药物，其作用有的是收敛，有的是发散，有的是缓和，有的是迅急，有的是干燥，有的是濡润，有的是软化，有的是坚固，要根据它们的不同作用来使用，从而调和五脏之气，使之归于平和。

黄帝道：有些病用调气的方法不能治愈，应该怎么办呢？有毒的药物和无毒的药物，哪种先用，哪种后用？希望听听这些具体方法。岐伯说：用有毒的药，或用无毒的药，要以能治病为准则，同时还要根据病情来制定方剂的大小。

黄帝道：请您讲讲制定方剂的原则。岐伯说：君药一味，臣药二味，这是小剂的组成原则；君药一味，臣药三味，佐药五味，这是中剂的组成原则；君药一味，臣药三味，佐药九味，这是大剂的组成原则。病属于寒的，要用热药；病属于热的，要用寒药。病轻的，就逆着病情来治疗；病重的，就顺着病情来治疗。病邪坚实的，就削弱它。病邪停留在体内的，就驱除它。病属劳倦所致的，就温养它。病属气血郁结的，就加以舒散。病邪滞留的，就加以攻击。病属枯燥的，就加以滋润。病属急剧的，就加以缓解。病属气血耗散的，就加以收敛。病属虚损，就加以补益。病属安逸停滞的，要使其畅通。病属惊怯的，要使之平静。另外，在临床实践中，要根据病情的需要，或使用升举法或使用降逆法，或用按摩，或用洗浴，或迫邪外出，或截邪发作，或用开泻，或用发散，无论使用哪种治疗方法都要以适合病情为好。

黄帝道：什么叫作逆从？岐伯说：逆是逆其病症而治疗，也就是反治法。至于顺从病症的药物用量多少，要根据实际病情而定。

黄帝道：请具体说一下怎么做才叫反治？岐伯说：疾病中出现热的现象，治疗时仍用热性药；疾病中出现有寒的现象，治疗时仍使用寒性药；疾病中有阻塞不通的现象；治疗时仍使用补益收敛的药物；疾病中有通利的现象；治疗时仍使用通利的药物。这样做的目的，就是要从根本上制伏疾病，因而使用从治法时首先要抓住导致疾病的原因。从表面上看，从治法好像是药性与疾病的性质相同，但是它所得的结果却并不相同，可以用来破除积滞，可以用来消散坚块，可以用来调和气血，从而使疾病得到痊愈。

黄帝道：有时尽管六气调和，而人们仍难免偶尔会患病，对此应该怎样治疗呢？岐伯说：也无非就是用上面所说的治法，或逆治，或从治，或先逆治而后从治，或先从治而后逆治，只要能疏散气血使它调和，就是最佳的治疗方法。

黄帝道：讲的好。有些疾病表里内外会互相影响，对此应怎样治疗？岐伯说：病生于内部而影响到外部的，应治疗在内的病；病生于外部而影响到内部的，应治疗在外的病；病生于内部而到达外部，与外部邪气相合，而使病势盛于外部的，要先调在内之病，然后治疗外部的疾病；病生于外部而到达内部，与内部原有之病相合，而使病势盛于内部的，要先治疗外部的疾病，然后调治在内之病。如果内部有病不影响外部，外部有病也不影响内部，内与外不相涉及的，只要治疗主要的病症就可以了。

黄帝道：讲得好！火热之气盛，又见恶寒发热，好像疟疾的症状，有的一天一发，有的间隔数天一发，这是什么缘故？岐伯说：这是胜复之气相遇的时候有多有少的缘故。阴气多而阳气少，那么发作的间隔日数就长；阳气多而阴气少，那么发作的间隔日数就少。这是胜气与复气相互搏击，盛衰互为节制的表现。疟疾的原理也是这样。

黄帝道：医学论著中说，治疗寒病要用热性药，治疗热病要用寒性药，医生不能废掉这个规矩而变更治法。但是有些热病服寒药而更热的，有些寒病服热药而更寒的，这寒热两种病俱在，反又引起新病，应该怎样治呢？岐伯说：凡是用寒药而反热的，应该采用补阴的方法进行治疗，用热药而反寒的，应该采用补阳的方法进行治疗。这就是根据疾病的阴阳属性来进行治疗的原则。

黄帝道：用寒性药反而出现热象，服用热性药反而出现寒象，这是什么缘故？岐伯说：这是因为没有抓住疾病的本质进行治疗，单纯治疗虚假的旺盛之气，所以引起了相反的结果。

黄帝道：有的并不是虚假的旺盛之气，也发生了这种现象，是什么原因？

岐伯说：问得真详尽啊！这是不治偏嗜五味的一类。五味入胃以后，各归其所喜的脏器，所以酸味先入肝，苦味先入心，甘味先入脾，辛味先入肺，咸味先入肾，积之日久，便能增加该脏之气，这是五味入胃后所起气化作用的一般规律。脏气增长过久就会偏胜，这便是导致疾病的根本原因。

黄帝道：方剂组成中有君臣的分别，是什么意思呢？岐伯说：治疗疾病的主要药物叫君药，辅助治疗的叫臣药，与臣药相配合并起向导作用的药物叫使药。把药物分成上、中、下三品和这个并不是一回事。

黄帝道：三品是什么意思？岐伯说：所谓三品，就是用来说明药性有毒、无毒及其功效的理论。

黄帝道：讲得好。病有在内部与在外部的区分，应该怎样治疗呢？岐伯说：诊断和治疗疾病的法则是，必须首先辨别疾病的阴阳性质，确定病位在内、在外，并根据病变所在部位进行治疗。病在内的，就从内治；病在外的，就从外治；病情轻微的，就使用调理法；病情稍重的，就使用平定法；病邪亢盛的，就使用攻泻法。此外，还可或用发汗法、或用泻下法。总之，要按照疾病寒热温凉的性质来选用适宜的药物治疗，使病气衰退。应根据天时气候、人体体质、疾病性质，采用适宜的治疗方法，谨慎地遵守这个法则，就可以万无一失，而使人们的气血和平、健康长寿。黄帝说：讲得好。

著至教论篇第七十五

【题解】

　　本篇讨论了学习医学的方法及一些最根本的医学理论，并认为这些理论应当阐明、流传下去，所以篇名就叫"著至教论"。

　　黄帝坐在明堂上，叫来雷公问道：您懂得医病的道理吗？雷公回答说：我读过一些医学书籍，但不能够解释；即使能够解释，也还不能分析清楚；即使能够分析，也还不能明白它的道理；即使明白了，但还不能在临床实践中加以广泛应用。因此，我的医术，能够治一般同僚的疾病，却达不到去治疗王侯的疾患。希望听您讲授天地运动的法则，及结合四时阴阳、日月星辰的运动变化的学问，阐明其中深刻精微的道理，并加以发扬光大传给后世，使医学道理愈到后世其影响愈加明显。这就与远古的神农一脉相承，实在是最卓越的教化，可以与二皇相媲美。黄帝道：您说得好！不要忘记丢掉了。这些就是阴阳、表里、上下、雌雄相互联系相互感应的道理。就医道来讲，应该上通天文、下通地理、中通人事，才可以长久存在，用它来教导群众，也才不会有什么疑惑。把这些医学理论写成书籍，流传给后世，可以成为很宝贵的文献。

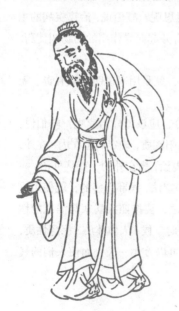

　　雷公说：请您讲授这些医学道理，以便我进一步诵读和理解。

　　黄帝道：您没有听过《阴阳传》这部书吗？雷公说：没有。黄帝道：太阳经的经脉之气护着人身的表层，所以太阳经气在人身的功能类似于天上阳气的作用。如果太阳经的经气上下运行失常，就会造成外部邪气与内部邪气相合而生病，并使人体阴阳偏于亢盛而危害身体。

　　雷公说："太阳之气到来不可阻挡"是什么意思呢？黄帝道：太阳经主管着各条阳经之气。所谓太阳之气单独到来，而实际上是少阳经、阳明经、太阳经三条阳经之气合并到来，它们来的时候像风雨一样迅疾，侵犯到人体上部，就发生头顶疾病，侵犯到下部就会产生大小便失禁的疾病。它所引起的疾病变化复杂，在身体的外部没有明显的征象可以预料，在身体的内部也没有一定的规律可以依据，即与一般疾病的变化规律不同。所以，没有办法确定病变的部位是在上还是在下，应根据《阴阳传》加以识别。

雷公说：我对于这类病，是极少能治愈的，请说明其中的道理，以解除我的疑惑。黄帝道：太阳经自身的阳气就很旺盛，再加上三条阳经的阳气一并积聚到太阳经中，就会产生令人惊骇的病变，病起时如风一样的迅速，如霹雳一样的猛烈，九窍都为之闭塞，阳气亢盛而盈溢就会损伤津液，因而就咽干喉塞。如果这种过分亢盛的阳气侵犯到阴经，就会使阴经之气的上下运行紊乱，影响到肠就会发生"肠澼"病。这是三阳之邪积，并影响经脉，所以坐下就不能起立，躺着也觉得身子沉重。以上虽然说的是三阳之病，但却可以进一步了解天与人的关系，如何区别阴阳、顺应四时，以及如何与五行相配合。

雷公说：对于这些道理，您明确地讲，我还不能分别清楚；您若隐约委婉地讲，就更不能领会了。让我站起来聆听您的讲解，以便更好地领会其中深刻的道理。黄帝道：您虽然接受老师的传授，但不能领会其精神实质，因此对老师所教的还有疑惑。现在，我告诉您至道的要点吧。如果病邪伤人五脏，筋骨就会日渐消损。像您所说的那样，如果连这样的道理也不明白、不领会，那么，这个世界上的医学理论就要失传了。例如肾脉之气将要断绝时，病人就表现为心中郁闷，傍晚时更厉害，身体懒得不想出门，也没有精神应酬人事。

示从容论篇第七十六

【题解】

本篇讨论了诊断时应从容不迫、沉着仔细分析、诊断病情，并列举脾、肺、肾等脏的一些具体脉象、症状和病例作为示范，所以篇名叫作"示从容论"。

黄帝悠闲地坐着休息，召唤雷公问道：您是学习医术，诵读医书的，还能博览群书，旁通杂学，掌握了取对比象的方法，可以说已经把医学理论融会贯通了。现在对我谈谈您的心得和体会吧。五脏六腑、胆、胃、大小肠、脾、胞、膀胱、脑髓、涕唾、哭泣悲哀，或人体水液的运行等，这些方面都可以谈谈。这一切都是人体赖以生存的最基本的物质基础，也是治疗中容易出现差错的地方，所以您务必把这些道理弄明白，只有这样，才能在诊断和治疗疾病时，不致出现错误而做到十全十美，若不能通晓，就不免要出差错，而为世人所抱怨。雷公回答说：我诵读过《脉经》上下篇的内容已经很多了，但在取对比象诊治疾病方面，还不能做到完全正确，又怎能说完全明白呢？

黄帝说：您试用《脉经》上、下篇以外，根据您所知道的，来解释五脏之所病、六腑的不和、针石治疗的副作用、药物的适宜与禁忌，以及汤液滋味等方面的内容，并具体说明其症状，详细地做出回答，如果有不知道的地方，请提出来问我。雷公说：肝虚、肾虚、脾虚都能使人身体沉重和心情烦闷，我曾用药物、刺灸、砭石、汤液等方法治疗，有的治愈，有的不愈，想听听您对这个问题的解释。黄帝说：您这么大年纪，为什么提的问题这么幼稚呢，这是由于我的发问而招来的错误回答。我本来想问您比较深奥的道理，而您却从《脉经》上、下篇的内容来回答我，是什么缘故呢？脾脏有疾病时，其脉搏虚浮好像是肺脉；肾脏有病时，其脉搏小而浮好像是脾脉；肝脏有病时，其脉搏急沉而发散，好像是肾脉。这些都是医生时常所易于混乱的，然而如能从容不迫地去诊视，还是可以分辨清楚的。至于脾、肝、肾三脏，分属于土、木、水，三者均居膈下，部位相近，这是小孩子都知道的，您问它有什么意义呢？

雷公说：在此有这样的病人，头痛，筋脉痉挛，骨节沉重，虚弱气短，干呕嗳气，腹部胀满，时常惊骇，不能安卧，这是哪一脏所发的病呢？他的脉象浮而弦，用力按则坚硬如石，我不知应如何解释，所以再次提出肝、脾、肾三脏的问题，就是为了知道怎样进行对比区别。黄帝说：这应从容进行分析。一般地说，年长的人大多喜欢吃味重的食物，味重的食物容易损伤六腑，因而对年长的病人应多从腑病的角度来考虑；年少的人多半体力活动过度，容易损伤经脉，因而对少年病人应多从经脉病的角度来寻求；年壮的人因为同房纵欲而损耗阴精，因而对年壮的病人应多从脏病的角度来诊察。现在您只讲脉症，不谈致病的根由，自然界的病邪侵入人体，郁结停留不去，都会化为热而损伤五脏的阴精以及邪传相受的次第等，这样就失去了对疾病全面的理解。脉浮而弦的，是肾气不足。脉沉而坚硬如石的，是肾气内著而不行。虚弱气短的，是因为水道不行，而形气消散。咳嗽烦闷的，是肾气上逆所致。以上说的这个人，病变都在肾脏上，如果认为是肺脏、脾脏和肾脏三个脏器造成的，那就不合医理和临床实际了。

雷公问：在此有这样一个病人，表现为四肢沉重，软弱无力，气喘咳嗽，大便带血，我诊断了一下，以为是肺脏之气受到了损伤，诊其脉浮大而紧，我未敢治疗，一个粗浅的医生用砭石给病人治疗，病人出血更多，但等到血停止后，身体觉得全身轻快，病也就好了，请问这是什么病呢？黄帝说：您所能治的和能知道的病，已是很多的了，但对这个病的诊断却错了。医学的道理是非常深奥的，好比鸿雁的飞翔，平时飞得很低，但偶尔也能飞上高空，不过是碰巧成功而已。所以高明的医生治疗疾病，一定要遵循基本的法度，又要能够联系对比，并通过自己周密的思考分析，灵活地加以运用，做到举一反三，察上而知下，并不是呆板地拘守经脉的表现。这个病人的脉象浮大而且虚弱，是病人脾的阳气虚的表现。脾气虚不能正常输送布散水液，水液停留在阳明经中，胃中阳气受损，脾虚不能运化精微，经脉得不到胃摄入的营养，导致脉象紊乱，失去了正常的状态。四肢懈怠无力，是脾精不能输送布散水液和饮食精华不能到达四肢的缘故。气喘咳嗽，是水气泛滥于胃所致。大便出血，是由于血脉不通利，血液不循正常途径运行溢出脉外而引起的。假如把本病诊断为肺脏受伤所致，是错误的妄言。不能做到联系对比，诊断疾病就不能明确。肺脏受伤的病变也常常会引起脾气虚弱、胃的功能紊乱，使经脉之气不能运行到全身各个部位，而反过来又使肺脏精气衰竭，经脉之气也因而衰竭，最终导致五脏功能受损，精气外泄，出现鼻出血和皮下肌肉间出血的症状，或者出现呕血的症状，而不是小大便带血的症状。所以，脾脏受伤和肺脏受伤并不是一类病变，两者的差别实在是太大了。如果不能明确这些道理，就如同天空没有可以认识的形象，大地没有可到达的边际一样，就会混淆是非、颠倒黑白，难免相差太大了。这也是我的过失，我原以为您都知道了，所以过去没有告诉您。现在我明确地用"从容"中的内容，用对比的方法，分析给您听。这些内容由于是有关诊断方面的理论，所以也称作"诊经"，这些都是很高明和很重要的理论。

疏五过论篇第七十七

【题解】

本篇指出了医生在诊断、治疗疾病时容易出现的五种过失，所以篇名就叫"疏五过论"。

黄帝说：医学理论真是太深奥了！研究这些理论就好像视探深渊，又好像迎看浮云，渊虽深，尚可以测量，但飘浮不定的云却无法知道它的边际。圣人的医术，是万民学习的榜样，但圣人讨论判断疾病必然有一定的法则。只有遵循这些医学上的常规和法则诊断、治疗疾病，才能造福众人，所以医事有五过和四德的说法，您知道吗？雷公离开席位再拜回答说：我年纪小，蒙昧无知，还不知道五过和四德，虽然也能从病的症状和名目上进行联系对比，空洞地引用经典医书上的论述，但心里还不明白，所以不能回答。

黄帝说：在诊病前，应问病人的生活改变情况，如果病人以前地位高贵而后来失势变得卑贱了，这种病人往往有屈辱感，情绪抑郁，即使没有遭受外界邪气的侵袭，疾病也会从身体内部产生，这种病叫"脱营"。如果病人以前富有现在贫穷了，这种病人往往在饮食和情绪上受到影响而产生疾病，这种疾病叫作"失精"。这些疾病都是由于情绪不舒畅五脏之气郁结而形成的。医生诊察这种病，病的初期，由于病不在脏腑，身体的外表形态也没有明显的改变，医生常诊而疑之，不知是什么病。日久则身体逐渐消瘦，气虚而精无以生，病势深重则真气被耗，阳气日虚，病人感到无力且怕冷，常感惊恐不安，其所以病势日益深重，是因为在外耗损了卫气，在内劫夺了营血。这种病即便是医术高明的医生，若不问明病人的情况，不知其致病原因，也不能治愈，这是诊治上的第一个过失。

凡欲诊治疾病时，一定要问病人的饮食和居住环境，以及是否有精神上的突然欢乐、突然忧苦或先乐后苦等情况，因为突然苦乐都能损伤精气，使精气竭绝、形体败坏。暴怒则伤阴气，暴喜则伤阳气，阴阳俱伤，则使人气厥逆而上行，充满于经脉，而神亦浮越，去离于形体。医术粗浅的医生，在诊治这种疾病时，既不能恰当地运用泻治法，又不了解病情，从而导致病人的精气一天天地虚损衰弱，邪气就会乘虚侵入人体，这是诊治上的第二个过失。

善于诊脉的医生，必定要把病人的脉象进行分类归纳，用正常脉象与病人的脉象进行比较，并从容细致地判断病情，如果医生不懂得这个道理，他做出的诊断就不会被重视，这是诊治上的第三个过失。

诊病时须注意三种情况，即必须问其社会地位的高低，是否经历过挫折，是否有想当官的欲望。因为原来地位高贵，失势以后，其情志必抑郁不伸，这种人，虽然未中外邪，但由于精神已经先有内伤，身体必然败亡。先富后贫的人，尽管没有外来邪气的伤害，也会发生皮毛焦枯，筋脉拘屈，甚至两腿痉挛软弱不能行走。对这类病人，医生如果缺乏严谨认真的态度，不能动其思想、改变其精神面貌，而一味地对其柔弱顺从，任其发展下去，这不但违背了诊治的常规，病人的疾患也一定不会得到解除。如此也就谈不上治疗的效果了，这是诊治上的第四个过失。

凡诊治疾病，必须详细地了解疾病的全过程，并且还要了解其他与疾病有关的事情，只有这样，才能掌握疾病的发展情况。在切按脉搏时，要结合男女性别的差异来进行分析判断。凡生离死别、情绪不畅、惊恐喜怒等因素，都能使病人的五脏功能失常、气血运行紊乱。如果作为一个医生连这些都不知道，还谈什么医术呢！有的病人曾经受过严重的创伤，筋脉受损、营养断绝，病人又不注意休养，仍然行动身体，这样就会消耗精华物质，从而影响创伤的康复，使气血停留在经脉的局部，日久就会腐烂成脓，而产生发热寒战等症状。医术粗浅的医生在治疗这种疾病时，往往会多次用针刺病人的阴经或阳经，使其气血更虚，致身体懈散，四肢转筋，死期已不远了，医生对此既不能明辨，又不问其发病原因，只是说病已危重，这是粗率的医生，此为诊治上的第五个过失。

上述的五种过失，都是由于医生学术不精，又不懂得贵贱、贫富、苦乐以及精神因素对疾病影响。所以说：高明的医生诊治疾病，必定通晓自然界阴阳之气的变化，四时寒暑的规律，五脏六腑之间的关系，经脉之阴阳表里，刺灸、砭石、药物治疗的适应症状，还要能周密详审人情事理，明白诊治疾病的常规，人有贫富贵贱的差异，又各有不同的品质和个性，年龄的长幼不同，体质的强弱也有区别，对于这些情况，医生都要予以注意；医生还要谨慎地审察疾病发生的部位，了解疾病的根本原因及其症状表现，结合全年八个重要节气的气候因素，并参照人体三部九候的脉象，只有这样做了才能说诊断是比较全面了。治病的道理，应重视病人元气的强弱，从其元气的强弱变化中探求疾病的虚实，如果求之不得，其病便是在阴阳表里之间。治病时应遵守气血多少及针刺深浅等常规，不要失去取穴的理法，能这样来进行医疗，则终生可不发生差错。如果不知取穴的方法，而加以针刺治疗，就会使五脏功能紊乱，气郁结化热，或者使六腑发生痈肿。诊察疾病不审慎是违背医疗常规的。医生应该谨守治疗常规，遵循《上经》《下经》有关理论，推断疾病是发生在阴还是发生在阳，并通过观察鼻部及整个面部的色泽变化辨明五脏内的病变。只有仔细观察研究了疾病的全过程，才可能在治疗上得心应手而广为行医。

徵四失论篇第七十八

【题解】

徵，同惩，即惩戒的意思；四失，即医生在治疗上的四种过失，应当提出来加以惩戒，所以篇名就叫作"徵四失论"。

黄帝坐在明堂，雷公在一旁陪坐侍候，黄帝说：您读书从医已经有很长的时间了，您试着谈谈对医疗上的成功与失败的看法，为什么能成功，为什么会失败。雷公说：我遵循医经学习医术，书上都说可以得到十全十美的治疗效果，但在医疗中有时还是有过失，请问这种情况应该怎样解释呢？

黄帝说：不知道是因为您年纪轻知识还不够全面呢，还是对众人的学说缺乏分析呢？人的身体上有十二条经脉，三百六十五条络脉，这是人们所明白知道的，也是医生所遵循应用的。治疗疾病之所以不能收到十全十美的疗效，是由于精神不能专一，又没有认真地分析思考。因为没有把病人身上外在症状表现和内部的病理变化联系起来，所以时常发生疑惑，从而造成治疗上的过失。

诊断疾病时，不懂得阴阳顺逆的道理，这是导致治疗失败的第一个原因。

跟老师学习还没有达到可以毕业的水平就半途而废，妄自使用旁门杂术，把荒谬的理论当作真理，巧立名目，好大喜功，乱用砭石，就会造成病人身体的损害，这是治病失败的第二个原因。治病不能适宜于病人的贫富贵贱生活特点、居处环境的好坏、形体的寒温，不能区分病人体质的强弱，不会运用对比异同的方法进行分析，这样足以造成医生的头脑混乱而不能够保持清醒的认识，这是治病失败的第三个原因。诊病时不问病人开始发病的情况，究竟是精神因素的刺激所引起的，还是饮食不当所造成的，或者是生活起居是否超越正常规律，或者是否有过被毒药所伤的经历，如果诊病时不首先问清楚这些情况，便贸然地去切按病人的脉搏，又怎么能正确地诊断病情呢？只能是乱言病名，这样就会因粗枝大叶而造成严重的后果，这是治病失败的第四个原因。

所以社会上的一些医生，虽学道于千里之外，却不明白尺寸的道理，诊治疾病，不知参考人事。更不知诊病之道应以能做到以从容为最宝贵的道理，只知道切脉按寸口脉象。这种做法，既不能准确地判断出五脏的脉象，更不能知道导致疾病的原因，开始埋怨自己的学术不精，继而归罪于老师传授不明。所以治病如果不能遵循医理，必为群众所不信任，乱治中偶然治愈疾病，不知是侥幸，反自鸣得意。啊！医道之精微深奥，有谁能彻底了解其中的道理？医学理论的广博和深奥，就好像天地的广阔不可度量，又如同大海的深厚难以探测。所以，一定要深入刻苦地学习钻研，如果不明白这个道理，即使老师讲得再清楚，您也仍然不能十分明白医学的奥秘。

阴阳类论篇第七十九

【题解】

本篇讨论了三阴三阳经脉名称的含义、功能特点、病变表现和脉象等，并论述了疾病的预后和四时阴阳之气变化的关系。

立春这天，黄帝安闲地坐着，一边极目观看八方的景色，察看八方之风的动态，一边问雷公说：按照阴阳的分析方法，经脉的循行道理及五脏和季节相配的关系来看，您认为哪一脏最重要？

雷公回答说：春为四时之首，春气主升发，春季和十天干中的甲乙、五色中的青色与人体五脏中的肝脏相对应，肝木之气旺盛于春季七十二日，是肝脉主时，所以我认为肝脏在人体的脏器中是最重要的。

黄帝说道：我依据《上经》和《下经》中阴阳对比分析的理论来体会，您认为最重要的，实际上却是最次要的。

雷公斋戒了七天，这天早晨又侍坐于黄帝的身边。黄帝说：人体中，三阳为"经"，二阳为"维"，一阳为"游部"。三阳是指足太阳膀胱经，其经脉最大，上通头顶，沿着背部下行，因其直行而统率全身的阳气，所以称为"经"；二阳是指足阳明胃经，因其经脉维络人身体前面的胸腹部，所以称为"维"；一阳就是足少阳胆经，因其出入于太阳和阳明这两条经脉之间，所以称为"游部"。从以上可以了解到五脏之气运行的终始。三阴为阴经之"表"；二阴为阴经之"里"；一阴是阴气的最终，也是阳气的开始。三阴即太阴经，太阴经属于肺，肺是主管皮肤毫毛的功能，所以又把三阴称为"表"；二阴即足少阴肾经，肾主管骨，肾气藏在内部，所以又把二阴称为"里"；一阴即厥阴经，厥阴经是阴气尽而阳气复生的地方，就好像月亮晦朔交接由暗变明一样。人身阴阳经脉的循环交接是有一定规律和次序的，这与自然界阴阳之气的消长变化规律是相符合的。

雷公说：我还是没听明白。

黄帝说：三阳就是太阳经。太阳经的脉气显现于手太阴肺经的寸口部位，正常的太阳经脉象应是洪大的，如果出现弦浮不沉的脉象，就要用四时气候变化的规律来分析，并用心体察，再依据阴阳的理论来确定诊断。二阳就是阳明经。阳明经的脉气也显现于手太阴肺经的寸口脉，阳明经的正常脉象应该是浮大而短的，如果出现弦而沉急、应指无力的脉象，同时出现发热症状，说明热邪耗伤了津液，这种病有死亡的危险。一阳是足少阳经。足少阳经的脉气也显现在手太阴肺经的寸口部位和颈部的人迎脉处，少阳经的正常脉象应该是微弦而和调的，如果出现弦急并且悬而不断的脉象，这是少阳经脉有病的脉象。如果脉象表现为纯阴无阳，例如弦急搏动异常剧烈而毫无和缓的征象，这是预兆死亡的脉象。三阴是太阴经，包括手太阴肺经和足太阴脾经；肺主管全身之气且朝会百脉，脾主管消化吸收和输送饮食精华，所以说阴经是人身六经之主。太阴经的脉气也显现在手太阴肺经的寸口部位。正常的太阴经脉象应该是轻浮而和缓的，如果出现沉伏、应指有力但不轻浮的脉象，这是脾肺病变影响到心、使心气空虚而形成的。二阴是少阴经，少阴经的经脉之气也显现于手太阴的寸口部位，足少阴经和膀胱经互为表里，肾气影

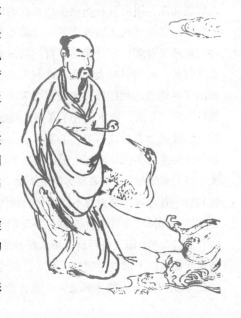

响着膀胱的气化排尿功能，同时还影响着脾胃的升降功能。一阴是厥阴经，厥阴经的脉气也显现于手太阴肺经的寸口部位。正常的厥阴脉象应该是弦长而软滑的，如果厥阴经脉之气浮散到脉外而经脉中气虚，则不能出现弦长而滑的脉象，往往见到仅仅弦而软滑的脉象。

以上所说的六种脉象，或阳脏出现阴脉，或阴脏出现阳脉，互相交叉、错综复杂交并在一起，和五脏相通而表现于气口部位，如果用阴阳的理论来分析，则先出现的脉象为主，后出现的脉象为客（次）。

雷公说道：我完全明白您的意思了，您以前传授给我的经脉道理，以及我读过的《从容》一书中的道理，和今天所讲的从容之法都是相吻合的，但我还不明白其中阴阳雌雄的意义。

黄帝说道：太阳经是六经之首，它的地位就像父亲那样尊贵；阳明经的作用就好像是一个卫士；少阳经在中间，就好像是一个枢纽；太阴经输送精华，营养全身，其作用就像是母亲；少阴经主显，就像雌性那样内守家中；厥阴经为阴尽阳生之处，能沟通人体的阴阳之气，其作用就像是一个使者。

二阳是阳明胃，一阴是厥阴肝，胃在五行中属于土，肝在五行中属于木，所以两脏合病，往往是肝气过于亢盛而侵犯胃，表现为胃的症状为主，脉象软而动；九窍因阳明胃有病而失于营养，因而九窍皆不通利。三阳是太阳膀胱，一阴是厥阴肝，膀胱在五行中属于水，木虽能生火，而水能制火，因而肝和膀胱合病时，多表现为膀胱脉象偏亢，肝脏不能制约亢盛的膀胱之气，进而在内部则扰乱五脏的功能，在外部则表现为惊恐不安的症状。二阴是少阴心，二阳是阳明大肠，如果心火亢盛，损伤了肺的功能，就会进一步波及与肺有表里关系的大肠。肾脉是沉的，如果肾中阴寒之气过于亢盛，就会影响肺与脾的功能，脾脏有主管四肢的功能，因而脾有病则损伤外在的四肢。如果胃和肾合病，胃火亢盛损伤了肾脏，可见到病人精神失常，行动不合常理，随便骂人，癫疾发狂。如果肾和三焦两经合病，多是病出于肾。阴气向上逆行会影响到心，在下部则影响小腹和膀胱，进而引起大小便不通利的症状。三焦是阳气通行的道路，三焦有病则阳气不能通达到四肢，四肢就会失去正常的功能，就像离开了身体似的。如果肝胆两经合病，则木气过于亢盛，而影响到属于土的脾脏，出现代绝的脉象。脾不能输送分布食物营养，心脏又会受到损伤。肝胆与风性相通，故其发生的病变往往症状多变，或在上部，或在下部，没有固定之处；或表现为饮食无味，大小便失禁等症状；或表现为咽喉干燥。这是脾的经脉受到影响的缘故。如果脾胃和肺三者合病，则脾胃不能消化吸收饮食物，肺有病变则气的运行受到影响，出现阴气和阳气不能互相交通，甚至阴气和阳气互相隔绝。阴气沉于内就会形成"血瘕"病；阳气外浮就会形成脓肿溃烂；如果阴气和阳气都过于亢盛，就会使男女病人的下部发生病变。总之，在诊断疾病时，必须上察天时，下观地理，如此才能判断病人的生死之时，也才能懂得在一年之中是以哪一种气候为首，

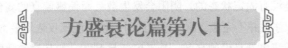

在人体五脏之中是以哪一脏器最为珍贵了。

雷公问道：请问有的疾病，为什么会在极短的时期内死亡？

黄帝听后，没有回答。雷公又问了一次。

黄帝说道：在古代医学经典中有说明。

雷公又问道：请问怎样可以知道有些疾病会使人在极短时期内死亡？

黄帝说道：冬季三个月是人体阴气偏盛的季节，如若病症脉象都属阳盛，那么到了春天正月，阳气逐渐旺盛，病症也将逐渐加重，如果此时病人的脉象有死征，那么到春夏之交的时候，阳气更加旺盛的病人，便会有死亡的危险。冬季的三个月里，如果病人的症状和脉搏中已经表现出死亡的征象，那么这种病人往往到第二年春天小草发芽、柳树生叶的时候就会死亡。

春天的三个月阳气初生，此时病变往往损伤阳气，因而叫作"阳杀"。如果阴阳气都衰竭了，那么往往在枯草还没有全部返青的时候就要死亡。

夏天三个月是阳气最旺盛的季节，如果病人表现出一派阴气极度衰竭的症状和脉象，那么不过十天就会死亡。如果阴阳脉交错出现，即阴脉出现在阳位，阳脉出现在阴位，则其死期在秋季水清静的时候。

秋天三个月是阴气逐渐旺盛的季节，三阴经气不足的病变，在此时往往能不经治疗自行痊愈。如果阴气和阳气交互为病，就必然表现出阴气和阳气偏盛偏衰的现象：如果阳气亢盛，阴气衰弱，就会出现能站立而不能坐下的症状；如果阴气亢盛，阳气衰弱，就会出现可以坐下而不能站立的症状。如果三阴脉一并出现而无阳脉的表现，那么死期就在冰冻如坚石的时候。如果三阳脉一起出现而没有阴脉的表现，那么死期在夏季雨水多的时候。

方盛衰论篇第八十

【题解】

本文主要从"厥"和"梦"来探讨阴阳之气虚实强弱的变化。作者认为，要想诊断疾病，就必须用五个法度（即脉度、脏度、肉度、筋度、腧度）做标准对病情进行衡量。

雷公请问道：气多和气少哪种是逆，哪种是顺呢？

黄帝回答说：阳气从左面上升为顺，阴气从右面下降为顺；老年人气先从下部开始虚弱，因而老年人气从上而下为顺；年轻人气先从下部开始旺盛，因而年轻人气从下而上为顺。所以，春夏时期阳气旺盛，如果疾病表现出阳性的症状和脉象就为顺，如果在秋冬时期表现出阳性的症状和脉象就为逆。反过来说，在秋冬表现出阴性的症状和脉象就为顺，而在春夏表现出阴性症状则为逆。因此，不论气盛气衰，只要不顺，便都会成为厥病。

雷公问道：气亢盛有余能造成"阙病"吗？

黄帝回答说：阳气向上逆行而不下降，阴阳两气不相顺接，就会出现足部发冷且一直冷到膝部，少年人在秋冬而有此病则死，老年人在秋冬见此症的则不一定死。阳气上升而不下降还会造成头痛等巅顶部位的病变，这种厥病，好像是阳症但又不是阳症，好像是阴症，但又不是阴症，因为五脏之气隔绝，没有显著形症可做验证，病人好像置身在旷野中，又像居住在空室里，视物不清，病势沉重活不满一天了。

因此，气虚损不足引起的厥病，使人胡乱做梦，严重的则神志迷乱。三阳脉气悬绝，三阴脉气微细，这便是所谓少气之候。

因此，肺气虚，便会使人梦见白色悲惨的事物，或梦见杀人，流血狼藉，当金旺的时候，就会梦见战争。肾气虚，便会梦见舟船淹死人，当水旺的时候，就会梦见自己潜伏在水里，好像遇到很害怕的事。肝气虚，便会梦见菌香草木，当木旺的时候，就会梦见伏在树下不敢起来。心气虚，便会梦见救火和属火的事物，如太阳、雷电，当火旺的时候，就会梦见大火燃烧。脾气虚，便会梦见饮食不足，到了脾气旺盛的长夏季节，就会梦见筑墙盖房。这些都是五脏气虚，阳气亢盛有余而阴气虚损不足产生的现象。应当结合五脏病变可能出现的其他症状来调整病人的阴阳，审察十二经脉而加以治疗。

在诊断疾病时，有五种法度，可以用来衡量病人的情况，就是揣测人的脉度、脏度、肉度、筋度、腧度，揣测它的阴阳虚实，病情便可以得到全面了解。脉象的变化是没有固定状态的，阴阳会发生散乱而偏盛偏衰的变化，但被脉象显露出来的却往往并不完全，所以诊断的时候就不能仅仅依靠平常的诊断方法。诊病时必须弄清患者身份的高低，是平民还是君卿。如其对老师的传授不能全部接受，医术便不会高明，不仅不能辨别病人的逆从关系，而且会使诊治带有盲目性和片面性，看到了一面，看不到另一面，抓住了一点，放弃了另一点，不懂得结合全面情况加以综合分析，所以在诊断时就不能明确病情，这样的诊断方法若是传给后人，就一定会使自己错误的论断暴露出来。

天地之气上下交通、相互为用。地气虚，则天气就要断绝；天气过于亢盛，则地气虚微而不上升。阴阳之气融合交通，是指阳气先行，阴气作为后盾尾随而至。所以高明的医生治病时，在诊脉时，必定分清阴阳的先后，并参考《奇恒之势》六十首，辨明其是正常还是异常。诊断疾病是非常精细微妙的，要根据虚实的情况，用五种法度来进行虚实判断。知道了这些，才可以诊病。所以，只了解阴而不了解阳，这种诊法将促使病人死亡。只了解阳，而不了解阴，其所学的医术是不高明的。知左而不知其右，知右而不知其左，知上而不知其下，知先而不知其后，他的医道便不会长久。要知道不好的，也要知道好的；要知道有病的，也要知道无病的；既了解高，也了解下；既了解坐，也了解起；既了解行，也要了解止。能做到这样有条不紊，反复推求，诊断的步骤才算全备，而且永远不会出差错。

病人表现出亢盛有余的症状时，就得考虑其不足的一面，检查他的全身上下的各个部位，参照脉象情况，深入探求疾病的根源。例如：如果病人脉象充实，虽然形体和气力衰弱，但内部神气充足仍有生机而不会死亡；如果病人形体虚弱，正气虚微就可能导致死亡；如果病人形体和气力都有余，而脉象虚弱，仍有死亡的危险。所以诊病有一定的大法，医生应该注意起坐有常，一举一动都要有修养；头脑冷静，上下观察，分别四时八节，观察邪气侵犯了五脏的哪个部位；按其脉息的动静，触摸尺部皮肤滑涩寒温的情况；观察其大小便的变化，参合各种病态表现，从而知道是逆是顺，同时也知道了病名。这样诊视疾病，可以十不失一，也不会违背人情。所以诊病之时，或察看其呼吸，或看其神情，都不能失于条理，医术高明，能保持永久不出差错。如果不懂得这些道理，违反了原则和真理，盲目诊断，妄下结论，这便是违背了治病救人的医道原则。

解精微论篇第八十一

【题解】

本篇主要是讨论眼泪和鼻涕产生的机理及其与哭泣的关系。

黄帝坐在明堂里，雷公请教说：我接受了您传授给我的医道，再教给我的学生，所教的内容都是医学的经典内容，如《从容》《形法》《阴阳》《刺灸》《汤液》《药滋》等。但这些学生中，有聪明的也有愚笨的，治疗时，有的有效，但却不能取得十全的功效。先告诉他们悲哀喜怒、燥湿寒暑、阴阳等气候方面的问题，再叫他们回答为什么会这样，讲到卑贱富贵、人之形体的寒温饮食等，使他们通晓这些理论之后，再通过临床实验，使理论和实际工作联系起来，这些方法我过去都听过您的教诲。现在我还有一些很愚陋的问题，在经典里找不到，想请您解释。

黄帝说道：您提的问题太大了。

雷公请教说：患者有哭泣而眼泪不流出的，或虽然流泪但鼻涕很少的，这是什么原因呢？

黄帝说：这在医学经典中有记载。

雷公又问道：鼻涕和眼泪都是水液，我不知道它们是从何而来的？

黄帝说道：您问的这些问题，对治疗上没有多大帮助，但也是作为医生应该知道的，因为它也是医学中的基本知识。心脏是人体五脏六腑的主宰，眼睛则是心脏神气外现的孔窍，面部的光华色泽则是心脏功能的外在表现。所以，一个人在心里有得意的事，两眼就表现为和悦有神；假如心有所失意，就会表现忧愁之色。因此悲哀就会哭泣，流出的眼泪是水所产生的。水的来源，是体内聚存的水液；积聚水液的，是至阴；所谓至阴，便是肾脏之精。来源于精的水液，平时之所以不出，是因受着精的制约，精固摄着它，裹藏着它。

水之精和肾之"志"相对应；火之精与心之"神"相对应，水火相互交感，心肾互相影响，因此泪水便流出来了。所以俗话说，心悲叫作志悲。映在眼上，心神和肾志的功能都反于目。所以心肾同时悲伤时，心的功能就会受到影响，心和肾之间的平衡遭到破坏，水失去了精的制约，因此泪水就出来了。哭泣而流涕的，是因为大脑的原因，脑属阴，髓充满在骨中，所以脑髓渗漏而成涕。肾是全身骨髓的主管，所以泪水出而鼻涕也跟着出来，是因为涕泪是同类的关系。泪和涕好像是兄弟间同生共死的关系，肾志先悲哀则脑髓跟着悲哀，所以涕随泣出而涕泪横流。涕泪之所以一起出来，是涕泪同属水类的缘故。

雷公说道：这些理论太深奥博大了！请问有人哭泣而眼泪不流出的，或泪少而涕不随出的，是什么原因呢？

黄帝说：哭而没有眼泪的，是内心里并不悲伤。不悲伤，是心神没有感动；神不感动，则志也不悲伤，心神与肾志不能相互感应，眼泪怎么能出来呢？志悲的人必定感到抑郁，抑郁就会使阴气上充于脑；神志即离开眼睛，眼睛失去神志的控制，眼泪和鼻涕才能出来。

再说，您难道没有诵读过医经上的话吗？医经上说，气逆会使眼睛失明。人有了厥症，阳气聚集在上部，阴气聚集在下部，上部阳气过分亢盛，下部阴气阴冷，就会发生足冷并且发胀的状况。人的眼睛由水的精气凝结而成，如果五脏的阳气一起上逆导致"一水不能胜五火"，眼睛就看不见了。

所以，迎风就会流泪不止；因风邪侵犯眼睛而流泪，是由于阳气内守于精，也就是火气燔目的关系。打个比方来说，自然界中火盛热极生风，风生即能有雨，与这种情况是相似的。

灵枢

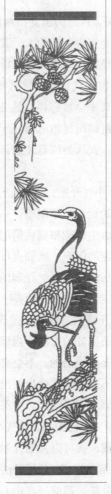

九针十二原篇第一

【题解】

本篇详细明确地介绍了九针的名称、形状以及不同的用途；介绍了十二原穴的名称及各自所对应的脏腑，并说明了五脏六腑有病，可以分别取用相应的十二原穴来进行治疗的道理。

黄帝问岐伯说：我把百姓视为自己的子女，养育他们，并向他们征收租税。我哀怜生活尚难自给、还不时为疾病所苦的人。我想不采用服药物和砭石的治法，而是用微小的针，以疏通经脉，调理气血，增强经脉气血的逆顺出入来治疗疾病。要想使这种疗法在后世能代代相传，必须明确提出针刺的使用法则，要想它永不失传，便于运用而又不会被忘掉，就必须使其有纲有纪，分出不同的篇章，区别表里，以明确气血终而复始地循环于人身的规律。要把各种针具的形状及相应的用途加以说明。我认为应首先制订针经。我想听您说说这方面的情况。

岐伯答道：让我按次序，从小针开始，直到九针，说说其中的道理。小针治病，容易掌握，但要达到精妙的地步却很困难。一般医术粗浅的医生，只是拘泥于观察病人的形体，高明的医生则能根据病情的变化来加以针治。神奇啊！气血沿着经脉运行，出入有一定的门户，病邪也可从这些门户侵入体内。没有认清疾病，怎么能了解产生疾病的原因呢？针刺的奥妙，在于针刺的快慢。医生仅仅死守四肢关节附近的固定穴位，而针治高手却能观察精神活动和气血盛衰的变化。经气的运行，离不开腧穴，腧穴里蕴含的玄机是极其精密微妙的。当邪气充盛时，不可迎合邪气而用补的方法，当邪气衰减时，不能再用泻法去追泻邪气。懂得气机变化的机要而施治的，不会有毫发的差失，不懂得气机变化道理的，就如扣弦上的箭，不能及时准确地射出一样。所以必须掌握经气的往来运行变化，才能把握住针刺的正确时间。劣医对此昏昧无知，只有名医才能体察它的奥妙。至于气的逆顺，气已去的，脉气虚而小，为逆；气已来的，脉气平而和，为顺。明白逆顺之理，就可以大胆针刺而不必犹豫不决了。正气已虚，反用泻法，怎么会不虚呢？邪气正盛，反用补法，怎么会不实呢？迎着邪气，而用泻法随着邪气的消逝再用补法，都应当在用心体察气机变化后，再灵活运用才能调和虚实，针刺之道也就是这样的。

一般在针刺时，正气虚弱则应用补法，邪气盛实则用泻法，气血瘀结的给予破除，邪气胜的采用泻法，使邪气外泄，由实而虚。《大要》说：进针慢而出针快并急按针孔的为补法，进针快而出针慢不按针孔的为泻法。这里所说的补和泻，应为似有感觉又好像没有感觉；考察气的先至与后至，给予相应的治疗。无论是用补法还是用泻法，都要使患者感到用补法好像得到什么，用泻法好像失去什么似的。

调和虚实的主要方法，以运用九种不同的针具和手法最为理想。补或泻都可用针刺实现。所谓泻法，指的是要很快持针刺入，得气后，摇大针孔，转而出针，这样做主要是好在属阳的体表部位通过针刺打开一条出路，以泄去邪气。如果出针时按住针孔，就会使邪气闭于内，血气不得疏散，邪气也出不来。所谓补法，主要是随着经气将去的方向而进针，仿佛若无其事，行针导气，按穴下针时的感觉，就像蚊虫叮在皮肤上。针入皮肤的时候，仿佛一个细小的蚊子停留在皮肤之上，出针时，要急速如离弦之箭，右手出针时，左手应当随即按住针孔，借以阻止中气外出，针孔已闭，中气仍然会充实，也不会有瘀血停留，若有瘀血，应及时除去。

持针的方法，坚握而有力最为可贵。对准腧穴，端正直刺，针体不可偏左偏右。持针者精神要集中到针端，并留意观察病人。同时仔细观察血脉的走向，并且进针时避开它，就不会发生危险了。将要针刺的时候，要注意病人的双目和面部神色的变化，并细心观察病人血脉的虚实，对此不可稍有疏忽。如血脉横布在腧穴周围，看起来很清楚，用手法按切也感到坚实。

九针的形状依据名称的不同而各有不同：第一种叫作镵针，长一寸六分；第二种叫员针，长一寸六分；第三种叫锓针，长三寸半；第四种叫锋针，长一寸六分；第五种叫铍针，长四寸，宽二分半；第六种叫员利针，长一寸六分；第七种叫毫针，长三寸六分；第八种叫长针，长七寸；第九种叫大针，长四寸。镵针，头大而针尖锐利，浅刺可以泻肌肤表面的阳热之气；员针，针形如卵，用以在肌肉之间按摩，不会损伤肌肉，却能疏泄肌肉之间的邪气；锓针，针锋如黍粟粒一样微圆，不致刺入皮肤，主要是按摩经脉，流通气血，不能陷入肌肉内，所以可以引正气祛邪气；锋针，三面有锋棱，可以用来治疗顽固的旧疾；铍针，针尖像剑锋一样锐利，可以用来刺痈排脓；员利针，针尖像长毛，圆而锐利，针的中部稍粗，可以用来治疗急性病；

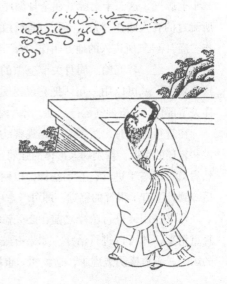

毫针，针形像蚊虻的嘴，可以轻缓地刺入皮肉，针身微细，适用于持久的留针，正气可以得到充养，邪气尽散，出针养神，可以治疗痛痹；长针，针尖锐利，针身细长，可以用来治疗患病已久的痹症；大针，针尖像折断后的竹茬，其锋稍圆，可以用来泻去关节积水。关于九针的情况大致就是如此了。

大凡邪气侵入了人体的经脉，阳邪的气常停留在上部，浊恶的气常停留在中部，清寒的气常停留在下部。所以针刺筋骨陷中的孔穴，阳邪就能随针外出，针刺阳明经合穴，就会使浊气随针外出。但如果病在表浅而针刺太深，反而会引邪进入内里，这样病情就会加重。所以说皮肉筋脉，各有自己一定的部位，而每种病也各有与之相适应的治疗方法。九针的形状不同，各有与其相适应的病症，应根据病情的不同而适当选用。不要实症用补法，也不要虚症用泻法，那样会导致损不足而益用余，反而会加重病情。精气虚弱的病人，误泻了五脏阴经的经气，就会造成死亡；阳气不足的病人，误泻了五脏阳经的经气，可致正气衰弱而精神错乱。误泻了阴经，耗尽了脏气的会死亡；误泻阳经，损耗阳气，则会使人发狂，这就是用针不当的害处。

进针后，如果没有得气的感觉，说明气还没有"至"，应继续施行手法，不管多少次，都必须等待经气到来；如有了得气的感觉，就可以出针，不必再刺。九针各有不同的功用，针的形状也各不相同，必须根据病情的不同加以选用，这是针刺的要点。总之，下针后，如果得到气，即为有效，疗效显著的，就如风吹云散，明朗如见到青天那样，针刺的道理就是这样了。

黄帝说：我想听您谈谈五脏六腑的经气所出的情况。岐伯回答说：五脏经脉，各有井、荥、腧、经、合五个腧穴，五五则有二十五个腧穴。六腑经脉，各有井、荥、腧、原、经、合六个腧穴，六六共三十六个腧穴。脏腑有十二条经脉，有十五条络脉。十二经加十五络，总共有二十七条经络，就经络的脉气而言，有二十七脉气，这二十七脉气在全身循环周转，经气所出的孔穴叫作"井"，经气所流过的孔穴叫作"荥"，经气所灌注的孔穴叫作"腧"，经气所行走的孔穴叫作"经"，经气所进入的地方叫作"合"，这二十七条经脉，都出入流注运行于井、荥、腧、经、合五腧。周身关节空隙的交通之处，共有三百六十五处，知道了这些要领，就可以用一句话把它说得明白了，否则就不能把握住头绪。所谓人体关节部位，是指神气运行活动，出入内外的地方，不是指皮肉筋骨的局部形态。

在进行针刺时，医者必然先观察病人的面部气色和眼神，以了解正气的消散和复还的情况。辨别病人形体的强弱，听他的声音，可以了解邪正虚实的情况，然后就可以右手进针，左手扶针，以两指夹住针身，防止其倾斜和弯曲，刺入后等到针下有了得气的感觉，即可考虑出针。

凡是在用针进行治疗之前，必先诊察脉象，只有根据脉气所呈现出的病情轻重情况，才可以进行治疗。如果五脏之气在里面已经竭绝了，反用针补在外的阳经，阳愈盛阴愈虚了，这就叫"重竭"。重竭必定致人死亡，但临死时病者的表现是安静的，这是因为医者违反了经气，误取腋部和胸部的腧穴，使脏气越来越虚竭而造成的。如果五脏之气在外面已经虚绝，却反而用针补在内的阴，阴愈盛阳愈虚，从而形成阴阳气不相顺的病变，这叫逆厥。逆厥也必然致人死亡，但在临死时病者会表现得很烦躁，这是由于医者误治，误泻了四肢末端的穴位，促使阳气越来越虚弱衰竭而造成的。针刺已刺中病邪要害而不出针，反而会使精气耗损；没有刺中要害，即行出针，却会使邪气留滞不散。精气外泄，病情就会加重而使人虚弱，邪气留滞则会使肌肤上发痈疡。

五脏有在外的六腑相应，互为表里，六腑有十二原穴，十二原穴的经气，输注之源多出自两肘两膝以下的四肢关节部位，这些在四肢关节以下部位的腧穴，都可以用来治五脏的疾病。所以五脏有病，应取十二原穴。十二原穴，是五脏聚全身三百六十五节经气而集中的部位，所以五脏有疾病时，就会反应到十二原穴上，而十二原穴也各有其相应的脏腑，明白了原穴的性质，观察它们的反应，就可以知道五脏的病变情况。五脏中的心肺二脏，属阳位，但肺是阳部的阴脏，所以为阳中之少阴。其原穴出于太渊，左右共二穴。心为阳部的阳脏，所以是阳中之太阳，其原穴出于大陵，左右共二穴。肝是阴部的阳脏，为阴中少阳，其原穴出于太冲，左右共二穴。脾是阴部的阴脏，为阴中之至阴，其原穴出于太白，左右共两穴。肾是阴部的阴脏，为阴中之太阴，其原穴出于太溪，左右共二穴。膏的原穴为鸠尾，只有一穴。肓的原穴是气海，也只有一穴。以上十二原穴，是脏腑之气输注的地方，所以能治五脏六腑的病。凡是腹胀的病都应当取足三阳经进行治疗，即足太阳膀胱、足阳明胃经，足少阳胆经。凡患食谷不化的泄泻病，应当取足三阴经进行治疗，即足太阴脾经、足少阴肾经、足厥阴肝经。

现在来说一说五脏有病的情况。五脏有病，就像身上扎了刺、物体被污染、绳索打了结、江河发生了淤塞现象。扎刺的时日虽久但还是可以拔除的；污染的时间虽久，却仍是可以洗掉的；绳子打结虽然很久，但仍可以解开；江河淤塞得很久了，却仍是可以疏通的。有人认为病久了就不能治愈，这种说法是不正确的。善于用针的人治疗疾病，就像拨刺、洗涤污点、解开绳结、疏通淤塞一样。病的时日虽久，仍然可以治愈，说久病不可治，是因为没有掌握针刺的技术。

针刺治疗各种热病，就如同用手试探沸腾的汤水。针刺治疗寒性和清冷的病，应像行人在路上逗留，不愿走开的样子。阴分出现阳邪热象，应取足三里穴进行治疗，准确刺入而不能懈怠，邪气退了便应出针，如果邪气不退，就应当继续治疗。疾病位于上部而属于内脏的，当取足太阴脾经的阴陵泉穴进行治疗，疾病位于上部而属于外腑的，则应当取足少阳胆经的阳陵泉穴进行治疗。

本输篇第二

【题解】

本篇重点讨论了五脏六腑与经脉之气在肘膝关节以下出入流注经过的部位，另一方面，本篇也论及了脏腑相合的关系和作用，以及四时取穴的方法等。

黄帝问岐伯说：凡是想了解针刺治病原理的人，都必须精通十二经络的循行起点和终点。络脉别出的地方，井、荥、腧、经、合五腧穴在四肢的部位，六腑与五脏的表里关系，四季时令气候影响人体而显现出的相应的气血盛衰情况。五脏之气的流行灌注，经脉、络脉、孙脉的宽窄程度、深浅情况，上至头面、下至肢末的联系。对于这些问题，我希望能听您讲解。

岐伯说：让我按次序来说吧！肺脏的脉气，开始于少商穴，少商位于手大指端外侧，称之为井穴，在五行中属木；脉气从井气出发后流入鱼际穴，鱼际的部位在手掌大鱼际之后，称为荥穴；脉气由此灌注于太渊穴，太渊的部位在手掌大鱼际后下一寸处的凹陷之处，称为腧穴；脉气旺盛的则会行至经渠穴，经渠的部位在寸口后的凹陷处中，所以称之为经穴；脉气壮大后进入尺泽穴，尺泽的部位在肘中动脉处，称之为合穴。这就是太阴肺经所属的五腧穴。

心脏的脉气，开始于心包络经的中冲穴，中冲的部位在手中指的尖端，称为井穴，在五行属木；脉气由此流入劳宫穴，劳宫的部位在手掌中央中指本节的后方中间，称为荥穴；脉气由此灌注于大陵穴，大陵的部位在掌后两骨之间凹陷中，称之为腧穴；脉气旺盛后则行于间使穴，间使的部位在掌后三寸两筋之间凹陷中，当本经有病时，在这一部位上会出现一定的反应，无病时脉气就是平静的，称之为经穴；脉气由此进入曲泽穴，曲泽的部位在肘内侧的凹陷中，屈肘可得此穴，称之为合穴。这就是手少阴心经所属的五腧穴。

肝脏的脉气，开始于大敦穴，大敦的部位在足大拇指的外侧和距离指甲根一分的地方中间，称之为井穴，在五行属木；脉气从井穴出发后流于行间穴，行间的部位在足大趾次趾之间，称为荥穴；脉气注于太冲穴，太冲的部位在行间穴上二寸凹陷中，称之为腧穴；脉气行于中封穴，中封的部位在足内踝前一寸五分处的凹陷处，在该穴针刺时，违逆经气运行的方向就会使气血郁结，如果顺应经气运行的方向，气血就会畅通，称之为经穴；脉气由此进入曲泉穴，曲泉的部位在膝内的辅骨的下方，大筋的上方，屈膝才能取准该穴，此为合穴。这就是足厥阴肝经所属的五腧穴。

脾脏的脉气，开始于隐白穴，隐白的部位在足大趾的内侧，为井穴，在五行属木；脉气流于大都穴，大都的部位在足大趾本节后内侧陷中，为荥穴；脉气由此灌注于太白穴，太白的部位在足侧核骨之下，称为腧穴；脉气行于商丘穴，商丘的部位在足踝下微前陷中，称为经穴；脉气灌注于阴陵泉穴，阴陵泉的部位在膝内侧辅骨下陷中，可持足部上仰取穴，为合穴。这就是足太阴脾经所属的五腧穴。

肾脏的脉气，开始于涌泉穴，涌泉的部位在足心，称为井穴，在五行中属木；脉气流于然谷穴，然谷的部位在足内踝前大骨凹陷中，称为荥穴；脉气灌注于太溪穴，太溪的部位在足内踝后，跟骨上陷中，称为腧穴；脉气行于复溜穴，复溜的部位在足内踝上二寸，此处有动脉跳动不止，并称为经穴；脉气灌注于阴谷穴，阴谷的部位在膝内侧辅骨后，大筋下方，小筋上方，按切有动脉搏动，屈膝从腘横纹内侧端二筋间可取，称为合穴。这就是足少阴肾经所属的五腧穴。

膀胱经的脉气出于至阴穴，至阴的部位在足小趾的外侧，距离趾甲一分许的地方，称之为井穴；在五行属金；脉气通于通谷穴，通谷的部位在足小趾外侧本节前的凹陷中，称之为荥穴；脉气灌注于束骨穴，束骨的部位在足小趾外侧本节后的凹陷中，称之为腧穴；脉气过于京骨穴，京骨的部位在足外侧大骨下赤白肉际的凹陷中，称之为原穴；脉气行于昆仑穴，昆仑的部位在足外踝后跟骨上的凹陷中，称之为经穴；脉气入归于委中穴，委中的部位在膝腘后横纹中央，可以屈膝得到，称之为合穴。这就是足太阳膀胱经的五腧穴。

胆腑的脉气，开始于窍阴穴，窍阴的部位在足小趾次趾外侧，称之为井穴，在五行属金；脉气流于侠溪穴，侠溪的部位在足小趾次趾岐骨间，本节前凹陷中，称之为荥穴；脉气灌注于临泣穴，临泣的部位在侠溪穴上行一寸五分，在足小趾次趾本节后间凹陷中，称之为输穴；脉气经过丘墟穴，丘墟的部位在足外踝微前陷中，称之为原穴；脉气行于阳辅穴，阳辅的部位在足外踝上四寸绝骨之端，称之为经穴；脉气由此灌注于阳陵泉穴，阳陵泉的部位在膝下一寸，外辅四骨的凹陷中，称之为合穴，屈膝伸足可取得这个穴位。这就是足少阳胆经所属的五腧穴。

胃腑的脉气，开始于厉兑穴，厉兑的部位在足大趾次趾的外侧，称之为井穴，在五行属金；脉气流于内庭穴，内庭的部位在足第二趾的外间的凹陷中，称之为荥穴；脉气灌注于陷谷穴，陷谷的部位在足中指内间，内庭上二寸，本节后凹陷中，称之为腧穴；脉气过于冲阳穴，冲阳的部位在脚面上五寸陷中，称之为原穴，摇足可取此穴；脉气行于解溪穴，解溪的部位在冲阳上一寸五分脚面关节上的凹陷中，称之为经穴；脉气入归于下陵穴，下陵即膝下三寸胫骨外缘的三里穴，称之为合穴；由此再下行三寸，即上巨虚穴，由此再下行三寸，即下巨虚穴，大肠寄属于上巨虚穴，小肠寄属于下巨虚穴，这两个穴位都属于足阳明胃经，这就是足阳明胃经所属的五腧穴。

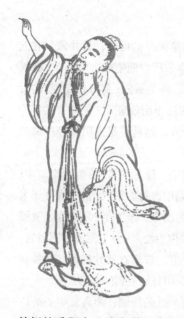

三焦腑贯穿于胸腹腔上中下三部，向上与手少阳三焦经相连，它的脉气，开始出于关冲穴，关冲的部位在无名指之端，称之为井穴，在五行属金；脉气经流液门穴，液门的部位在小拇指与无名指之间，称之为荥穴；脉气灌注于中渚穴，中渚的部位在无名指本节之后，两骨间凹陷中，称之为腧穴；脉气过于阳池穴，阳池的部位在手腕横纹凹陷中，称之为原穴；脉气经过支沟穴，支沟的部位在腕后三寸，两骨间凹陷中，称之为经穴；脉气灌注于天井穴，天井的部位在肘外大骨之上，肘尖上一寸两筋中间凹陷中，弯曲时臂可以得到这个穴位，称之为合穴。三焦的脉气，向下运行于太阳经穴的前面，足少阳胆经的后面，别出于膝腘正中外侧的委阳穴，这也是足太阳经络所刮出的地方。以上腧穴，就是手少阳三焦经的六腧穴及下合穴。三焦经的脉气和足太阳经并行，是足太阳经的别络，它的脉气，从踝上五寸灌注于腿肚，从委阳穴出来，并由此并入足太阳经的正经，然后进入腹腔内与膀胱相连，以约束下焦。因此，三焦的实症会出现小便不通的癃闭病；三焦的虚症，会出现小便失禁的遗尿病。治疗属虚的遗尿病当用补法，治疗属实的癃闭病当用泻法。

手太阳小肠腑，位居腹部，而它的经气向上合于手太阳经，它的脉气，开始出于少泽穴，少泽的部位在手小指端的外侧，称此为井穴，在五行属金；脉气流于前谷穴，前谷的部位在手小拇指外侧本节前陷中，称之为荥穴；脉气注入后溪穴，后溪的部位在手小拇指外侧本节后凹陷中，称之为腧穴；脉气过于腕骨穴，腕骨的部位在手外侧腕骨前凹陷中，称之为原穴；脉气行于阳谷穴，阳谷的部位在手外侧腕中，锐骨下凹陷中，称之为经穴；脉气灌注于小海穴，小海的部位在肘外大骨外，离肘端五分陷中，伸臂屈肘向头可取此穴，称之为合穴，这就是手太阳小肠经的五腧穴。

大肠腑位居于下，而它的经气向上与手阳明经相合，它的脉气从商阳穴开始，商阳的部位在大拇指和食指端的内侧，称为井穴，在五行中属金；脉气流于二间穴，二间的部位在食指内侧本节前凹陷中，称为荥穴；灌注于三间穴，三间在本节后方凹陷处，为腧穴；脉气通过合谷穴，合谷的部位在手大拇指和食指的骨间，称为原穴；脉气行于阳溪穴，阳溪的部位在手腕上侧横纹前，两筋间凹陷中，称为经穴；脉气灌注于曲池穴，曲池的部位在肘外辅骨曲肘横纹头凹陷中，屈肘时，在肘横纹处可取此穴，并称之为合穴。这就是手阳明大肠经所属的五腧穴。

以上谈到的就是五脏六腑的脉气出入流注所经过的主要腧穴，五脏各有井荥腧经合五个腧穴，共有五五二十五个腧穴；六腑各有井荥腧原经合六个腧穴，共有六六三十六个腧穴，六腑的脉气都起始于足的三阳经，在上与手三阳经相合。

左右缺盆之间的正中线（视为第一行），属于任脉的叫天突穴。从任脉旁开第一行的动脉搏动处，属于足阳明胃经的叫人迎穴。第二行，属于手阳明大肠经的叫扶突穴。第三行，属于手太阳小肠经的叫天窗穴。第四行，属于足少阳胆经的叫天容穴。第五行，属于手少阳三焦经的叫天牖穴。第六行，属于足太阳膀胱经的叫作天柱穴。第七行，居颈项中央，属于督脉的叫风府穴。腋下动脉，属于手太阴肺经的叫作天府穴。腋下三寸，属于手厥阴心包经的叫作天池穴。

针刺上关穴时，要张口才能发现穴位，所以要张口取穴，不能闭口。刺下关穴，则应合口取之而不能张口。针刺颊鼻穴，则应弯曲膝盖取穴而不能伸开。针刺内、外两关穴时，应伸手而不能弯曲。

足阳明胃经的人迎穴，位于喉结两旁动脉跳动处，与之脉气相通的该经腧穴还分布在胸壁之中。手阳明大肠经的扶突穴，在足阳明经人迎穴之外，在曲颊下一寸的地方。手太阳小肠经的天窗穴，在曲颊正下面、扶突穴后面一寸的地方。足少阳胆经的天冲穴，在耳下曲颊的后面。手少阳三焦经的天牖穴，在耳后完骨穴上。足太阳膀胱经的天柱穴，在挟项后发际朋筋外侧凹陷中。手太阴尺泽穴上三寸有动脉搏动的地方，是手阳明经的五里穴，此穴不可针刺，如果误刺了，会使五腧穴内的脏气全都衰竭，所以禁针。

肺和大肠相合，大肠是运送糟粕、排泄粪便之腑。心和小肠相合，小肠是接受胃部已腐熟的水谷并能运化水谷精微的器官。肝和胆相合，胆是清虚而未受秽浊的器官。脾和胃相合，胃是容纳水谷消化食物的器官。肾和膀胱相合，膀胱是贮留津液的器官。少阴属于肾，它在上与肺相连，所以肾的经气可在膀胱和肺两脏运行流转。三焦是全身水液通行的路径，有疏调水道的作用，在下和膀胱相连，但却无脏与之相配，所以又称它为孤独之腑。以上讲的是六腑与五脏的配合关系。

在春天针刺，宜取用浅表部位的络脉和各经的荥穴以及大筋与肌肉的间隙，病重的应当深刺，病较轻的则应浅刺。在夏天针刺，应取用十二经的是腧穴以及细小的络脉，并刺肌肉、皮肤上的浅表部位。在秋天针刺，应取用十二经的合穴，其余与春天针刺的方法相同。在冬天针刺，应取十二经的井穴和脏腑的腧穴，并且应该深刺留针。这是根据四时气候变化而相应地进行针刺的方法。四时阴阳的消长有一定的规律，人的气血也因此而有内外盛衰的变化，疾病的发作也有相应的部位，针治脏腑的疾病就应随它所适应的各种情况而加以运用。治疗转筋，要让患者站立着取穴针刺，这样可以很快治愈。治疗四肢偏废的痿厥病，应该让患者安卧，张开四肢后再进行针刺，这样可使他立即有轻快的感觉。

小针解篇第三

【题解】

本篇是将《灵枢·九针十二原》中有关讨论运用小针（微针）问题的内容，按其原文顺序，择要加以解释，并作进一步的注解和补充说明，所以篇名为"小针解"。

所谓"易陈"，是说运用小针的关键说起来很容易。"难入"，是说针刺精微却是不显著的，不容易使人明白的。"粗守形"，说的是庸医只知道拘守刺法来进行针刺。"上守神"，说的是高明的医生能根据病人的血气虚实情况来考虑可补或可泻。"神客"，是指正邪交争。"神"，是指正气，"客"，是指邪气。"在门"，是指邪气循着正气所出入的门户侵入人体，内外上下无所不至。"未睹其疾"，是说没有预先弄清病在何经。"恶知其原"，是说没有经过明确的诊断，怎么能知道病原的所在。

"刺之微在数迟"，是说针刺的微妙在于掌握进针手法中进针、出针的快慢速度。"粗守关"，是指庸医在针刺时仅仅依据症状而用关节附近与症状相对应的穴位来治疗，而不知道血气盛衰和正邪往来胜负的情况。"上守机"，是说高明的医针治时能掌握气机的变化规律。"机之动不离其空中"，是说气机的变化都反应在腧穴之中，了解气机的虚实变化，就可运用徐疾补泻的手法。"空中之机，清净以微"，是说针下已有得气的感觉时，还必须仔细观察气的往来运行情况，而不能失掉补泻的时机。"其来不可逢"，是说邪气正盛时，切不可迎其势采用补的手法。"其往不可追"，是说正气已虚时，不可妄用泻法。"不可挂以发"，是说针下得气的感应，是很容易消失的。"扣之不发"，是说不知道补泻的意义，而误用补泻手法，则会使血气耗损而邪气不能被祛除。

"知其往来"，是说应了解气机变化的时机以便及时用针，"要与之期"，是说知道了气机变化的重要性，就能够及时把握最适当的时机进行针刺。"粗之暗"，指水平低劣的医生，好像昏然无所知，不能体察气机的变化。"妙哉工独有之"，是说高明的医生，能完全体察气机的变化和运用针刺加以补泻的意义。"往者为逆"，是说经气已去时，其脉中之气虚而小，小的叫作逆。"来者为顺"，是说经气渐来时，则形气平和，属顺症。"明知逆顺，正行无问"，是说知道疾病的顺逆，就可以毫无疑问地选穴针刺了。"迎而夺之"，是说迎着经气循行的方向下针，是泻法。"追而济之"，是说随着经气循行的方向下针，属补法。

所谓"虚则实之"，是说当寸口部位上出现虚弱的脉象时，就应当用补的针法，以充实正气。"满则泄之"，当寸口出现满盛的脉象时，应当用泻的针法，以泻除邪气。"宛陈则除之"，是说应排除络脉中的久积的瘀血。"邪胜则虚之"，是说经脉中邪气盛时，应当用泻法，使邪气随针外泄。"徐而疾则实"，是说慢进针而快出针的补法。"疾而徐则虚"，是说快进针而慢出针的泻法。"言实与虚，若有若无"，是说用补法可以使正气恢复，用泻法可以使邪气消失。"察后与先，若亡若存"，根据各条经脉的虚实以及邪气已退还是邪气尚存的情况，来决定针刺补泻的先后顺序。"为虚与实，若得若失"，是说用补法要使患者感觉充实而似有所得，用泻法祛除邪气，则要使患者感到轻松而若有所失。

"气之在脉，邪气在上"，是说邪气侵入经脉后，风寒邪气侵袭人体大多先在头部发病。"浊气在中"，是说水谷入胃后，它的精气向上输到肺里面，浊气滞留于肠胃，如果寒温变化不能适应，饮食不注意控制，肠胃就会发生疾病，浊气也就不能向下排放出去。"清气在下"，是说清冷潮湿之气伤人，多从足部开始发病。"针陷脉则邪气出"，是指风热等邪气伤了人的头部，应取头部的腧穴治疗。"针中脉则浊气出"，是指肠胃的浊气引发的疾病，应取足阳明胃经的合穴足三里治疗。"针太深则邪气反沉"，是说邪气在表浅部位的疾病，不宜深刺，如果刺得太深了，反而会使邪气随针深入。"皮肉筋脉，各有所处"，是说皮肉筋脉各有一定的部位，这些部位都是经络出现症候及主治的所在。"取五脉者死"，是说病在内脏而使五脏之气不足的，反而用针尽力大泻五脏的腧穴，是会致人死亡的。"取三阳之脉"，是说尽泻手足三阳六腑的腧穴，会使病人精神怯弱，而且不易恢复。"夺阴者死"，是说如果取尺泽之上三寸的动脉，即肘上三寸属于手阳明大肠经的五里穴，连泻五次，就会使五脏阴气泄尽而死亡。"夺阳者狂"，是说如果误泻了三阳经的正气，就会令阳气耗散，而使人发狂。

"睹其色，察其目，知其散复，一其形，听其动静"，是说医生中的高手，懂得从眼睛观察五色变化，并能细察脉象的大小、缓急、滑涩，从而了解到发病的原因。"知其邪正"，是说知道病人所感受的是虚邪还是正邪。

"右主推之，左持而御之"，是说针刺时用右手推以进针，左手护持针身的进针出针的运用手法。"气至而去之者"，是说运用补泻手法，等气机调和时，才可以出针。"调气在于终始一者"，是说在运针调气的时候，要始终专心一意，让心神不能外散。"节之交三百六十五会"，是说周身三百六十五穴，都是络脉

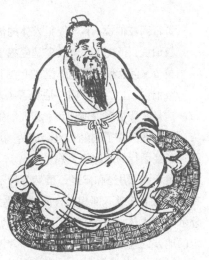

气血渗灌全身各部的通会之处。

所谓"五脏之气，已绝于内"，是说五脏的精气内虚了，气口脉便虚浮无根，按切也感觉不到。对这种阴虚症，治疗时，反而取用其外在病所之处的腧穴及阳经的合穴，并用留针的方法来补益在外的阳气，阳气得到了补充，则阴气就会更加内竭，五脏精气在衰竭的情况下进一步耗损，那么人将必死无疑。由于阴气不能生阳气，没有气血流动，所以死时又表现得十分安静。所谓"五脏之气，已绝于外"，是说五脏在外的精气已经竭绝，而在脉口出现微弱脉象，轻取的感觉好像没有了，这就是五脏阳气衰竭的现象。对这种病，在针治时，反而取用四肢末梢的腧穴，并用留针的方法来补益内在的阴气，阴气盛就会使已经衰竭的阳气内入而愈发衰竭，阳气内入而衰竭就会发生厥逆的病，厥逆则会导致死亡。死亡时，由于阴气有余，所以有烦躁现象。在上述"睹其色，察其目"等句中，要特别指出"察其目"的意义是因为五脏的精气能使眼睛和面部五色洁明，精气内盛，所以发出的声音就会洪亮。声音洪亮，听起来就与平常不同了。

邪气脏腑病形篇第四

【题解】

本篇详细讨论了不同邪气侵袭人体时所伤及的不同部位以及中阴中阳的区别，列举了邪气中人的不同原因，阐述了察色、诊脉和察尺肤等在诊断上的意义及重要性。

黄帝问岐伯说：邪气侵犯人体的情况是怎样的？

岐伯说：邪气伤人，大多是侵犯于人体的上部。

黄帝又问：邪气侵袭部位在上在下有一定的法度吗？

岐伯说：上半身发病，是受了风寒等外邪所致；下半身发病，是受了湿邪所致。这是一般情况。所以说：邪气侵犯人体，发病的部位并不一定是它侵犯的地方。例如邪气伤了阴经，也会流传到属阳的六腑；邪气侵犯了阳经，就直接流传到这条经循行的通路上发病。

黄帝说：阴经和阳经，虽然各种不同，但都属于整体的经络系统，它们分别在人体的上部或下部相会合而使经络之间的相互贯通像圆形的环一样没有尽头。外邪侵袭人体，有的侵袭阴经，有的侵袭阳经，部位或上下，或左右，没有固定的地方，这是什么道理呢？

岐伯说：手足三阳经的会合之处，都是在头面部。邪气侵袭人体，一般都是乘正气虚弱之时，以及在劳累之后，或者吃饭出了汗，皮毛孔张开的时候都容易被邪气侵袭。邪气侵袭了面部，会沿着阳明经脉下传；邪气侵袭项部，则沿太阳经脉下传；邪气侵袭颊部，则沿少阳经脉下传，邪气侵犯了胸膺、脊背和两胁，也分别在阳明经、太阳经、少阳经所过之处发病。

黄帝问：邪气侵袭阴经的情况是怎么样的？

岐伯说：邪气侵入阴经，通常是从手臂和足胫部开始。臂与足胫部内侧的皮肤较薄，肌肉比较柔软，所以身体各部虽然同样受风，而这些部位都最容易受伤。

黄帝又问：外邪侵袭了阴经之后，会使五脏受到伤害吗？

岐伯说：身体感受了风邪，不一定会伤及五脏。因为邪气侵入阴经时，若五脏之气充实，邪气就不能入里停留，而流归于六腑。所以阳经感受了邪气，能在本经上发病；阴经感受邪气，能流注到六腑而发病。

黄帝说：邪气侵犯人体伤害到五脏的情形是怎样的？

岐伯说：烦恼恐惧等情绪变化过久过激，就会使心脏受伤。形体受寒与吃寒冷的饮食能伤肺，因为两种寒邪同时感受，皮毛与肺都受损，所以发生咳喘等肺气上逆的病变。如从高处坠落跌伤，就会瘀血留滞在内，又因为大怒肝气向上逆行，就会伤肝。倘若被击打或跌倒于地，或醉后行房事以致汗出后受风着凉就会使脾脏受伤，就会伤脾。倘若用力提举过重的物品或房事过度以及出汗后用冷水淋浴，就会使肾脏受伤。

黄帝说：五脏为风邪所伤的情形是怎样的？

岐伯说：一定要脏气先伤于内，再感外邪，在内外俱伤的情况下，风邪才能内侵入脏。

黄帝说：您说得很好！

黄帝问岐伯说：人的头面和全身各部，都是由筋骨支撑和联系的，同样是由于气血的循行以供给营养。但当天寒地冻、滴水成冰的时候，突然受到寒冷，可能手足麻木而不灵活，可是面部却不怕冷、不用衣物覆盖，这是什么缘故？

岐伯回答说：人体十二经脉，三百六十五络脉的血气，其所有的血气都是上达于头面部而分别入于七窍之中的。它的精阳之气，向上注到眼睛里所以能看见东西；它的弯行的经气，从两侧上注于耳，而使耳能够听；它的宗气上通于鼻而能嗅；它的谷气从胃上通唇舌而能辨别五味。而各种气所化的津液都上行熏蒸于面部，而面部皮肤较厚，肌肉也坚实，所以虽在极寒冷的气候中，也能够适应。

黄帝说：病邪侵犯人体，其显露在外表上的病状情形是怎样的？

岐伯说：虚邪侵袭人体，病人有恶寒战栗的病象在外表表现出来；正邪伤人，发病较轻微，开始只在面色上有点变异，身上没有什么感觉，像有病又像无病，像所感受的病邪早已消失又像存在体内，或在表面有些轻微表现，可又不明显，所以不容易知道它的病情。

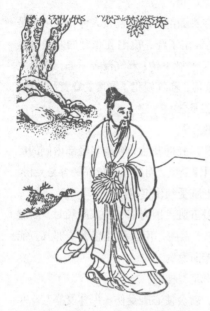

黄帝说：很好！

黄帝问岐伯说：我听说观察病人气色的变化而知道病情的，叫作明；切按脉象而知道病情的，叫作神；询问病人而知道病的部位的，叫作工。我希望了解为什么望色能知道疾病，切脉能知道病情的变化，问诊可了解疾病的所在，其道理究竟何在？

岐伯说：病人的气色、脉象、尺肤都与疾病有一定的相应关系，犹如桴鼓相应一样，是不会不一致的。这也和树木的根本与枝叶一样，树根死了，则枝叶也必然枯萎。诊病时要从色、脉、形肉全面观察，不能有所偏废，所以知其一仅仅是一般医生，称为工；知其二是比较高明的医生，

称为神；知其三才是最高明的医生，称为神明。

黄帝说：有关面色脉象方面的问题，我希望全面地听您解释一下。

岐伯回答说：一般疾病，色脉是相应的，出现青色，是弦脉；红色，是来盛去衰的钩脉；黄色，是软而弱的代脉；白色，是虚浮而轻的毛脉；黑色，是沉坚的石脉。若见其色而不见其脉，或反见相克之脉，预示着病危或死亡；若见到相生之脉，虽然有病，也会痊愈的。

黄帝问岐伯道：五脏发生疾病，它的内在变化和所表现的症状，是怎样的？

岐伯回答说：要首先确定五色、五脉与疾病相应的情况，则五脏所生的疾病就可以辨别了。

黄帝说：确定了气色和脉象与五脏对应的关系之后，怎么就能够判别病情了呢？

岐伯说：只要诊查出脉象的缓、急、大、小、滑、涩，则病变就可确定了。

黄帝说：诊查的方法怎样？

岐伯说：脉象急的，尺肤也紧急；脉象缓的，尺肤也弛缓；脉象小的，尺肤也瘦小；脉象大的，尺肤也大而隆起；脉象滑的，尺肤也滑润；脉象涩的，尺肤也枯涩。以上脉象与尺肤的变化，是有轻重不同的。所以善于诊察尺肤的医生，不必等待诊察寸口的脉象；善于诊察脉象的，有时也可以不必察望面色，就可知道病情。能够将察色、辨脉以及观察尺肤这三者相互配合的医生，就可使诊断更正确，称为上工，上工治病，十个病人中，可治愈九个；如能运用两种诊察方法，称为中工，中工可治愈十分之七；若只能用一种诊察方法的，称为下工，下工治病，十个病人中只能治好六个。

黄帝说：请问缓、急、小、大、滑、涩的脉象，它们所对应的病状情形是怎

样的呢?

岐伯说:让我就五脏所对应的这些脉象的病变分别来说。心脉急甚是手足抽搐;微急是心痛牵引到脊背,饮食不下。心脉缓甚为心神失常的狂笑;微缓是气血凝滞成形,伏于心胸之下的伏梁病,其滞塞感或上或下,常有唾血。心脉大甚会看到喉中有物阻而梗塞不利;微大的,是心脉不通的心痹病,心痛牵引肩背,并时时流出眼泪。心脉小甚会见到呃逆时作;微小为多食善饥的消瘅病。心脉滑甚血热而燥,会时时口渴;微滑为心疝痛引脐部,小腹鸣响。心脉涩甚为音哑不能说话;微涩为会见血溢,四肢厥逆,耳鸣,头顶疾病。

肺脉急甚为癫疾;微急为肺有寒热,倦怠乏力,咳嗽咳血,牵引胸部和腰背部作痛,或鼻息肉阻塞。肺脉缓甚表虚多汗;微缓是痿瘘,半身不遂,头部以下汗出不止。肺脉大甚则足胫肿胀;微大则是烦满喘息而呕吐的肺痹,胸背胀痛,怕见日光。肺脉小甚是泄泻;微小是消瘅。肺脉滑甚是咳喘气逆;微滑在上是衄血,在下是泄血。肺脉涩甚是呕血;微涩是鼠瘘,发于颈项与腋下,下肢软弱难以支撑躯体,四肢逆厥。

肝脉急甚的则会口出愤怒的言语,易怒少喜;微急是肥气病,位于胁下,形状好像覆着的杯子一样。肝脉缓甚是呕吐;微缓是水积胸胁而小便不通。肝脉大甚是内有痈肿,经常呕吐和衄血;微大是肝痹病,症状是阴器收缩,咳嗽牵引小腹作痛。肝脉小甚是多饮,微小是多食善饥的消瘅病。肝脉滑甚是阴囊肿大的㿗疝病;微滑是遗尿病。肝脉涩甚是水肿;微涩是筋脉痉挛不舒的筋痹病。

脾脉急甚是四肢抽搐;微急的,是膈中病,会见到因脾气不能上通而致饮食入胃后复吐出,大便多泡沫。脾脉缓甚是四肢痿软无力,四肢厥冷;微缓是风痿病,四肢痿废不用,但神志清楚,和无病的人一样。脾脉大甚是猝然扑倒的病;微大是痞气病,腹中多脓血而在肠胃之外。脾脉小甚是寒热病;微小是内热消瘅。脾脉滑甚是阴囊肿大的㿗疝和小便不通的癃闭病;微滑是肠中有蛔虫等寄生虫病,腹中发热。脾脉涩甚是广肠脱出的肠颓疝;微涩是肠内溃胀,故大便下脓血。

肾脉急甚的,是病邪深入于骨的骨癫疾;微急是下肢沉重逆冷,两足伸而不能屈,大小便不通。肾脉缓甚是腰脊痛如折;微缓是洞泄病,洞泄的症状是饮食不化,食入之后即从大便排出。肾脉大甚是阴痿不起;微大是石水病,从脐以下至小腹部胀满下坠,上至胃脘不适,预后不良。肾脉小甚是洞泄病;微小是消瘅病。肾脉滑甚是小便不通,或是㿗疝;微滑是骨痿病,可坐而不能起立,起立则目眩视物不清。肾脉涩甚是大的痈肿;微涩是月经不行,或痔疾日久不愈。

黄帝问:对于在疾病变化过程中出现上述六种脉象时的情况,应该怎样进行相应的针刺治疗呢?

岐伯说:凡是脉象紧急的大多是寒性的;脉象缓的大多是热性的;脉象大的多属气有余而血不足;脉小的多属气血两不足;脉滑的是阳盛微有热;脉涩的是血淤气虚,微有寒象。因此,在针刺时,对出现急脉的病变应深刺,留针的时间要长因为寒从阴而难去；对出现缓脉的病变要浅刺，出针要快，以散其热；对出现大脉的病变，要用轻泻的刺法，微泻其气，不要出血；对出现滑脉的病变，要用浅刺而快出针的方法，以疏泄体表的阴气而宣散热邪；对出现涩脉的病变，针刺时必须刺中患者的经脉，根据经气的运行方向行针，留针时间要长，针刺前还必须先按摩经脉的循行通路，出针后要很快按住针孔，不要出血，使经脉中气血调和；凡出现小脉的，是阳虚阴弱，气血皆少，不宜用针刺治疗，应当用甘味药来调治。

黄帝说：我听说五脏六腑的脉气，都出于井穴，经荥穴、腧穴而入归于合穴。那么这些脉气是从什么通路上进入合穴的，在进入合穴时又和哪些脏腑经脉相连属呢？希望听您讲讲其中的道理。

岐伯说：这是手足阳经从别络进入内部而连属于六腑的。

黄帝说：荥穴、腧穴与合穴，在治疗上各有特定的治疗作用吗？

岐伯说：荥穴、腧穴的脉气浮浅，可以治显现在体表和经脉上的病症。合穴的脉气深入于内，可以治疗内腑的病。

黄帝说：人体内部的腑病，怎样治疗呢？

岐伯说：应当取用各腑之气与足三阳经相合的部位来进行治疗。

黄帝说：各腑之气与三阳经相结合之合穴各有名称吗？

岐伯说：足阳明胃经的合穴在三里；手阳明大肠经的脉气，沿着足阳明胃脉在巨虚上廉穴汇合；手太阳小肠经的脉气，沿着足阳明胃脉在巨虚下廉穴汇合；手少阳三焦经与足太阳经汇合于委阳穴；足太阳膀胱经与委中穴汇合；足少阳胆经与阳陵泉穴汇合。

黄帝说：合穴怎样取法呢？

岐伯说：取足三里穴时要使足背低平而取；巨虚穴要举足而取；委阳穴要先屈后伸下肢而取；委中穴要屈膝而取；阳陵泉穴要正身蹲坐使两膝齐平，向下在委阳的外侧取之。凡取治外在经脉的病，要牵引伸展四肢，来寻找穴位。

黄帝说：希望听您讲讲六腑的病变情况。

岐伯说：足阳明经脉在面部运行，面部发热就是足阳明经的病变；手阳明经脉在鱼际部位运行，所以手鱼血脉郁滞或有瘀斑是手阳明经的病；两足背的冲阳脉，出现坚实挺竖或虚软下陷现象的，是足阳明经的病，这是胃的经脉。

大肠病的症状，肠中如刀割般疼痛，水气在肠中通过发出濯濯之声，冬天再受了寒邪，就会引起泄泻，当脐部疼痛，不能久立。大肠与胃密切相关，所以应该取用足阳明经的上巨虚穴治疗。

胃病的症状，表现为腹部胀满，在中焦胃脘部的心窝处发生疼痛，且痛势由此而上，支撑两旁的胸胁作痛，胸膈和咽部不畅，使饮食不能下咽，治疗当取足三里穴。

小肠病的症状，表现为小腹作痛，腰脊牵引至睾丸疼痛，大小便窘急，耳前发冷，或肩上发热，手小指与无名指间发热，或络脉虚陷不起等现象，这都属于小肠病的症状。手太阳小肠经的病，可以取足阳明胃经的下巨虚穴治疗。

三焦病的症状，表现为气滞所致的腹气胀满，小腹部胀得更加严重，小便不通而有窘迫感，水液泛滥于肌肤形成水肿，或停留在腹部而形成胀病。三焦病也可以观察足太阳经外侧大络的变化，大络在太阳经与少阳经之间，为三焦的下腧委阳穴，三焦有病，也会在于少阳三焦经上反应出来，治疗时应取用足太阳膀胱经的委阳穴。

膀胱病的症状，表现为小腹部肿胀疼痛，用手按小腹即有尿意，但又解不出，肩上发热，或络脉虚陷不起，以及足小趾外侧和踝部、小腿上发热。若络脉虚陷不起，治疗时可以取膀胱经与委中的合穴。

胆病的症状，表现为常常叹长气，口中发苦，呕吐苦水，心跳不安，恐惧，如有人将捕捉他一样，咽中如物梗阻，常想吐出来。在足少阳经起点至终点的循行通路上，也可以出现络脉陷下的情况，可以用灸的方法治疗；如胆病而有寒热现象的，可取足少阳经与阳陵泉的合穴刺治。

黄帝说：针刺以上各有一定的规律吗？

岐伯说：针刺这些疾病，一定要刺中穴位，切不可刺中皮肉之间、肾节相连的地方。因为刺中穴位，就感觉到针尖好像游行于空巷之中，若误刺在皮肉骨节相连之处，只能损伤皮肉而使皮肤疼痛。还有补泻的手法如果用反了，就会使疾病更加危重。如果误刺在筋上，会伤筋而造成筋的弛缓，邪气不能驱除，反与真气纠缠，甚至反而深陷于体内，使病情更加严重。这些都是用针不审慎，违反了正常的针刺规律所造成的恶果。

根结篇第五

【题解】

根，是经脉之气始生之处；结，是经脉之气归结之地。本篇详述了足之三阴三阳经根结的部位与穴名，对应于开、阖、枢而具有的不同作用及其所主的疾病；又列举了手足三阳经各自之根、溜、注、入等部位的主穴。

岐伯说：天地自然阴阳消长的变化，使得自然界气候时令的变化表现为寒热相互交替推移，阴阳的消长、寒热的盛衰、谁多谁少，都是有一定的规律的。阴的法则为偶数，阳的法则为奇数。病发在春夏之季的，因春夏属阳，夜短昼长是阴气少而阳气多，所以其病性一般也是阴气少而阳气多。对这种阴阳不能调和所造成的病，应该怎样用补法和泻法呢？病发在秋冬季的，因秋冬属阴，昼短夜长，是阳气少而阴气多，此时由于阳气衰少阴气充盛，因此草木的茎叶枯萎凋落，水湿会下渗到根部，这就顺应了自然界的阴阳消长而完成了阴阳相移的转化，根据阴阳盛衰相移的情况，发生在秋冬的疾病又应该怎样用补法和泻法呢？不正的邪气侵入经络，造成各种疾病的情况数不胜数，如果不知经脉根结本末的含义，奇邪侵扰脏腑致使功能失常，枢机败坏，体内精气走泄不藏，阴阳之气受到极大损耗，这样病也就难治了。九针的妙用，主要在于经脉根结。所以知道了经脉根结，针刺的道理一说就清楚了。如果不知道经脉根结，针刺的道理就难以理解了。

足太阳膀胱经的下端起于至阴穴，其上端结于面部的命门。所谓"命门"，就是内眼角的睛明穴。足阳明胃经的下端起于厉兑穴，其上端结于额角的颡大。所谓"颡大"，就是钳束于耳的上方、额角部位的头维穴。足少阳胆经下端起于窍阴穴，上端结于耳部的窗笼。所谓"窗笼"，就是听会穴。太阳负责表面的疾病称作开，阳明负责身体里的疾病称作合，少阳介于表里之间，可转输内外，如门户的枢纽，故称为枢。所以太阳之开失掉了机能，则皮肤干枯，外邪易于侵袭人体而出现急暴发作的病症。要针治这样的疾病，可取用足太阳膀胱经，根据病的情况，判断应该用泻法还是用补法。阳明经之合失掉了功能，精气就会无所止息（无所止息，就是说如果正气运行不畅，邪气就会留在里面了。——译者注），痿疾也就发生了。因此，针治痿疾，可取用足阳明胃经，根据病的情况，判断应该用泻法还是用补法。少阳经之枢失掉了功能，就会发生骨繇病而站立不稳。因此，诊治骨繇病，可取用足少阳胆经，根据病的情况，判断应该用泻法还是用补法。"骨繇"，是骨节松弛无力，不能收放自如的意思。以上所说的病应该探明它的根源。

足太阴脾经的下端根部起于隐白穴，归结于上腹部的太仓穴。足太阴肾经的下端根部起于足心的涌泉穴，归结于喉部的廉泉穴。足厥阴肝经起于足大趾外侧的大敦穴，归结于胸部的玉英穴而连接膻中穴。太阴为三阴之表而为开，厥阴为三阴之里而为合，阴介于表里之间为枢。所以太阴之开失掉了功能，就会使脾运化功能降低而不能转输谷气，表现为上则膈气痞塞不通，下则洞泄不止。治膈塞洞泄的病，应当取用足太阴脾经的腧穴，根据病的情况而决定用泻法还是补法。太阴之开失掉了功能，主要是因为脾气不足。厥阴之合失掉了功能，肝气就会弛缓，表现为时常悲哀。治疗好悲的病，可取用足厥阴肝经穴，根据病的情况而泻其有余补其不足。少阴经之枢失掉了功能，肾经脉气就会结滞不通。治疗结滞不通的病，可取用足少阴肾经穴，根据病的情况而采用泻法还是补法。凡是经脉结滞不通的，都应该用上面的方法刺治。

足太阳膀胱经的下端根部，起于本经井穴至阴，流注于原穴京骨，又注于经穴昆仑，最上面到达颈部的天柱穴，最下面到达足部的络穴飞扬。足少阳胆经的下端根部，起于本经井穴窍阴，流注原穴丘墟，然后注于经穴阳辅，在上面到达颈部的天容穴，在下面到达络穴光明。足阳明胃经的下端根部，起于本

经井穴历兑，流经原穴冲阳，然后注入经
穴足三里，在上进入颈部的人迎穴，在下
进入足部的络穴丰隆。手太阳小肠经的根
部起于本经井穴少泽，流经经穴阳谷，然
后注入合穴小海，在上进入头部的天窗
穴，在下进入臂部的络穴支正。手少阳三
焦经脉起的根部于本经井穴关冲，流经原
穴阳池，注入经穴支沟，在上进入头部的
天牖穴，在下进入络穴外关。手阳明大肠
经的根部起于本经井穴商阳，然后流经原
穴合谷，注入经穴阳溪，在上进入颈部的
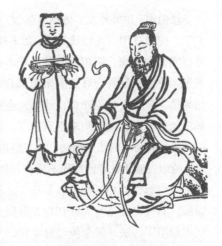
扶突穴，在下进入络穴偏历。这就是手三阳、足三阳左右共十二条经脉的根源
流向与注入的部位，有络脉盛满现象的，都应当用泻法刺这些穴位。

经脉的气在人体内运行，一昼夜为五十周，以运行五脏的精气。倘若其运
行太过或不及，而不能恰好达到五十次的次数，人就会生病，这种情况又叫"狂
生"。所谓"运行五十周的主要作用"，是说使五脏都能得到精气的营养，并可
从诊切寸口脉象、计算脉搏跳动的次数，以测脏气的盛衰。如果脉跳动五十次
而无歇止，说明五脏都能接受精气的营养而健全，若脉跳四十次而有一次歇止
的，便说明其中一脏衰败了；脉跳三十次而有一次歇止的，是二脏衰败了；脉跳
二十次而有一次歇止的，是三脏衰败了；脉跳十次而有一次歇止的，是四脏衰败
了；脉跳动不满十次就歇止的，是因为五脏精气俱衰，说明病者死期将近。脉跳
动五十次而不歇止的，是五脏正常的脉象，可以借以测知五脏的精气情况。至
于预料一个人短期内是否死亡，则是从其脉象的忽快忽慢来断定的。

黄帝说：一般所说的人之五种不同形体之间的差别以及正常形体和异常形体
之间的差别，即是指其骨节大小的不同，肌肉坚脆的差别，皮肤厚薄、血液清
浊的差异，气的运行有的滑利，有的涩滞，经脉有长有短，津血有多有少，以
及经络的数目等，这些我已经知道了，但这指的都是布衣之士，对于那些王公
大人和终日食肉的人，他们往往身体脆弱，肌肉软弱，血气运行急速而滑利，
在治疗时，手法的快慢，进针的深浅，取穴的多少，也可相同对待吗？

岐伯回答说：吃肥甘美味的人与吃糠菜粗食的人，在针治时怎么会相同呢？
对于他们，气行滑利的出针要早一些，气行涩滞的出针要迟些；气行滑利的应当
用小针浅刺，气行涩滞的应当用大针深刺，深刺的还应留针，浅刺的则出针要快。
由此看来，针刺布衣之士应深刺并且要留针，针刺王公大人应浅刺并且慢进针，
因为他们的气行有急疾滑利与急滑的不同。

黄帝说：形体的表现与受病脏腑的功能之表现有时一致，有时不一致，对于
这种情况，应该如何区分并加以治疗呢？

岐伯说：如果外表形体不显强健，而脏腑却功能亢进，外虚而内实是邪气满实了，应当急用泻法以祛其邪；如果外表形体强壮，而患病的脏腑却功能低下，外似实而内为虚，阴阳之气都已经不足了，不能用针刺这种病人，否则会更加不足，更加不足就会导致阴阳全都衰竭，气血耗尽，五脏空虚，筋骨枯槁，其结果是，老年人将要死亡，壮年人也难复原。倘若外形不显强健而受病的脏腑却功能低下，这就是阴阳都有余了，应该先用泻法祛其实邪，再调其虚实。所以说凡是有余的应该用泻法，不足的应该用补法，就是这个道理。

所以说施用针刺治疗而不懂得形体病气顺逆的意义以及补泻的作用，就会导致正气与邪气的相互冲突、争斗。若邪气充盈却用了补法，就会导致阴阳气血满溢，邪气也会充塞大肠和胃，肝肺会发生胀满，阴阳之气也就错乱了。若正气虚却用了泻法，就会使经脉空虚，气血耗损枯竭，肠胃松弛无力，人也就会瘦得像皮包骨，毫毛脱落枯萎，凭此便可以预见离死期不远了。所以说运用针刺治疗疾病的要领，在于懂得调和阴阳。调和好了阴阳，精气就可以充足，形体与神气也可能相互结合，神气便能内藏而不会泄漏了，所以说，高明的医生能够调理阴阳之气，使阴阳之气平衡。一般的医生常常扰乱经脉，低劣的医生则有可能耗绝精气而危害生命。所以说针刺时，运用补泻手法不可不审慎，一定要审察五脏的病情变化，以及五脏的脉象与病的感应情况，经络的虚实情况，皮肤的柔粗情况，才能够选取适当的经穴进行治疗。

寿夭刚柔篇第六

【题解】

本篇着重讨论了人体阴阳刚柔的不同体质类型，其中包括形体的缓急、元气的盛衰、皮肤的厚薄、骨骼的大小、肌肉的坚脆、脉气的坚大弱小等方面的内容。

黄帝问少师说：我听说人生在世，由于各人的禀赋不同，有刚柔、强弱、长短、阴阳等不同，想听您谈谈其中有关针刺的方法。

少师答道：人体所含的阴阳，内容是多方面的，其属性也是相对而言的，阴中还要再分出阴，阳中还要再分出阳。首先要掌握阴阳的规律，才能很好运用针刺方法。同时还要了解发病的经过情况，用针才能合理。必须细心推测开始发病的因素，以及人体与四时气候的相应关系，在内与五脏六腑相结合，在外与筋骨皮肤相结合。不仅身体内部有阴阳之分，身体外部也有阴阳之分。在体内五脏为阴，六腑为阳；在体表筋骨为阴，皮肤为阳。因而临床治疗上，内为阴，五脏为阴，所以阴中之阴的五脏有病，可刺阴经的荥穴和输穴；外为阳，皮肤为阳，病在阳中之阳的皮肤，可刺阳经的合穴；同理，病在阳中之阴的筋骨，可刺阴经的经穴；病在阴中之阳的六腑，可刺络穴。因此，疾病的性质由于发病部位不同而异，病在体表，由外感邪气引起的属阳，称为"风"；病在体内，病邪在内，使气血阻滞不畅的属阴，称为"痹"；如果表里阴阳都有病的，称为"风痹"。再从疾病的症状来分析，如果有外在形体的症状而没有内脏疼痛症状的，多属于阳症；没有外在形体的症状而仅有内脏疼痛症状的，多属于阴症。若是体表无病而内脏受伤，当迅速治疗属阴的五脏穴腧，不要治疗属阳的筋骨皮肉；由于内脏无病而体表受伤的，当迅速治疗属阳的筋骨皮肉，不要治疗属阴的五脏六腑。如果表里同时发病，症状时而在体表表现，时而在内脏表现，再加上病者心情烦躁不安，这就是内脏病更加厉害，这就是病邪不单纯在表，也不单纯在里，属于表里同病，病到了这个阶段，就不容易治疗了。

黄帝问伯高：我听说外表的形体和体内的气机发生病变时，其发病之先后以及所发之在内在外的病症都是与其病因相应的，其中的情形是怎样的？

伯高回答说：风寒之邪，多伤于人的外在形体；忧恐愤怒等情志变化，多伤及内在脏气。如果因为情绪问题而病，那么病变部位在内脏，外感寒邪侵袭形体，那么发病部位在形体；风邪直接伤及筋脉，则筋脉也就相应地发生病变。由此可见，病邪与所伤部位的形气，是内外相应的。

黄帝说：如何进行针刺治疗呢？

伯高回答说：大抵病为九天，针治三次就会好；病已一月，针治十次可以好。病程的远近或时间的多少，都可根据这三天针一次的方法来计算。至于邪气在体内滞留不出，久而不愈之病，可仔细观察病人的血络，针刺血络放尽里面的恶血。

黄帝说：内外之病治疗上难易的情况是怎样的？

伯高回答说：外形先受病而尚未伤及内脏的，针治次数可以根据已病的日数减半计算。如果内脏先受病而后相应及于外形的，针刺次数则应当加倍计算。这是说疾病部位有内外之分，而治疗上也有难易的区别。

黄帝问伯高说：我听说人的外形有缓急，正气有盛衰，骨骼有大小，肌肉有坚脆，皮肤有厚薄，从这些方面怎样来确定人的寿夭呢？

伯高回答说：外形与正气相称的多长寿，不相称的多夭折。皮肤与肌肉相称的多长寿，不相称的多夭折。内在血气经络的强盛超过外形的多长寿，不能超过外形的多夭折。

黄帝说：什么叫作形体的缓急？

伯高回答说：形体充实而皮肤和缓的人，就会长寿；外形虽盛而皮肤紧急的多夭折。外形壮实而脉象坚大有力的为顺；外形虽盛而脉象弱小无力的为气衰，气衰是危险的。假使外形虽盛而低平不起的骨骼小，骨骼小的多夭折。如外形壮实，而臀背肌肉丰满是肉坚实，肉坚实的人多长寿；外形壮实但臀部肌肉瘦削没有肤纹且不坚实的是肉脆，肉脆的人多夭折。以上所说，虽是人的先天禀赋，但是可以根据这些形气的不同情况来衡量体质之强弱，从而推断其长寿或夭折。医者必须明白这些道理，而后临床时根据形气的情况，以决定治疗措施和病症的后果。

黄帝说：我听说人的寿命长短可以通过观察人体的某些部位而大致估计出来，但究竟一个人寿命如何，我还是无法测度。

伯高回答说：凡是面部肌肉陷下，而四周骨骼显露的，不满三十岁就会死亡。如果再受某些疾病的影响，不到二十岁就有可能死亡。

黄帝说：从形与气两者相比有过与不及之时，怎样用来辨别一个人长寿还是短命呢？

伯高回答说：健康人正气胜过外形的就会长寿；如果病人肌肉已经极度消瘦，虽然正气胜过外形，也终将不免要死亡；如果外形胜过正气，将有更大危险。

黄帝说：我听说刺法有三变，什么叫三变呢？

伯高回答说：有刺营分、刺卫分、刺寒痹稽留于经络三种。

黄帝说：这三种刺法是怎样的？

伯高回答说：刺营分时要疏通其血，刺卫分时要调和其气，刺寒痹时要使热气保持在体内。

黄帝说：营分、卫分、寒痹的病状如何？

伯高回答说：营分病多有寒热交替出现不断，呼吸少气，血上下妄行等症状。卫分病则痛无定处，也不定时，胸腹会感到满闷或者窜动作响，这是肠胃受到寒气侵入所致。寒痹的病状，多由病邪久留于体内而得不到缓解所致，因此时常感到筋骨作痛，甚至皮肤麻木。

黄帝说：刺寒痹怎样才能使躯体内部产生热感？

伯高回答说：对于一般体质比较好从事体力劳动的病人，可用烧红的火针刺治，而对于养尊处优体质较差的病人，则多用药熨。

黄帝说：药熨的制法及其应用是怎样的？

伯高回答说：用醇酒二十升，蜀椒一升，干姜、桂心各一斤。这四种药，全部弄碎，浸在酒中。再用丝绵一斤，细白布四丈，一齐纳入酒中。把酒器加上盖，并用泥封固，不使泄气，放在燃着的干马粪内煨，经过五天五夜，将细布与丝绵取出晒干，晒干后再浸入酒内，如此反复地将药酒浸干为度。每次要浸一整天，然后拿出来再晒干。等酒浸干后，将布做成夹袋，每个长六到七尺，共做成六七个，将药渣与丝绵装入袋内。用时取生桑炭火，将夹袋放在上面烘热，熨敷于寒痹所刺的地方，使得热气能深透于病处。夹袋冷了再将其烘热。如此反复熨敷三十次，每次都使患者出汗。出汗后用手巾擦揩身体，也需要三十遍。并令患者在室内行走，但不能见风。按照这样的方法，每次针治时，再加用熨法，病就会好了，这就是治"内热"的方法。

官针篇第七

【题解】

本篇主要讨论了正确使用九针的重要性，说明了九针各有其不同的性能，并指出了其各自的适应症。

针刺的要点，在于准确选用符合规格的针具。九种针具，各有它适应的范围，长的、短的、大的、小的，各有应用之法。如果用不得法，病就不能治好。病邪浅的如果刺深了，会损伤内部好肉，引起皮肤化脓；病邪深的如果刺浅了，不但不能排除病邪，反而会酿成大的疮疡；小病用大针，会使真气泄出，病情必定加重；重病用小针，邪气得不到疏泄，以后也要坏事。因此，针刺要适当运用，误用大针会伤正气，误用小针则无法除去病邪。上面已经讲了误用针刺所带来的后果，下面再说一说它的正确使用方法。

病在皮肤浅表而游走不定的，可以用镵针进行针刺，以泻除风热；如果患部皮肤苍白，就不能用镵针了。病在肌肉或肌腱之间，应用员针来治疗。病在经络，时间已经很长并且形成痼痹的，应用锋针来治疗。病在经脉，气不足当用补法的，应用锓针压按井、荥、腧、经、合等穴位。患脓疮较重的，应该用铍针排脓进行治疗。对急性发作的痹症，可以用员利针治疗。患痹病而疼痛不止的，可用毫针治疗。病已深入身体内部的，可以用长针治疗。患水肿而关节间气滞不通的，可以用大针治疗。病在五脏而固留不去的，可以用锋针治疗，在井、荥等腧穴用泻法，在取穴时，要根据四季的变化而分别使用。

针刺有九种方法，针对的是九种不同的病变。第一种叫作输刺。输刺，是针刺十二经在四肢的井、荥、腧、经、合各穴及背部的脏腑腧穴。第二种叫作远道刺。远道刺，是病在身体上部，针刺足三阳经下肢的腧穴。第三种叫作经刺。经刺，就是针刺患病经络之经与络间结聚不通的地方。第四种叫作络刺。络刺，就是针刺皮下浅处的小静脉。第五种叫作分刺。分刺，就是针刺肌肉和肌肉凹陷间隙处。第六种叫作大泻刺。大泻刺，就是针刺痈疡。第七种叫作毛刺。毛刺，就是针刺皮肤表层的痹症。第八种叫作巨刺。巨刺，就是如果左面有病就针刺右边的穴位，如果右边有病就针刺左面的穴位。第九种叫作焠刺。焠刺，就是用烧热的火针来治疗寒痹症。

针刺有十二种方法，以治疗十二经的不同疾病。第一种叫作偶刺。偶刺，是用手对着胸部和背部，正对着痛处，一针刺前胸，一针刺后背，以此治疗心气闭塞以致心胸疼痛的心痹症，刺时针尖要向两旁斜刺，这样将避免损伤内脏。第二种叫作报刺。报刺，是刺疼痛无固定部位而上下游走的疾病，将针垂直刺入后并不立即拔出，而用左手随着病痛所在，按其痛处，然后拔出针，再如法刺之。第三种叫作恢刺。恢刺，是直刺在筋的旁边，用提插的方法，或向前或向后，舒缓筋急之象，可以治疗筋痹之病。第四种叫作齐刺。齐刺，是在病处的正中直刺一针，左右两旁各刺一针，用来治疗寒痹邪小而长期不愈的疾病。第五种叫作阳刺。阳刺，是在病所正中刺一针，在周围刺四针，都用浅刺，可以治疗寒气比较广泛的疾病。第六种叫作直刺。直刺，就是在针刺时将穴位处的皮肤提起，将针沿皮直接刺入，可以治疗寒气较浅的疾病。第七种叫作输刺。输刺，是直入直出，发针快而刺入较浅，可以治疗气盛热重的疾病。第八种叫作短刺。短刺，是治疗骨痹病的一种刺法，慢慢进针，并稍微摇动针体再深入，到已经接近骨头时，然后上下提插来摩擦骨头。第九种叫作浮刺。浮刺，是从旁斜刺浮浅的肌表，可以治疗肌肉挛急而属于寒性的疾病。第十种叫作阴刺。阴刺，是两股内侧左右都刺，可以治疗寒厥病，必须取足内踝后足少阴肾经的太豁穴。第十一种叫作傍刺。傍刺，是直刺傍刺各一针，可以治疗长久不愈的痹症。第十二种叫作赞刺。赞刺，是直入直出，发针迅速但刺入较浅，使之出血，这种刺法可以治疗痈肿。

　　脉络分布身体和肌肉的深层而不显现于外，不能用肉眼看见的，在针刺时，要轻微地进针，刺入其内并且留针时间要长些，这是为了引导孔穴里的脉气。经脉在浅部，不要急刺，应先按绝其穴中之脉，避开血管，才可进针，勿使精气外泄，而只是除去邪气而已。所谓"三刺"则谷气出的刺法，是先从浅处将皮肤刺透，以渲泄卫分的邪气；再刺是渲泄营分的邪气，稍微刺深一点，透过皮

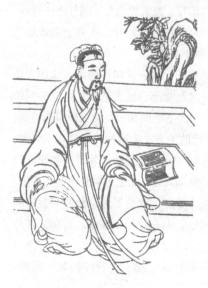

肤，接近肌肉，但不能到达分肉之间；最后到达分肉之间，谷气就会泻出。所以《刺法》上说：开始浅刺，可以驱逐卫分的邪气而使正气畅通；接着深刺，以渲散阴分的邪气；最后刺到极深，谷气便可看见了。这就是一刺之中有三刺的方法。因此，用针的人，如不明白每年气候加临于人体的情况，以及血气盛衰虚实所引起的疾病情况，是不能称为良医的。

　　刺法有五种，用以适应与五脏有关的病变。第一种叫作半刺。半刺，刺入很浅但出针很快的一种方法，不损伤肌肉，其动作就像拔去一根毛发一样，可以疏泄皮

肤表层的邪气。这种刺法和肺相应。第二种刺法叫作豹文刺。豹文刺是一种多刺的方法。刺点像豹的斑纹一样，在患部的左右前后进行针刺，以刺中络脉为标准，可以消散经络中的积血。这种刺法与心脏相应。第三种刺法叫作关刺。关刺是直针刺入四肢的关节部分，可以治疗筋痹。针刺时千万不要出血，因为肝主筋，所以这种刺法与肝脏相应。它又叫渊刺，或叫岂刺。第四种刺法叫作合谷刺。合谷刺是正刺一针，左右斜刺二针，像鸡足一样，刺在分肉之间，可以治疗肌痹病。这种刺法与脾脏相应。第五种刺法叫作输刺。输刺是直入直出，将针深深刺到骨的附近，可以治疗骨痹病。这种刺法与肾脏相应。

本神篇第八

【题解】

本篇论述了人之精、神、魂、魄、心、意、志、思、智、虑等精神活动的产生过程，以及养生与健康的关系；并具体指出了因七情耗伤，而精神活动发生变动，所形成的不同的病理征象。

黄帝向岐伯问道：针刺的法则，必须先以病人的精神活动情况作为依据。因为血、脉、营、气、精，都贮存在五脏之中。如果过度放纵七情，它们就会离开贮藏之脏，五脏的精气就会散失，魂魄飞扬，意志烦乱，本身失去思想，这是什么原因呢？是自然的病态呢，还是人为的过失呢？为什么说德气能够产生精、神、魂、魄、心、意、志、思、智、虑？希望听听其中的道理。

岐伯回答说：天所赋予我们的是德，地所赋予我们的是气，天德地气交流，阴阳结合就生成了人。因此，演化成人体的原始物质叫作精，阴阳两精结合而产生的生命活力叫作神，随着神的往来活动而出现的知觉机能叫作魂，跟精气一起出入而产生的运动机能叫作魄，主宰生命活动、使人主动去认识事物的主观意识叫作心，心对外来事物有所记忆而留下的印象叫作意，意念积累而形成的认识叫作志，根据认识而研究事物的变化叫作思，由思考而产生远的推想叫作虑，依靠思虑能抓住事物发展规律处理得当叫作智。所以，明智之人的养生方法，必定顺应四时寒暑气候的变化，不过喜，不过悲，使起居有常，节制阴阳之偏而调谐刚柔，像这样，才不致被虚邪贼风所侵袭，不易衰老。

所以过度的惊恐思虑，会使神气受损，伤了神气会使阴气流失而不能固摄。悲哀过度的，会气绝而丧命。喜乐过度的，会气散而不能收藏。忧愁过度的，会使上焦的气机闭塞而不能顺利通畅。过分的恼怒，会使神志昏迷，失去常态。过度的恐惧，精神就会动荡而精气不能得到收敛。

过度的惊恐思虑，会伤神气，神伤就会恐惧，久而久之，自己将不能自主，就会出现肌肉脱消，皮毛憔悴，颜色异常，在冬季就要死亡。过度地忧愁而得不到解除，就会伤意，意伤就会苦闷烦乱，四肢无力、行动困难、皮毛憔悴、颜色枯槁等症状相继出现，当春季来临的时候人就会死亡。过度悲哀影响到内脏，就会伤魂，魂伤会出现精神紊乱，肝脏也会失去藏血功能，阴器收缩，筋脉拘挛，两胁骨痛，毛发憔悴，颜色枯槁，秋季来临之时，人就会死亡。过度地喜乐就会伤魄，魄伤会神乱发狂，发狂的人意识丧失，旁若无人，其人皮肤枯焦，毛发憔悴，颜色异常，人就会死于夏季。大怒不止会伤志，志伤则使人记忆力衰退，时常忘记自己曾说过的话，腰脊不能俯仰屈伸，毛发憔悴，颜色异常，病人一定死于季夏（即夏末之月的六月）。过度地恐惧而解除不了，就会伤精，精伤就会发生骨节酸楚和阳痿，常有遗精现象。因此，五脏是主藏精气的，精气不可被损伤，如果受到损伤精气就会失守而形成阴虚，阴虚就不能气化，没有阳气及其气化作用，就不能吸收和传输营养，人就不能生存了。所以使用针刺的人，首先要观察病人的形态，从而对他的精、神、魂、魄等精神活动的旺盛或衰亡作进一步了解，假若五脏的精气都受到损伤，针刺就不能治疗了。

肝是藏血的器官，代表精神意识的魂就寄附在肝血之中，肝气虚就会产生恐惧，肝气盛人就容易发怒。脾是藏营气的器官，意又是依附于营气的，脾气虚就会使四肢活动不灵，五脏也不安和，脾气过实就会发生腹胀、月经及大小便不利。心是藏脉气的器官，神则依附于脉，心气虚人的情绪就悲伤，心气太盛人就会狂笑不止。肺是藏气的器官，魄是依附于气的，肺气虚就会发生鼻塞、呼吸不利，气短，肺气太实就会发生大喘、胸满，仰面呼吸。肾是藏精的器官，人的意志是依附于精气的，肾气虚就会四肢发冷，肾气太盛就会有胀满、五脏不能正常工作。因此，五脏如患病，在进行治疗时一定要审察其病形，了解元气的虚实，然后才能慎重地加以调治。

终始篇第九

【题解】

本篇列举了三阴三阳经各自之病症在人迎与寸口部位的脉象表现，以及其在治疗时的补泻方法、取穴数目以及针刺的间隔日期等，同时，本篇还阐明了循经近刺法和远道刺法的适用病症，并指出针刺的深浅先后，一定要根据疾病性质、四季时令、病人体质、针刺部位等各方面的具体情况而灵活运用。最后，本篇详述了十二种针刺的禁忌和十二经脉气将绝时的症状表现。

　　凡是关于针刺的理论和方法，在《终始》篇里都有详细的论述。明确了解了本章的内容、含义，就可以确定阴经阳经的关系。阴经与五脏相通，阳经与六腑相通。阳经所受的脉气来自四肢之末，阴经所受的脉气来自五脏。所以泻法是迎着脉气而进针，以夺其势，补法是随着脉气的去向而进针，以充其势。掌握了迎随补泻的方法，可以使脉气得以调和。而调和脉气的关键，一定要明白阴阳的规律，五脏在内为阴，六腑在外为阳。要想把这些理论传于后世，就要有坚定不移的信心和正确的学习态度，如果轻视它，就可能导致这些理论和方法失传，而那些庸医贪图名利，更不会有好下场。

　　世间万事万物的变化都遵循着自然界的规律，现在，我就根据自然界的规律来讲一讲究竟什么是终始。所谓终始，是以十二经脉为纲纪，从脉口、人迎两穴的脉象，就可知道五脏六腑的阴阳有余与不足，是否平衡，而阴阳盛衰的道理也就大致如此了。所说的平人就是没有疾病的人，没病人的脉口、人迎的脉象与四季相应，脉口、人迎互相呼应，往来不息，六经的脉搏既无结涩，也无动疾有余。四时冷热虽有变化，脉口、人迎都能各自发挥本能而不相犯，外在的肌肉与内在的血气也能协调一致，这就是所说的平人。气短的病人，脉口、人迎都虚弱无力，且脉搏的长度也要小于正常的长度。像这样的，就是阴阳都不足的象征，补阳就会使阴气衰竭，泻阴就会使阳气脱泄。这样的病人，只可用甘缓的药剂加以补养。如果效果不好，也可服用一些快速起效的药物。这种病，千万不能用针刺的方法治疗，如果因长时间没有治愈而采用泻法，就会损伤五脏的真气。

　　人迎脉大于寸口一倍，病在足少阳胆经；若大一倍兼有躁动的，病在手少阳三焦经。人迎脉大于寸口二倍，病在足太阳膀胱经；若大二倍兼有躁动的，病在手太阳小肠经。人迎脉大于寸口三倍，病在足阳明胃经；大三倍兼有躁动的，病在手阳明大肠经。人迎脉大于寸口四倍，而且脉搏急速跳动的，叫作溢阳。溢阳是六阳偏盛，阴阳不能相交，阴阳因此脱节，称为外格。

　　寸口脉大于人迎一倍，病在足厥阴肝经；大一倍兼有躁动的，病在手厥阴心包络经。寸口脉大于人迎两倍，病在足少阴肾经；大两倍兼有躁动的，病在手少阴心经。寸口脉大于人迎三倍，病在足太阴脾经；大三倍兼有躁动的，病在手太阴肺经。寸口脉大于人迎四倍，而且脉搏急速跳动的，叫作溢阴。溢阴是六阴偏盛，使阳气不能入内，阴阳二气不能相交，称为内关。内关则表里不通，是不可医治的死症。人迎与寸口的脉象，都大于平常四倍以上，叫作关格。遇到关格，病人将在很短的时期内死亡。

人迎脉大于寸口一倍，是病在足少阳胆经，应当泻足少阳胆经而补足厥阴肝经。取两个泻法的穴位，一个补法的穴位，每两日针刺一次，还必须切按人迎与寸口，以察验病势的进退，如果出现躁动不安的情况，就取上部的经脉进行针刺，直到脉气平和。人迎脉大于寸口两倍，是病在足太阳膀胱经，应当泻足太阳膀胱经而补足少阴肾经。取泻法的穴位两个，补法的穴位一个，每两日针刺一次，还必须切按人迎与寸口，以察验病势的进退，如果出现躁动不安的情况，就取上部的经脉，直到脉气平和再止针。人迎脉大于寸口三倍，是病在足阳明胃经，应当泻足阳明胃经而补足太阴脾经，取泻法的穴位两个、补法的穴位一个，每日针刺二次，还必须切按人迎与脉口，以察验病势的进退，如果出现躁动不安的情况，就取上部的经脉，直到脉气平和再止针。

寸口脉大于人迎一倍，是病在足厥阴肝经，应当泻足厥阴肝经而补足少阳胆经，取两个补法的穴位，一个泻法的穴位，每日针刺一次，必须切按寸口与人迎，以察验病势的进退，如果出现躁动不安的情况，就取上部的经脉，直到脉气平和再止针。寸口脉大于人迎两倍，是病在足少阴肾经，应当泻足少阴肾经而补足太阳膀胱经，取两个补法的穴位，一个泻法的穴位，每两日针刺一次，还必须切按寸口与人迎，以察验病势的进退，如果出现躁动不安的情况，就取上部的经脉，直到脉气平和再止针。寸口脉大于人迎三倍，是病在足太阴脾经，应当泻足太阴脾经而补足阳明胃经，取两个补法的穴位、一个泻法的穴位，每日针刺二次，还必须切按寸口与人迎，以察验病势的进退，如果出现躁动不安的情况，就取上部的经脉，直到脉气平和再止针。之所以每日针刺二次，是因为足阳明经主胃，谷气充盛，人的气血也就因此可以每日针刺二次。

人迎与寸口都大出平常三倍，阴阳两气都偏盛至极以至于盈溢于脏腑，这种现象叫作阴阳俱溢。这种病，如不加以疏通，就会造成血脉闭塞，气血不畅，致使五脏受损，在这种情况下，如果胡乱地使用针刺，就容易引起病变。

大凡针刺的原则，目的都是使阴阳之气调和。要注意补阴泻阳，才能达到语音清朗，声音洪亮，耳聪目明。反之，如果补泻不当，就会使血气不能正常运行。

所谓针下有了感应而获得疗效，是说实症用了泻法，由实转虚。此时脉象大如原来却不坚实。如果脉象仍像原来那样坚实，虽说一时舒服，而病并没有完全治好。虚症用了补法，患者就会由虚转实。此时的脉象大如原来而更坚实，如果脉气虽大而不坚实，虽说一时舒服，而病并没有完全治好。所以正确运用补法，会使正气充实；正确运用泻法，会使病邪泄去。痛苦虽然没有随着针刺而立即得到消除，但病势肯定是减轻了。因此在通晓十二经脉与各种疾病的关系之后，才可以明白"终始"的大义。阴经和阳经不会互相改变，虚症和实症的表现也不相同，所以针治疾病，选对其所属的经脉就行了。

大凡针刺应注意的是采用三刺法即由浅至深地分三个步骤进行针刺，达到"谷气至"的效果。病邪不正之气与血气混合，导致阴阳紊乱，内阴僭越于外，外阳沉陷于内，气血运行逆顺颠倒，脉象沉浮异常，脉气与四时不相适应，血气或者滞留体内，满溢脏腑或者过度流失，这些都必须用针刺来排除。因此，初刺浅层，使阳邪排出；再刺稍深，使阴邪排出；最后深刺至分肉之间，待谷气至，就可出针了。所谓谷气至，是说已经用了补法，正气就充实些，已经用了泻法，病邪就衰退了一些，由此即可知谷气已至。起初，只是邪气被排除了，而阴与阳的气血还没有调和，但是已经可以预知病将痊愈了。所以说正确地运用补泻方法，正气虚的采用补法使之充实，邪气实的采用泻法使之减弱，这样，即使病痛在当时并没有随着针刺治疗的进行而立即消除，但其病情还是必定会减轻乃至痊愈。

阴经的邪气盛，阳经的正气虚，一定要先补阳经的正气，再泻阴经的邪气，从而调和它们的有余和不足。阴经的正气虚，阳经的邪气盛，一定要先补阴经的正气，再泻阳经的邪气，从而调和它们的有余和不足。

足阳明胃经、足厥阴肝经、足少阴肾经三条经脉，在其各自所属的在足大趾附近的动脉搏动中都可以反应出来，针刺时要先审察它属于虚症还是属于实症。如果虚症误用了泻法，叫作重虚，虚弱将更虚弱，病就更严重了。大凡针刺这些病时，先用手指切按动脉，脉搏实而快的用泻法，脉搏虚而缓的用补法；如果用了相反的方法，病情就会加重。这三脉跳动的部位，足阳明经在足跗的上面，足厥阴经在足跗的内部，足少阴经在足跗的下面。

取胸部腧穴，可以用来治疗出现在胸部、属阴经的病变。取背部腧穴，可以用来治疗出现在背部、属阳经的病变。肩膊如有酸胀麻木的虚症，应取上肢经脉的腧穴。治疗重舌病，应用铍针在舌柱（舌下大筋）上排出恶血。手指弯曲而不能伸直的，其病在筋上；伸直了而不能弯曲的，其病在骨上。病在骨就治骨，病在筋就治筋。

采用补泻之法，一定要注意脉象的虚实，在泻的时候要找好脉气坚实的，而且针刺要深，出针后缓按针孔，以尽量泄出邪气；在补的时候要找好脉气虚弱的，而且用浅刺法，以养其脉气，出针后急按针孔，不叫邪气侵入。邪气来时，针下会感到紧急；谷气来时，针下会感到徐和。脉气盛实的，当用深刺法，以泄其邪气；脉气虚弱的，当用浅刺法，使精气不致外泄，脉气也得到了滋养，而只是排出了邪气。针刺各种疼痛的疾病，都应当采用泻法，因为它们的脉象表现都是坚实的。

所以说：根据循经近刺的取穴原则，腰部以上的各种病症，都可以通过手太阴肺经和手阳明大肠经来治疗；腰以下的病，都可以通过足太阴脾经、足阳明胃经来治疗。病在上部的，可取下部的腧穴来治疗；病在下部的，可取上部的腧穴来治疗；病在头部的，可取足部的腧穴来治疗；病在腰部的，可取腘部的腧穴来治疗。病生于头部，头必然感觉沉重；病生于手部，手臂必然感觉沉重；病生于足部的，脚必然感觉沉重，在治疗时，先要分析生病的原因，再行针刺。

春天阳气生发邪气在毫毛处，夏天阳气充盛邪气在皮肤处，秋天阳气收敛邪气在分肉处，冬天的邪气在筋骨处，这些与季节时令相关的疾病，在针刺时，要针对时令的变化而酌情使用深浅补泄。对肥胖的病人，要用秋冬的标准深刺；对瘦弱的病人，要用春夏的标准浅刺。疼痛的病多属阴症，疼痛而用手按而没有压痛感的也属阴症，要用深刺法。病在身体上部或表层属阳，病在身体下部或深层属阴。发痒的病，病邪仅在皮肤表层，属阳，当用浅刺法。疾病先起于阴经而后传于阳经的，要先治疗阴经，然后再治疗阳经；病如果先由阳经引起，要先治疗阳经，然后再治疗阴经。针刺热厥的病，留针等针下觉寒而后去针；针刺寒厥的病，留针太久病就会转化为寒症。针刺热厥，要补其阴经二次，泻其阳经一次；针刺寒厥，要补其阳经二次，泻其阴经一次。所谓"二阴"，是在阴经针刺二次；"二阳"是在阳经针刺二次。人若患病很久，邪气侵入必深，针刺这类宿疾，必须采用深刺并长时间留针，隔日再刺，还必须首先察明病邪在左在右的偏盛现象，去除血脉中的郁滞。以上就是针刺的大体原则了。

一般来说，针刺之法，一定要先观察患者身体的强弱与元气的盛衰。如果形体肌内还未脱陷，元气衰少而脉象躁动，这种病症，就应当采用缪刺法，轻手浅刺其络脉，使耗散的精气可以收住，而聚集的邪气可以散去。在针刺之前，医生要深居静处，安定自己的精神，又要像闭户塞窗一样与外界隔绝，意志专一，不听旁边任何人的声音，从而使精神内守，全心集中在针刺上。用针时，要浅刺留针或微捻提针，以转移病人的精神恐惧，直到针下得气才停止针刺。同时，男子要固精气，女子坚决勿行房事，谨防邪气，不使之侵入，这叫作得气。

关于针刺的禁忌：刚行房之后不可针刺，刚针刺之后不可行房；醉酒之后不可针刺，针刺之后不可醉酒；刚发过怒不可针刺，针刺之后不可发怒；刚劳累过后不可针刺，针刺之后不可劳累；刚吃饱饭不可针刺，针刺之后不可立刻吃得过饱；饥饿的人不可针刺，刚针刺过后不可饥饿；大渴之时不可针刺，针刺之后不可使自己干渴；如果病人大惊大恐，一定在其精神安定之后，方可针刺；坐车来的病人，要让他卧下休息一下，大约过一顿饭的工夫之后，才可针刺；步行来的病人，要让他坐着休息一下，大约过走十里地的工夫，才可针刺。凡是触犯这些禁忌的患者，他们的脉象都很紊乱，正气耗散，营卫不能正常运行，经脉气血不足。如果这时针刺，可以使本属浅表的病进入体内，阴经的病表现出阳经有病时的症状，那样病邪就又要滋生了。一般的庸医不体察这些情况，这可说是损伤患者的身体，使患者形体感到酸痛无力，脑髓消损，津液不能运化，而丧失了由饮食五味所化生的精气，这叫作失气。

手足太阳经之脉气在其将绝的时候，病人会出现眼睛上视不能转动，腰脊僵直，角弓反张，手足抽搐，面色苍白，甚至出绝汗，而绝汗一出就死了。手足少阳经之脉气在其将绝的时候，病人会出现耳聋，周身关节松缓无力，眼睛睁大，眼珠不能转动，入脑处的脉气断绝，病人将只能存活一天半，临死之时，面色由青转白，然后就死了。手足阳明经之脉气在其将绝的时候，会出现口眼颤动歪斜，多惊，不久，胡言乱语，面色发黄，如上下手足二经的动脉出现躁动，就要死了。手足少阴经之脉气，在其将绝的时候，患者面色发黑，牙齿变长而且积满污垢，腹胀，上下气机不通，不久，人将死亡。手足厥阴经脉，在其将绝的时候，患者胸中发热，咽喉发干，小便频繁，心中烦躁，甚至出现舌头上卷及睾丸上缩的情况，然后就要死了。手足太阴经脉，在其将绝的时候，腹部胀闭，呼吸不畅，多嗳气，多呕吐，呕吐时气上逆，气上逆就会面色发赤，如果气不上逆，就会上下不通，上下不通就会面现黑色皮毛憔悴，最终死亡。

经脉篇第十

【题解】

本篇详述了十二经脉在全身的分布和循行情况，以及十五络脉的名称、循行路径及其虚实病候的表现。全篇内容都着重在说明经脉具有决生死、处百病、调虚实的重要作用。

雷公问黄帝说：《禁服》篇上说，要掌握针刺治病的原理，首先应当熟悉了解经脉系统，推测它运行的起始所在，确知它的长短大小的标准，并懂得它在内与五脏的联系，在外与六腑的关系。我想请您详细地讲解一下其中的道理。

黄帝说：人在开始孕育的时候，首先，父母的阴阳之气会合之后形成精，精形成之后再生成脑髓，然后才逐渐形成人体。其间以骨骼为支柱，以经脉为营藏气血的住所，坚劲刚强的筋如绳索一样，约束着骨骼，而肌肉则像墙壁，保护着脏腑、筋、血脉，等到皮肤变得坚韧，毛发已经长出，人体就形成了。人出生以后，将五谷等吸入胃中，通过奥妙精微的运化滋生过程，使脉道得以贯通，气血得以运行，生命得以维持。

雷公说：我想全面了解经脉的起始，经脉运行发生的情况。

黄帝说：经脉十分重要，通过它可以诊断人的死生，处理百病，调养身体的虚实。医生对经络的循行情况不能不通晓。

肺的经脉为手太阴经。起始点在中焦腹部，向下缠绕大肠，再返回循行到胃的上口，向上经过膈肌，到达进入肺脏，接着从气管横走出腋下，沿着上臑膊内侧下行，然后从手少阴经与手厥阴经的前面，向下到达肘关节内部，顺着前臂的内侧，经掌后高骨的下缘，进入寸口，前行至手鱼，并沿着其边缘，出于拇指尖端。它的一条支脉，从手腕后分出，直出食指尖端内侧，与手阳明大肠经相接。如果手太阴肺经之经气发生异常的变动，就会发生肺部胀满、咳嗽气喘、缺盆内疼痛，喘咳过剧引起的两手抱胸、视线不清，这就是臂厥病。如果此经受病邪影响，就会导致咳嗽上气，喘促口渴，烦躁，胸部胀闷，臂臑部内侧前缘作痛，手厥冷而掌心发热。手太阴经气盛有余时，就会出现肩背痛、出汗、尿量小而频繁等症状。手太阴经气虚而不足，可引起肩背寒、气短、小便色变。以上病症，凡属实症的，当用泻法；凡属虚症的，应用补法；属热症的，用疾刺法；属寒症的，用留针法。阳气内衰而致脉道虚陷的，宜用灸法。既不是经气亢盛也不是经气衰弱的病症，就从本经取治。手太阴经气盛所致的病，诊脉时可发现寸口脉比人迎脉大三倍；若是手太阴经气虚引起的病症，则寸口脉反而小于人迎脉。

　　大肠的经脉，为手阳明经。起始点在食指尖端，沿食指上侧，经过拇指、食指间的合谷穴，至腕上拇指后两筋中间的凹陷处，接着向上沿前臂的上缘至肘外侧，再沿上臂外侧前缘经过肩及肩峰前缘，再向后上走到脊柱骨上面与诸阳经会合于大椎穴。然后向下注入缺盆，联络于肺脏，向下穿过膈膜，最后入属大肠本腑。它的一条支脉，由缺盆经过颊部后，分成两脉进入下齿龈，再回转过来绕至上唇，交会于人中，然后左脉向右行，右脉向左行，向上到达鼻孔两侧，最后与足阳明胃经相接。如手阳明经受外邪侵犯，就会导致牙齿疼痛、颈部肿大等症状。由本腑津液不足引起疾病的症状为：眼睛发黄、口干、鼻塞流涕或出鼻血、咽喉肿痛、肩前及上臂作痛、食指疼痛而不能运动等。如手阳明经气盛有余，在它循行的部位上就会出现发热、肿胀的症状；如手阳明经气虚而不足，就会引起寒战，全身发冷。治疗以上病症，凡属实症的，应用泻下法；凡属虚症的，就用补益法。属热症的就用疾刺法，属寒症的用留针法。阳气内衰以致脉道虚陷不起的用灸法。对于既不属于经气亢盛，也不属于经气虚弱的病症，治疗应当从本经入手。由手阳明经引起的各种病症中，如人迎脉比寸口脉大三倍，就是实症；如人迎脉比寸口脉小，就是虚症。

　　胃的经脉，为足阳明经。起始点在鼻孔两旁（迎香穴），由此上行，左右相交于鼻根部，再向旁注入足太阳经，到达眼睛下面的睛明穴，接着向下沿鼻外侧，进入上齿龈内，并环绕口唇，向下交于承浆穴，然后退出向后沿腮的下方，出大迎穴，又沿颊车穴，上行至耳前，通过客主人穴，沿发际上行至额颅部。它的一条支脉，由大迎穴前面，向下至人迎穴，再沿喉咙进入缺盆，又继续向下经过膈膜，连接于胃腑，最后与脾脏相联络。另一条直行的经脉，由缺盆沿乳房内侧下行，再并行于肚脐两旁直至阴毛两侧的气街处。另一条支脉，起于胃的下口，下循腹里，至气街前与直行的经脉相合后再向下，经过大腿前方的髀关穴，至伏兔部，又下至膝盖，沿胫骨前外侧直至足背部，进入足的中指内侧。另有一条支脉，由膝下三寸处分出后下行到足的中指外侧；还有一条支脉，分别出于两足背面冲阳穴，又斜出于足厥阴经的外侧，再进入足的大拇指，最后直出于大拇指的尖端，与足太阴脾经相接。如足阳明经受外邪侵犯，就会导致以下病变：像被凉水淋洒一样地全身阵阵寒冷发抖、不停地伸腰打哈欠、额部无光泽，且病发时见到人和火光就会烦躁不安，害怕听到木器发出的声音，心跳加速，常常把自己封闭在屋内。严重时，就会登高而歌，裸身跑窜，并伴有腹胀肠鸣的症状，称为骭厥病。本腑所主的血若受病的侵入，所发生的病症有：发狂、温热过甚、汗出、鼻流清涕或出血、口角歪斜、口唇生疮、脖子肿胀、咽喉疼痛、腹部肿胀、膝膑部肿痛，沿侧胸乳部、气街、大腿前缘、伏兔、足胫外侧、足背上都会感到疼痛，足中指不能屈伸。足阳明经气盛所致的实症，表现为胸腹部发热，胃热盛则消化快而易于饥饿，小便色黄；足阳明经气衰时，表现为胸腹部寒冷，从而使胃受寒胀满。以上各种病症，属实症的应用泻下法，属虚症的当用补益法，属热症的就用疾刺法，属寒症的宜用留针法，阳气内衰以致脉道虚陷的就用灸法。至于既不属于经气亢盛也不属于经气虚弱的病症，就应根据本经而取治。由足阳明经引起的病症中，如人迎脉比寸口脉大三倍，说明为实症；若人迎脉比寸口脉小，就表明为虚症。

　　脾的经脉为足太阴经，起始点在足的大拇指内侧的末梢，并沿着大拇指内侧的赤白肉分界处，经过大拇指根节后的核骨，上行至内踝前端，再上行至小腿肚，沿胫骨后缘，与足厥阴肝经相交叉后穿出，沿膝内侧和股内侧的前缘，直达腹内，进入脾脏，联络胃腑，然后向上穿过膈膜，在咽喉两侧并行而过，与舌根相连，散布于舌下；它的一条支脉，从胃分出，并上行通过胸膈，注入心脏，与手少阴心经相接。足太阴脾经之经气发生异常的变动，会发生以下病变：舌根强硬、食后呕吐、胃脘疼痛、腹内发胀、嗳气频繁。排出大便或矢气之后，会稍感轻松，但全身仍很沉重。本经所主的脾脏发生病变后表现的症状有：舌根痛、身体沉重不能转动、饮食不下、心烦不安、胸部掣引作痛、大便溏泄，或下痢，或大小便闭塞不通、脸色、眼睛及全身泛黄、不能安卧，勉强站立时，大腿膝盖内侧的经脉肿胀而厥冷，且足的大拇指不能动弹。治疗以上病症，属实症的应用泻下法，属虚症的当用补益法，属热症的须用疾刺法，属寒症的宜用留针法，而阳气内衰以致脉道虚陷的用灸法。至于既不属于经气亢盛也不属于经气虚弱的病症，要通过本经所属的腧穴加以治疗。由足太阴经所导致的病症中，如寸口脉比人迎脉大三倍，就说明为实症；如寸口脉比人迎脉小，就表明为虚症。

　　心的经脉，为手少阴经，起始点在心脏，由心的脉络出发，并向下通过膈膜，与小肠相连接。它的一条支脉，由心系的脉络向上，并行于咽喉两侧，到达眼珠与脑的脉络相连；另有一条直行的经脉，从心脏的脉络向上入肺，再由肺横出于腋下，沿上臂内侧的后缘，至手太阴肺经和手厥阴心包络经的后面，并下行到肘内，再循前臂内侧的后缘，直达掌后小拇指侧高骨的尖端，进入手心后侧，然后沿小拇指内侧到达手指末端，与手太阳小肠经相接。如手少阴经之经气发生异常的变动，就会导致以下病变：喉咙干燥、心痛、口渴难忍，并有臂厥症。此经所主的心脏病变后表现的症状为：眼睛发黄、胁肋作痛、上臂和前臂内侧的后缘疼痛厥冷、掌心发热并且疼痛。治疗以上病症，属实症的应用泻下法，属虚症的当用补益法，属热症的须用疾刺法，属寒症的宜用留针法，阳气内衰以致脉道虚陷的就用灸法。至于既不属于经气亢盛也不属于经气虚弱的病症，要通过本经所属的腧穴加以治疗。由手少阴经受邪引起的各种病症中，如寸口脉比人迎脉大两倍的，就说明为实症；如寸口脉反比人迎脉小，就表明为虚症。

　　小肠的经脉，为手太阳经，起始点在手小拇指的尖端，沿着手的外侧，进入腕部，从小拇指侧的高骨出来，再直上沿前臂骨下缘，从肘后内侧两筋的中间穿出，又沿上臂外侧后缘，出肩后骨缝，绕行于肩胛之后，相交于两肩之上，注入缺盆，并与心脏相连，然后沿咽喉向下穿过横膈膜，到达胃部，最后由胃下行进入小肠；它的一条支脉，由缺盆沿头颈上抵面颊，至眼外角，再回入耳内；另有一条支脉，由颊部引入眼眶下而至鼻部，再至眼内角，然后斜行络于颧骨部。小肠经之经气发生异常的变动会发生以下病变：喉咙痛、颔部肿、脖颈僵直、肩痛如裂、臂痛如断。手太阳小肠经上的腧穴主小肠所发生的病症为：耳聋、眼睛发黄、颊肿，颈、肩、肘臂等部位的外侧后缘疼痛。治疗以上病症，属实症的应用泻下法，属虚症的当用补益法，属热症的须用疾刺法，属寒症的宜用留针法，阳气内衰以致脉道虚陷的用灸法。至于既不属于经气亢盛也不属于经气虚弱的病症，要通过本经所属的腧穴加以治疗。由手太阳经受邪所致的病症中，如人迎脉比寸口脉大两倍，就说明为实症；如人迎脉比寸口脉小，就表明为虚症。

　　膀胱的经脉，为足太阳经，起于眼的内角，向上经过额部，会合于头顶；它的一条支脉，由头顶到达耳上角；它的直行经脉，由头顶入内连于脑，环绕一圈后复出，向下行通过，沿肩膊内侧，夹行于脊柱，直达腰部，再沿脊肉深入，联系肾脏，最后入属膀胱。另有一条支脉，由腰部挟脊柱外侧下行，贯穿臀部，直入膝胭窝中；又有一条支脉，从左右肩膊的内侧，向下通过肩胛挟脊柱，经过髀枢部，沿大腿外侧的后缘，继续向下行并合于膝弯内，然后通过小腿肚，从外踝骨后方穿出，沿着京骨，到达小趾外侧的尖端，与足少阴肾经相接。足太阳膀胱经之经气发生异常的变动，会发生以下病变：气上冲而使头痛，眼球疼痛如同要脱落，颈项强直，脊柱疼痛，腰痛好像要折断，大腿拘紧，膝胭部麻木，小腿肚疼痛欲裂。这称为踝厥病。本腑所主的筋所发生的病症为：痔疮、疟疾、狂病、癫病、头颅和颈项疼痛，眼睛发黄、流泪、鼻流清涕或鼻出血，项、背、腰、尻、胭、脚等部位疼痛，足的小拇指僵直。以上病症，属实症的应用泻下法，属虚症的当用补益法，属热症的须用疾刺法，属寒症的宜用留针法，阳气内衰以致脉道虚陷的就用灸法。至于既不属于经气亢盛也不属于经气虚弱的病症，要通过本经所属的腧穴加以治疗。本经的实症表现为人迎脉比寸口脉大二倍，其虚症为人迎脉比寸口脉小。

肾的经脉，为足少阴经，起始点在脚的小拇指下，斜向而于足心，从内踝前大骨的然谷穴穿出，并沿着内踝骨的后方，向下而行，进入足跟，再上至小腿肚内侧，出于腘窝内侧，然后继续上行，经过股部内侧的后缘，贯穿脊柱，进入肾脏，与膀胱相连接。其直行的经脉，再由肾脏向上，经过肝和横膈膜，进入肺部，又上行并沿着喉咙归结于舌根；它的支脉，由肺而出，连接心脏，再进入胸中，与手厥阴心包经相连接。足少阴肾经之经气发生异常的变动，会发生的病变有感觉饥饿但不想进食，面色憔悴、暗滞如漆柴，痰中带血，喘息有声，不能平卧，坐立不安，目视模糊，忐忑不安，腹鸣如鼓，气虚易恐，心跳惊悸如人来逮捕他似的，称为骨厥病。本经脉所主的肾脏所发生的症状为：口热、舌干、咽部肿胀，气上逆，喉咙干燥作痛，心烦、心痛、黄疸、下痢，脊股内侧后疼痛，足痿软而厥冷，神疲而嗜卧，足心发热疼痛。治疗以上病症，属实的就用泻下法，属虚症的应用补益法，属热症的当用疾刺法，属寒症的须用留针法，阳气内衰以致脉道虚陷的宜用灸法。既不属于经气亢盛也不属于经气虚弱的病症，要通过本经所属的腧穴加以治疗。用灸法可增强食欲，促进肌肉生长，强身健体。散披着头发，扶着粗大的拐杖，足穿重履，缓步而行。凡由本经引起的实症，把脉时可知寸口脉比人迎脉大二倍；如寸口脉比人迎脉小，就表明为虚症。

心包的经脉，为手厥阴心包经，起始点在胸中，出属于心包络，再下行穿过膈膜，依次联络上、中、下三焦；它的支脉，从胸中横出于胁下，再从腋缝下三寸处向上行到腋窝，又沿着上臂内侧下行于手太阴经与手少阴经的中间，进入肘中，然后沿前臂两筋之间下行，直入掌中，经过中指到达手指末端。它的另一条支脉，从掌内分出，沿无名指直达指端，与手少阳三焦经相接。手厥阴心包络经之经气发生异常变动，会发生以下病变：掌心发热，臂肘关节拘挛，腋下肿胀，甚至胸胁满闷，忐忑不安，面色发红、眼睛发黄、嬉笑不止等。本经所主的脉发生病变后可出现心烦、心痛、掌心发热的症状。治疗以上病症，属实症的应用泻下法，属虚症的当用补益法，属热症的须用疾刺法，属寒症的宜用留针法，阳气内衰以致脉道虚陷的就用灸法。而既不属于经气亢盛也不属于经气

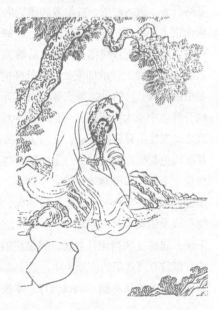

虚弱的病症，要通过本经所属的腧穴加以治疗。由本经导致的实症表现为寸口脉比人迎脉大一倍，而其所致的虚症，则寸口脉比人迎脉小。

三焦的经脉，为手少阳经，起点在无名指的手指末端，向上走行并从小指与无名指的中间穿出，再沿着手背到达腕部，从前臂外侧两骨的中间穿出，再向上穿过肘，沿上臂外侧至肩部，再从足少阳胆经后相交穿出，注入缺盆，然后向下分布在两乳之间的膻中，散布络于心包，又向下经过膈膜，依次会属于上、中、下三焦；它的支脉，又从膻中上行而出于缺盆，过颈项，连接耳后，直出于耳上角，然后屈而下行，环绕于脸颊，到达眼眶下面；它的另一条支脉，由耳后进入耳中，再行出耳前，经过客主人穴的前方，与前一条支脉于面颊相会合，再行至眼外角，与足少阳胆经相接。手少阳三焦经之经气发生异常的变动，发生的病变有：耳聋，失聪，喉咙肿痛，喉痹。本经所主的气发生的病症有：汗出，眼外角痛，脸颊疼，耳后、肩、臑、肘、臂的外缘等疼痛，无名指拘挛。以上病症，属实症的就用泻下法，属虚症的应用补益法，属热症的当用疾刺法，属寒症的须用留针法，阳气内衰以致脉道虚陷的宜用灸法。而既不属于经气亢盛也不属于经气虚弱的病症，要通过本经所属的腧穴加以治疗。由本经所致的各种病症中，如人迎脉比寸口脉大一倍，就为实症；如人迎脉比寸口脉小，就表明为虚症。

胆的经脉，为足少阳经，起始于眼下角，上至额角，再向下绕到耳后，沿着颈部，行于手少阳三焦经的前面，至肩上，又交叉行至手少阳三焦经的后面，而进入缺盆；它的支脉，由耳后进入耳内，再回出行向耳前，到达眼外角的后方；它的另一条支脉，由眼外角分出，向下行至大迎穴附近，与手少阳三焦经汇合，至眼眶下部，向颊车，下颈，与前一支脉会合在缺盆，然后下行至胸中，通过膈膜联络肝脏，进入胆腑，并沿着胁里，向下由小腹两侧的气街发出，绕过阴毛边缘，横向进入环跳部；它的直行经脉，由缺盆向下到达腋部，沿胸部经过季肋，与前一条支脉会合于环跳部，再向下沿髀关节的外侧，至膝外侧后，下行于腓骨之前，然后直至外踝上骨的凹陷处，从外踝前边出来，又沿着足背，进入足小拇指与无名指的中间；它的另一条支脉，由足背行走向足的大拇指间，沿大拇指和食指侧的骨缝之中至大拇指端，再回转行穿爪甲出于三毛与足厥阴肝经相接。足少阳胆经之经气发生异常的变动，会发生口苦，时常叹气，胸胁部有疼痛感，身体僵直，甚至面色灰暗，皮肤枯槁，足外侧发热，称为阳厥。本经所主的骨发生的病症有：额角、下颌、眼外角痛，缺盆中肿痛，腋下肿胀，腋下或脖子旁生长瘰疬，经常出汗，寒战，疟疾；沿经脉所过的胸、胁、脾、膝等外侧，直到胫骨、绝骨、外踝前以及诸关节都有疼痛产生，足无名指拘紧。治疗以上病症，属实症的应用泻下法，属虚症的当用补益法，属热症的须用疾刺法，属寒症的宜用留针法，阳气内衰以致脉道虚陷的应用灸法，至于既不属于经气亢盛也不属于经气虚弱的病症，要通过本经所属的腧穴加以治疗。本经引起的实症，表现在人迎脉比寸口脉大一倍；本经的虚症，则表现在人迎脉反比寸口脉小。

　　肝的经脉，为足厥阴经，起始点在脚的大拇指丛毛的边缘，向上沿着足背，到达内踝前一寸处，再至踝骨上八寸处，于足太阴脾经的后方交叉，再向上到膝弯内缘，又沿大腿的内侧，进入阴毛中，环绕阴器后上至小腹，夹行于胃的两旁，进入肝脏，并与胆相连，然后向上穿过膈膜，散布于胁肋部，沿喉咙的后侧，进入喉咙的上孔，同眼球深处的脉络相联系，与督脉会合于头顶中央；它的支脉，由眼球深处的脉络，向下行于颊部内侧，环绕于口唇内；它的另一条支脉，由肝脏出来，通过膈膜，注入胸中，与手太阴肺经相接。足厥阴肝经之经气发生异常的变动会发生以下病变：腹痛，身体僵硬，男子阴囊肿大，妇女小腹肿胀，甚至咽喉发干，面色灰暗，皮肤枯槁无光泽等。本经所主的肝脏易发生的病变有：胸中满闷，呕吐气逆，腹泻，消化不良，狐疝，遗尿或小便不通等。治疗以上病症，属实症的应用泻下法，属虚症的当用补益法，属热症的须用疾刺法，属寒症的须用留针法，而既不属于经气亢盛也不属于经气虚弱的病症，要通过本经所属的腧穴加以治疗。本经所致的实症，表现在寸口脉比人迎脉大一倍；本经引起的虚症，则表现在寸口脉比人迎脉小。

　　如手太阴肺经的脉气衰竭，就会出现皮毛焦枯的病象。因手太阴肺经能够运行气血而滋养皮毛，所以手太阴肺经经气不足时，就会使皮毛干枯。而皮毛干枯也就是津液耗损的表现，津液耗损就会伤害肌表，肌表既受伤害，便会使指甲干枯，毫毛脱落。毫毛脱落，就表明气已先行凋亡了。这种病症，逢丙日便变得危重，逢丁日便会使人死亡。这是由于肺在五行中属金，丙丁属火，火能克金。

　　如手少阴心经的脉气衰竭，就会使血脉不通。血液运行不通畅，血液就不周流，血不周流，就会使头发干枯，面色黑瘦如漆柴，也就说明血脉先死了。这种病症，逢壬日病情就会加重，逢癸日便会致人死亡，这是由于心在五行中属火，壬癸属水，水能克火。

　　如足太阴脾经的脉气衰竭，就会使经脉不能输布水谷来滋养肌肉。而唇舌是肌肉的根本，肌肉不能从经脉处得到营养，就会松软，肌肉松软便会导致舌体萎缩、人中部肿满；而人中部肿满，口唇就会外翻，口唇外翻即是肌肉先死的征象。这种病症，逢甲日变得危重，逢乙日便会使人死亡。这是由于脾在五行中属土，甲乙属木，木能克土。

　　足少阴肾经之经气竭绝，人的骨骼就会枯槁。因为足少阴肾经是应于冬季的经脉，它走行于人体深部而濡养骨髓，所以足少阴肾经之经气竭绝，骨髓也就得不到濡养，进而就会导致骨骼枯槁。倘若骨骼因得不到濡养而枯槁，那么肌肉也就不能再附着于骨骼上了；骨与肉分离而不能相互结合，就会使肌肉松软短缩；肌肉松软短缩，就会使牙齿显得长长了一样，并使牙齿上积满污垢，同时，头发也会失去光泽。出现了头发枯槁无泽的病象，就表明骨骼已经先行衰败了。这种病症，逢戊日就会加重，逢己日就会死亡。这都是因为戊、己属土，肾属水，土能克水。

如足厥阴肝经的脉气衰竭，就会使筋脉挛急，不能活动，睾丸和舌也受到影响。这是因为足厥阴经是属于肝脏的脉，肝脏外合于筋，与各经的经筋聚合在阴器，并向上与舌根相联系。由此就会出现唇青舌卷、睾丸上缩的症状。这便是筋已先死的征象。这种病症，逢庚日变得危重，逢辛日便会使人死亡。这是由于肝在五行中属木，庚辛属金，金能克木。

如五脏的阴经脉气都衰竭了，就会使目系旋转，目系转动便会使眼睛的黑睛上翻，而这也正是神志先死的危象，神志既然败绝，那么人在一天半内必然会死亡。若六腑阳经的脉气都衰竭，就会使阴阳分离，而阴阳分离，以致皮肤松弛，精气外泄，病人就会出现绝汗，即汗大如珠，凝而不流。这是人体精气败绝的病象，如在早上出现这种危象，则当夜必死；在夜间出现这种危象，次日早上必死。

十二经脉，隐伏在体内，通行于骨肉之间，其位置较深而不能在体表看到。其平时可以见到的，只是足太阴脾经在经过内踝之上时，无所隐蔽的缘故。凡是浮露在浅表而经常可以见到的，都是络脉。在手足六经的络脉中，手阳明大肠经，手少阳三焦经的大络，分别起于手的五指之间，向上最终会合肘中。饮酒的人，其酒气随着卫气行于皮肤，先充溢浅表的络脉，使络脉满盛，而卫气满盛后，营气也会满盛，那么经脉就很充盛了。如人的经脉突然充盛，发生异常变化，就表明有邪气留在经脉之中；若邪气留在脉中，聚而不动，就转化为热；如络脉不坚实，就说明邪气已深深侵入经脉，并且经气已经空虚衰竭了，因此我们也就可以知道是哪条经脉受邪而发生异常了。

雷公问：怎样才能知道经脉或络脉之中发生了病变呢？

黄帝说：经脉隐伏在体内，在正常情况下是看不到的，它的虚实情况，可以从气口部位的脉象诊察测知，凡是从体表就可以看到的经脉的病变，都是络脉的病变。

雷公说：我还不明白为什么会有这种区别。

黄帝说：所有络脉，都不经过大关节所在的部位，而且要经过经脉没有到的地方，在皮的表层会合，因而会显现在外面。发生病变时，用针刺络脉，必须刺中它的聚结处。病重的，即使血没有聚结，也应该急刺，以泻去它的病邪，放出瘀血。如果把瘀血留在里面，就可能导致痹阻之症。凡是察看络脉的病变时，如脉所在部位呈现青色，就为寒邪凝滞并有疼痛的征象；如脉所在部位呈现白色，就是有热的征象。胃里有寒，则手鱼部的络脉多呈现出青色；胃里有热，那么鱼际部的络脉就会出现赤色，而鱼际部络脉出现黑色的，就说明患有痹病很久了。络脉所在部位的颜色赤、黑、青三色俱全，则是寒热错杂的病变。凡是针刺寒热并作的病症时，都应多刺浅表的血络，并必须每隔一天刺一次，直至瘀血泻尽为止，然后再察明病症的虚实。如脉现青色而脉象短小，则表明元气衰少，如果对这类病人使用泻法，就会使病人感到心里闷乱，不能自持而跌倒，不能言语。对出现这种情况的病人，应赶快扶他坐下，再想解救办法。

手太阴肺经的另出络脉，为列缺。起于腕上分肉之间，与手太阴经并列而行，并直入手掌内侧，散布于鱼际的部位。此络脉发生病变，如果属实症，腕上的锐骨部和手掌部就会出现发热的症状；如果属虚症，就会出现张口哈欠、小便失禁或小便频繁的现象。治疗以上病症时，可针刺腕后一寸半地方的列缺穴。本条络脉另外还连接手阳明大肠经。

手少阴心经的另出络脉，名叫通里。由手掌后方距离腕关节一寸处，另向上行，循着本经经脉注入咽中，连接于舌根再上行连于目系。如通里发生病变，属实症的，就会出现胸膈支撑不舒的情况；属虚症的，就会表现为不能言语。治疗这些病症，应针刺腕后一寸的通里穴。本经络另外还连接手太阳小肠经。

手厥阴心包经的别出络脉，名叫内关。它在距离腕关节二寸处，由两筋中间另行分出，并循着本经经脉上行，连接于心包络及心系。如内关发生病变，属实症的，就会出现心痛的症状；属虚症的，就会出现心中烦乱的情况。治疗这些病症，可针刺腕上二寸两筋之间的内关穴。

手太阳小肠经的另出络脉，名叫支正。它从腕关节上五寸的地方另行分出，并向内注入手少阴经之中。它的另一条别出的络脉，向上行至肘部，再上行连于肩髃。如支正发生病变，属实症的，就会出现骨节弛缓的症状，并且肘部麻木；属虚症的，皮肤就会生赘疣，小的如同手指中间干结的痂疥一样。治疗这些病症，可针刺本经的支正穴。

手阳明大肠经的另出络脉，名叫偏历。它在手掌后方距离腕关节三寸的部位分出，由此别行而注入手太阳经络。它的另一条别出的脉，沿臂上行至肩髃部，再向上到达曲颊部位，斜行并连于齿根；还有一条别出的脉，最终进入耳中，与手太阳、手少阳、足少阳、足阳明四脉会合。如支正发生病变，属实症的，就会出现龋齿、耳聋的症状；属虚症的，就会出现牙齿发冷、膈间闭阻的情况。对这些病症，可针刺本经别出的偏历穴。

手少阳三焦经的另出络脉，名叫外关。它在手掌后方距离腕关节二寸的部位从本经分出，向外绕行于臂部，注入胸中，与心包经会合。如本经络发生病变，肘关节就会发生拘挛；属虚症的，就会出现肘关节弛缓不收的情况。对这些病症，可针刺本经别出的外关穴。

足太阳膀胱经的另出络脉，名叫飞阳。它在脚的上方、距离外踝七寸的部位从本经分出，另行向足少阴肾经的经络。如飞阳发生病变，属实症的，就会出现鼻塞不通、头背部疼痛的症状；属虚症的，就会出现鼻流清涕或鼻出血的情况。对这些病症，可取治本经别出的飞阳穴。

足少阳胆经的另出络脉，为光明。它在足之上方，距离外踝五寸的部位从本经分出，另行而进入足厥阴肝经的经络，再向下绕行到达足背之上。如光明发生病变，属实症的，就会出现厥逆的症状；属虚症的，下肢无力，难以行走，可以坐而不能站立。对这些病症，可针刺本经别出的光明穴。

足阳明胃经的另出络脉，名叫丰隆。它从足的上方，距离外踝八寸的部位从本经分出，最终注入足太阴脾经的经络；它的另外一条经脉，沿着胫骨的外缘，上行而连接于头顶，与其他诸经会合后，再向下连接咽喉。如本经络发生病变，就会引起气机上逆，进而喉中肿胀闭塞，突然失音。属实症的，就会出现神志失常、癫狂发作的症状；属虚症的，就会出现两脚迟缓不收、小腿部位肌肉枯萎的情况。对这些病症，可针刺本经别出的丰隆穴。

足太阴脾经的另出络脉，名叫公孙。它在足大趾本节后方一寸远的地方从本经分出，再由此别行而进入足阳明胃经的经络。它的另一条别行的支脉，向上行走进入腹部后与肠胃相连。如本经络发生病变，就会厥气上逆而致霍乱。属实症的，就会出现腹中痛如刀割的症状；属虚症的，就会出现腹胀如鼓的情况。对这些病症，可针刺本经别出的公孙穴。

足少阴肾经的另出络脉，名叫大钟。它从足内踝的后方分别出行，绕足根而到达足外踝外侧，再另行进入足太阳膀胱经。它的另一条别行的支脉，与本经并行，行于心包络下，再向外贯穿腰脊之间。如本经络发生病变，就会导致气逆烦闷。属实症的，症状为小便不通；属虚症的，则表现为腰痛。对这些病症，可针刺本经的络穴大钟。

足厥阴肝经的另出络脉，名叫蠡沟。它在脚的上方，距离内踝五寸的部位从本经分出，另行进入足少阳胆经的络脉；它的另一条支脉，经过小腿部上行至睾丸处，归结在阴茎。如蠡沟发生病变，使经气上逆，就会引起睾丸肿大，突发疝气。属实症的，则阴茎勃起而长；属虚症的，阴部就会奇痒难忍。对这些病症，可针刺本经别出的蠡沟穴。

任脉的另出络脉，名叫尾翳。它起始于胸骨下方的鸠尾处，向下散于腹部。如本经络发生病变，属实症的，就会出现腹部皮肤疼痛的症状；属虚症的，就会出现腹部皮肤瘙痒的症状。对这些病症，可针刺本经别出的尾翳穴。

督脉的另出络脉，名叫长强。由此再夹着脊柱两旁的肌肉向上走行到脖子的部位，散于头上，又向下行到肩胛骨部位，另行进入足太阳膀胱经的经络，并深入贯穿脊柱两旁的肌肉。如本经络发生病变，属实症的，脊柱强直而不能俯仰；属虚症的，就会感到头部沉重，摇晃不定。对这些病症，可针刺本经的长强穴。

脾脏的大络，名叫大包。它起始于渊腋穴下三寸处，散布于胸胁。如本经络发生病变，属实症的，全身无一不感到疼痛；属虚症的，则全身关节松缓而无力，大包像网罗般环绕全身，并有血色斑纹。对这些病症，可针刺本经别出的大包穴。

以上十五条络脉，如果它们发病时，是由邪气实而盛所导致的实症，则脉络突出而明显可见；如是由脉气虚弱所致的虚症，则脉络空虚而不易觉察。如果脉络不易看见，就应该在络脉的上下诸穴寻求。由于每个人的经脉不同，故络脉也有所差异。

经别篇第十一

【题解】

本篇主要介绍了十二经别循行的路线。"经别"，其实就是十二经脉之别道而行的部分，其循行的路线不仅部位深而且距离长——由四肢深入内脏，再由内脏出于头颈。

黄帝问岐伯道：我听说人的身体组成是与自然界的现象对应的，在身体内部，有属阴的五脏分别对着五音、五色、五时、五味、五方；在身体表层有属阳的六腑以对应六律，六律分六阴六阳，对应着人体的阴阳各经，与之对应的还有时令的十二月、十二辰、十二节、十二经水、十二时等。以上就是人体之五脏六腑与自然界各种现象相对应的情况，十二经脉在人体内是气血运行的通路，与人生命的维持，疾病的形成，以及人的健康，疾病的治疗，都有着密切的关系。所以初学医者必须从十二经脉学起，就是知识渊博的医生，对它也要有进一步深入的研究。粗劣的医生觉得经脉容易掌握，而高明的医生却认为经脉难以精通。请问，经脉在人体内的离合出入是怎样的呢？

岐伯恭敬地行礼后说：这个问题问得真是高明啊！关于经脉的学问，粗劣的医生容易忽略，而高明的医生却尽心研究它，让我详尽地说一下吧。

足太阳膀胱经另行的正经，进入于腘窝之中，与足少阴肾经的经脉相合并向上而行，其中一条至尻下五寸处后，进入肛门，又进入膀胱本腑，再分散而入于肾脏，沿脊柱内侧上行，至心脏而分散；而其直行的经脉，由脊上出于颈部，再进入足太阳本经经脉。足少阴肾经的正经，由膝腘窝中，另出一脉，与足太阳之经相会合，又向上到达肾脏，在十四椎处，再向外行连接于带脉；直行的部分进入舌根，又出于颈部与足太阳膀胱经相合，这就是阴阳表里相配的第一合。各阳经的正经，均流入诸阴经的别出经，称为别出的正经。

足少阳胆经另行的正经，绕大腿后进入阴毛中，与足厥阴肝经相会合。其另行的经脉，注入季肋之间，再沿着胸壁的内侧，进入胆腑，又散行上至肝脏，通过心部，并行于咽喉两侧，出于腮部与颔中，散布在面部，联系于眼球及其脉络，与足少阳本经会合于眼外角处。足厥阴肝经的正经，由足背另行，向上到达阴毛中，与足少阳胆经相结合，与其他另行的经脉并行，这就是阴阳表里相配的第二合。

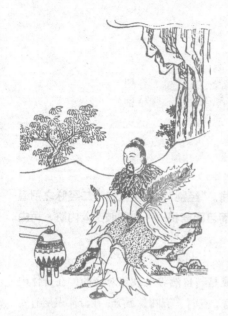

足阳明胃经另行的正经，向上到达大腿部，进入腹中，再进入本经所属的胃腑，散行至脾脏，通过心，沿咽喉而出于口部，再上行至鼻柱的上部和眼眶的下部，环绕目系，与足阳明本经相会合。足太阴脾经的正经，向上到达大腿部，与足阳明经另行的正经合并后向上到达咽喉部，进入舌中，这就是阴阳表里相配的第三合。

手太阳小肠经另行的正经，方向自上而下，并从肩后关节别行分出，进入腋下，经过心脏，并进入本经所属的小肠本腑。手少阴心经的正经，另行而入腋下渊腋穴的两筋之间，进入心脏，再向上到达喉咙，从面部出来，与手太阳经的一条支脉会合于眼内角，这就是阴阳表里相配的第四合。

手少阳三焦经的正经，运行方向为自下而上，起于颠部别行进入缺盆，并向下走入本经所属的三焦本腑，再散行于胸中。手厥阴心包经的正经，从本经分出后向下到达渊腋下三寸处，进入胸中，再行进入三焦，向上沿着喉咙，从耳后面穿出，与手少阳三焦经会合于完骨之下，这就是阴阳表里相配的第五合。

手阳明大肠经的正经，起于手并上行而沿侧胸部之间，别行从肩髃穴处穿出，进入大椎，其后再向下走行至本经所属的大肠本腑。向上联属肺脏，再向上沿着喉咙从缺盆穿出，与手阳明本经相会合。手太阴肺经的正经，从本经分出后进入渊腋穴，行于手少阴经的前方，进入肺脏，向下散行至大肠，再上行出于缺盆，沿喉咙，再与手阳明大肠经相会合，这就是阴阳表里相配的第六合。

经水篇第十二

【题解】

本篇运用古代版图上清、渭、海、湖、汝、渑、淮、漯、江、河、济、漳十二条河流的大小、深浅、广狭、长短来比喻人体中十二经脉各自之不同的气血运行状况。

黄帝问岐伯道：人体的十二经脉，外与自然界的十二条河流相合，内与人体的五脏六腑相连。十二河流大小、深浅、宽窄、远近各不相同，人体的五脏六腑也有位置上下，形体大小和容纳水、谷精微之气多少的差异，那么它们之间又是怎样对应相合的呢？十二经水由其源头出发并流向其他各处，使五脏所藏的神气、魂魄等精神活动表现于外，六腑受纳水谷后自上向下传导变化，吸取水谷精微之气并输送散布于全身内外，故经脉是受纳血液而营运全身的通路。把以上这些情况相应地结合起来，在治疗上又是怎样运用的呢？另外针刺的深浅，施灸针数的多少应该怎样掌握，您能解释给我听听吗？

岐伯回答说：这个问题真是提得好啊！天很高，以至于难以测量其高度；地很广阔，以至难以测量出它的面积。人生活在天地之间，上下四方之内，但天的高度、地的广度非人力能度量准确的。就八尺长的身躯来说，它是有形的，有皮有肉有颜色有脉象，对活着的人，可观察探摸；对死了的人，可以解剖观察。五脏的坚脆、六腑的大小、受纳水谷的多少、经脉的长短、血液的清浊、正气的强弱，以及十二经脉是多血少气，还是少血多气，是气血皆多，还是气血皆少，都是有一定的标准的。如果发生病变，以针灸进行治疗，分别调和经气的虚实，那么针灸的深浅和多少，原本就与十二经水的深浅和多少是相对应的。

黄帝说：方才您讲的这些道理，听起来让人觉得很爽快，但心里仍是不明了，希望您详尽地讲一下。

岐伯回答说：这就是人之所以能够与天地阴阳相适应的道理，是必须明白的。足太阳膀胱经在外与清水相配合，在内联属于膀胱本腑，并与全身运行水液的经脉相通。足少阳胆经在外与渭水相配合，在内联属于胆腑。足阳明胃经在外与海水相配合，在内与胃腑相联属。足太阴脾经在外与湖水相配合，在内与脾脏相联属。足少阴肾经在外与汝水相配合，在内与肾脏相联属。足厥阴肝经在外与渑水相配合，在内与肝脏相联属。手太阳小肠经在外与淮水相配合，在内与小肠相联属，小肠能分别水的清浊并将其糟粕归于水道膀胱而排出体外。手少阳三焦经在外与漯水相配合，在内与三焦本腑相联属。手阳明大肠经在外与江水相配合，在内与大肠本腑相联属。手太阴肺经在外与河水相配合，在内与肺脏相联属。手少阴心经在外与济水相配合，在内与心脏相联属。手厥阴心包经在外与漳水相配合，在内与心包络相联属。以上所说的五脏六腑，气血在其内流动如同水在十二条经水中流动一样，既有在外的源泉，又有隐伏在内的归属之所，且内外相互贯通，像圆环一样没有尾端，人的经脉也是这样的。天在上，为阳；地在下，为阴。相应地，人的腰部以上为天，属阳；腰部以下为地，属阴，因此海水以北的称为阴，湖水以北的称为阴中之阴，漳水以南的称为阳，河水以北至漳水的部位称为阳中之阴；漯水以南至江水的部位称为阳中之阳。这是以区域河流来区分阴阳的一部分例子，它也说明了人与天地自然是相应的。

黄帝说：自然界的十二经水相应于人体的十二经脉，各经水的远近深浅各不同，水量也不同，与之对应经脉的气血也各有不同。怎样把它们结合起来，并应用在针刺方面进行治疗呢？

岐伯回答说：足阳明胃经，为五脏六腑之海，在十二经中，它的脉最大，血最多，气最盛，热最壮。因此针刺这一经脉时，如针刺不深，邪气不能散去，不留针，邪气就不能泻去。对于足阳明经，应针刺六分深，留针的时间是十次呼吸的时间。对于足太阳经，应针刺五分深，留针的时间是七次呼吸的时间。对于足少阳经，应针刺四分深，留针的时间是五次呼吸的时间。对于足太阴经，应针刺三分深，留针的时间是四次呼吸的时间。对于足少阴经，应针刺二分深，留针的时间是三次呼吸的时间。对于足厥阴经，应针刺一分深，留针的时间为二次呼吸的时间。至于手的阴经、阳经，它们都循环于人体的上半身与心肺两脏距离都很近，接受脏气之道较短，气的运行也快，故针刺的深度，一般都不超过二分，留针的时间，都不超过一次呼吸的时间。但人有老幼，身材有大有小，体格有胖有瘦，医生必须考虑到这些差异，治疗时采取相应的措施。如果灸得过度，就会损害人体，称为恶火，也就会发生骨髓枯槁、血脉凝涩的病变。如果针刺过度，就会损伤正气。

黄帝说：人体经脉的大小，血气的多少，皮肤的厚薄，肌肉的坚脆，以及肌肉突起部位的大小等，都可以制定出一个统一的衡量标准吗？

岐伯回答说：那些身材适中，肌肉不太消瘦，气血也不衰败的人可以作为衡量标准。身体消瘦，形肉已脱的人是不能根据这个标准来确定针刺的深浅的。应该通过审察，按切脉象，触摸皮肤、肌肉之后，再诊其寒热虚实，给予适当的调治，这才是各适其宜、对症施治的真正法则。

经筋篇第十三

【题解】

本篇主要叙述了经筋的循行、经筋的发病、病症特点、病名和治疗原则。

足太阳膀胱经的筋，起始于足的小拇指的外侧，向上行并结聚于足的外踝，再斜行向上结聚于膝部；沿足外踝的外侧向下行并结聚于足跟，又沿足跟上行而结聚于膝腘内。它另行的一条支筋，结聚于腿肚的外侧，上行进入腘窝的内侧缘，与前一支筋并行，向上结于臀部，再上行经过脊柱两旁，到达头顶；由此分出的支筋，另行入内并结聚于舌根。其直行的支筋，由脖子而结聚于枕骨，向上到达头顶，又沿着颜面下行，结聚于鼻的两旁。由鼻分出的支筋，像网络一样围绕而上至眼睑，然后向下结聚于颧骨处；又一支筋，由腋后外侧，上行而结聚于肩髃穴处；另一条支筋，由腋窝向上出于缺盆处结聚于耳后完骨部；还有一条支筋，由缺盆部另行分出，斜行向上出于颧骨部。由本经筋所引起的病症表现为：足小拇指及足跟疼痛，膝腘部挛急，脊背反张，颈部筋脉拘挛疼痛，肩不能抬举，腋部牵扯缺盆部辗转疼痛，肩部不能左右摇动。治疗时应用火针速刺疾出的方法。针刺的次数以病情好转为度，以痛处作为针刺的穴位。这种病称为仲春痹。

足少阳胆经的筋，起于足的无名指端，沿足背上行而结聚于外踝，并沿着胫骨外侧，向上结聚于膝部外缘；它的一条支筋，从外辅骨处另行分出，上行至髀部时，分为两支，行在前面的一支，在伏兔之上结聚，行在后面的一支，在尾骶部结聚；它的一条直行筋，上行至肋下空软处，再至腋部的前缘，横过胸的旁边并连接乳部，最后结聚于缺盆；又一直行筋，向上出于腋部，经过缺盆，行于足太阳经筋的前面，沿着耳后向上到达额面，在头顶上相交，再下行到颔部，然后又向上结聚于颧部；另有一条支筋，从颧部发出，在眼外角结聚，成为眼的外维。本经筋所发生的病症表现为：足的无名指抽筋牵引至膝的外侧，膝关节僵直，膝窝里的筋拘紧，并牵引前面髀部和后面尻部并引起疼痛，又向上牵及肋下空软处和软胁部疼痛，再向上牵引缺盆部、胸旁乳部、颈部等处，使所有连接的筋都感到拘急。如果从左侧向右侧维络的筋拘急时，就会使右眼无法睁开，这是因为本筋经过右额角与跷脉并行，左侧的筋维络着右侧的器官，所以左侧的筋受伤，右脚就不能活动。以上现象称为维筋相交。治疗时应采取火针速刺疾出的方法。针刺的次数以病情好转为度，以痛处作为针刺的穴位。这种病称为孟春痹。

足阳明胃经的筋，起于足的中指，结聚于足背，其斜行的一支，沿足背的外侧向上到达辅骨，结聚于膝的外侧，再直上而结聚于髀枢，又向上沿着胁部连接着脊柱。其直行的一条支筋，向上沿胫骨而结聚于膝部，由此又分出的支筋，在外辅骨相结聚，并与足少阳经的筋相合；其直行的一条筋，向上沿着伏兔而在髀处聚结，在阴器会合后，再向上散布于腹部，到达缺盆部结聚，然后上沿颈部，环绕在口听周围，至颧部会合后，又向下结聚于鼻部，上与足太阳经的筋相合，足太阳经的筋是上眼睑的纲维，足阳明经的筋是下眼睑的纲维；它的另一条支筋从脸颊发出，并在耳羊结聚。本经筋所发生的病症表现在：足的中指及胫部抽筋、足部颤动及强硬不适、伏兔部转筋、髀前部肿、阴囊肿大、腹筋拘急，并向上牵引缺盆及颊部，使口角突然歪斜。受寒而引起筋拘急的，会引起双眼闭合；受热而导致筋弛缓的，会使眼无法张开。颊筋如果有寒就发生拘急、牵引颊部而致口角歪斜；颊筋受热，就会使筋无力收缩，因此引起口角歪斜。治疗时可用马油膏涂擦拘急的面颊，用白酒调和桂末涂抹弛缓一侧的面颊，用桑钩钩住口角，再将桑木炭火，放在地坑中，地坑的深度要与病人座位的高度相等。然后用马脂温熨拘急的面颊，同时喝点美酒，吃些熏肉之类的美味，就是不会喝酒的人，也要尽量喝一点，并在患处频频按摩。对患筋病的病人的治疗，就应采取火针速刺疾出的方法。针刺的次数，以见效为度，以痛处作为针刺的穴位。这种病称为季春痹。

足太阴脾经的筋，起于足的大拇指内侧的尖端，上行而结聚于脚踝内侧；其直行的一条支筋，向上结聚于膝部内侧的辅骨，再沿大腿内侧上行，于髀部交结后聚会于阴器，又上行至腹部，在脐部相结聚，然后沿着腹里，结聚于胁肋，并散布于胸中；其内部的支筋，附着于脊柱两旁。本经筋所发生的病症表现为：足的大拇指疼痛并引发脚踝内侧疼痛，或抽筋痛、膝内辅骨痛、大腿内侧及髀部作痛，阴器有扭转拘紧痛感，并向上牵引脐部和两胁而感到疼痛，甚至引起胸及脊内作痛。治疗本病时，应采取火针速刺疾出的方法。针刺的次数以见效为度，以痛处作为针刺的穴位。这种病为孟秋痹。

足少阴肾经的筋，起于足小拇指的下方，然后进入足心，后与足太阴脾经的筋合并后，斜行在内踝骨的下方，结聚于足跟，又与足太阳膀胱经的筋结合后向上结聚于内辅骨下，并在此与足太阴经的筋合并，沿着大腿的内侧上行，结聚于阴器，然后沿脊内，夹脊柱骨上行到颈部，结聚于枕骨，与足太阳膀胱经的筋相合。本经筋所发生的病症表现为：足下转筋，以致本经筋所到之处都疼痛、抽筋。病在足少阴经筋的，以痛症、拘挛、痉症为主要症状；病在背侧的不能前俯；病在胸腹侧的不能后仰。背为阳，腹为阴，所以患阳病则项背拘急，腰向后反折，身体不能前俯；阴病则腹部拘急，身体不能后仰。治疗本病时，应采取火针速刺疾出的方法。针刺的次数以病情好转为度，以痛处作为针刺的穴位；病在胸腹内的不宜采用针刺，可用熨法、导引、汤药来治疗。如转筋发作次数过多而病情危重的，就为不治之症。这种病称为仲秋痹。

足厥阴肝经的筋，起于足的大拇指上，上行而结聚于脚踝的下部，然后向上沿胫骨结于膝内辅骨的前方，再沿大腿内侧向上结聚于前阴，并连接足三阴及足阳明各经的经筋。本经筋所发生的病症表现为：足的大拇指疼痛牵引内踝前疼痛、内辅骨疼痛、大腿内侧痛并且抽筋、前阴功能障碍。如果房事过度，就会导致阳痿；伤于寒邪则阴器缩入；伤于热则阴器挺长不收。此类厥阴之气应采用行水的方法加以治疗，如属抽筋疼痛之类的病症，就应用火针速刺疾出的方法，针刺的次数以病情好转为度，以痛处作为针刺的穴位。这种病称为季秋痹。

手太阳小肠经的筋，起于手的小拇指的上端，结聚于手腕，再沿前臂内侧向上，结聚于肘内高骨的后方，如用手指弹拨此处的筋，小指就会感觉有些酸麻，再上行入内结聚于腋下；它的一条支筋，向后沿腋窝后缘，向上绕过肩胛，沿颈部行于足太阳经筋之前，结聚于耳后完骨处；由此处分出的支筋，进入耳中；其直行的筋，从耳朵上部出发，向下行结于颔部，又上行联属于眼外角。本经筋所发生的病症表现为：手的小拇指疼痛牵引肘内侧高骨后缘疼痛、沿臂的内侧至腋下及腋下后侧部位、肩胛周围及颈部都会感到疼痛，并引起耳中鸣痛，牵引颔部使眼睛无法睁开，要经过很长时间才能看清物体；若颈筋拘急严重，就导致筋痿、颈肿等症。颈部受寒热之气而发病的，应用火针速刺疾出的方法。针刺的次数以见效为度，以痛处作为针刺的穴位。如针刺后肿仍不消除，就再用锐针刺治。这种病称为仲夏痹。

手少阳三焦经的筋，起于手的无名指靠近小指的一侧，向上结聚于手腕，沿臂上行并结聚于肘部，再向上绕大臂的外侧，到达肩部，然后至颈部与手太阳小肠经的筋会合。它的支筋，由曲颊部进入内部并连接舌根；另有一条支筋，上行于曲牙，沿耳前，连接眼外角，再向上经过额部，结聚于额角。本经筋所发生的病症表现为：经筋所过之处，出现疼痛、抽筋、舌卷等症。治疗时应采取火针速刺疾出的方法。针刺的次数以见效为度，以痛处作为针刺的穴位。将这种病症称为季夏痹。

手阳明大肠经的筋，起始于食指靠近大指的侧端，结于腕部，沿臂上行并结于肘部的外侧，再经过大臂并在肩髃处聚结；它的支筋，绕过肩胛，并行于脊柱两侧；其直行的筋，由肩髃向上到达颈部；出于手太阳小肠经筋的前方，再至左额角，与头相连，然后下行到右额。另一条支筋，上行于颊部，结聚于颧骨部。本经筋所发生的病症表现为：本筋经所经过的部位，出现疼痛、抽筋、肩不能抬、脖颈不能左右转动。治疗时应采取火针速刺疾出的方法。针刺的次数以见效为度，以痛处作为针刺的穴位。这种病称为孟夏痹。

手太阴肺经的筋，起于手的大拇指尖端，沿手指上行，结聚于鱼际部之后，继续上行于寸口部位的外侧，沿手臂内侧并结聚于肘中，再上行于大臂内侧，进入腋下，从缺盆而出，又结聚于肩髃前方，然后上行结于缺盆，再下行结聚于胸里，分散而贯穿贲门下部，与手厥阴经的筋相合后，向下到达季胁。本经筋所发生的病症表现为：本筋经过的部位，出现抽筋、疼痛，严重的则发展为息贲之症（息贲：五脏积病之一，因肺气积于胁下，喘息上贲而得名。症状为：恶寒发热、右胁痛、背痛、呕逆等——译者注）、两胁拘急、吐血。治疗时应采取火针速刺疾出的方法。针刺的次数以见效为度，以痛处作为针刺的穴位。这种病称为仲冬痹。

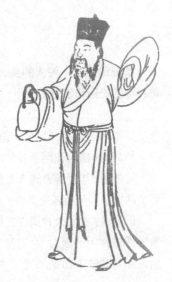

手厥阴心包络经的筋，起始于手的中指末端，

沿中指上行，进入掌后与手太阴肺经的筋并行，结聚于肘的内侧，再上行沿手臂的内侧结聚于腋下，然后下行分散，布满胁肋的前面和后面；它的支筋，进入腋下，散布于胸中，又在贲门聚结。本经筋所发生的病症表现为：其所经过的部位，出现抽筋和胸部作痛，成为息贲症。治疗时应采取火针速刺疾出的方法。针刺的次数以病愈为度，以痛处作为针刺的穴位。这种病称为孟冬痹。

　　手少阴心经的筋，起于手的小拇指的内侧，循小指上行，在掌后高骨之处结聚后，再上行而结于肘部内侧，进入腋下，与手太阴肺经的筋相交叉，在乳部的内部行走而结聚于胸中，然后沿着贲门，向下与脐部相连。本经筋所发生的病症表现为：胸内拘急，心下有积块坚伏而成伏梁（伏梁：五脏积病之一，起于心经气血凝滞，久治不愈，以致脐旁或脐上突起如手臂之物，伏而不动，如屋梁——译者注），肘部拘急，本经筋所循行经过的部位，都会抽筋、疼痛。治疗时，应采取火针速刺疾出的方法。针刺的次数，以见效为度，以痛处作为针刺的穴位。但已经出现伏梁之症而吐脓血的，为不治之症。凡是经筋所发生的病症，遇寒则筋拘急；遇热则筋脉松弛，阳痿不举。背部的筋拘急就会使身体向后反张，腹部的筋拘急就会使身体前俯而不能伸直。火针是用于刺治因寒而筋急的，若因热而筋脉弛缓，就不能再用火针了。这种病称为季冬痹。而足阳明胃经和手太阳小肠经的筋拘急时，就会出现口眼歪斜、眼角拘急、看东西模糊的症状，治疗时就可采用以上方法。

骨度篇第十四

【题解】

　　本篇论述了一般人的头、胸、腰围的尺寸等，并用骨骼作为标尺来衡量人体经脉的长短和脏腑的大小。

　　黄帝问伯高道：《脉度》篇所说经脉长短的确定，其标准是什么呢？
　　伯高说：应当先测量骨节的大小、宽狭、长短，从而就可以测定经脉的长度。
　　黄帝道：想了解普通人骨度的情况，如果一个正常人以七尺五寸长计算，其骨节的大小、长短各是多少？
　　伯高说：头颅大骨周围二尺六寸，胸围四尺五寸，腰围四尺二寸。头发所覆盖的部位称为"颅"，它到脖子的距离为一尺二寸，前发际到颐的下部是一尺，后发际到颐的下部是二尺二寸，五官端正的人则为各一尺一寸。喉结以下至缺盆中央长四寸，缺盆以下至剑骨突长九寸，如果超过九寸的肺脏很大，不满九寸的肺脏很小。剑骨突以下至天枢长八寸，超过八寸的胃脏很大，不满八寸的是胃脏很小。天枢向下至耻骨长六寸半，超过六寸半的是回肠宽而长，不满六寸半的是回肠狭而短。横骨长为六寸半，横骨的上边缘向下到膝内辅骨的上缘长一尺八寸，内辅骨上缘向下至内辅骨下缘长三寸半，内辅骨下缘向下至内踝骨尖长一尺三寸，内踝骨尖至足底长三寸。膝腘窝向下到脚的长度是一尺六寸，脚面到脚底的高度为三寸。以上这些骨的

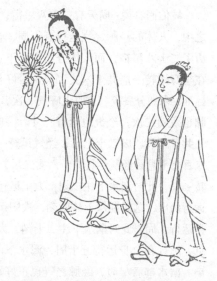

尺寸数字，粗大的会超过，细小的会不及。两侧头角向下至柱骨长一尺，肩骨到腋中尽处长四寸，腋部向下至软肋长一尺二寸，软肋向下至髀枢长六寸，髀枢向下至膝盖中央长一尺九寸，膝向下至外踝骨尖长一尺六寸，外踝骨尖向下至小趾侧后的京骨长三寸，京骨向下至足底长一寸。耳后高骨之间的距离为九寸，耳前两听门之间的距离为一尺三寸，两颧骨之间宽七寸，两乳之间宽九寸半，两髀之间宽六寸半。脚的长度为一尺二寸，宽度为四寸半。肩峰至肘关节长一尺七寸，肘至腕关节长一尺二寸半，腕至中指本节长四寸，中指本节至中指端长四寸半。项后发际向下至背部第一节椎骨的长度为二寸半，大椎骨向下至尾骶骨共二十一节，总长三尺，上面的七节每节长一寸四分一厘，其余的零数都在下面的各节中，所以上七节共长九寸八分七厘。以上所述是一般人骨的长度，根据这个标准，可以确定经脉的长短。所以说经脉在人体中，其浮于表面、坚实明显而粗大的经脉多血，细小而深伏的经脉多气。

五十营篇第十五

【题解】

本篇介绍了一昼夜间经气在经脉中运行五十周次的路线和顺序。

黄帝说：我想了解经脉之气在人体运行五十个周次的情况是怎样的？

岐伯回答说：周天有二十八星宿，每星宿之间的距离为三十六分；一个昼夜之中，人体的经脉之气运行五十周，合一千零八分。在一昼夜中，太阳运行周历了二十八星宿，而人体分布在上下、左右、前后的经脉共有二十八条，脉气在全身运转一周共十六丈二尺，恰好与二十八宿相应。以铜壶漏水下注百刻为标准，来划分昼夜。所以人呼气一次，脉就跳动二次，经气运行三寸；吸气一次，脉也跳动二次，经气也运行三寸。一呼一吸为一息，脉气共行六寸。十息，脉气共行六尺。以二十七息，经气运行一丈二尺六寸来计算，则太阳运行为二分。二百七十息，经气运行共十六丈二尺，经气运行交流贯通于经脉之中，在全身运转一周，此时漏水下注二刻，太阳运行二十分有零；共五百四十息，脉气在全身运行两周，这时漏水下注四刻，太阳运行四十分有零；共二千七百息，脉气在全身运行十周，此时漏水下注二十刻，太阳运行五宿二十分有零；共一万三千五百息，脉气在全身运行五十周，漏水下注正好为一百刻，太阳将二十八宿运行完毕。漏水都滴尽时，经脉之气也正好走完五十周。所谓交流贯通，是指脉气在二十八脉通行一周。如果能保证人的脉气运行五十周，人就会健康无病，寿尽而终。脉气在人体运行五十周的总长度是八百一十丈。

营气篇第十六

【题解】

本篇主要介绍了营气的生成过程和运行特点。

黄帝说：营气能在人体发挥重要作用，关键是人体摄入的食物。水谷进入胃中，化生出的精微，就传于肺脏，通过肺的传输作用，使它流溢于五脏，布散于六腑，其精纯的营气在人体经脉之中流行，营运而不休止，终而复始，这可说和天地间的规律是一样的。

营气的运行，起始于手太阴经，流注于手阳明大肠经，向上进入足阳明胃经，向下到达足背，流注于足大趾间，与足太阴脾经汇合。从足部向上到达脾经，从脾的支脉，向上进入心脏。由此沿手少阴心经，出于腋窝，往下沿臂内侧后缘，流注于手的小指末端，与手太阳小肠经汇合。后由此上行，越过腋窝，从眼眶下的内侧穿出，流注到眼内角，然后向上到达头顶，再向下到达颈后，与足太阳膀胱经相合。再沿脊柱往下经尻部，流注于足趾的末端，又沿足心，流注于足少阴肾经。从足心上行注入肾脏，从肾脏转注心脏，向外散布于胸中。沿着心包络脉，从腋窝穿出向下到达前臂，从手腕部出来后进入到两筋之间，再进入掌中，到达中指和无名指的指端，与手少阳三焦经相合。由此上行注于两乳之间的膻中穴，散注于上中下三焦之中，再从三焦流注于胆腑，从胁部穿出，注于足少阳胆经，下行至于足背，又从足背流注到足大趾间，与足厥阴肝经相合。然后循肝经上行至肝脏，从肝脏上注于肺脏，再向上沿喉咙后面，进入鼻的内窍，终止于畜门（鼻孔）。它的支脉，再向上沿着额部上行到达头顶，沿头顶中央，向卜进入脖项之中，沿脊柱，到达骶骨部，这是督脉循行的通道。由此再通过任脉，向前环绕阴器，向上经过阴毛内部，进入脐中，再进入腹中再进入缺盆，又向下流注于肺脏，再出手太阴肺经开始循环周流。这就是营气运行的路线，无论顺行或是逆行，都遵循这个规律。

脉度篇第十七

【题解】

本篇讨论了二十八脉的长度和测量的方法，以及二十八脉对应的生理、病理情况和治疗方法。

黄帝说：我想知道人体经脉的长度。

岐伯回答说：两手的六条阳经，从手至头，每条脉长五尺，五六共三丈。两手的六条阴经，从手至胸，每条脉长三尺五寸，三六共是一丈八尺，五六得三尺，共计二丈一尺。两足的六条阳经，从足至头，每条脉长八尺，六八合四丈八尺。两足的六条阴经，从足至胸，每条经脉长六尺五寸，六六得三丈六尺，五六得三尺，共计三丈九尺。左右两跷脉，从足至目，各长七尺五寸，二七得一丈四尺，二五得一尺，共计一丈五尺。督脉、任脉各长四尺五寸，二四得八尺，二五得一尺，共计九尺。以上这些经脉，总长十六丈二尺，这就是脉气运行的较大的通道。

经脉潜藏在身体的内部，从经脉分出而横行的是络脉，从络脉再分出并分散而行的是孙络。孙络盛满而有瘀血的，应当赶快放血以祛除疾病，邪气盛的，可用泻法；正气虚的，应该饮服汤药进行调补。

五脏的精气的盛衰常常可以从人体的头面七窍反映出来。肺气与鼻子相通，肺气和调，鼻子就能辨别香臭等气味。心气与舌头相通，心气和调，舌头就能辨别五味。肝气与眼睛相通，肝气和调，眼就能辨别五色。脾气与口相通，脾气和调，口就能辨别各种食物的香味。肾气通于耳，肾气和调，耳朵就能听清各种声音。如果五脏不和，七窍就会不通；六腑不和，气血就会滞留而结聚为痈肿。

所以邪气滞留在六腑之中，那么属阳的经脉就能和顺通利；阳脉如果不和，气就会留滞；气滞，阳脉就会偏盛。邪气在五脏，属阴的经脉就会不通利；阴脉不利，气就会留滞；气滞，阴脉就会偏盛。由于阴气太盛而阳气不能运行，这叫作关。由于阳气太盛而阴气不能运行，这叫作格。阴阳都盛而导致不能相互营运，这叫作关格。关格的人活不到应有的年纪而早亡。

黄帝问：跷脉的起点在哪里？终点又在哪里？是哪条经脉之气助使它运行的呢？

岐伯回答说：阴跷脉是足少阴肾经的别脉，起始于然骨后的照海穴部，向上运行到脚踝内侧的上方，直向上行，沿着阴股内侧进入阴器，再上到达胸部进入缺盆，上出人迎的前方，进入颧骨部，与内侧的眼角相连，与足太阳膀胱经脉会合而上行。阴跷和阳跷二气相接，并行环绕于目，二气相合，则滋润双眼，二气不合，则眼睛不能闭合。

黄帝问：阴脉之气独行于五脏，而不运行于六腑，是什么原因呢？

岐伯回答说：脏气的运行如同水的流动、日月的运行一样，永不休止。所以阴脉运行于五脏，阳脉运行于六腑，如同圆环没有端点、终而复始地运行着。其流溢的脉气，在内灌溉五脏六腑，在外则濡润肌表皮肤。

黄帝问：跷脉有阴有阳，究竟哪条跷脉是用来计算的呢？

岐伯回答说：男子用阳跷脉来计算长度，而阴跷为络；女子用阴跷脉来计算长度，而阳跷为络。一般计算的跷脉的长度为经脉，络脉的长度不在计算之内。

营卫生会篇第十八

【题解】

本篇主要论述营气和卫气的生成和会合的情况，并介绍了三焦的功能与特点。

黄帝向岐伯问道：人的精气来自什么地方？阴气和阳气交会在哪里？什么气叫作营？什么气叫作卫？营气在哪里产生？卫气在哪里与营气会合？老年和壮年气的盛衰不同，白天和黑夜气行的位置也不一样，我希望听听它会合的道理。

岐伯回答说：人身的营卫之气来源于水谷，当水谷入胃后，把经消化所产生

的精微部分传给肺脏，五脏六腑都因此
而得到了营养，其中清的称为营气，浊
的称为卫气，营气流行在脉中，卫气流
行于脉外，在全身范围内流动，永不休
止，卫气、营气各循行五十周之后又会
合。沿着阴经阳经相互贯通，如同圆环
没有端点。卫气行于阴分二十五周，行
于阳分亦二十五周，昼夜各半，所以卫
气行于阳则醒寤，行于阴则睡眠。因此，
卫气行于中午而阳气盛，称为重阳；夜
半时因为卫气都从阳经转运到了内脏，
内脏的卫气最盛，称为重阴。太阴主
内，太阳主外，营气、卫气行阴行阳各

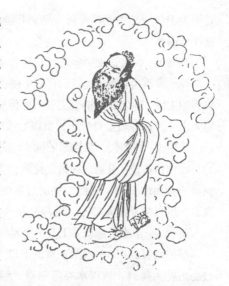

二十五周，分为昼夜各半。夜半是阴最盛的时候，夜半以后阴气渐衰，黎明时
分阴气已尽而阳气继起，中午是阳气最盛的时候，太阳偏西，阳气渐衰，太阳
落下，阳气已尽而阴气继起，到夜半时分，营卫之气会合，这个时候人早已入
睡了，叫作合阴。黎明时阴气衰尽而阳气又起，如此往复，循行不止，与天地
阴阳的运转道理是一致的。

黄帝说：老年人在夜间睡眠很少，这又是什么原因呢？少壮的人在白天睡眠
很少，又是什么原因呢？

岐伯回答说：年轻力壮的人气血旺盛，肌肉滑润，气道通畅，营、卫二气
按照规律而运行，所以白天特别精神，夜间也能熟睡。老年人的气血衰退，肌
肉干枯，气道滞涩，五脏之气不能沟通，不能调和，所以营气衰少，卫气内败，
所以白天精神不振，夜间也不能熟睡。

黄帝说：我想知道营气和卫气，都是从什么地方发出的？

岐伯回答说：营气由中焦发出，卫气由上焦发出。

黄帝说：希望听一下三焦发气的情况。

岐伯回答说：上焦之气起始于胃的上口，并沿食道上行，穿过膈膜，分散布
满于胸中，经过腋下，沿手太阴肺经的部位向手的方向运行，返回到手阳明大
肠经，向上到达舌头，向下到达足阳明胃经，常与营气并列而行在阳经二十五周，
在阴经运行亦二十五周，循行五十周后，又会于手太阴经。

黄帝说：人在有热的时候，饮食刚下胃，水谷还没有完全转化为精微之气，
汗就先出来了，有的汗出在面部，有的汗出在背部，有的是半身出汗，它并不
沿着卫气所运行的通道而出，其原因何在呢？

岐伯说：这是由于在外受了风邪的侵袭，在内又受食热之气的影响导致腠
理开泄，毛孔张大，卫气就走出，当然就不一定沿着它运行的正常道路了。这

白
话
黄
帝
内
经

是因为卫气的性质慓悍滑利，见到开泄的地方就走，所以没有从正常通道走出，这叫作漏泄。

黄帝说：我想知道中焦之气是从什么地方发出的。

岐伯回答说：中焦也是出自胃中的，在上焦之后，中焦接受水谷，经过消化，将糟粕去除，将生成的精微之气向上传注于肺，同时血液也由此生成，以养人体，对人来说，这是最宝贵的了，所以能够单独运行于经脉之道，叫作营。

黄帝说：血和气，名称虽不同，但却属于同一类，这是什么道理呢？

岐伯回答说：卫是水谷精气化成，营也是水谷精微的变化，所以血和气，是同类不同名的事物。因此，耗血过度的不能再让其发汗，脱汗的人不能再让他失血，所以两者皆失必死，两者失去一个尚有生存的希望。

黄帝说：希望听您谈谈下焦的活动情况。

岐伯回答说：下焦起始于胃的下口，将糟粕输送至大肠，又将水液经过层层过滤后注入膀胱。所以水谷等物质，经常贮存在胃中，经过消化，形成的糟粕向下输送至大肠，水液也向下渗灌，层层过滤，留下清液，其污浊部分就沿下焦进入膀胱。

黄帝说：人喝了酒，酒也与水谷一起入于胃中，谷物还没有完全被消化，而小便便先排泄了，这是为什么呢？

岐伯回答说：酒是经谷物腐熟后酿成的液汁，其气慓悍清纯，所以即使在食物以后入胃，也会比食物先由小便排出。

黄帝说：太好了！我明白了上焦心肺宣散营卫之气像雾露一样，轻清弥漫，灌溉全身；中焦的作用就是消化谷物，像水浸泡东西使之腐化一样；下焦的作用就是将水和糟粕排出体外，像沟道排水一样。这就是三焦的功用。

四时气篇第十九

【题解】

本篇论述了四季气候变化对于人体的影响和四季不同的针刺方法。

黄帝问岐伯道：四季的气候都不相同，各种疾病的发生大都与四季的气候有关，针灸缪刺的方法，也因各个季节的气候不同而各不相同，其中有什么规律呢？

岐伯回答说：每个季节的邪气侵入人体的部位是不同的。灸刺的原则，也应当根据不同的发病季节来确定有关的穴位。所以在春天，针刺时就取用络脉分肉的间隙，病重的深刺，病轻的浅刺；在夏天进行针刺，就取用阳经、孙络，或分肉之间的气道，以及透过皮肤浅刺；在秋天针刺，就取用各经的腧穴，如病邪在六腑的，可以取用合穴；在冬天针刺，就取用各经的井穴和荥穴，应深刺而且留针时间较长。

患温疟却没有汗出的症状，可以取五十九个治疗热病的主要腧穴。患风水病并且皮肤浮肿的，可以取五十七个治疗水病的主要腧穴。如果是皮肤表层有瘀血的，就应针刺将瘀血排净。患飧泄症，应采用补法，针刺三阴交穴，同时上刺阴陵泉，都应长时间留针，待针下有热感才可止针。患转筋在外侧部位的，取三阳经的腧穴；患转筋在内侧部位的，取三阴经的腧穴，都是用火针刺入。患水肿而不兼风邪的，首先用铍针刺脐下三寸的部位，然后再用中空如筒的针刺入针处，将腹中之水全部吸除干净。水去之后，则肌肉坚实。若排水时排泄缓慢，病人就会烦躁满闷；若排泄得较快，则病人觉得舒适安静。用此法可隔天刺一次，直至水尽为止。同时可以服用利水的药物。一般在刚进行针刺时服药。服药时不可吃东西，吃东西时不可服药，开始禁食伤脾助湿的食物一百三十五天。患各种痹症经久不愈的，是有寒湿久留在体内，应用火针刺足三里；如腹中感觉不适，就取足三里穴针治。邪气盛的就用下泻法，正气虚的就用补益法。患麻风病的，应经常用针刺其肿胀部位，然后再用锐利的针刺患处，并用手将污血邪气排出，直到肿消为止。患者应当注意饮食，忌吃任何不利于调理的食物。

腹中时常鸣响，且有气上冲向胸，喘息急促而不能久立，说明病邪在大肠，应用针刺气海、巨虚上廉、足三里。小腹部牵引睾丸作痛，连及腰脊，疼痛波及心，表明邪在小肠，为小肠疝病，小肠下连睾系，向后附属于脊椎，与肝肺相通，并与心脏相连。因此邪气盛时，就会使气逆行，冲犯肠胃，干扰肝脏，散布于肓膜，结聚于脐部。所以治小肠病时应当取脐下的气海穴，以散邪气。针刺手太阴经以补肺经之虚；取足厥阴经，以泻肝经之实；取下巨虚穴以去小肠的病邪，并且按邪气所过的经脉取穴调治。病人时常呕吐，且呕吐物带有苦水，并常叹气，恐惧不安，如人将捕捉他一般，这是由邪气在胆、胃气上逆所致。胆汁外泄，就会口感苦味，胃气上逆，就会呕出苦水来，所以叫呕胆。治疗时应取足三里穴来平息胃中的逆气，刺足少阳经的血络，以消除胆气上逆的症状，然后根据病的虚实用补虚泻实的方法，通过调节虚实来祛除邪气。饮食下咽后，如停泄不下，就会感觉胸膈闭塞不通，这是邪气在胃脘所致。如邪气在上脘，就针刺上脘穴，使滞气下行；若邪气在下脘，就针刺下脘穴，用散法将寒气除尽。小腹部肿痛，小便不通，这是邪气在膀胱，下焦阻塞不通所致，应当取用足太阳经的大络委阳穴。如发现足太阳经的络脉与足厥阴经的孙络有瘀血结聚，且肿痛向上延及胃脘，就应该取足三里穴进行刺治。

针刺时，应注意通过对病人气色和眼神的观察，推知正气的散失或恢复。观察病人气色和眼神的变化，可推知病邪的存在或消失。诊病时，医生要形神专注，察看病人的神态举止，诊其气口脉和人迎脉。如果脉象坚实、洪大而且滑利，说明邪气正盛，是病症日渐加重的迹象；如果脉象柔软而且和缓，表明正气正在恢复，是病势将退的征兆。如病在各经而且脉象坚实有力，说明再过三天左右，病就会痊愈。这就是所谓气口是候阴分的，人迎是候阳分的。

五邪篇第二十

【题解】

本篇讨论的是邪气侵入五脏后出现的常见症状以及针刺方法。

邪气在肺脏，病人表现为皮肤疼痛，身体发热讨厌寒冷、呼吸不顺且气喘、出汗、剧烈咳嗽并且引发肩背等不适。治疗时可取胸部外侧的中府、云门穴，以及背部第三椎节旁的肺俞穴，治疗时先用手快速按压，待病人稍感觉舒畅后立即进行针刺，然后取缺盆穴，将肺中邪气散尽。

邪气在肝脏，病人表现为两胁疼痛、中焦虚寒、肝脏瘀血不散、小腿抽筋、关节时有肿痛等，治疗时可取足厥阴肝经的荥穴行间，以引导胁下之气下行，补益足阳明胃经的三里穴来温暖中焦脾胃，进而针刺本经血脉来散净瘀血，兼取耳根青脉，消除抽搐等症状。

邪气在脾胃，病人表现为肌肉疼痛，如果阳气有余，阴气不足，则中焦热盛而导致消化过快容易饥饿；如果阳气不足，阴气有余，则中焦寒盛而导致肠鸣腹痛；如果阴阳都有余，或阴阳都不足，则病症有寒有热，但不论是寒或是热，都可取足阳明胃经的三里穴进行调治。

邪气在肾脏，病人症状为骨痛阴痹，所谓阴痹，即痛无定所，用手按也无法找到痛处，会出现腹胀、腰痛、大便困难、肩酸颈痛及经常眩晕等症状。治疗时可取足少阴肾经的涌泉穴和足太阳膀胱经的昆仑穴，只要存在瘀血，就用针刺将瘀血排净。

邪气在心脏，病人表现为心痛，情绪低落，表情悲伤，甚至眩晕而倒地。应根据病的有余或不足加以调治和疏导。

寒热病篇第二十一

【题解】

本篇论述了皮肤寒热、肌寒热、骨寒热等寒热病的产征候、治疗和预后，并讨论了天牖五部的部位和主治；并对热厥、寒厥病的征候表现、治疗方法做了详细的论述。

皮寒热病的表现为皮肤疼痛以致不能接触床席，毛发枯燥，鼻孔发干，汗液无法流出，治疗时应取足太阳经的络穴，以补手太阴经的不足。肌肉寒热，病人表现为肌腱疼痛，毛发焦枯，唇舌干燥，汗液无法流出。应取足太阳经在下肢的络穴，将其瘀血全部排出，以补足太阴经，这样使汗顺利流出。骨骼寒热，病人则烦躁不安，大汗淋漓，若是牙齿还没出现枯槁的现象，当取足少阴大腿内侧的络穴大钟，如牙齿已现枯槁，就是死症，生命已经无法挽回了。至于骨厥病的诊治也是这样。患骨痹的，全身骨节不能自由活动，而且疼痛异常，多汗，心中烦乱。治疗时可取三阴经的穴位，针刺时采用补法。身体被金属利器所伤，血流甚多，且又受风寒的侵袭，或者从高处跌落，以致肢体懈怠无力，这叫作体惰，治疗时可取小腹脐下的三结交（三结交，指胃经、脾经、任脉三经相交处的关元穴）。厥痹，是厥逆之气由下至上进入腹部，治疗时可取阴经或阳经的络穴，但必须察明主病的所在，以泻阳经、补阴经为原则。

颈部两侧的动脉是人迎穴，人迎属足阳明经，位置在颈筋的前面。颈筋后面是手阳明经的腧穴，名叫扶突。手阳明经之后是足少阳经的穴位名为天牖穴。天牖后面是足太阳经的天柱穴。腋下三寸处的动脉，是手太阴经的腧穴，名叫天府。阳邪上逆而头痛，胸中满决，呼吸不利等病症，当取人迎穴来治疗；突然失音，舌强，当取扶突穴施以针刺，并针刺舌根放血治疗；突然耳聋，经气蒙蔽，耳失聪，目不明的，治疗时取天牖。突然发生拘挛、癫痫、眩晕、足软支撑不住身体，治疗时取天柱穴。突然热渴，腹气向上逆行，肝肺二经内蕴的火邪相互搏击，以致血逆行，口鼻出血，治疗时取天府穴。以上五穴，天牖穴居中，其他四穴聚拢在其四周，因此称为天牖五部。

手阳明大肠经入于颔部而遍及全齿的，叫作大迎，所以如果下龋齿痛应取大迎穴，如果讨厌寒冷的，用补法，不讨厌寒冷的，用泻法。足太阳膀胱经入于颔部而遍及全齿的，名叫角孙，所以治疗上齿龋痛，应取角孙穴及鼻和颧骨前面的穴，在刚发病的时候，如果脉气充盛，应采用泻法，反之则用补法。另有一说，可在鼻外侧取穴施治。足阳明胃经有沿着鼻子两侧进入面部的，名叫悬颅。其经脉下行连接于口，上行的部分进入对侧的目本之中，因此头痛引发的腮部疼痛，应根据发病的部位取穴，有余的采用泻法，不足的采用补法；若取之不当，则可能泻不足，补有余，结果更糟了！足太阳膀胱经过颈入于脑部，直接连接目本的叫作眼系。若头目疼痛，可在脖子的两筋中间取穴。此脉入脑后，分别联属于阴阳二跷脉，阴阳交会，阳气入而阴气出，交会于眼的内角。如果阳气偏盛，则两目张开，如果阴气偏盛，则两目闭合。治疗热厥病应取足太阴脾经、足少阳肝经进行治疗。寒厥症，取足阳明胃经、足少阴肾经进行治疗，针刺时要留针。舌纵缓不收，口角流涎，胸中烦闷的，当取手太阴肺经穴。在进行治疗时，针刺正气虚的病症，应顺着脉气的去向采用补法；针刺邪气实的病症，应迎着脉气的来向采用泻法。

春季用针取穴于络脉；夏季用针取穴于肌肉与皮肤间；秋季用针取穴于气口，冬季用针取穴于经脉。在一年四季中只要进行针刺，应与时令的特征相适应、相协调。取络穴、脉穴可治皮肤，取肌肤间穴可治肌肉，取气口穴可治筋脉，取各经脉之穴则可治骨髓和五脏等部位的疾病。

身体有五个重要部位：第一个是伏兔，第二是小腿，第三是背部（督脉及膀胱经所行处），第四是五脏腧穴，第五是项部。此五部如果发生痈疽就很难治愈了。

疾病始于手臂的，可先取手阳明大肠经、手太阴肺经的穴位，使其出汗；疾病始于头部的，可先取项部足太阳膀胱经的穴位，使其出汗；疾病开始发生在足部胫部的，可先取足阳明胃经的穴位，使其出汗。使人出汗的方式可以是针刺手太阴经的诸穴，或者针刺足阳明经诸穴。针刺阴经而出汗过多的，可取阳经穴来止汗；针刺阳经而出汗过多的，可取阴经穴来止汗。针刺不当也会产生许多危害：一是刺中病邪却留针过长，使病人精气耗泄；二是尚未刺中病邪就立即出针，使邪气凝聚不散。精气耗泄会使病情加重而身体瘦弱，邪气凝聚不散则能引起痈疡等症状。

癫狂篇第二十二

【题解】

文中论述了癫症和狂症的病因、征候和治疗方法等。

眼角向外开裂于面颊一侧的，叫作目锐眦；在眼的内侧靠近鼻梁的，叫作目内眦。上眼睑属目外眦；下眼睑则属于目内眦。

癫病发作的开始之时，病人先出现精神抑郁、闷闷不乐，头部发沉并有疼痛产生，目光呆直，两眼发红，进一步发作到严重时，就会出现心绪不宁。医者诊察时，可通过颜面部的色泽、表情，来推断其病是否将要发作。若治疗可取手太阳、手阳明、手太阴三经的一些腧穴，等到患者面部的血色转为正常时停针。癫病开始发作的时候，病人会口角歪斜，发出啼叫的声音，呼吸急促、心悸，医生应当候察手阳明、手太阳两经，根据其病变所在进行治疗。凡左侧正常的，应刺右侧；右侧正常的，应刺左侧，等到患者面部的血色转为正常时停针。癫病开始发作时出现腰脊反张而僵硬，因此会觉得脊柱作痛，候察其病变所在，可取足太阳、足阳明、足太阴、手太阳经的一些腧穴，等到患者面部的血色转为正常时停针。治疗癫病时，医生应当常与病者住在一起，以此来确定应当取治的部位，当病发作时，根据其有病的经脉，使用泻法进行放血。将泻出的血放在葫芦内，等到再复发时，其血就会变动；如果没有变动，可灸穷骨二十壮。所谓"穷骨"，就是骶骨。

如果癫病的病位在骨，那么在病人的腮、齿的各腧穴的分肉之间，都充满了邪气，形体瘦弱而唯独骨正常，常出汗，胸中烦闷；倘呕吐出很多的白沫，而又气泄于下，就是不治的死症。病已深于筋的筋癫疾，筋肉拘挛而身体踡缩，筋脉拘急，脉象很大，治疗宜刺项后足太阳膀胱经的大杼穴；倘呕吐出很多的白沫，而又气泄于下的，就是不治的死症。病已深入脉的脉癫疾，发病时突然跌倒，四肢经脉都表现为满胀而纵缓。当脉满的地方，可以针刺出血；如脉不满而陷下的，应针灸并行在项后两侧足太阳经的腧穴，并可灸带脉穴，在与腰相距三寸许的地方，也可灸诸经的分肉之间与四肢的腧穴；倘呕吐出很多的白沫，而又气泄于下的，就是不治的死症。上述各种癫疾，如发作时症状如同狂症，就是不治的死症。

狂症开始发生的时候，患者先是情绪低落，心情悲伤，健忘，容易发怒，时常恐惧，这是由过度的忧愁与饥饿所引起的。治疗可取手太阴经、手阳明经的一些腧穴，等到患者面部的血色变为正常时停针，并取足太阴经、足阳明经的一些腧穴。狂症开始发作的时候，患者睡眠很少，不知饥饿，自以为了不起，自以为最聪明，自以为最尊贵，喜欢骂人、吵闹日夜不休。治疗可取手阳明、手太阳、手太阴、手少阴经的一些腧穴及舌下的廉泉穴。但要注意只有血脉盛的才可以施针，如血脉不盛千万不能施以针刺。患者语言狂妄，易惊，喜欢大笑，喜欢歌唱，行动反常而不停止，

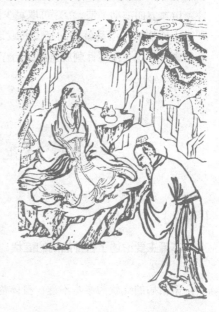

这是由于受到了极大的恐惧所致。治疗可取手阳明、手太阳、手太阴经的一些腧穴。病人狂症发作时，有时看到异物，听到奇怪的声音，爱喊叫，这是由于神气衰少所致。治疗可取手太阳、手太阴、手阳明、足太阴经的一些腧穴，以及头部和两颔部的腧穴。发作时病人食量过大，产生幻觉，内心喜笑而不显露于外，这是由于喜乐过度所致。治疗可先取足太阴、足太阳、足阳明的一些腧穴，后再取手太阴、手太阳、手阳明的一些腧穴。如狂症是新起的，还没有见到上述严重症状时，应先取左右曲泉，如果血脉盛的用针放血，不久就可痊愈了；如果病仍没有好，再用上述的治法治疗，并灸骶骨二十壮。

如果人外受风邪而得了风逆病，症状表现为四肢突然肿胀，身体像被水淋一样寒栗颤抖，时常因寒栗而发出唏嘘声，饥饿时心中烦乱，吃饱后又躁动不安，治疗时应针刺手太阴肺经和与之相对应的手阳明大肠经，以及足少阴、足阳明经的一些腧穴。如果病人感到肌肉发冷，可取荥穴；感到骨头寒冷的，应取井穴与经穴。

厥逆病的症状，是两足突然感到寒冷，胸中痛得像要裂开一样，肠中疼痛如同刀切，心中烦乱而不能进食，脉搏无论大小都兼涩象，如身体感到温暖的，可取足少阴经的腧穴，如身体感到清冷的，可取足阳明经的腧穴，身体清冷的当用补法，身体温暖的当用泻法。厥逆病还表现为腹胀，肠鸣，胸中闷而呼吸不利，治疗将手放在胸下两胁肋间，并让病人咳嗽，应手而动的就是穴位，再取背腧穴，用手按压就觉得轻快的，就是应刺的穴位。

下焦肾与膀胱气化不利而导致小便不通，治疗可取足少阴与足太阳两经及骶上的一些腧穴，用长针刺之。如果感到气上逆，就取足太阴、足阳明、足厥阴经的一些腧穴，病势重的，可取足少阴与足阳明经利于行气的腧穴。

如气衰而身体颤抖，说话时还发出唏嘘的声音、骨节发酸而身体沉重，身体懈惰无力而活动不便，治疗可取足少阴经的腧穴，并采用补法。如果气息短促，呼吸不能连续，活动就感到气虚而疲乏，治疗可补足少阴经的腧穴，如果经脉有瘀血时，应当使用针刺放血加以治疗。

热病篇第二十三

【题解】

本篇主要论述了各种热病的症状、诊断、治疗和预后。

偏枯病的症状为半身不遂，身体疼痛，如果病人言语正常，神志没有错乱，这是病邪在分肉腠理之间所致，治疗时让病人卧床并发汗，用大针刺，补其不足，泻其有余，即可恢复正常。风痱表现为身体不觉疼痛，四肢弛缓不收，意识稍感错乱，说起话来，声音虽小，但还可以听明白，这时病人尚在可以治疗之中，如果病情严重不能说话的，就不可治疗了。风痱病先起于阳分，而后入于阴分，治疗时应当先刺其阳经，再刺其阴经，方法采用浅刺。

如果热病已经得了三天，且寸口部脉象平静而人迎部脉象躁动，这是邪在表层而未入里，治疗时可选阳经上治疗热病的五十九个腧穴进行针刺，以泻其表热，使邪气随汗而出，充实其阴而补不足。病人身体发热很厉害，而寸口、人迎的脉象反现沉静，这时就不可以针刺了。但凡还有针刺的可能，就当立即针刺，虽不能出汗，仍可以减轻病情。所谓不可以进行针刺者，是指有死亡征象的人。患热病已七八天，寸口脉象躁动，并有气喘、头眩症状的，如果尽早治疗，汗将自然排出，浅刺手大拇指之间的穴位即可。同样已经七八日，而脉象微小，现尿血、口干的，过一日半就会死亡。若出现代脉的，一天内就死。热病已经出汗，而脉象仍呈现躁动，且呼吸喘促，身体再次发热时，就不要再刺其肌表，否则易导致气喘加重而死亡。热病已经七八日，脉没有躁象，或虽有躁象，但不散不疾者，邪气依然存在，若三日中能有汗出，就有治好的希望；若三日后仍不能出汗，第四天就会死亡。只要还没有出汗的，就不能通过肌腠进行针刺治疗。

热病，发展到皮肤疼痛、鼻塞不通、面部浮肿的，是热伤皮毛征候，治疗时应该采用浅刺皮肤的针法，以九针中的镵针，在治热病的五十九个穴位里选穴进行针刺。如果鼻部生有小疹子，就同样用浅刺针法刺肺经穴，但不能针刺属火的心经穴位，因为心火能克制肺金。

热病开始时如果感到身体艰涩不爽，烦躁不安并且身体发热，口干唇燥，应当治血脉，用九针中的镵针，在五十九穴里，选取与脉有关的穴位进行针刺。如果出现皮肤肿胀、口干、出冷汗等现象，说明病邪也在心脉，也应当刺其血脉。但不能刺经穴，因肾水能克心火。

患热病，有咽喉干燥、饮水多，时常惊悸不宁、不能安卧等症状的，是邪气侵入肌肉的原因，治疗时应当以针刺肌肉为主，在九针中应选用员利针，刺五十九穴中与肌肉有关的穴位。若有时眼角发青的，同样以刺肌肉取脾经穴，但不能取肝经穴，因肝木能克脾土。

热病，有面色发青、头脑作痛、手足躁动等症状的，是邪气侵入筋的原因，治疗时应当刺其筋结之间，并选用九针中的锋针，刺其四肢末端的腧穴。如有抽筋拘挛，目生白翳的症状，同样治筋病取肝经穴，但不能取肺经腧穴，因肺金能克肝木。

热病，有屡发惊悸、手足抽搐、精神狂乱等症状的，是邪气侵入心脏的原因，治疗时应当刺血络，选用九针中的锋针，将热邪立即泻去，如因癫狂而使毛发脱落的，同样针刺血脉，取心经腧穴，但不能取肾经穴位，因为肾水能克制心火。

热病，有身体沉重，骨节疼痛，耳聋而欲闭目的症状的，是邪气侵入肾脏的原因，治疗时应刺于骨，选用九针中的锋针在五十九个有关的穴位上进行针刺。如果患骨病不愿吃东西、咬牙、耳呈青色，同样应取肾经穴，但不能刺脾经穴位，因脾土能克肾水。

热病，疼痛但无法找到其具体位置的，耳聋、手脚弛缓不收、口发干，时而阳气偏盛而讨厌炎热，时而阴气偏盛而害怕寒冷，此时热邪已深入骨髓，为不治之死症。

热病，有头痛，鬓骨部位及眼区筋脉抽掣作痛，时常鼻出血的，此乃热邪厥逆于上的病症，治疗时应用九针中的锓针，根据病情虚实，采用泻有余、补不足的方法。

热病，有身体沉重、胃肠中热的，应用九针中的锋针，取脾胃二经的腧穴，以及在下部的各足趾间的穴位，同时还可以针刺胃经的络穴，以调治脾胃之气。

热病，有脐周拘急疼痛、胸胁胀满的，说明病邪在足少阴、太阴二经，治疗时应用九针中的第四针锋针刺涌泉穴与阴陵泉穴，因肾、脾二经均上连于咽喉部位，故又可针刺舌头下面的廉泉穴。

热病而大汗将出，以及脉症相合而认为可去汗出热的，当取手太阴经穴鱼际、太渊，足太阴经穴大都、太白刺之。针刺时用泻法就可以退热，用补法可使病人出汗。如出汗过多，可针刺内踝上横纹三阴交穴，这样可将汗止住。

热病，大汗已排出，而脉象仍呈躁盛实及阴脉虚弱至极的，为不治的死症；若出汗之后，脉象转为平静的，治愈后良好。若脉象躁动而不能出汗的，阴脉亢盛至极，亦是死症；若脉虽躁盛，而在汗出以后脉象转为平静的，是顺症，治愈后将良好。

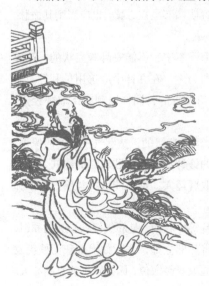

热病，不可以针刺治疗的死症有九种：一是汗无法排出，两颧发红，呃逆呕吐的；二是泄泻而腹部胀满极严重的；三是两眼视物不清、发热不退的；四是老年人和婴儿发热而腹部胀满的；五是汗不得出，呕吐而带有血丝或鲜血的；六是舌根溃烂，发热不退的；七是咳嗽，鼻孔出血，汗无法排出，或虽然汗已排出而没有达到足部的；八是热邪已深入骨髓的；九是发热而出现痉病情况的（痉病，就是脊背反张，手足抽搐，牙关紧闭以及牙齿相切等症状）。只要出现以上九种症候，均不可以针刺。

治疗热病有五十九穴：两手外侧各三穴，两手内侧也各三穴，左右共十二穴。

五指之间，各有一穴，左右共八穴。足小拇指间也各有一穴。头部入发际一寸处的两侧左右各有三穴，左右共六穴。再向上入发际三寸，两边各有五穴，左右共十穴。耳前耳后各有一穴，口下一穴，项中一穴，合起来共六穴。巅顶一穴，颅会一穴，前发际一穴，后发际一穴，廉泉一穴，左右风池共二穴，左右天柱共二穴，共九穴。总计为五十九穴。

胸中气满而呼吸急促的，治疗时可针刺足太阴脾经在足大拇指末端的穴位，距趾甲角像韭叶那样宽。如果是寒症，留钉时间应当长些；属热症的，应当迅速拔针。一旦逆气下降，喘安气间，即可止针。心疝病突发疼痛，治疗时应针刺足太阴经与足厥阴经，在这两经的血络上，针刺放血。咽喉肿痛，吞咽困难，舌体卷缩，口干，心烦，胸部疼痛，手臂内侧作痛、不能上举，应刺无名指端的关冲穴，其穴距指甲角像韭叶那样宽。眼球发红疼痛，病从眼内角开始的，内眼角是阴阳跷脉会合之处，治疗时应针刺阴跷脉的照海穴。风痉出现颈项强直、角弓反张症状，当先取足太阳经在腘窝中央的委中穴，并在表浅的血络上针刺出血。如腹中有寒邪，就兼取足阳明经的足三里穴。小便不通，治疗时可取用阴跷以及足大拇指外侧三毛上的大敦穴，并在肝肾二经的瘀血处针刺放血治疗。男子腹胀满犹如蛊病，女子腹阻塞犹如妊娠，全身无力，食欲不振，当先取涌泉穴针刺放血治疗，再刺脚面上的瘀血部位，将瘀血排尽。

厥病篇第二十四

【题解】

　　因经气上逆引起的头痛、心痛等病的症状、治疗和预后等内容。

　　厥气上逆而头痛，若表现为面部浮肿和心中烦躁的症状，可取足阳明经与足太阴经的腧穴，进行针刺治疗。

　　厥气上逆而头痛，若表现为头部血脉胀痛，心情悲伤，常常哭泣的症状时，可以诊察其头部动脉，在跳动过快处针刺放血，然后调治足厥阴经的腧穴。

　　厥气上逆而头痛，若表现为头部具有沉重感并有痛处固定不移，应用泻法，取头部中行督脉与两旁的足太阳、足少阳经，共计五行，每行五穴，合计二十五穴；先取手少阴经，后取足少阴经的腧穴。

　　厥气上逆而头痛，若表现为记忆力衰退，头痛时用手按头却按摸不到痛点所在，可先取在头面部左右的动脉，进行针刺然后再取足太阴经的腧穴，加以调理。

厥气上逆而头痛，表现为项部先痛，随而后腰脊部也相应疼痛的，治疗时应先以泻法针刺足太阳膀胱经的天柱穴，后取足太阳经的其他相应穴位进行治疗。

厥气上逆而头痛，表现为痛得很剧烈，耳前耳后的脉络都弩张而发热的情况，应先取局部泻出其血，后取足少阳经的腧穴。

邪气在脑的真头痛，痛得很剧烈，如果满脑都疼痛，手足发冷至肘膝关节的，这是不治的死症。

有一种不可取固定腧穴施治的头痛，是因为被击伤或从高处跌落后，有瘀血留滞阻塞于内或肌肉受伤而痛势不止，只可在受伤的局部针刺，不可取用远距离的腧穴。

又有一种头痛不可用针刺的，是由严重的痹症造成的头痛，假使每天发作的，用针刺治疗可使疼痛暂时缓解一些，但无法根治。

头一侧发冷而痛的偏头痛，应先取手少阳、手阳明经的腧穴，后取足少阳、足阳明经的腧穴，进行针刺治疗。

厥气上逆的心痛，牵引至背部，并有拘急抽掣之感，如同从背后撞击心脏一样，病人痛得以致背屈腰弯，这是肾邪上犯于心的心痛病，故名为肾心痛，应当先取京骨、昆仑穴，针后可以立即止痛，如痛不止，可再取然谷穴。

厥气上逆的心痛，腹中胀病，胸中郁闷心口疼痛剧烈，这属于胃邪厥逆的心痛，可取大都、太白穴。

厥气上逆的心痛，痛如锥针刺其心一般剧烈，心口疼痛十分严重，这是脾气犯心所致，故名为脾心痛，可取然谷、太溪穴。

厥气上逆的心痛，面色苍白如死人，整天不能深呼吸，这是肝气犯心的病症，故名为肝心痛，治疗可取行间、太冲穴。

厥气上逆的心痛，当安卧和休息时，疼痛比较轻，而一旦有所活动时疼痛就加重，但面色不变，这是肺气厥逆的心痛，故名为肺心痛。可取鱼际、太渊穴。

邪气在心的真心痛，病情发作的时候手足冷至肘膝关节，心部痛势剧烈，早上发作的到晚上就会死亡，或者晚上发作的到次日早上就会死亡。

凡心痛不可用刺法治疗的，是因为体内有瘀血和积聚的实症，所以这种病不可以用针刺取穴以调理经气的方法来治疗。

肠中有虫聚集成瘕，或有寄生虫者，治疗时都不适合用小针。虫痛引起的心腹疼痛表现为心中烦闷不舒心腹疼痛，发作时痛苦难忍，腹内有肿块，上下游走不定，时痛时止，腹部发热，经常口渴流涎，这是有蛔虫的征象。针刺时用手按紧肿块，不让它移动，然后用大针刺之，手仍捏住，等虫不动才可以出针。一般来说，只要满腹疼痛，烦闷难解，腹中并有结块在中而上冲的，就是有虫的征象。

　　耳聋不能闻声，可取耳中的听宫穴。耳内鸣响，可取耳前动脉处的耳门穴。耳内疼痛，不适宜针刺治疗的是指耳中有脓，或有干耳垢，以致听觉失聪的疾患。治疗耳聋，可先取无名指指甲上的关冲穴，后取足第四趾的窍阴穴。治疗耳鸣，可取手中指指甲上方与肉交界处的穴位，左侧耳鸣取右侧手足穴，右侧耳鸣取左侧手足穴，先取手上的腧穴，以后再取足部的大敦穴。

　　大腿不能屈伸活动，可以侧卧取髀枢中的环跳穴，要用九针之中的员利针，不可用大针。因肝不藏血而卜血的病可取曲泉穴。

　　风痹症邪气浸淫，身体日渐消瘦，甚至到了治不好的情况下，会出现有时两足如踏冰块一般寒冷，有时又像浸泡于滚烫的汤水中一样炙热的症状，下肢的严重病变，向着体内侵入并发展，就会出现心烦不安，头痛，时作呕吐或饱闷，目眩之后就出虚汗，停一会儿又发生目眩，而且目眩比刚才更强烈；情绪波动，有时悲伤，有时喜悦，有时恐惧呼吸短促，闷闷不乐，出现这些症状三年内可能死亡。

病本篇第二十五

【题解】

　　文中指出治病必须求疾病的根本之所在，并列举了七种先病和后病的情况。

　　先患有某一种疾病，然后出现四肢厥逆的，先得寒病再得其他病的，应该治疗其原来的疾病；先气血违逆然后患病的，先治疗厥逆。先得寒病再得其他病的，先治疗寒病。先患病而后发生寒症的，先治疗原来的本病。先有了热病再得其他病的，先治热病。先腹泻而后发生其他病的，先治疗腹泻，一定要先将腹泻治好，才能治疗其他的病；先患病而后发生腹泻的，先治疗原来的本病。先患病而后发生胸腹满闷之中满症的，先治疗中满的标病；先中满而后心烦的，也治疗中满的本病。人生病的原因，有客气造成的，也有同气造成的，患病时，如果大小便不通，就要先治标病；如果大小便通畅，则先治本病。

　　疾病发作之后出现实症的，治疗时应以祛邪为主要的治法，应先治本，后治标；疾病发作表现为正气不足的虚症，正气不足为标，发作的病为本，应先治标，后治本。治病要仔细观察病情的轻重，根据具体情况精心调治，病轻者可以标本兼治，病重者先单治本或单治标。先是大小便不利而后生出其他病症的，应当先治大小便不利这个本病。

杂病篇第二十六

【题解】

本篇论述了多种疾病，范围广泛且没有一定类别。

经气厥逆，上逆之气导致脊柱两侧疼痛直达顶端，头脑不清醒，眼睛看不清东西，腰脊僵直，治疗时应该取足太阳经的委中穴，针刺络脉直到出血。

经气厥逆，胸部满闷，面部肿胀，口唇肿起，突然间说话困难，严重的甚至不能说话，这是足阳明胃经的病变，治疗时应当取足阳明经的穴位。

经气厥逆，如果到达喉部就不能说话，手足发冷，大便不利，是足少阴肾经的病变。治疗时应该取足少阴经的穴位。

经气厥逆，腹部膨胀，敲击时会发出声响，内部寒气旺盛，腹鸣像水响，大小便困难，病变在足太阴脾经，治疗时应该取足太阴经的穴位。

咽喉发干，口中灼热，唾液像胶一样黏稠，是足少阴肾经的病变，治疗时应该取足少阴经的穴位。

膝关节疼痛，治疗时应该取犊鼻穴，用员利针刺治，刺后间隔一段时间再刺。员利针像牛尾巴上的毛一样长，用它刺治膝部是最合适不过的了。

患喉痹之人，如果不能说话，就用针刺足阳明经的穴位；如果能说话，就用针刺手阳明经的穴位。

患疟疾的病人，如果口不渴，隔天发作一次，就用针刺阳明经的穴位治疗；如果口渴并且隔天发作一次的，用针刺手阳明经的穴位治疗。

牙痛的病人，如果不怕冷饮，就用针刺阳明经的穴位治疗；如果怕冷饮，用针刺手阳明经的穴位治疗。

耳聋但感觉不疼痛的，用针刺足少阳经的穴位治疗；耳聋又感觉疼痛的，用针刺手阳明经的穴位治疗。

鼻出血不止，流出的兼带血块，用针刺足太阳经的穴位；出血不多带有血块，用针刺手太阳经的穴位。如果仍然流血不止，应刺手太阳经的腕骨穴，还是不能止血，可刺委中穴出血。

腰痛，如果疼痛的部位发凉，用针刺足太阳、足阳明两经的穴位；如果身体上部发热，用针刺足厥阴经的穴位。腰痛得不能前俯后仰，用针刺足少阳经的穴位。腰痛，感受热邪又有气喘的，用针刺足少阴经的穴位，并刺委中穴的血络。

容易生气又不想吃东西，很少说话，应刺足太阴经的穴位治疗；容易生气，话又多，应刺足少阳经的穴位。

下巴疼痛，可刺手阳明经的穴位和足阳明经的颊车穴直到出血。

脖子疼痛，不能低头和抬头，可刺足太阳经的穴位；如果颈部疼痛而不能回头，可刺手太阳经的穴位。

小腹部胀满膨大，气逆向上影响胃部以及心胸，全身一会儿寒冷一会儿发热，小便不利，用针刺足厥阴经的穴位。

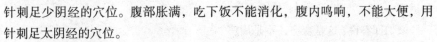

腹部胀满，大便不通，腹部胀大，气逆向上影响胸部、喉部，喘息急促，喘声很大，用针刺足少阴经的穴位。腹部胀满，吃下饭不能消化，腹内鸣响，不能大便，用针刺足太阴经的穴位。

心痛影响腰部、脊背疼痛，恶心想吐，用针刺足少阴经的穴位。心痛，腹胀，大便不通，用针刺足太阴经的穴位。心痛牵连背部疼痛，呼吸不畅，治疗可刺足少阴经的穴位；如果疼痛不能停止，可取手少阳经的穴位刺治。心痛，小腹胀满，上下疼痛没有具体的地方，大小便困难，治疗可刺足厥阴经的穴位。心痛，气短，呼吸困难，治疗可刺手太阴经的穴位。心痛，治疗应刺九椎下的筋缩穴，先在穴位上按揉，刺后，再按揉，可以立即止痛；如果疼痛仍然不能停止，就在附近寻找治本病的有关穴位刺治，找到了相应的穴位刺治，疼痛立刻停止。

腮部疼痛，治疗可刺足阳明经的曲周动脉（即颊车穴）直到出血，可以立即止痛；如果疼痛仍然没有停止，再按揉足阳明经的人迎穴，就会立即止痛。

气逆向上，用针刺胸中凹陷处的屋翳穴以及胸下部的动脉。

腹痛，治疗可刺脐左右动脉，针刺后再用手按压，就会立即止痛；如果疼痛仍然没有停止，再刺气冲穴，刺后再用手按压，就会立即止痛。

痿厥病，治疗时把病人四肢捆绑起来，等到病人气闷时，就迅速解开，每天二次，四肢没有感觉的病人这样治疗十天后就会有知觉，但不能中断治疗，直到病好了，才停止捆缚。

呃逆的病，可用草茎刺激鼻孔，使人打喷嚏，呃逆就会停止。如果仍不停止，可屏住呼吸，等到呃逆之气要来时引导气下行消散，就会立即止住呃逆。使人突然受到惊吓，也可以止住。

周痹篇第二十七

【题解】

文中主要论述周痹的症状病理和治疗等，并讲述了周痹与众痹的区别。

黄帝问岐伯说：周痹这个病，病邪随着血脉上下左右移动，疼痛无孔不入，不停地转移，这样的疼痛，病邪是在血脉中呢，还是在分肉之间呢？病因又是什么呢？疼痛部位的移动，快得让人来不及下针，当其聚集在一处疼痛时，还来不及确定治疗部位，而疼痛已经停止了，这是什么原因呢？我想要了解其中的道理。

岐伯回答说：这是众痹，不是周痹。

黄帝说：我想要了解众痹。

岐伯回答说：众痹的病邪分布在身体的各个部位，邪气会随时发作、转移或停止，左右对称，动静交替，左侧会影响右侧，右侧会影响左侧，不会遍布全身，而是交替发作和休止。

黄帝说：讲得好。怎样治疗呢？

岐伯回答说：用针刺治疗这种病，疼痛即使已经停止，也一定要针刺疼痛部位，防止疼痛再发作。

黄帝说：讲得好。我想要了解周痹是怎么样的情况。

岐伯回答说：周痹这种病，病邪存在血脉之中，随着血脉上行，随着血脉下行，不会左右对称发病，而是各在一定的部位。

黄帝说：怎样针刺治疗这种病呢？

岐伯回答说：如果疼痛从上而下，应先刺治疼痛部位下面的穴位来阻止病情的发展，后刺治疼痛部位上面的穴位来除掉病根；如果疼痛从下而上，应先刺治疼痛部位上面的穴位来阻止病情发展，后刺治疼痛部位下面的穴位来除掉病根。

黄帝说：讲得好。这种周痹之痛是怎么形成的，又为什么将这种疼痛称作周痹呢？

岐伯回答说：风寒湿气侵入体表分肉之间，致使津液被挤压化成涎沫，涎沫遇到寒气则凝聚，凝聚不散处就会排挤分肉而产生分裂，分肉裂开就会疼痛，疼痛就会使注意力集中在疼痛部位，注意力集中的部位就会使阳气聚集而发热，发热就会使寒气消散而缓解疼痛，疼痛缓解就会使厥气上逆，厥气上逆则导致其他痹痛发作，这样交替发作就使周痹的疼痛形成了。

黄帝说：讲得好。我已经明白这其中的道理了。这种病是病邪内侵却没有深入内脏，向外发作也没有通过表皮发散出来，而只是停留在分肉之间，使得真气不能贯通全身，所以命名为周痹。因此，在针刺治疗时，一定要先沿着发病的经络按压，观察病症的虚实，以及大络有没有血脉郁结而不通的情况和因虚症而脉下陷空虚的情况，然后进行调治，可采用熨法来疏通经脉。如果筋脉拘紧，也可牵引病人肢体来帮助经脉通行。

黄帝说：讲得好。我已经知道了痹症的情况，也知道了它的治疗方法了。关于九针的运用，早在医经中已经详细明确地讲过其中的原理了，这样，十二经脉阴阳的病变都能解决了。

口问篇第二十八

【题解】

篇中介绍了日常生活中常见的一些医学常识。

黄帝闲居无事，屏退左右之后问岐伯说：九针在针经上所论及的属阴属阳、或逆或顺以及手足六经的各种道理，我已经懂得了，我还想听一些您从别人口中了解到的医学真谛。

岐伯听完，急忙离开座位拜了两拜说：问得好极了，这些都是我的老师用口述传授给我的啊！

黄帝说：我希望听一下口述传授的内容。

岐伯回答说：大凡百病开始发生的时候，大多由于风雨寒暑的侵袭，或者是房事过度，喜怒无常，饮食失调，起居无常，或突然受惊吓过度等原因，引起气血分离，阴阳失衡，经络之气逆乱而闭塞，脉道壅滞而不通，阴阳逆乱而不顺，卫气滞留体内不能发散，以致经脉空虚，血气不能依次循行全身，从而使人体生命活动失去正常状态。以上所说的，古代医经都没有记载，请允许我说明它的道理吧。

黄帝问：人打哈欠，是什么气造成的呢？

岐伯回答说：卫气白天运行在阳分，夜间运行在人身的阴分。阴气主夜，入夜则睡眠。阳气主管升发向上，阴气主管沉降向下。人在夜间快要睡觉的时候，阴气积聚在下，卫阳逐渐进入阴分，但还没有完全进入，因而阳想引气上升、阴想引气下降、阴阳上下相引，人于是呵欠频作。等到卫阳完全进入阴分，阴气最旺时，就会闭目入睡；如果天亮阴气会逐渐退去，阳气外盛，人就清醒了。对于这样的病，在治疗时应该泻足少阴肾经的穴位，补足太阳膀胱经的穴位。

黄帝问：人患呃逆，是什么缘故呢？

岐伯说：谷物进入胃里，经过胃的消化，向上转注到肺脏，然后运布全身。如果胃中本来有寒气，与新入的谷气不能调和，二者都还留在胃里，新入的谷气和原有的寒气混在一起，互相攻击，合并上逆，从胃口上冲而成呃逆。像这样的病症，应采用补手太阴肺经、泻足少阴肾经的手法。

黄帝问：人发生唏嘘抽咽，是什么缘故呢？

岐伯说：这是由于阴气盛而阳气虚，阴气快速运行，阳气被阴气阻碍而运行缓慢，甚至阴气过盛，阳气衰微所造成。治疗这样的病症，应补足太阳膀胱经，泻足少阴肾经。

黄帝问：人发生振寒，是怎么造成的呢？

岐伯说：这是由于阴寒之气侵入皮肤，停留不走，阴寒之气过盛而皮肤表面阳气不足，所以出现发冷、颤抖的症状。应在各阳经用温补法治疗。

黄帝问：人有经常出现嗳气的现象，是什么原因？

岐伯说：寒气侵入胃中，从下向上扩散，同时寒厥之气又从胃中冲口而出，所以会发生嗳气。治疗这样的病症，应补足太阴脾经、足阳明胃经。

黄帝问：人打喷嚏，是如何形成的？

岐伯说：阳气舒畅和利，布满心中，向上从鼻窍出来，所以会出现打喷嚏的情况。治疗时应针刺足太阳经的荥穴通谷以及眉根部的攒竹穴。

黄帝问：人出现全身无力、疲困懈惰等现象，是什么原因造成的呢？

岐伯说：胃气虚而不实，就会使全身经脉空虚；各经脉空虚，就会导致筋骨肌肉懈惰无力；筋脉松弛，再勉强行房，真气就不能恢复，所以就发生了这种症状。针治时应根据发生病变具体的部位，在分肉间用补的手法治疗。

黄帝问：人在悲伤时涕泪都会流出来，是什么原因呢？

岐伯说：心脏是五脏六腑的主宰，而眼睛是许多经脉会集的地方，也是眼泪、鼻涕外泄的通道；口鼻二窍，是气所出入的门户，由于悲哀忧愁等情绪变化使心神不宁，五脏六腑就会受到影响，脏腑的不安又影响经脉，使经脉迟缓，目、口、鼻的液道开放，所以涕泪也就流出来了。人身的津液，是灌注精气滋养孔窍的，所以上液的道路开放，不停地流泪，精液就会损耗，精液耗尽就没有办法向上运输精气，就会使眼睛看不见东西，所以叫作"夺精"。针治时应补天柱穴，天柱穴在扶项后的发边。

黄帝问：人有时长声叹气，这是什么原因呢？

岐伯说：忧愁思虑会造成维系心脏的脉络紧急，心系紧急就使气道受到约束，气道约束就会使气运行不通畅，所以就要做深长呼吸来舒展胸中之气。治疗时应补手少阴、手厥阴两经，以及足少阳胆经，并采用留针法。

黄帝问：人流口涎，是什么原因造成的？

岐伯说：食物进到胃里，胃中生热，使胃中的寄生虫受热蠕动，虫动就会使胃气弛缓，胃气弛缓会使舌下廉泉张开，所以口涎流出。由于足少阴肾经结于廉泉，所以针治时应补足少阴肾经。

黄帝问：人的耳中发生鸣响，是什么原因造成的？

岐伯说：耳，是许多经脉聚集的地方，如果胃中空虚经脉失去滋养就会变得虚弱，经脉虚会使阳气不升而下降，致使入耳的脉气血衰竭不能为耳提供滋养，所以出现耳鸣。针治时可补足少阳客主人穴以及手大拇指指甲角的手太阴少商穴。

黄帝问：人有时自己咬自己的舌头，是什么原因呢？

岐伯说：这是由于厥逆之气上行，影响各个经脉的脉气分别上逆造成的，例如少阴脉通过舌根，脉气上逆就会咬舌；少阴脉通过两颊部位，脉气上逆就会咬颊；阳明之脉环绕口唇部位，脉气上逆就会咬唇。治疗时，应根据所咬的部位，确定病所在的经脉，用补的手法。

以上所说的十二种病邪，都是由邪气侵入孔窍所造成的。因此邪气侵入的部位，正气都不足。如果上部的正气不足，就会出现脑髓不满，耳中常鸣，头部沉重下垂，两目眩晕的症状；在中部的正气不足，就会出现二便失常，肠间经常鸣响的症状；在下部的正气不足，就会出现两脚无力而厥冷，心中烦闷的症状。针治以上病症，应该针对太阳经外踝后的昆仑穴，用补法并采用留针法。

黄帝问：对于以上十二种病邪，又是如何治疗的呢？

岐伯说：因肾气虚造成的呵欠，应补足少阴肾经；因胃中精气不能注入肺部而引起的呃逆，应补手太阴肺经、足少阴肾经；悲泣抽咽是因阴气过盛、阳气衰微造成的，因此应补足太阳膀胱经、泻足少阴肾经，来资助阳气，压抑阴气；振寒的，要在各条阳经上选穴施补；嗳气的，应补足太阴脾经和足阳明胃经；经常打喷嚏的，当补足太阳膀胱经的攒竹穴；全身无力，疲困懈惰的，应在发病部位补分肉间；哭泣时涕泪俱出的，当补颈后的天柱穴；时常长声叹息的，当补手少阴心经、手厥阴心包经和足少阳胆经，并且采用留针法；口流涎液的，当补足少阴肾经；耳中鸣响的，当补足少阳经的客主人穴，及位于手拇指指甲角部的手太阴肺经的少商穴；自己咬舌头的，应根据发病的部位所在的经脉而分别施用补法；双目昏眩，头垂无力的，应补足外踝后的昆仑穴，并且采用留针法；足软无力而厥冷、心胸烦闷的，应针刺足拇指末节后二寸处，并且采用留针法，另可用针刺足外踝后的昆仑穴，也采用留针法。

师传篇第二十九

【题解】

本篇介绍了如何在问诊中通过病人的恶欲来了解疾病的性质，从中推论病机和正确得宜的医疗方法，讲述了通过观察外部形态来测知内部脏器盛衰常变的一般规律，提出了劝慰开导法等心理疗法。

黄帝说：听说先师有许多心得，但没有在著作中记载下来，我希望听取这些宝贵经验，并把它铭记在心，作为准则来执行，在大的方面用以治疗民众的疾病，从小的方面可以保养自己的身体，使百姓避免遭受疾病的困扰，所有的人都健康愉快，造福后人，让子子孙孙不因疾病而发愁，并让这些经验世代流传，时时作为借鉴。您可以告诉我吗？

岐伯说：您提的问题意义深远。不论治民还是治身，治彼还是治此，治小还是治大，治国还是理家，没有用违背常规的方法能治理好的，只有顺应客观规律，才能处理好各种事情。所谓顺，不仅仅是指医学上阴阳、经脉、气血的逆顺，还包括对待人民要顺应民心。

黄帝说：如何才能做到顺呢？

岐伯说：到达一个国家后，首先要了解当地的风土人情；进入一个家庭时，要清楚他家的忌讳；进入别人的居室时更要懂得人家的礼节；医生临诊时也要询问病人的喜好以便更好地治病。

黄帝问：怎样通过了解病人的喜好来诊察疾病的性质？

岐伯说：由于热邪而造成吃得多饿得快的消渴病症，病人喜欢寒，用寒的治法会使他舒适；属于寒邪内侵一类的病症，病人喜欢热，用热的治法会更适合。胃里有热，就会很快地消化谷物，会让病人胃中空虚难耐，总有饥饿感。脐以上的皮肤有热感，说明肠中有热，就会排出像糜粥一样的粪便。觉得脐以下的皮肤寒冷，就表明肠中有寒，会产生肠鸣腹泻的症状。如果胃中有寒，肠中有热，就会导致胀满泄泻；胃中有热，肠中有寒，就会感觉容易饥饿而小腹胀痛。

黄帝说：胃热宜食寒物，肠寒宜食热物，寒热两者相互矛盾，应该怎样治疗呢？尤其那些贵族高官，喜欢吃肉的人，都是性情骄傲、恣意、妄行轻视别人的，无法劝阻他们，如果规劝他们就会违背他们的意志，但如顺着他们的意志，就会加重病情。在这种情况下，怎样处理比较好？治疗时又应先从哪里着手呢？

岐伯说：人没有不怕死的，人人都喜欢活着。如果医生告诉他不遵守医嘱的危害，遵守医嘱的好处，并指导他怎样做，那么即使是不太懂情理的人，也不会不听劝告吧？

黄帝问：如何治疗呢？

岐伯说：春夏时节，阳气充沛在体表，应先治在外的标病，后治在内的本病；秋冬时节，精气敛藏在体内，应先治在内的本病，后治在外的标病。

黄帝问：对那种习惯与病情相矛盾的又如何处理恰当呢？

岐伯说：要使病人在日常生活中，顺应天气变化，做到寒温适中。天冷时，要加厚衣服，不要使他冻得发抖；天热时，要减少衣服，不要使他热得出汗。在饮食方面，也不要吃过热过凉的食物。这样寒温适中，真气就能坚守在体内，邪气也就无法侵入人体而造成疾病了。

黄帝说：《本脏》篇中提到，根据人的形体、四肢、关节、肌肉等情况，可以测知五脏六腑的形态大小。但如果各位显亲贵族、王公大人想知道自己的身体状况，而医生又不能随便抚摸他们的身体进行检查，该怎么答复他们呢？

岐伯说：人的身形肢节等，覆盖在五脏六腑的外部，它们与内脏有一定的关系，观察它们也能了解内脏情况，虽然这不像观察面色那样简单，但对于这些人还是可以用这种方法来推断的。

黄帝说：五脏精气的情况，可以通过诊察面部色泽得知，我已经懂得了这些道理。那怎样根据形体肢节的情况推测五脏精气呢？

岐伯说：五脏六腑中，肺所处的部位最高，像五脏六腑的伞盖。根据肩骨和咽喉的高突与陷下外形情况，就能测知肺脏的虚实情况。

黄帝说：讲得好。

岐伯继续说：五脏六腑，心是主宰。以缺盆作为血脉的通道，观察两肩端骨距离的远近，再结合胸骨剑突的长短等，就可测知缺盆骨的部位，从而推测心脏的大小脆坚等情况。

黄帝说：很有道理。

岐伯说：肝在五脏中，像位将军，滋养眼睛使它能看清事物，要从外面测知肝是否坚固，可以通过观察眼睛的大小来判断。

黄帝说：很好。

岐伯说：脾脏充养捍卫全身，接受精气的滋养，并输送到身体各部。所以了解唇舌口味的好坏，就可以推断脾病的吉凶。

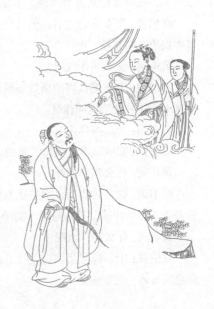

黄帝说：对。

岐伯说：肾脏的功能表现在外就是人的听觉，观察耳的听力的强弱，可以测知肾脏的虚实。

黄帝说：讲得好，请再讲讲测知六腑的方法。

岐伯说：测知六腑的方法如下：六腑之中，胃是容纳水和食物的器官，只要颊部肌肉丰满，颈部粗壮，胸部开阔的，胃容纳食物的量就很大。如鼻道深长，就可测知大肠的功能正常；如口唇厚而人中沟长，就可推断出小肠的功能正常。下眼睑宽大的可以判断出胆气刚强；鼻孔向外掀，可以推断出膀胱易于漏泄。鼻柱中央高起的，可知其三焦固密功能正常。这就是用来推测六腑的一般方法。人体和面部的上、中、下三部匀称，这样脏腑就很正常。

决气篇第三十

【题解】

本篇主要论述了将人体之气（主要是水谷精微之气）分为精、气、津、液、血、脉六种气。

黄帝说：听说人身有精、气、津、液、血、脉，而我原以为这些不过是一种气罢了，现在却把它分为六种，不知是什么道理。

岐伯说：男女交合之后，便会产生新的生命，形体尚未形成之前构成形体的基本物质，叫作精。

黄帝问：什么叫作气呢？

岐伯说：上焦把食物的精气布散到全身，滋体润肤，生养毛发，就像雾露滋润草木，这种物质就叫作气。

黄帝问：什么叫作津呢？

岐伯说：肌腠疏泄，流出大量的汗液，这汗液就叫作津。

黄帝问：什么叫作液呢？

岐伯说：饮食入胃后，水谷化为精微之气充满全身，并向外渗透到骨髓，使骨骼关节灵活伸展，补益脑髓，润泽皮肤，这种物质就称作液。

黄帝问：什么叫作血呢？

岐伯说：中焦脾胃接纳、吸收了食物后，吸收汁液的精微，再经过变化而成红色的液体，这就是血。

黄帝问：什么叫作脉呢？

岐伯说：遏制营血之气，日极运行五十周，像堤防一样约束气血使它不能向外溢出，就叫作脉。

黄帝说：六气在人体中，有充裕的也有不足的。关于精气的多少，津液的虚实，血脉的清浊，怎样才能了解呢？

岐伯说：精虚，会使人耳聋；气虚，会使人眼睛模糊；津虚会使腠理开泄，使人大量出汗；液虚会使人关节不能伸屈，面色无光，脑髓失充，小腿发酸，经常耳鸣；血脱会使肤色苍白，失去光泽；脉脱会使脉道空虚下陷。以上就是观察六气的多少、虚实与清浊的方法。

黄帝问：六气对人体作用的重要性有什么不同？

岐伯说：六气各有它所掌管的脏器，因此它们的主次以及正常与否，都与其所主管的脏器有关。六气都由五谷精微化生出来，而五谷精微又化生于胃，所以说为五谷之海，也是六气化生的源泉。

肠胃篇第三十一

【题解】

本篇主要从解剖角度介绍了古代对消化道的认识。

黄帝向伯高问道：我想知道六腑之中消化器官的状况，以及肠胃的大小、长短和容纳食物的容量。

伯高说：请允许我详细地说明饮食从进入人口到变成废物排出所经过的有关的消化器官的深浅、远近、长短情况。唇与牙齿间长九分，口的宽度是二寸半，从牙齿后到会厌，深三寸半，能容纳食物；舌的重量是十两，长七寸，宽二寸半；咽门重十两，宽一寸半；从咽门到胃长一尺六寸；胃的形状弯曲，伸直了长二尺六寸，周长一尺五寸，直径五寸，能容食物三斗五升；小肠的后部挨着脊部，从左向右环绕，层层折叠接回肠，与回肠相接部分的外侧附着在脐的上方，再回运环绕十六弯曲处，周长二寸半，直径不到八分半，长三丈二尺；回肠在脐部向左回屈环绕，像树叶一样重叠而下，回行环绕，也有十六个弯曲，周长四寸，直径接近一寸半，长二丈一尺；广肠附着在脊部，接受来自回肠的内容物，并向左环绕盘叠脊骨上下，周长八寸，直径多于二寸半，长二尺八寸。胃肠共长六丈零四寸四分，有三十二个弯曲。

平人绝谷篇第三十二

【题解】

本篇重点在于论述正常人不进饮食后死亡的日期及其机理。

黄帝说：正常人七天不吃不喝就会死亡，这是什么原因呢？

伯高说：让我讲讲其中的道理吧。胃周长一尺五寸，直径五寸，长二尺六寸，形状弯曲，在腹部的上面位置，能容纳食物三斗五升，其中经常容纳二斗食物，一斗五升水液就满了。上焦主要负责布散精气，将中焦化生的精微布散出去，其阳气运行快速滑利；其余的向下焦传入大肠。小肠周长二寸半，直径八分又三分之一分，长三丈二尺，能容纳二斗四升食物，水六升三合又三分之二合。回肠周长四寸，直径一寸又三分之一寸，长二丈一尺，能容纳一斗食物，水七升半。广肠周长八寸，直径二寸又三分之二寸，长二尺八寸，能容纳谷物九升三合又八分之一合。肠胃的总长度，共计五丈八尺四寸，能容纳食物九斗二升一合又三分之二合，这就是肠胃能够受纳水与食物的总数。可是人在日常的生活中并不如此，因为当胃中装满水和食物时，肠内是空虚的，等到水和食物充满肠中，胃内又空虚了。肠胃交替地虚和满，这样气才能够在全身上下通畅地运行，五脏功能正常，血脉通利，精神储备。因此，神就是水谷精微之气所化。由于肠胃之内，经常容留谷物二斗，水一斗五升，所以一般健康的人，每天都要解大便二次，每次排出二升半，一天共排出五升，七天内总计为三斗五升，将肠胃剩下的食物和水完全排尽。因此说健康的人如果七天不吃不喝，就会死亡，这是由于水谷精气津液都已竭尽的缘故。

海论篇第三十三

【题解】

本篇运用取象比类的方法，以自然界东、西、南、北四海为比喻，来说明胃、

冲脉、膻中、脑在人体生命活动中的重要性。

黄帝问岐伯道：您讲刺法时，所谈的内容总是离不开营卫气血。人体中运行营卫气血的十二经脉，在内联属于五脏六腑，在外维系着肢体关节，您能把它们与四海结合起来吗？

岐伯回答说：自然界中有东、南、西、北四个海，称为四海，河水都要最终流入海。人体也有四海和与十二经脉相应的十二经水。

黄帝说：人体是怎样与自然界的四海相对应的呢？

岐伯说：人体有髓海、血海、气海、水谷之海，这四海与自然界的四海相对应。

黄帝说：这个问题真深远啊！您把人体的四海与自然界的四海联系在一起，它们是怎样相对应的呢？

岐伯回答说：必须先明确人体的阴阳、表里及经脉的运行输注的具体部位，才可以确定人身的四海。

黄帝说：怎样确定四海及经脉重要穴位的位置呢？

岐伯说：胃的功能是接受消化饮食物，是气血生化之源，所以称为水谷之海。胃的气血所输注的重要穴位，在上为气冲穴，在下为足三里穴；冲脉与十二经联系密切，故为十二经之海。冲脉的气血所输注的重要穴位，在上部是大杼穴，在下部是上巨虚和下巨虚；膻中是宗气汇聚的地方，所以称为气海。膻中的气血所输注的重要穴位，在上部是天柱骨上的痖门穴和天柱骨下的大椎穴，在前部的是人迎穴；脑中充满髓液，所以脑为髓，脑的气血所输注的重要穴位，在上部是脑盖中央的百会穴，在下部是风府穴。

黄帝说：这四海，怎样滋助和损害人体呢？又是怎样促进和耗败生命活动的呢？

岐伯说：如果人身四海功能正常，生命力就旺盛；如果四海功能失常，人的生命活动就会减弱。善于调养四海，身体就会健康，不善于调养四海，身体就会遭受损害。

黄帝说：四海的正常和反常有什么样的表现呢？

岐伯说：如果人的气海邪气有余，就会出现胸中满闷，呼吸急促，面色红赤的症状；如果气海正气不足，就会出现气少而说话无力。如人的血海邪气有余，就会常常感到自己身体庞大，虽郁闷不舒，但又不知道有什么病；血海不足，就会经常感觉身体轻小，虽心情不畅，也不知有什么病。如果人的水谷之海邪气亢盛，就会得腹满的病；如果水谷之海正气不足，就会出现饥饿但却吃不下饭的症状。如果髓海邪气有余，动作就会表现为过于轻快有力，举止失常；髓海正气不足，就会出现头晕目眩、耳鸣、腿酸软无力、目盲、周身懈怠懒动、嗜睡等症状。

黄帝说：又怎样治疗四海的疾病呢？

岐伯说：应该仔细地审察并掌握四海输注的各个要穴，并调理它们的虚实，但不要违反虚补、实泻的治疗原则，否则会造成严重的后果。按照这条原则去治疗，身体就会康复，否则，就会有死亡的危险。

黄帝说：讲得真好！

五乱篇第三十四

【题解】

本篇论述了营卫逆行、清浊相干、气机紊乱、阴阳相悖所致的病症和治疗。

黄帝问：人身十二经脉，它的属性分别与五行相合，又与四季相对应，违背什么会导致紊乱，顺应什么会安定正常？

岐伯说：五行有相生相克的顺序，四季变化有一定的规律，与它们相顺应就会安定正常，与它们不一致就会导致紊乱。

黄帝问：什么叫相顺应？

岐伯说：十二经脉来对应十二个月，十二个月分为四季，四季就是春、秋、冬、夏。每个季节的气候各不相同，人体也有差别，人体的营气和卫气内外相顺，阴阳相和，清浊二气升降不互相侵犯，像这样，就表明经脉与四季气候相顺应，而人体也就健康安定了。

黄帝问：那逆乱的反常情况是什么样的呢？

岐伯说：清气在阴，浊气在阳，营气在阳分顺行，卫气在阴分反方向运行，清浊之气互相侵犯，在胸中乱搅，这就叫大悗。所以，气扰乱心，就会心烦，不愿讲话，低头，静静躺着不想动；气扰乱肺，就会坐卧不安，喘息有声，手按着胸部以帮助呼吸；气扰乱肠胃，就会发生霍乱；扰乱手臂足胫，就会发生四肢厥症；气乱于头，就会发生厥逆，头部沉重，眩晕而跌倒。

黄帝问：对五乱的病症针刺治疗时有一定的规律吗？

岐伯说：疾病的产生和治疗都有一定的规律，仔细观察掌握疾病发生和治疗的规律，这对于人体养生很重要。

黄帝说：讲得好。我很想了解其中的道理。

岐伯说：乱气在于心的病人，用针刺他的手少阴经的腧穴神门和手厥阴心包络经的腧穴大陵。乱气在于肺的病人，用针刺他的手太阴经的荥穴鱼际，足少阴经的腧穴太溪。乱气在于肠胃的病人，用针刺他的足太阴经的腧穴太白、足阳明经的下腧穴三里。乱气在于头的病人，用针刺他的天柱穴、大杼穴，如果

治不好，再用针刺足太阳经的荥穴通谷和
腧穴束骨。乱气在于手臂足胫的病人，先
去瘀血，然后用针刺手、足阳明经和手、
足少阳经的荥穴、腧穴。

黄帝问：刺治上述五种乱症，怎样运
用补泻的手法？

岐伯说：慢慢地刺入，慢慢地拔出，
叫作导气；补泻不用固定的手法，叫作同
精（聚神聚气之意）。因为这五种乱症不
是邪气有余的实症和正气不足的虚症，而
是乱气相互侵扰形成的。

黄帝说：您讲的方法真是恰当，您讲
的机体病理真是高明，请允许我把它刻在
玉版上，起名叫治乱。

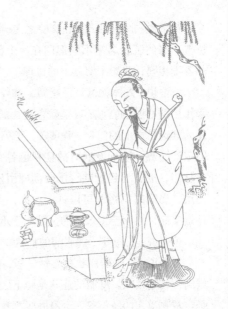

胀论篇第三十五

【题解】

本篇讨论了胀病病因、病理、诊断、治法和分类，并比较详细地论述了五
脏六腑胀的症治。

黄帝问：在寸口出现什么脉象就表明是发生了胀病呢？
岐伯说：脉象出现大、坚强且涩滞的情况，就是胀病。
黄帝问：根据什么来了解是脏胀还是腑胀呢？
岐伯说：出现阴脉表明是脏胀，出现阳脉表明是腑胀。
黄帝问：气的运行不畅使人生胀病，病的根源是在血脉之中呢，还是在脏腑
之内呢？
岐伯说：血脉、脏、腑三者之中都可以存留胀病，但三者都不是胀病的发病
部位。
黄帝说：我想要了解胀病的发病部位。
岐伯说：胀病都发生在脏腑之外，向内挤压脏腑，向外扩张胸胁，使表皮发
胀，所以被称作胀病。

黄帝说：脏腑在胸胁和腹腔之内，就像贵重的东西收藏在匣柜中，各有各的位置，有的脏腑名字不同但同在一个部位。但是在同一部位之中，它们的功能却各不相同，我想了解其中的道理。

岐伯说：人体就像是一座城，胸腔、腹腔是脏腑外围的护城墙；膻中是起主宰作用的心脏的宫城；胃是贮存食物的仓库；咽喉、小肠是输入输出的通道；人体的五窍是街上的门户；廉泉穴、玉英穴是津液的通道。所以，五脏六腑各自有固定的边界，它们发病时的症状也各有不同。营气在脉中正常运行引发的胀病是脉胀，卫气与经脉并行于分肉间引发的胀病是肤胀。针治时，取三里穴，用泻法，患病时间短的可以针泻一次，得病时间长的要用针泻三次。不论是虚症还是实症，治疗产生效果的关键在于迅速采用泻法。

黄帝说：我想要了解胀病的症状。

岐伯说：心胀的症状是心烦气短，睡不安稳。肺胀的症状是体虚，胸部气胀虚满，气喘咳嗽。肝胀的症状是胁下胀满、疼痛，牵连小腹也疼痛。脾胀的症状是常常呃逆，四肢不安，全身肿胀沉重而穿不上衣服，睡不安稳。肾胀的症状是腹部胀满，牵引背部不舒服，腰髀部疼痛。六腑胀的症状分别是：胃胀的症状，腹中胀满，胃脘疼痛，鼻子总闻到焦味，没有食欲，大便不通畅。大肠胀的症状是肠鸣腹部疼痛，如果冬季受寒邪侵入，就会发生完谷不化的泄泻。小肠胀的症状是小腹胀满，累及腰部疼痛。膀胱胀的症状是小腹胀，小便不通。三焦胀的症状是气充满皮肤而肿胀，用手按感觉空而不坚。胆胀的症状是胁下疼痛、发胀，口中发苦，经常叹气。以上这些胀病，产生和治疗都有相同的原理，只要清楚地了解气行的顺逆与胀病的关系，再运用适当的针刺方法就可以了。如果虚症用泻法，实症用补法，就会使神气不能坚守在体内，导致邪气侵入，正气衰弱，真气不能安定，出现这种情况就是由低劣医生所造成的，称为夭命。如果虚症用补法，实症用泻法，就会使神气安藏，正气充塞人身孔穴，达到这种效果才是好医生。

黄帝问：胀病是从哪里产生的？是什么原因引起的？

岐伯说：卫气在体内运行，总是依傍着经脉而循行于分肉之间，运行有顺有逆，阴阳和谐，与自然界协调，五脏之气正常交替，像四季变化一样有固定的顺序，饮食物入体后被很好地消化成精华来滋养身体。然而，如果厥逆之气在下，营卫之气稽留而不能流行，寒气上逆，正气与邪气相互搏斗纠缠在一起，就会生成胀病。

黄帝说：讲得对。怎么解决对胀病真实情况的疑惑呢？

岐伯说：综合观察胀病的真实情况，从经脉、脏、腑三者反应的症状中推理判断，就可以知道是不是已经发生胀病。

黄帝说：对。

黄帝问岐伯说：本篇前面讲治胀病不问虚实，治病取得成效的关键在于迅速采用泻法，得病时间短的刺泻一次，得病时间长的刺泻三次，但现在有刺泻三次还没有疗效的情况，是什么原因呢？

岐伯回答说：前面所说的刺泻是指刺到皮下肉上的膜，而且要刺中发胀的气穴。如果刺不中发胀的气穴，就会使经气仍停留在体内。如果刺不到皮下肉上的膜，就会使经气不能通畅。如果针刺不中皮下肉上的膜而仅刺入分肉之间，就会导致卫气乱行，阴阳相互排斥。治疗胀病，应当速泻而没有采用泻法，胀气就不会消退。三次刺泻胀气还没有泻，就一定要改变穴位针刺，使厥逆之气下行，才能治好胀病。如果胀气不消，调整部位再重新针刺，这样总会把病治愈，怎么会有危害呢？治疗胀病，一定要仔细观察胀病的症状，应当泻的就采用泻法，应当补的就采用补法，就像鼓被槌一敲就响一样，哪里还会有胀不消退的道理呢？

五癃津液别篇第三十六

【题解】

本篇主要阐述津液同源于水谷，输布全身，分别发挥着不同的功能作用。

黄帝问岐伯说：食物进入口腔以后，又被输送到肠胃里，生成的津液分为五种，如果天气寒冷，穿衣又薄，津液就会化为尿和气；天气炎热，穿衣又多，津液就会化为汗液；如果情绪悲伤，气往上行，就会化为眼泪；中焦热，胃气弛缓，津液就从口中出化为唾液。邪气侵入体内，正气闭塞，津液不化，水气不能消散就生成水胀病。我知道这些现象，但不知这些现象是怎样生成的。我想了解其中的道理。

岐伯说：食物都是由口进入人体，食物中有酸、苦、甘、辛、咸五味。五味分别注入四海，食物化成的津液也分别按照各自的道路运输。因此，上焦输出卫气，用来温养肌肉，充养皮肤，这就是津；留注在各个部位而不散播的是液。

天人暑，穿衣厚，就会使腠理张开，所以汗就流出来。寒气留在分肉之间，挤压分肉；阻塞阳气就会疼痛。天寒就会使腠理闭合，不能出汗，水液向下流入膀胱，就变成尿与气。

在五脏六腑中，心主宰其他脏器的活动，耳听声音，眼看东西，肺像丞相一样起辅佐作用，肝像将军一样起抵御外侵的作用，脾起卫护作用，肾主管骨架向外支撑形体。所以，五脏六腑的津液都向上注入眼睛。心里悲伤，就会使五脏六腑之气都集中到心中，引起连心的脉络急紧，连心的脉络急紧就会使肺叶往上举，肺叶往上举就会使津液向上流溢。心之脉络急紧，而肺不能总是向上举，忽上忽下，因此引起咳嗽而流眼泪。

中焦有热，就会使胃中食物消化过快，食物消化后，肠中的寄生虫就会上下蠕动，而虫子蠕动纠缠就会使肠梗满，因此导致胃运动缓慢，胃运动缓慢就会使气上逆，因而唾液从口腔向外流。

食物所生成的津液，混合而成为脂膏，向内渗入骨孔中，向上可以滋补脑髓，向下流入阴窍。如果阴阳不调，就会使津液溢出而向下流入阴窍，供应脑髓的津液就会因为向下流而减少。房事过度就会使身体虚弱，腰背痛且小腿酸软无力。如果阴阳气道不通畅，就会使人体四海闭塞，三焦不能疏泄，津液不能正常地布化到全身，这时食物都留在肠胃之中，最后进入大肠，留在下焦，不能流注入膀胱，这样就会导致下焦胀满，如果水液充溢就会成为水胀。这就是五种津液运行的顺逆情况。

五阅五使篇第三十七

【题解】

本篇主要讲述了人之脏腑疾病可以从五官五色的变化测知。

黄帝问岐伯说：我听说在针刺治疗疾病时有五官五阅法（五官，即眼、耳、鼻、舌、唇。阅，是显现于外面而可以看到的意思。五官五阅，就是五脏的内在变化显现在五官方面的表象），用来观察五种气色。五种气色，是五脏的外在表现，并与五时气候相配合。我想知道五脏是怎样通过气色来表现的。

岐伯回答说：五官的变化就是五脏在身体外部的反映。

黄帝说：我想了解五脏是怎样通过外部来表现的，打算以后把它作为诊病的常理。

岐伯回答说：脉象表现在气口，气色表现在鼻部，五色的交替显现，与五时相对应，分别有一定的规律。由经脉传入内脏的，五色一定会出现异常，那么一定要从内在脏腑治疗。

黄帝说：好。那么五色的表现仅反映在鼻部吗？

岐伯回答说：正常人的五官能辨别颜色、气味、味道、声音等，眉间、额头部位必须开阔饱满，才可以从鼻部测五色。如果鼻部宽阔，颊部和耳门部显露在外，肌肉高厚隆满，耳垂向下向外，明显开豁，五色正常，五官位置平阔，就可以长命百岁。这样的人患有疾病时，使用针刺一定能治愈，因为他的气血充足，肌肉坚实，腠理致密。

黄帝说：五官与五脏的关系怎样？

岐伯说：鼻是肺脏的官窍；眼睛是肝脏的官窍；口唇是脾脏的官窍；舌是心脏的官窍；耳是肾脏的官窍。

黄帝说：由五官怎样推断疾病呢？

岐伯回答说：通过五官的表现，可以推断五脏的病变。肺脏有病时呼吸喘急，鼻翼翕动；肝脏有病时，眼角发青；脾脏有病时，口唇发黄；心脏有病时，出现舌头卷曲而短缩，两颧发红；肾脏有病时，两颧及额部发黑。

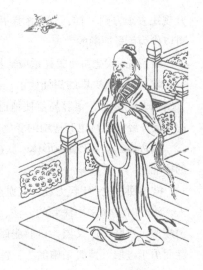

黄帝说：五脏的脉象正常时，五色的表现也就正常，有的人气色和正常人一样，但一发生疾病就会很严重，这是为什么？

岐伯回答说：五官失去正常功能，不能辨别颜色、气味、味道、声音等，眉间额头部位不开阔，鼻子狭小，颊部和耳门部瘦小不饱满，肌肉瘦削，耳垂和耳上角向外突出。这样的人就算平时色脉正常，也是很虚弱的，何况患有疾病呢！

黄帝说：五色对外表现在鼻部，根据它的情况可以推断五脏之气的变化，那么在鼻部的左右上下都有一定的反映部位吗？

岐伯说：脏腑在胸腹的里面，并且分别有一定的位置，所以反映在鼻部的五色，也有左右上下一定的位置。

逆顺肥瘦篇第三十八

【题解】

本篇重点讨论了经脉的走向规律、气血滑涩以及形体的肥瘦壮幼。

黄帝问岐伯说：我从您那里已经了解到很多针刺方法，并按照您讲的方法去治疗疾病，全都手到病除，从来没有祛除不了的顽固病疾。您的学问是勤学好问得来的呢，还是通过仔细观察探究事物而有所了解得来的呢？

岐伯说：圣人总结出的事物的规律，与天文、地理、人事都相符合，所以必然有明确的法则和一定的法度，从而成为人们应该遵循的原则，这样才可以流传后世。就像匠人不能丢掉尺寸去揣度长短、抛弃绳墨去定平直，工人不能离开规矩去画方圆一样，只有掌握并适当运用这一法则，才可以了解事物，这也可以作为衡量逆顺的常规。

黄帝说：我想听听怎样适应事物的自然特性。

岐伯说：从决堤的深处放水，不需要花费很多力气，就能使水流尽；沿着地下空洞开挖地道，很容易就使地道通行。同样，人身之气有滑有涩，血有清浊的不同，经气运行也有逆顺的变化。

黄帝说：人有年龄、形体、肤色的不同，在针刺的深浅和次数方面也有一定的标准？

岐伯回答说：年轻力壮、气血充盛、皮肤坚固、因为感受外邪入侵而病倒的人，治疗时应该采用深刺的方法、留针时间要长。而对于肩、腋宽阔，项部肌肉瘦薄，皮肤又厚又黑，口唇肥厚，血液黑而浓浊，气运行滞涩缓慢，性格好胜而勇于进取、慷慨乐施的人，针刺时就应该深刺并且留针时间长，并应增加针刺的次数。

黄帝说：怎样针刺瘦人呢？

岐伯回答说：瘦人的皮肤薄而颜色淡，肌肉消瘦，口唇薄，说话声音小，血液清稀而气滑利，气容易消耗，针刺时浅刺并且拔出针时动作要快。

黄帝说：针刺一般人的方法是怎样的呢？

岐伯说：要根据皮肤的黑白，分别进行调治。但对于端正敦厚、气血调和的人，针刺时就要遵循一般常规的刺法。

黄帝说：怎样针刺身体强壮、骨骼坚固的人呢？

岐伯说：这类人中，肌肉坚实、关节舒缓、坚强有力、情绪稳定的，气运行滞涩缓慢，血液浓浊，针刺时应该深刺并留针时间长，并可增加针刺的次数；如果是轻劲好动的，他的气运行滑利，血液清淡，针刺时就应该浅刺并且快速拔出针。

黄帝说：那么，怎样针刺婴儿呢？

岐伯说：婴儿的肌肉又脆又薄，血少气弱，针刺时应该用毫针浅刺并且快速拔出针，一天可以针刺二次。

黄帝说：遇到"临深决水"结合在针刺上该怎样做呢？

岐伯说：对血液清稀而气行滑利的人，如果采用疾泻的刺法去治疗，就会使邪气耗竭。

黄帝说：如果遇到"循掘决冲"，结合在针刺上又该怎么办呢？

岐伯说：对于血液清稀而气行涩滞的人，只有用疾泻的刺法去针刺，才可使经脉中的血气疏通。

黄帝说：经脉循行的逆顺是怎样的？

岐伯说：手三阴经由胸部循行到手指；手三阳经从手指向上经肩部运行到头部；足三阳经由头部运行到脚；足三阴经由脚循行到胸腹。

黄帝说：足三阴经既然都是向上运行到腹部的，而只有少阴经向下运行，这是什么原因呢?

岐伯说:这并不是足少阴肾经,而是冲脉。冲脉是五脏六腑气血汇聚的地方,五脏六腑都要依赖它来供养。冲脉向上运行的部分出自颃颡(咽上腭与鼻相通的部位,即软腭的后部),渗入阳经,灌注经气;向下运行的部分,流注入足少阴肾经的大络,从气街穴浮出,并沿着大腿的内侧下行,进入膝窝,伏行在胫骨的深部,再向下运行到内踝后跟骨上缘而另行;向下运行的另一支,与足少阴经并行,渗入三阴经;向前运行的分支,伏行而浮出于跟骨结节的上缘,再向下沿足背进入足的大拇指间,渗入到这个部位的各条络脉而温养肌肉。因此,如果冲脉下行的和支出的支络瘀结不通,就会使足背的动脉跳动消失,引起厥冷畏寒。

黄帝说:怎样查明经脉气血的顺逆呢?

岐伯说:用言语开导病人,问清楚症状,并用手按压足背部脉搏,如果不是厥逆,那么这个部位一定会有脉跳动,根据这个就可以弄清楚经脉的逆顺情况。

黄帝说:圣人总结的规律真深奥难懂啊!像日月照耀大地一样,每个细微之处都顾到了而能讲解这些道理的,除了您就没有人了。

血络篇第三十九

【题解】

本篇主要论述了针刺瘀血的脉络时所出现的各种情况。

黄帝说:我想听您讲一下那种奇邪侵入,却不在经脉中的病变的情况。

岐伯回答说:这是病邪滞留在络脉造成的病变。

黄帝说:刺血络放血时病人昏倒,是什么原因?针刺后血液喷射而出,是什么原因?放出的血色黑浓厚,又是什么原因?放出的血清稀,有一半像水,是什么原因?拔出针后出现局部皮肤肿起,是什么原因?放出的血无论是多还是少都会出现面色苍白,是什么原因?面色没有变化,但心胸烦闷,是什么原因?出血虽多,但没有任何不舒服,是什么原因?

岐伯回答说:经脉中气偏盛而血偏虚的,刺络脉放血就会脱气,气脱人就会昏倒;血气虽然都很旺盛但经脉中阴气较多,所以它的血行滑利,刺络放血时就会喷射而出;阳气蓄积于血络之中,停留时间过长不能外泄,所以血色黑浓厚,血也不能喷得远；刚刚喝过水，水液渗入络脉，还来不及与血混合时，针刺出的血便清稀；如果不是刚饮过水，那就说明病人体内原本有水气，时间长了便会形成水肿；阴气聚集在阳分，困滞在络脉，所以针刺时血还没流出，气已经外泄，阴气闭塞在肌肉中使皮肤发肿；阴阳二气刚刚相遇还没有相互协调，此时用泻法针刺，就会使阴阳同时外泄，与表皮失去联系，出现面色苍白的现象；刺络时血出较多，但面色不变而心胸烦闷的，是由于刺络使经脉变虚，引起五脏的阴精亏损，脏虚则阴虚，所以心胸烦闷；阴邪阳邪相互融合而形成痹症，使邪气在经内泛滥，向外注入络脉，这样阴分阳分的邪气都有余，所以针刺时虽出血较多，经脉也不会变虚。

黄帝说：怎样观察血络呢？

岐伯回答说：血脉中邪气亢盛的，络脉坚硬胀满而发红，有上有下，无固定的部位，小的像针，大的像筷子。在这种情况下，用刺络放血的方法是最安全的。但施治时，千万不要违反针刺的原则，否则，就会出现各种不良反应。

黄帝说：针刺入肌体后，被肌肉裹住针身，是什么原因？

岐伯回答说：这是因为体内的热气使针身发热，针身发热，就会使肌肉和针粘在一起，所以针在肌肉中不容易转动。

阴阳清浊篇第四十

【题解】

本篇主要论述了人体清气、浊气的生成、性质、分布等内容，并据此讨论了相应部位发病时的针刺方法。

黄帝道：我听说人体的十二经脉与自然界的十二条大河流相对应，自然界十二条大河流的颜色青黄赤白黑不一样，清浊也各不相同，而人身的血气都是一样的，它们是怎样对应的呢？

岐伯说：人体内的血气，如果能够一样的话，那么推及整个世界的人都会相一致了，怎么还会发生变化呢？

黄帝道：我所问的是一个人的情况，并不是问所有的人啊！

岐伯说：一个人的体内也是有气乱情况的，而在天下这么多人中，也有变乱的人，总体看来是一样的道理。

黄帝道：请您讲一讲人身之气的清浊情况。

岐伯说：人接收和消化饮食物所化的气是浊的，与空气化生之气是清的。清

气注入阴分，浊气输散到阳分。浊气之
中的清气可上升到肺从口中出来，清气
之中的浊气可以向下运行。如果清气与
浊气互相混淆，不能分开运行，升降变
化反常，这就叫作"乱气"。

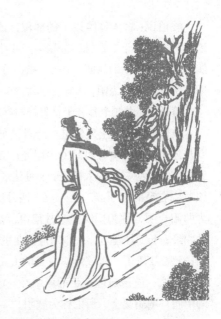

黄帝道：都说阴清而阳浊，浊气之中
有清气，清气之中有浊气，这些情况是
怎样来分别呢？

岐伯说：气的大致区别：清气是先向
上注入肺脏的，浊气是先向下运行注入
胃腑的。胃腑的浊气所化生的清气，又
能向上运行到口中。肺脏的清气所化生
的浊气，又能向下运行注入经，在内聚
积成为气海。

黄帝道：所有阳经都接受浊气的注入，哪一经的浊气最多呢？

岐伯说：所有阳经中以手太阳经的浊气最多，因为只有它接受各阳经的浊
气；所有阴经中以手太阴经的清气最多，因为只有它接受各阴经的清气。大体上
说，清气向上到达面部孔窍，浊气向下运行注入经脉。虽然各种阴经中都是清气，
只有足太阴经可以接受阴经的浊气，它是清中之浊。

黄帝道：对清浊之气的刺法怎样呢？

岐伯说：只要是接受清气的都比较滑利，接受浊气的都比较滞涩，这是普遍
情形。所以刺阴经时要深刺并且留针时间要长；刺阳经时要浅刺并且拔出针的动
作要快；如果清浊互相干扰紊乱，就要根据具体情况，采取适当方法分别调治。

阴阳系日月篇第四十一

【题解】

本篇将自然界的阴阳、人身的阴阳与日月相联系，以说明人体同自然界的
关系，并据此提出针刺方面的注意事项。

黄帝说：听说天为阳，地为阴，日为阳，月为阴，它们与人体是怎样相对应
的呢？

　　岐伯说：将人体腰以上的部位，比作天；腰以下的部位，比作地。天为阳，地为阴。足的十二经脉，分别与一年中的十二个月对应，月受水性影响而产生，属阴，所以在下的属阴；手的十指，分别与十日相应，日受火性影响而产生，属阳，所以在上的为阳。

　　黄帝说：十二个月和十日怎样与经脉相对应？

　　岐伯回答说：正月建寅，是阳气刚刚生发的月份，应该对应左足的少阳经；六月建未，应该对应右足的少阳经；二月建卯，应该对应左足的太阳经；五月建午，应该对应右足的太阳经；三月建辰，应该对应左足的阳明经；四月建巳，应该对应右足的阳明经。由于三、四月所对应的经脉夹在太阳、少阳经之间，而为两阳合明，称为阳明。七月建申，是阴气刚刚生发的月份，应该对应右足的少阴经；十二月建丑，应该对应左足的少阴经；八月建酉，应该对应右足的太阴经；十一月建子，应该对应左足的太阴经；九月建戌，应该对应右足的厥阴经；十月建亥，应该对应左足的厥阴经。因为九、十两月应该对应的经脉夹在两阴的中间，两阴交会，所以称为厥阴。

　　以十天干纪一旬的十日，同上肢十条经脉的关系是：甲日与左手的少阳经对应，己日与右手的少阳经对应，乙日与左手的太阳经对应，戊日与右手的太阳经对应，丙日与左手的阳明经对应，丁日与右手的阳明经对应。丙丁都属火，丙、丁日两火合并，所以称为阳明。庚日与右手的少阴经对应，癸日与左手的少阴经对应，辛日与右手的太阴经对应，壬日与左手的太阴经对应。

　　足在下属阴，所以足的阳经，是阴中的少阳；足的阴经，是阴中的太阴。手在上属阳，手的阳经，是阳中的太阳；手的阴经，是阳中的少阴。腰部以上属阳位，腰部以下属阴位。

　　以五脏来说，心脏是阳中的太阳，肺脏是阳中的少阴，肝脏是阴中的少阳，脾是阴中的至阴，肾脏是阴中的太阴。

　　黄帝说：怎样把经脉与十二个月的阴阳相对应的规律运用到治疗之中呢？

　　岐伯说：在正月、二月、三月，人的阳气偏重在身体左侧，不要针刺左足的三阳经；四月、五月、六月，人的阳气偏重在身体右侧，不要针刺右足的三阳经；七月、八月、九月，人的阴气偏重在身体右侧，不要针刺右足的三阴经；十月、十一月、十二月，人的阴气偏重在身体左侧，不要针刺左足的三阴经。

　　黄帝说：在五行归类中东方甲乙木与春季对应，春季的颜色为青色，在内与肝脏对应，肝的经脉是足厥阴经，现在把甲日作为左手的少阳经，不就与五行配天干的规律不相符了吗？

　　岐伯说：这是根据天地阴阳的变化规律来说明手足经脉的阴阳属性的，不是按照四时五行的次序和五行属性来配合天干地支的。并且阴阳是抽象的概念，只有名称而没有具体形态，所以用阴阳对立统一的观点来说明事物，可以由一扩展到十，也可以由百扩展到千，甚至推及万事万物。

病传篇第四十二

【题解】

本篇阐述了邪气由外入内逐步侵袭到脏腑的过程，揭示了在五脏之病皆死于所不胜之时这一规律，并指出了不同传变方式对疾病预后的影响，以及各种治疗方法的正确运用等问题。

黄帝说：我从您这里学习了九针的知识，自己又阅读医书时看到治疗疾病的办法，有的可运用导引让气运行，有的运用按摩、灸、熨、针刺、火针及服药等疗法，这么多方法，在应用时，是只采取其中的一种疗法呢，还是同时采用多种疗法呢？

岐伯说：医书上所谈到的各种疗法，是为适应治疗许多人的不同疾病的，并不是对一个病人将多种疗法都使用上的。

黄帝说：这就是通常所说的掌握了一个总的原则而不遗忘，就能解决各种事物复杂的问题。现在我已经懂得了阴阳的要点，虚实的理论，由于调护不当而造成的疾病，以及治愈疾病的各种方法，我希望了解疾病变化的情况，以及病情演变致使脏气衰竭而变成无药可治的疾病的情况，您能告诉我吗？

岐伯说：这个问题非常重要。这些医学道理，明白了它就像在白天一样头脑清醒，如不明白就像在黑暗中闭着眼睛，什么都不清楚，所以不但要接受和掌握这些道理，还要把它运用到实践中去，聚精会神地体验和探索，就能达到全部理解的境地，而在实际应用的过程中，也就会抓住要领，出神入化，得心应手，达到极高的水平。对这些理论，应当写在竹帛上广为流传，不应该把它当作自己私有的而只传给自己的子孙。

黄帝说：什么是像在白天醒着一样清醒呢？

岐伯说：明白了阴阳的道理，就好像迷惑的难题得到明确的解答，又像从酒醉中清醒过来一样。

黄帝说：什么是像在黑暗中闭着眼睛一样不清楚呢？

岐伯说：病邪侵入人体后所引起的内部变化，既没有声音，也没有形体，看不见、摸不着，就像在黑夜闭上眼睛一样，什么都看不见，常在不知不觉之中出现了毛发毁折、腠理开泄多汗，如果正气大伤，而邪气蔓延扩散，经过血脉传到内脏，就会引起腹痛，脏腑功能逆乱，到了邪盛正虚的严重阶段，就什么方法都治不好了。

黄帝说：亢盛的邪气侵入五脏会发生什么样的病变？

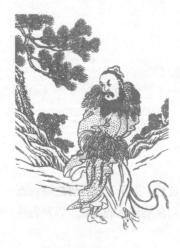

岐伯说：邪气入脏，如果首先使心发生病变，过一天就传到肺，三天就传到肝，五天就传到脾，如果再过三天还治不好，就会死亡，冬天会在半夜死亡，夏天在中午死亡。

如果首先肺发生病变，过三天就传到肝，一天就传到脾，五天就传到胃，如果再过十天治不好，就会死亡，冬天死在日落的时候，夏天死在日出的时候。

如果首先使肝发病，过三天就传到脾，五天就传到胃，三天就传到肾，如果再过三天治不好，就会死亡，冬天死在日落的时候，夏天死在吃早餐的时候。

如果首先使脾发病，过一天就传到胃，两天就传到肾，三天就传到脊背和膀胱，如果再过十天治不好，会死亡，冬天死在夜晚人们刚入睡的时候，夏天死在吃晚饭的时候。

如果首先使胃发病，过五天就传到肾，再经过三天就传到脊背和膀胱，五天就向上传到心脏，如果再过两天治不好，就会死亡，冬天死在半夜，夏天死在午后。

如果首先使肾发病，过三天就传到脊背和膀胱，再经过三天就上传到心，三天就传到小肠，如果再三天治不好，就会死亡，冬天死在天亮的时候，夏天死在黄昏的时候。

如果首先使膀胱发病，过五天就传到肾，一天就传到小肠，一天就传到心，如果再过两天治不好，就会死亡，冬天死在鸡叫的时候，夏天死在黄昏的时候。

上面讲的各个脏腑发生疾病，都是根据互相克制的规律传递的，这样就都有一定的死亡时间，所以不能运用针刺方法治疗；如果疾病传变次序是间隔一脏相传的，或间隔二、三、四脏的，就可以用针刺治疗。

淫邪发梦篇第四十三

【题解】

本篇主要论述了淫邪扰乱脏腑而形成梦的机理和表现。

黄帝说：邪气在人体内流散的情况是怎样的呢？

岐伯说：邪气从外侵入人体，没有固定的侵犯部位和途径，向内侵入内脏，也没有固定的部位，而是与营卫之气一起在体内运行，伴随着魂魄不能安宁，也使人睡卧不安而常常做梦。如果邪气侵入六腑，就表明在外的阳气有余，在内的阴气不足；如果邪气侵入五脏，就表明在内的阴气有余，在外的阳气不足。

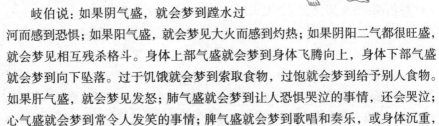

黄帝问：人体阴气和阳气的过盛、不足，具体有什么表现？

岐伯说：如果阴气盛，就会梦到蹚水过河而感到恐惧；如果阳气盛，就会梦见大火而感到灼热；如果阴阳二气都很旺盛，就会梦见相互残杀格斗。身体上部气盛就会梦到身体飞腾向上，身体下部气盛就会梦到向下坠落。过于饥饿就会梦到索取食物，过饱就会梦到给予别人食物。如果肝气盛，就会梦见发怒；肺气盛就会梦到让人恐惧哭泣的事情，还会哭泣；心气盛就会梦到常令人发笑的事情；脾气盛就会梦到歌唱和奏乐，或身体沉重，肢体抬举困难；肾气盛就会梦到腰脊分离，不相连接。以上这十二气盛所造成的梦境，可以根据它们来知道病邪所在，运用泻法针刺，很快就能治好。

由于正气虚弱而邪气犯心脏，就会梦见山丘上烟火弥漫；邪气侵入肺，就会梦见飞扬升腾，或看到奇怪的金属制品；邪气侵入肝，就会梦见山林树木；邪气侵入脾，就会梦见丘陵和巨大的湖沼之地，或风雨毁坏房屋；邪气侵入肾，就会梦见站在深渊边沿，或浸泡在水中；邪气侵入膀胱，就会梦见到处飘荡；邪气侵入胃，就会梦见吃喝；邪气侵入大肠，就会梦见田野；邪气侵入小肠，就会梦见居民区和拥挤的交通要道；邪气侵入胆，就会梦见与人争斗、诉讼或自杀；邪气侵入生殖器，就会梦见性交；邪气侵入脖颈，就会梦见自己被斩首；邪气侵入小腿，就会梦见迈开腿却不能前进，或居住在地下深处；邪气侵入大腿，就会梦见行跪拜的礼节；外邪侵入尿道和直肠，就会梦见小便和大便。上面所讲的这十五种正气不足、外邪侵入造成的疾病，通过梦境可以知道病邪的根源，用针刺补法治疗，很快就会治好。

顺气一日分为四时篇第四十四
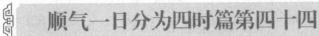

【题解】

本篇主要论述了怎样把一日按照四季划分，并且顺应一日的阴阳变化来诊

断、治疗疾病。

黄帝说：各种疾病的发生，都是由于燥湿、寒暑、风雨等外界变化和阴阳、喜怒、饮食居住失常等原因引起，邪气侵入人体产生各种病态，各种致病因素影响内脏会形成相应的疾病，也有不同的病的名称，我已经知道这些情况了。而各种疾病，病人大多是早晨感觉神气清爽，感觉病情减轻，白天安静，傍晚病情加重，夜间病情最严重，这是为什么？

岐伯说：这是由于四季的气候变化对人体的影响造成的。

黄帝说：我想了解四季的气候变化对人体影响的情况。

岐伯说：春天阳气生发，夏天阳气逐渐旺盛，秋天阳气收敛，冬天阳气闭藏，这是四季的阳气变化的规律，人体也是与之对应的。把一天按四季那样划分，早晨就是春天，中午就是夏天，傍晚就是秋天，夜半就是冬天。早晨人体正气开始上升抵御邪气，病气衰落，所以病人早晨神气清爽；中午人体正气成长最旺盛，正气盛就会制伏邪气，所以白天病人安静；傍晚人体正气开始衰弱，邪气开始旺盛，所以，病人病情加重；夜半人体正气闭藏，邪气侵占全身，所以病情夜半时最重。

黄帝问：疾病在一天中的变化时常与前面所讲的情况不符，这是什么缘由？

岐伯说：这是因为病与四时之气不相对应，是某一内脏单独生了病的缘故，这种情况在发病的内脏被时日所属的五行所克时，病情加重，发病内脏与时日所属的五行相同或克时日所属的五行时，病情好转。

黄帝问：怎么样治疗呢？

岐伯说：掌握并且顺应时间因素对疾病的影响进行正确的治疗，疾病就有治好的希望。能够顺应这个规律来治病的医生就是高明的医生，不能顺应这种规律来治病的医生就是粗陋无知的医生。

黄帝说：说得对。我听说针刺之法中有根据五种病变情况，来针刺井、荥、腧、经、合五种腧穴的情况，我想知道其中的规律。

岐伯说：人有五脏，五脏有五时、五日、五音、五色、五味这五类变化，每类变化都有五种腧穴与它对应，所以有五五二十五个腧穴与五季对应。

黄帝说：我想要了解五脏的五种变化情况。

岐伯说：肝属木，属阴中之少阳，是牡脏，在五色里对应青，在五时中对应春，在五音中对应角，在五味中对应酸，在日对应甲乙。心属火，属阳中之太阳，是牡脏，在五色里对应赤，在五时里对应夏，在日对应丙丁，在五音中对应徵，在五味中对应苦。脾属土，属阴中之至阴，是牝脏，在五色中对应黄，在五时中对应长夏（即六月），在日对应戊己，在五音中对应宫，在五味中对应甜。肺属金，属阳中之少阴，是牝脏，在五色中对应白，在五音中为商，在五时中对应秋，在日对应庚辛，在五味中对应辛。肾属水，属阴中之太阴，是牝脏，在五色中对应黑，在五时中对应冬，在日对应壬癸，在五音中对应羽，在五味中对应咸。以上就是五脏的五种变化。

黄帝问：五脏的五种变化对应的五个腧穴是怎样的呢？

岐伯说：五脏与冬对应，所以冬季针刺五脏的井穴；五色对应春，所以春季针刺五脏的荥穴；五时对应夏，所以夏季针刺五脏的腧穴；五音对应长夏，所以长夏时节针刺五脏的经穴；五味对应秋，所以秋季针刺五脏的合穴。这就是所说的五种变化对应五种腧穴。

黄帝问：前面所说的五腧穴分别与五时对应，它们应怎么与五时相配合，才能形成井、荥、腧、经、合、原六个腧穴呢？

岐伯说：只有在五腧穴与五时不对应，而是归属于本经的经穴来配合，这样六腑各有井、荥、腧、原、经、合六腧穴，因此仍是六六三十六个腧穴。

黄帝说：什么叫五脏主冬，五时主夏，五音主长夏，五味主秋，五色主春？我想知道其中的道理。

岐伯说：疾病在五脏的，邪气深入，治疗时应针刺井穴；疾病表现在气色上的，针刺荥穴治疗；病情时轻时重的，针刺腧穴治疗；疾病影响声音变化的，针刺经穴治疗，特别是在经脉盛满而有瘀血的情况下；疾病在胃，以及由于饮食不加节制造成的病，针刺合穴治疗。因为胃病及由于饮食不加节制造成的病都与吃的五味有关，所以称为味主合。这就是所说的五病的针刺法则。

外揣篇第四十五

【题解】

本篇主要是探讨用针之道和疾病诊断、治疗的理论。

黄帝说：我学习了有关九针的九篇文章，亲身领略了其中的智慧，相当深刻地理解了其中的道理。九针，从第一针开始，到第九针结束，层次繁复，道理深刻，但我还没有掌握其中的精妙所在。九针的针道，精细得不能再精细，广博得不能再广博，深得不能再深，高得不能再高，奥妙无穷，包罗万象，我知道九针之针道是与天地自然、社会人事更替、四季的变化相顺应的，而我想综合这些多如毫毛的论述，混合归纳成一个体系，您看是否能做到？

岐伯说：看来您是认识得很清楚了才这样问的吧？不仅针道是这样，治理国家也是如此。

黄帝说：我想了解针道，而不是治国之道。

岐伯说：治理国家和针道一样，都要有一个原则。没有统一的法规、法度，怎么可能把大小深浅不一的事务杂合而为一体呢？用针的道理也是同样的。

黄帝说：那就请您把有关的问题都讲给我听吧！

岐伯说：这些可用日与月、水与镜、鼓与响来做比喻。日月发出光明，能照出物体的影子，水和镜子的明净，能照出物体的形状，击鼓就会发出声响，就在同时，光和影、镜和形、鼓和鼓声，都是前呼后应、相辅相成、伴随而生的。了解了这个道理，就完全可以掌握针刺的原则了。

黄帝说：这真是个深奥难解的问题呀！但其中蕴含的道理却像日月的光辉一般不可隐藏、显而易见，为什么这样说呢？是因为它没有离开阴阳相对这个原理。诊病时，要综合病人各种情况来观察，用切诊来查验脉象的变化，用望诊掌握病症的表现，用阴阳之理结合内因外象得出结论，就会像清水明镜照应物体不会失去物体形状一样准确地诊断病症。如果人的声音沉滞而不响亮，气色晦暗没有光泽，就表明体内五脏有病症，像这样就是内外相互联系的表现，就如同鼓与鼓槌相应和，击鼓和鼓发出的响声相应，影子和身体相随一样。所以，从外部来说，观察其面色状况听闻其声音就可以推测内脏的疾病，从内部来说，察知内脏的状况就可以推测外部的表现症状。这些道理就是阴阳理论的精髓之所在，也是天地自然的发展规律。请将它珍藏在灵兰之室，不要使它泄漏出去。

五变篇第四十六

【题解】

因文中是以五种不同质的树木遇到五种气候异常变化时的表现为例，说明人体质不同而发生不同疾病的道理，故称为"五变"。

黄帝问少俞道：我听说各种疾病的产生，都是由于风雨寒暑的外袭引起的，邪气沿着皮肤毛孔进入身体的五脏六腑，有的进入体内最后重新出来并没有对人体产生什么危害，有的留滞在内，有的形成以水肿、出汗为症状的疾病，或发为消渴病，有的则引发身体发冷发热的寒热症，有的则形成那种久治不愈的顽疾，有的则长期积聚在体内，各种不利于健康的有害邪气散流遍布于体内后，就会导致无以数计的病症，我想请您讲讲其中的道理。那些同时患病的人，有的症状这样，有的症状那样，出现这样的结果的缘由不都是自然界的各种邪气吗？但引起的情况却各有不同，这是多么奇怪啊！究竟是什么产生了各种不同的疾病呢？

少俞说：自然界产生的风邪，并不是只针对某一类人，它对人类的影响是公正公平、不偏不倚的。凡是感染了它的人就会得病，而避开了它的人就不会发生危险，这不是自然界的邪风邪雨有意地去侵袭人体，而是看人类能不能够躲避了它，抵抗得了它的侵袭。

黄帝说：同时感受邪气而同时患病，但病症却不一样，我想听听其中的道理。

少俞说：这个问题提得好。请让我拿匠人伐木来做比喻。匠人把刀斧磨得很锋利，去砍削木材，而木材本来的阴面、阳面，有坚硬与脆薄的不同，坚硬的不易砍削，脆弱的松散易砍削，所以到了树木枝杈结节的坚硬的地方时，就会使斧刀损伤而出现缺口。即使是同一棵树也有坚硬的地方和脆弱的地方，坚者刚实脆者易伤。何况种类不同的木材，树皮的厚薄，内含水分的多少，当然也各不相同了。树木中开花长叶较早的，遇到早春的寒霜或者凛冽的寒风，就会花凋叶枯；质地松脆、树皮较薄的树木，久经烈日暴晒、大旱后，其枝条的水分就会减少，树叶就会枯萎；长期阴雨连绵，就会使皮薄含水分多的树木的树皮溃烂渗液；突然起狂风，就会使刚脆的树木树枝折断，树叶掉光；秋季的严霜大风，就会使刚脆的树木根摇叶落。以上五种情况就是五种不同的气候对所处不同环境下的树木所产生的不同的损害，何况是不同的人呢！

黄帝说：把人和上面论述树木的情况相对应，又是怎样的呢？

少俞说：树木的损伤，主要表现为树枝折伤，而树枝坚硬刚实的，就未必会受到损伤。人之所以常患病，是因为他的骨节、皮肤、腠理不坚固，才使邪气得以侵袭和停留。

黄帝说：对于常患风厥病而漉漉汗出的人，怎样从外表来观察呢？

少俞回答说：肌肉不坚实、腠理疏松的人，就容易患风病。

黄帝说：怎样来观察肌肉是否坚实呢？

少俞回答说：肌肉结集隆起的部位不够坚实，皮肤的纹理不明显。即使皮肤纹理清楚但粗糙、不细致，腠理也就比较疏松，这就是其大概情况。

黄帝说：常患消渴病的人，怎样来察知呢？

少俞回答说：五脏都很柔弱的人，就易患消渴病。

黄帝说：根据什么来判断五脏是否柔弱呢？

少俞回答说：五脏柔弱，其人必定性情刚强，性情刚强就会容易动怒。这样，柔弱的五脏就更容易被情绪的剧烈波动所伤。

黄帝说：那么又怎样观察五脏柔弱与性格刚强呢？

少俞回答说：性情刚烈的人皮肤薄弱，两眼直视且目光锐利，眼睛深陷眼眶

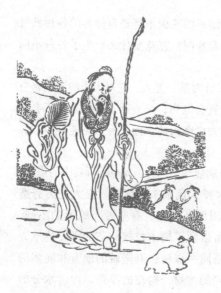

之中，眉毛长而竖直。这类人易多怒，发怒时体内之气上逆并积蓄于胸口，导致气血失常而运行受阻，留滞，扩充于皮肤肌肉之中使血脉不得畅通而郁积生热，热能伤耗津液而使肌肤消瘦，所以形成消渴病。这也就是性情刚强暴躁而肌肉瘦弱一类人的情况。

黄帝说：人体容易患发冷发热病，怎样诊察呢？

少俞回答说：骨骼小而肌肉脆弱的人，容易患寒热病。

黄帝说：怎样观察骨骼的大小、肌肉的坚实与脆弱、气色的差异呢？

少俞回答说：面部的颧骨是人体骨骼的根本标志。颧骨大的人骨骼就大，颧骨小的人骨骼就小。皮肤薄弱而肌肉没有隆起的人，其臂膊柔弱无力，面部下巴部位的色泽黑暗没有光泽，与额头的色泽不一样，像蒙了一层污垢一样独然迥异，这就是其特征。而臂部肌肉薄弱的人，他的血气也不足，导致体内精气不足，骨髓空虚，所以常患寒热病。

黄帝说：哪种人容易患痹病呢？

少俞回答说：皮肤纹理粗而肌肉不坚实的人，就容易患痹病。

黄帝说：痹病发生的上下，有一定的部位吗？

少俞回答说：要知道痹病部位的高低，应观察各部位的情况。

黄帝说：对于常患肠中积聚病的人，怎样诊知呢？

少俞回答说：皮肤薄弱而不润泽，肌肉不坚实而微湿润，出现这种现象说明肠胃功能不正常，邪气留滞而形成积聚。如果吃饭时生活不忌，冷热不调，邪气便会立即侵入体内，形成病症。蓄积停留，从而形成较重的积聚病。

黄帝说：听了以上疾病的外部表现，现在我已经知道怎样从外部表现来诊察疾病的变化了，但还想知道疾病与时令的关系。

少俞回答说：首先要确知代表某一年的天干、地支，由干支确定代表每一年的客气加临主气时的顺逆情况。如客气胜于主气，气候变化不强烈，就有利于机体的正常活动，且病发轻缓，容易治愈，如主气胜于客气，气候变化强烈，人体发病就较重，且不易治愈。有时虽然某一时令的气候变化并不强烈，但因年运对人体的影响，也可引起发病，这与各人的体质情况、气质类型与年运的五行属性的生克、反侮等有关。以上都是五变的纲要。

本脏篇第四十七

【题解】

因文中论述精、神、血、气、魂、魄都藏于五脏，水谷津液则在六腑中传化，脏腑功能正常，疾病的发生也是以脏腑功能失常为其根本，故称为"本脏"。

黄帝问岐伯说：人的气、血、精、神，是用来守护生命以维持正常生理机能的物质，经脉是气血运行的通道，能使气血运行于机体内外，通过气血而营养人体的脏腑、组织和器官，濡润筋骨，保持关节活动滑利；卫气能温养肌肉，充养皮肤，滋润腠理，主导汗孔的开合；人的意志，能够统驭精神，收摄魂魄，使人体能够适应四时气候的寒温变化，正常调节自身的情志变化。所以说血脉通调和顺，则气血畅行，流于周身，营养肌体，从而强劲筋骨，滑利关节；卫气的功能正常，则使肌肉滑润，皮肤柔和润泽，腠理致密；意志专注，则精神集中，思维敏捷，魂魄安定，不产生懊悔愤怒的情绪变化，五脏就不会遭受邪气的侵扰。如若人能对气候、饮食的寒温很好地调摄适应，六腑就能运化五谷，使风病、痹病等无从产生，经脉通利，肢体关节灵活。以上就是人体正常的生理状态。五脏贮藏精、神、气、血、魂、魄，六腑传化水谷而输送津液。这些功能，都是人体禀受于先天的，与人的愚笨、聪明、贤能、浅薄无关。但有的人能享尽自然所赋予的寿命，不受邪气侵扰，虽然年纪很大了但却少有衰老的迹象，即使是风雨、骤寒暴暑，也不能伤害他；有的人虽然足不出户，也没有受到忧伤、惊恐的刺激，但仍免不了生病，这是为什么？这又是什么道理呢？

岐伯回答说：这个问题很难解答！五脏的生理功能，是与自然界相适应的，符合阴阳变化的规律，并与四时的变化相联系，与五个季节的五行相适应，五脏本身就有形体的大小、位置高低、质地坚脆和形态端正或是偏斜的区分。六腑也有大小、长短、厚薄、曲直、缓急的差异。这二十五种情况各不相同，有的善，有的恶，有的吉，有的凶，请允许我阐述它们的规律。

心脏小，则神气敛藏安定，邪气不易侵害人，但容易受到忧愁等情绪变化的伤害。心脏大，忧愁等情志变化不易伤害，而易被邪气所伤。心位偏高，则向上压迫肺使肺气壅滞，令人烦闷、心情不畅而健忘，固执己见，难以用语言来开导。心位偏低，则心神之脏气外散，令人易受寒邪伤害，易被言语恐吓。心脏坚实的，脏气安定，功能活动正常，神气固守心中。心脏脆弱，则人容易患消渴等内热病。心脏端正，则神气血脉和利，邪气难以侵害人；心脏偏斜不正，操守、意志力等不坚定，心神外散，遇事缺乏主见。

肺脏小，则饮邪很少停留，不易患喘息病；肺脏大，则多有饮邪停滞，易使人患胸痹、喉痹及气逆的病。肺位偏高，则气机上逆，使人抬肩喘咳；肺位偏低，肺体靠近胃上口，致肺的气血不通，使人易患胁下疼痛的病。肺脏坚实，则人不易患咳嗽气逆向上的病症；肺脏脆弱的，气机不宣而代热则易患消瘅病。肺脏端正的，则肺气调和通利，使人不易被邪气所伤。肺脏偏斜的，则使人胸中偏痛。

肝脏小，功能活动正常，令人不患胁下痛；肝脏大，则压迫胃脘，若压迫食道便会形成饮食不入的膈中症，且胁下疼痛。肝位偏高，则向上支撑膈部，并紧贴着胁部使其满闷，成为息贲病；肝位偏低，则逼迫胃脘，令胁下空虚，使人易被邪气侵袭。肝脏坚实，功能活动正常而邪气难以伤害；肝脏脆弱，则易患消瘅病。肝脏端正，则肝气调和通利，人不易受邪；肝脏偏斜，则人易患胁下疼痛。

脾脏小，功能活动正常，人很难被邪气伤害；脾脏大，则胁下空软处充塞而疼痛，使人不能快行。脾位偏高，则胁下空软处牵引季胁作痛；脾位偏低，则向下迫临大肠，人易被邪气所伤。脾脏坚实，则脏气安定，人不易被邪气所伤；脾脏脆弱，人则易患消渴病。脾位端正，则脾气健旺，不易受邪；脾位偏斜，则人易生胀满。

肾脏小，功能活动正常，人很难被邪气伤害；肾脏大，则易患腰痛，不能前后俯仰，人易被邪气所伤。肾位高，则人常患背脊疼痛，不能前俯后仰的病；肾位低，则人会腰尻部疼痛，不能俯仰，甚至患狐疝病。肾脏坚实，则人不易腰背痛；肾脏脆弱，则易患消瘅病，易被外邪所伤。肾脏端正，则肾气充盛，人不易受邪；肾位偏斜，则易患腰尻部疼痛。以上所谈的二十五种病症是由于五脏的大小、坚脆、高低斜正等因素造成的，所以是人体经常发生的病变。

黄帝说：怎样了解五脏大小、高下、坚脆、端正、偏斜的情况呢？

岐伯说：皮肤色红、纹理细密的人，心脏小；皮肤纹理粗疏的人，心脏大。胸骨剑突不明显的人，心脏位置偏高；胸骨剑突短小，高突如鸡胸的人，心位置偏低。胸骨剑突长的人，心脏坚实；胸骨剑突软小薄弱的人，心脏脆弱。胸骨剑突直向下而不突起的人，心脏端正；胸骨剑突偏向一边的人，心脏倾斜不端正。

肤色白、纹理细密的人，肺脏小；皮肤纹理粗疏的人，肺脏大。两肩宽厚高大，胸膺突出而咽喉内陷的人，肺脏位置偏高；两腋窄紧，胁部外开的人，肺脏位低。肩背部肌肉厚实的人，肺脏坚实；肩背部肌肉薄弱的人，肺脏脆弱。胸背部肌肉匀称坚厚的人，肺脏端正；肋骨两侧疏密不匀称的人，肺脏偏斜不正。

肤色青、纹理细密的人，肝脏小；皮肤纹理粗疏的人，肝脏大。胸部宽阔、肋骨向外突起的人，肝脏位置偏高；肋骨低而内收的人，肝脏位低。胸胁发育匀称健壮的人，肝脏坚实；肋骨软弱的人，肝脏脆弱。胸腹部发育良好、比例匀称的人，肝脏端正；肋骨偏斜外突的人，肝脏偏斜不端正。

肤色黄、纹理细密的人，脾脏小；皮肤纹理粗疏的人，脾脏大。口唇翘起而外翻的人，脾脏位置偏高；口唇低垂而纵缓的人，脾脏位低。口唇坚实的人，脾脏坚实；口唇大而松弛的人，脾脏脆弱。口唇上下匀称端正的人，脾脏端正；口唇不匀，一侧偏高的人，脾脏偏斜不正。

肤色黑、纹理细密的人，肾脏小；皮肤纹理粗疏的人，肾脏大。双耳位置偏高的人，肾脏位置偏高；耳向后陷下的人，肾脏位置偏低。耳坚挺厚实的人，肾脏坚实；两耳瘦薄不坚实的人，肾脏脆弱。两耳端正匀称，向前贴近牙床者，肾脏端正；两耳偏斜，高低不对称的人，肾脏偏斜不正。以上情况各不相同，只要掌握这些规律，注意调摄，就会安然无恙，若再受到损害，就会导致各种疾病产生。

黄帝说：讲得好。但您讲的不是我们所问的。我想知道的是有的人很少患病，能享尽天年，即使受到忧愁、恐惧、惊吓等巨大的精神刺激也不能使五脏弱；甚至是严寒或酷暑的外邪，也不会伤五脏，有的人虽然足不出户，也没有受到惊悸等刺激，仍避免不了要生病，这是为什么？我想听听其中的道理。

岐伯说：五脏六腑，是内外邪气侵袭并滋生病变的地方，允许我就这个问题谈谈其中的道理。五脏都小的人，很少受外邪侵袭而发病，但却经常焦心思虑，多愁善忧；五脏都大的人，做事从容和缓，很难有什么使他忧虑。五脏位置都偏高的人，处事多好高骛远；五脏位置都偏低的人，多甘居人下。五脏都坚实的人，不易生病；五脏都脆弱的人，经常病不离身。五脏都端正的人，性情和顺，为人正直，很得人心；五脏位置都偏斜不正的人，多有私心杂念，贪心好盗，不能与人和平相处、公平办事，前后言语不一致，不讲信用。

黄帝说：我想了解一下六腑与身体其他部位的相应关系。

岐伯回答说：肺与大肠相合，大肠与皮相应；心与小肠相合，小肠相应于脉；肝与胆相合，胆相应于筋；脾与胃相合，胃相应于肉；肾与三焦、膀胱相合，三焦、膀胱相应于腠理毫毛。

黄帝说：五脏六腑与身体其他部位是如何相应的呢？

岐伯说：肺与皮肤相应，又与大肠相合。皮肤厚的人，大肠就厚；皮肤薄的人，大肠也薄；皮肤松弛、肚腹大的人，大肠松弛而且长；皮肤紧绷的人，大肠紧而短；皮肤滑润的人，大肠通顺；皮肤焦枯干燥的人，大肠多结涩不畅。

心与脉相应，又与小肠相合。皮肤厚的人，脉就厚，脉厚的人小肠就厚；皮肤薄的人，脉就薄，脉薄的人小肠就薄；皮肤松弛的人，脉就弛缓，脉弛缓的人小肠就大而长；皮肤薄而脉虚小的人，小肠就小而短；所有阳经经脉多弯曲的人，小肠就结涩不畅。

脾与肉相应，与胃相合。隆起的肌肉坚实壮大的人，胃体就厚；隆起的肌肉瘦薄，胃体就薄。肉䐃细小薄弱的人，胃体就不坚实；肉䐃瘦薄与身体其他部位不协调的人，胃就下垂，胃下垂，则胃下口就不能正常约束。肉䐃不坚实的人则胃弛缓；肉䐃无小颗粒累累的人，胃体紧敛。肉䐃多有小颗粒累累的，胃气结涩，胃气郁结，则胃上口约束不利。

肝与指甲相应，与胆相合。指甲厚实色黄的人，胆厚；指甲薄弱色红的人，胆薄。指甲坚硬色青的人，胆紧敛；指甲濡软而色红的人，胆弛缓。指甲正常色白无纹理的人，胆气舒畅；指甲异常色黑多纹理的人，胆气郁结不畅。

肾与骨相应，与膀胱、三焦相合。皮肤纹理致密厚实的人，三焦与膀胱都厚实；纹理粗疏皮肤薄弱的人，三焦与膀胱都薄弱。皮肤纹理疏松的人，三焦与膀胱弛缓；皮肤紧张而无毫毛的人，三焦与膀胱都紧敛。毫毛光润亮泽而粗的人，三焦与膀胱之气畅通；毫毛稀疏的人，三焦与膀胱之气都干结滞涩。

黄帝说：脏腑的厚薄、好坏都有外在表现，我想听听它们所发生的病变是怎样的。

岐伯回答说：脏腑与体表组织是内外相应的，观察外在的体表组织，就可知道脏腑的情况，从而可以了解到内脏所发生的病变。

禁服篇第四十八

【题解】

因文中主要阐述针灸治疗疾病的高深原理，以及在具体运用中遵循和禁忌的内容，故称为"禁服"。

雷公向黄帝问道：我接受了您所传授的九针六十篇以后，于是从早到晚勤奋学习，现在阅读的那部分，穿竹简的皮条都断了，从前看过的竹简，经常翻阅也已经有了尘垢，但我仍不断地阅读背诵，还是不能完全理解其中的道理。如《外揣》篇中所说的把复杂零散的问题归纳，统一为一体，我就不知是什么意思。九针的道理博广渊涵，大的针不可再大，小的针不能再小，它的深奥与细微已经到达了极点，也到了无法度量的境地，怎样才能把它归纳起来呢？人的聪明才智也有深有浅，能力有高有低。智慧浮浅的人，既不能领会它博大深奥的道理，又不能像我一样地努力学习，恐怕以后会流散失传，子孙后代不能继承了。我想了解怎样才能归纳精简呢？

黄帝说：您问得很好。这正是先师再三告诫，不能随便轻易地传授给别人，必须经过割臂歃血盟誓方能传授的。您想要得到它，何不也至诚地斋戒呢！

雷公再次礼拜后说：我愿意遵命去做。于是斋宿三天，然后对黄帝说：在今天中午的时候，我想盟誓。黄帝便与他一起进入斋室，割臂歃血为盟。

黄帝亲自祝告说：今日正午歃血而传授针治的方法，如有谁违背这一誓言，必定将遭受灾祸。

雷公再次跪拜说：我一定至诚地遵守。

黄帝于是用左手握着雷公的手，右手把书传授给雷公，并且说：一定要谨慎再谨慎，我现在就给您讲解针刺的道理。

针刺的道理在于：首先要熟悉经脉，熟练掌握经脉的循行规律，并要知道它的长短，了解它之中气血的数量，内知五脏的次序，外别六腑的功能；同时还要观察卫气是否正常，因为它是治疗各种疾病的根本，起着保卫人体的作用，故卫气失常则邪从卫入，百病由此而生；实则泻之，虚则补之，如能调和虚实，补泻得当，才能中止虚实之病的发展。若病在血络，就运用刺络放血的办法使恶血、邪气排尽，疾病也就消除了。

雷公说：这些我都已明白了，就是不知如何把这些精简归纳起来掌握其要领。

黄帝说：约方（将医道中的许多诊断和治疗方法，提纲挈领，归纳起来，叫作约方）就像把口袋扎起来一样，如口袋满了而不扎紧袋口，袋内的东西就会漏泄出来。医学理论便是这样，学习之后如果不能提纲挈领地归纳总结，就不能掌握它的精神所在，也就不可以出神入化地运用自如。

雷公说：甘愿做下等人才的人，还没有达到精博的地步，就进行了归纳总结，这将会怎样呢？

黄帝说：未达到精博的地步便去精简归纳，这样的人，只能做一般的医生，而不能做天下的师表。

雷公说：请您讲讲做普通医生应知道的道理。

黄帝说：寸口脉候察在内的五脏变化，颈部的人迎脉主候在外的六腑变化。寸口脉和人迎脉内外相应，往来不息，它们的搏动就像一根绳索那样一致。但在春夏阳气盛的季节，人迎脉略大一些；在秋冬阴气盛的季节，寸口脉略大一些，像这样的情况就是正常人的表现。

人迎脉大于寸口脉一倍，说明病在足少阳经；大一倍且躁动的，说明病在手少阳经。人迎脉大于寸口脉二倍，说明病在足太阳经；大二倍而躁动的，说明病在手太阳经。人迎脉大于寸口脉三倍，表明病在足阳明经；大三倍且躁动的，说明病在手阳明经。如人迎脉盛，就是阳气大盛而为热；人迎脉虚，就是阳气内虚而为寒；脉紧的，患有痛痹的病；脉代的，则有忽痛忽止、时轻时重的病症。治疗时，脉盛的用泻法；脉虚的用补法；脉紧而疼痛的，针刺分肉之间的穴位；脉代的，针刺血络放血，并服用药物；脉虚而陷下不起的用灸法治疗；脉不盛不虚的，根据发病的经脉，采用相应的治疗，此法称经刺。人迎脉大于寸口脉四倍，阳脉大盛而且疾速，叫作"溢阳"。溢阳是阳气被阴气格拒于外的现象，为不治之死症。治病时必须详细研究疾病的本末，详察其寒热，从而确知脏腑的病变，分别进行治疗。

寸口脉大于人迎脉一倍的，说明病在足厥阴经，大一倍且躁动的，说明病在手厥阴经；寸口脉大于人迎脉二倍的，说明病在足少阴经；大二倍且躁动不匀静，说明病在手少阴经；寸口脉大于人迎脉三倍的，说明病在足太阴经，大三倍而且躁动不匀静，则病在手太阴经。寸口脉主阴，脉盛的，就会出现胀满、寒滞中焦、食不消化等症；脉虚的，就会出现内热、大便如糜、少气、小便色黄等症；脉紧的，就会出现痛痹；脉代的，就会出现时痛时止的病症。治疗时，脉盛的用泻法，脉虚的用补法，脉紧的先针刺而后用灸法，脉代的先刺血络放血而后用药物调理。脉虚陷的只采用灸法。脉象虚陷是因为有寒气侵入，致使脉中有瘀血滞留因此宜用灸法。脉象不盛不虚的，应取有病本经的穴位。寸口脉大于人迎脉四倍的此时阴气被阳气关闭在内，使阴气无法与阳气相交而外越，叫作"内关"，阴脉在此时盛大而且急速，为不治之症。除此之外，必须详细审察致病的本末及其寒热性质，从而判明脏腑的病变，加以治疗。

必须在他通晓经脉营运注输的原理后，才可以传授给他针刺治病的大法。针灸治病的大法是：脉盛的只用泻法；脉虚的只用补法；脉紧的则灸、刺、汤药并用；脉陷下不起的只采用灸法；脉不盛不虚的，则取有病本经的穴位治疗。所谓"经治"，就是或服药，或针灸。脉急的就用针导去其邪，脉粗大而无力者，就要安心静养，不要勉强用力，劳累过度。

五色篇第四十九

【题解】

因文中主要阐述了通过观察面部五色的变化来诊断疾病，故称为"五色"。

雷公向黄帝问道：面部五色（青、赤、黄、白、黑）的变化，能单独从明堂来进行辨别吗？我不知道其意。

黄帝说：明堂就是鼻；阙是指两眉中间；天庭就是额部；蕃是指两颊的外侧；蔽是指耳门前的部位。以上这些部位应该是：端正、宽大、丰满、远离十步还能看得清楚明朗。具有这种面相的人，一定会享得百岁高寿。

雷公说：怎样辨别五官的表象呢？

黄帝说：鼻骨高而隆起，端正而平直，五脏在面部的相应部位，按一定的次序排列在面部的中央,六腑则附于它的两侧。头面的情况反映在两眉之间和前额,心的情况反映在两目之间的下极。若胸腹五脏安定平和,与其相应的部位就会色泽正常,而无病色,鼻部色泽清润,由此五官的病色,就不难辨别了。

雷公说:您能给我讲讲不从观察五官诊察疾病的情况吗?

黄帝说:五色在面部的表现,有其固定的位置,如果在某个部位出现色泽隐晦如陷骨中的现象,就是必然要发病的征兆。如其部位上有乘袭之色,那么即使病很严重,也不会致人死亡。

雷公说:五色各代表什么?怎样通过五色来诊察疾病呢?

黄帝说:青色和黑色主疼痛,黄色和赤色主热,白色主寒,这就是通过观察五色变化来推断疾病的大概情况。

雷公说:怎样来判断病的加重和减轻呢?

黄帝说:病在人体的表里内外都可以发生,对疾病进退的诊断不但要运用色诊,还要运用并结合脉诊。病人的寸口脉呈现滑、小、紧而沉的脉象时,就说明病情已加重,且病在内;病人的人迎脉呈现大、紧而浮的脉象时,表明病情已加重,病在外;病人的寸口脉变得浮滑时,说明病在日渐加重;病人的人迎脉沉而滑时,病日渐减轻。病人寸口脉滑而沉时,说明病情日渐加重,且病在内脏;病人人迎脉滑盛而浮的,说明病在日渐加重,且病在外腑。如果人迎脉和寸口脉的脉象浮沉、大小一样,则表示脏腑阳邪亢盛,就说明疾病难以治好;病在五脏而脉沉、大,为正气充足,疾病就容易治好;脉沉而小的,是正气不足,疾病就难以治愈。病在六腑且脉浮而大的,其病就容易治好,人迎脉盛而坚的,是感受寒邪的外感病;寸口脉盛而坚的,是饮食不节的内伤病。

雷公说:如果根据面部色泽的变化来判断病情的轻重呢?

黄帝说:色泽明润的病轻,沉滞晦暗的病重;病色向上发展的,说明病情逐渐加重;病色向下行如云雾散去的,说明病情逐渐好转。五色在人的颜面,各现于脏腑所属的部位,有外部和内部的不同。病色从外部发展到内部的,说明病邪从外入内;病色从内部转入外部的,说明病邪从内出外。病从内而生的,当先治五脏,然后治疗六腑,否则就会加重病情;病从外而生的,必当先治其外,后治其内,否则也会加重病情。如脉象呈现滑大或成长脉,就表明病邪由外而来,侵入体内,表现为眼睛上的幻视,精神上的有所厌恶,这是由于阳邪侵入阳分而阳气过盛引起的阳病。可改变其阳盛伤阴的局面,病就会治好。

雷公说:我听说风邪是百病的起因,而气血逆乱的厥病,痹证是由寒邪、湿邪引起的,怎样根据面部的颜色来辨别?

黄帝说:通常是根据两眉间的气色来辨别。气色浮浅而有光泽的,就患有风病;气色深沉而混浊的,就患有痹病;病色出现在面的下部,说明患有因寒湿引起的厥逆症。这是一般情况,严格地说,要根据各部所呈现出的色泽来判断病变。

雷公说:假若人在没有病的情况下突然死亡,这是什么原因呢?

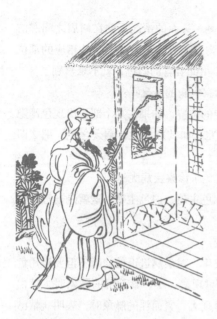

黄帝说：非常厉害的病邪在人体正气虚弱之时侵入脏腑，即使没有明显的疾病征象，也可令人突然死亡。

雷公说：病情稍有好转而突然死亡，怎样才能解释这种情况呢？

黄帝说：如两颧部出现赤色，且面积大如拇指，那么病情即使稍有好转，也会突然致人死亡。天庭如果也出现拇指大小的黑色，虽然没有明显的症状，也会突然死亡。

雷公再拜说：讲得好啊！病人的死亡时间也可预知吗？

黄帝说：根据五色出现在面部的位置，按照五行生克乘侮的原则，就可推知其死亡的大概时间。

雷公说：好，我愿意听您全面讲讲。

黄帝说：天庭反映头面部的病；眉心之上，反映咽喉的病；眉心反映肺脏的病；两目之间反映心脏的病；由两目之间直下鼻梁的部位，反映肝脏的病；肝脏所主部位的左边，反映胆的病；鼻头反映脾的病；鼻头的两旁反映胃的病；面颊的中央，反映大肠的病；挟两颊部，反映肾脏的病；肾所属颊部的下方，反映脐部的病；鼻头上方的两侧，反映小肠的病；鼻头以下的人中穴，反映膀胱和子宫的病；颧骨处，反映肩的病；颧骨的外侧，反映臂的病；臂下的部位反映手的病；内眼角以上的部位，反映胸乳的病；两颊外侧耳朵的上方，反映背的病；沿颊车以下，反映大腿的病；两牙床的中央，反映膝的病；膝以下的部位，反映小腿的病；小腿以下的部位，反映足的病；口角两侧的大纹处，反映大腿内侧的病；颊下的曲骨部，反映膝盖的病。这是五脏、六腑、肢节的病变相应于面部的情况，在治疗时，阴衰致阳盛的，应当补阴以配阳，阳衰而导致阴盛者，则应助阳以和阴。只要明确了各部所表现的色泽，就会运用自如。能够辨别阴阳开降的道路，根据色泽在面部左右上下移动来诊断，就了解了阴阳的基本道理。男子和女子面部色泽上下移动的诊断意义是不同的，男子左为逆右为顺，女子右为逆左为顺，这是因为男女阴阳所属不同。只有能根据面色的润泽和晦滞，诊断出疾病的善恶逆顺，才是高明的医生。

面色沉滞晦暗，说明内脏有病；面色浮露鲜明，说明外腑有病。面色黄赤说明患有风病；色见青黑为疼痛；白色为寒；在疮疡等外科疾病中，局部色泽黄润，软如脂膏者，是成脓的表现；局部颜色深红，是血淤未成脓的表现。过痛可引起肢体的拘挛，过寒则可导致肌肤麻木不仁。

人体发生病变，面部就会出现相应位置的色泽变化，观察它的沉滞浮露，就可判断病邪的深浅；根据它的润泽与枯晦，就可推测病情的轻重；根据它消散或聚结的情况，就可确知病程的长短；观察病色的上下，就可知道病的部位。聚精会神地观察，就可知道疾病以往的情况和目前的状况。如观察不细心，就连正常和异常都分不清楚。只有专心致志，才能知道疾病的产生和现在的情况。如面色明亮不显浮，沉滞枯晦，就说明病情严重；面色无光，也不润泽，但如无枯晦之象，就说明病情个重；如色散而无固定部位，则病势会消减，即使气滞不通而引起疼痛，也不会形成积聚一类的病变。

肾邪侵犯心脏是因心脏先患有病，肾脏的邪气才乘虚侵入人心脏，此时肾所主的黑色便相应地出现在面部心所主的两目间的部位上。病色的出现，一般说来都是这样。

对男子来说，如病色表现在鼻头上，就说明小腹疼痛，并向下牵引睾丸；如病色表现在人中沟上，就会发生阴茎作痛。病色显现在人中沟上半部，说明茎根痛；病色表现在人中沟的下半部，就说明茎头作痛。这些都是属于狐疝、阴囊肿大之类的疾病。

对女子来说，如病色表现在鼻头上，就说明膀胱、子宫有病；病色散而不聚，主疼痛；病色积聚不散，主积聚病。积聚的或方或圆，或左或右，都和它病色的形态相似。如病色下行到唇，则患有百淫、带下污浊等病变；若见唇色润泽如脂膏样者，多为暴食或饮食不洁所致。

病色在左侧，则左侧有病；病色在右侧，则右侧有病。面部色泽异常，聚结不敬或者散漫不收等不正常的现象，只要根据病色所在的部位，就可知道病变所在。色有青黑赤白黄，应各自端正而盈满地显现在相应的部位上。如赤色不在心位，却出现在鼻头，而且面积大如榆荚，则为女子经闭。病色的形状如上部呈尖锐状，就说明头部气虚，病邪有向上发展的趋势；病色的形状如下部呈尖锐状，就说明病邪有向下发展的趋势。向左向右的可以此类推。五色与五脏相应关系为：青色属肝，赤色属心，白色属肺，黄色属脾，黑色属肾。把五脏同外在组织相结合，肝合于筋，心合于脉，肺合于皮，脾合于肉，肾合于骨。

论勇篇第五十

【题解】

本篇主要论述了勇敢与怯懦的表现、脏腑的相应变化及其在诊断和治疗上的意义。

黄帝问少俞说：假使有几个人生活在同一环境中，他们的年龄大小相同，穿的衣服厚薄也相同，突然遭到狂风暴雨等异常气候变化，有的生病，有的不生病，或者都生病，或者都不生病，这是什么缘故？

少俞说：您先问哪一个问题呢？

黄帝说：所有的问题我都想知道。

少俞说：春季吹的是温风，夏季吹的是热风，秋季吹的是凉风，冬季吹的是寒风。因为四季的风，性质不同，影响到人体发病的情况也不一致。

黄帝说：四季不同的风邪分别侵入人体，病人感受风邪会有什么区别呢？

少俞说：面色发黄、皮肤透薄、肌肉柔弱的人，是脾气不足，经受不住春天风邪的侵袭；面色发白、皮肤透薄、肌肉柔弱的人，是肺气不足，经不住夏季风邪的侵袭；面色发青、皮肤透薄、肌肉柔弱的人，是肝气不足，经受不住秋天风邪的侵袭；面色发红、皮肤透薄、肌肉柔弱的人，是心气不足，不能抗拒冬天风邪的侵袭。

黄帝说：面色发黑的人就不会感受风邪而发生疾病吗？

少俞说：面色发黑、皮肤粗厚、肌肉坚实的人，肾气充盛，就不会被四季虚的风邪所侵袭。如果其人皮肤薄弱，肌肉不坚实，面色又不是始终保持黑色的人，到了长夏的季节，遭到了风邪的侵袭就会生病的。如果其人面色发黑，皮肤宽厚，肌肉坚实，虽遭到长夏季节的虚风，因抵抗力强，也不会发病。这样的人只有在寒邪已经侵入体内，又再次感受风邪，外邪与内邪相结合时才会生病。

黄帝说：您讲得很好。

黄帝说：人能够忍受疼痛与否，不是根据性格的勇敢和怯懦来区分。有些人性格勇敢不怕危险，但却害怕疼痛；有些人性格怯懦害怕危难，但却不怕疼痛。有些勇敢而又能耐受疼痛的人，见到危难不恐惧，遭到疼痛能忍耐；有些怯懦而又不能耐受疼痛的人，见到危难与疼痛，吓得头晕眼花，面目变色，不敢正视，话也说不出，心惊气促，死去活来。我看到这样的人和这些情况，却不知是什么原因，想听听其中的道理。

少俞说：能否忍耐疼痛，主要取决于皮肤的厚薄，肌肉的坚实、脆弱、或松紧的不同，是不能用性格的勇敢、怯懦来说明的。

黄帝说：我想了解人们之所以会有勇敢和怯懦的不同性格的原因。

少俞说：勇敢的人，目光深邃而凝视不动，眉毛宽大长直，皮肤肌腠的纹理是横的，心脏端正而向下垂直，肝脏大而坚实，胆囊充盈而增大。在发怒时，怒气充满胸中而胸廓张大，肝气上升而胆气横溢，眼瞪得很大，目光逼射，毛发竖起，面色铁青，这些都是决定勇士性格的因素。

黄帝说：我还想了解怯懦人的性格是怎样产生的。

少俞说：怯懦的人眼睛虽然很大却不凹陷，阴阳不协调，皮肤肌肉的纹理是竖向的，胸骨剑突的形态短而小，肝脏薄而软，胆汁也不充满，胆囊松弛，肠胃不强健，肠胃比较直，胁下空软，虽值大怒，怒气也不能充满胸中，肝肺之气虽因怒气而暂时上升，但不能持久，因而怒气很快消失，这些都是决定怯懦的人性格的因素。

黄帝说：怯懦的人喝了酒以后，当他发怒的时候，也和勇士差不多，这是哪一脏的功能使他这样的呢？

少俞说：酒是水谷的精华，是谷类经发酵后酿造而成的液汁。性质迅猛滑利，当酒液进入胃中以后，促使胃部胀满，酒气向上逆升，而充满于胸中，使肝气冲动，胆气壮横。当酒醉的时候，他的言谈举止，虽然和勇士差不多，但是当酒气一过，怯懦又像以前一样了，反而懊悔自己不该那样冲动。这种酒醉以后的言谈举止，并不是有意识按照勇敢人的行为去做，是酒在体内起的作用，所以称为酒悖。

背腧篇第五十一

【题解】

因文中主要记述了五脏所主背部腧穴的位置和取穴方法，故称为"背腧"。

黄帝问岐伯说：我想了解五脏腧穴都出于背部的什么部位。

岐伯说：胸中的大杼穴在项后第一椎骨下的两侧，肺腧在第三椎下的两侧，心腧在第五椎下的两旁，膈腧在第七椎下的两旁，肝腧在第九椎下的两旁，脾腧在第十一椎的两旁，肾腧在第十四椎的两旁。五脏腧穴都在脊柱的两旁，左右相距为三寸，距离背正中线约一寸五分。要确定、检验这些穴位时，可用手按压腧穴处，如病人有酸、麻、胀、痛的感觉，或病人原有疼痛得到缓解，就说明正是腧穴的所在部位。对这些腧穴，应当采用灸法，不能采用针刺的方法。邪气盛的用泻法，正气虚的用补法。用艾火补的时候，不要吹艾火，要等它自己慢慢烧灭。用艾火泻的时候，艾火燃着后，要迅速将它吹旺，然后用手搏捻艾炷，一定要把艾火熄灭。

卫气篇第五十二

【题解】

本文主要论述了十二经所在，人身四个气街的部位、主治病症、调治方法。

黄帝说：五脏是藏精神魂魄的器官，六腑是接受食物而且消化、输送它们的器官。由饮食所化生的精微物质，内入五脏，外布肢体关节。其中浮漂在外而不在经脉中运行的精气是卫气；行于经脉之中的精气，叫作营气。属阳的卫气和属阴的营气相依随，内外贯通，像圆环似的无头无尾，不停息地浑然流动，营气和卫气运行的情况，谁能彻底弄明白呢！然而，经脉又分为阴经与阳经，经脉都有各自的起点和终点，都有气血亢盛和空虚的不同。能辨别阴阳十二经脉，便可了解疾病发生的原因；能候察、诊知虚实所在之处，便可寻找出发病部位在上还是在下；知道六腑之气往来运行的路径，就能找到疾病治疗过程中解决问题的关键；就知道哪里该补，哪里该泻；能知手足六经的标部与本部，便可对天下疾病了然于胸，没有疑惑了。

岐伯说：您所谈论的问题真是广博啊！让我来紧接着您的论述，更详尽地谈一谈。足太阳经脉之本，在足跟以上五寸处，其标在双眼内眼角的睛明穴。足少阳经脉之本，在窍阴穴，其标在耳前方的听宫穴。足少阴经脉之本，在足内踝上二寸处的交信穴，其标在背部肾腧穴及舌下两脉的廉泉穴。足厥阴经脉之本，在行间穴上五寸处的中封穴，其标在背部肝腧穴。足阳明经脉之本，在厉兑穴，其标在颊下夹喉颡处的人迎穴。足太阴经脉之本，在中封穴前方向上四寸处的三阴交穴，其标在背部第八椎下脾腧穴及舌根处。手太阳经脉之本，在手外踝之后的养老穴，其标在双眼内眼角的睛明穴之上一寸处。手少阳三焦经之本，在手小指次指之间向上二寸处，其标在耳后上角的角孙穴及下外眼角的丝竹空穴。手阳明经脉之本，在肘骨之中的曲池穴，左手臂上部还有臂穴；标在额角与耳前交会点的头维穴。手太阴经脉之本，在寸口中的太渊穴，其标在腋下动脉天府穴。手少阴经脉之本，在掌后锐骨之端的神门穴，其标在背部第五椎下两旁的心腧穴。手心主经脉之本，在掌后腕上二寸两筋间的内关穴，其标在腋下三寸的天池穴。观察这十二经脉标本虚实的病变规律，位于下部的本，阳气虚弱则发生厥逆，阳气亢盛则发生热症。位于上部的标，阳气不足则出现眩晕，阳气亢盛则出现发热、疼痛。标本病变属实的，应当用泻法，彻底驱除邪气而制止疾病的发展。标本病变属虚的，应当用补法来振奋阳气。

让我再谈谈各部分气机所通行的道路。人体的胸部、腹部、头部和腿部的气，都有各自通行的道路和输注的部位。气在头部的，其气输注于脑的百会穴；气在胸部的，其气输注于胸前两膺与背部肺俞穴；气在腹部的，其气输注于背部的脾腧穴与冲脉，以及肚脐左右动脉的肓腧、天枢等穴；气在胫部的，其气输注于气冲穴与承山穴及足踝上下处。取以上这些穴位针刺时，要用毫针，操作时一定先要用手指按压较长时间，使气到达于所压的部位，才可施钊予以补泻。这些穴位主治的病症，有头痛、眩仆、腹痛、中满、暴胀以及初起的积聚等症。疼痛部位可以移动的，容易治愈；如果积聚处不痛，则难以治愈。

论痛篇第五十三

【题解】

本篇主要论述了不同体质的人，对于针刺、艾灸和药物的耐受力也不同，治疗疾病要根据不同的体质，因人制宜。

黄帝问少俞说：人的筋骨有强壮与软弱之分，肌肉有坚实与脆弱的区分，皮肤有厚薄之别，皮肤毛孔有粗疏与致密之异，他们对针石刺砭、艾火烧灼引起的疼痛，感觉是怎样的呢？人的肠胃的厚薄、坚脆也各不相同，他们对毒药的耐受能力又是怎样的呢？我想详尽地听一下。

少俞说：骨骼强壮、筋脉软弱、肌肉舒缓、皮肤较厚的人耐痛，对针石刺砭、艾火烧灼引起的疼痛，也同样能够忍耐。

黄帝问：怎样知道有的人是能够忍耐艾火灸烧的呢？

少俞回答说：皮肤发黑、骨骼发育完善而匀称的人，能够忍耐艾火的灸烧。

黄帝问：怎样知道有的人是不能忍耐针刺疼痛的呢？

少俞回答说：肉坚实、皮肤薄的人不能忍耐针石的刺痛，这种人对艾火的灸烧也同样不能忍耐。

黄帝问：人同时受了伤病，有的容易好，有的不容易好，这是什么缘故？

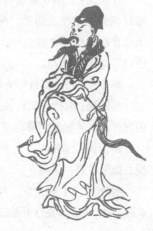

少俞回答说：同时受了伤病，其中身体多热的就容易好，身体多寒的就不容易好。

黄帝问：如何了解人体对药物的耐受力呢？

少俞回答说：胃厚实、皮肤黑、骨骼粗壮、身体肥胖的人能耐受毒性药物，身体消瘦、胃薄弱的人则不能耐受毒性药物。

天年篇第五十四

【题解】

本篇主要论述了人体生长衰老过程中各个阶段的生理特点，以及气血盛衰、脏腑强弱同寿命长短的关系。

黄帝问岐伯说：我想知道人体生命开始的时候，以什么为基础？又以什么作保障？丧失了什么便会死亡，保存了什么才能生存呢？

岐伯说：人生命的开始，以母亲阴血作为基础，以父亲的阳精作为保障，两者结合而产生神才有生命活动。

黄帝问：什么是神？

岐伯说：在母体中，随着胎儿的逐渐发育，达到血气已经和调，荣卫之气已经通畅，五脏都已形成，便产生了神气。神气居藏于心中，魂魄也都由此生成，便成为人。

黄帝说：人的寿命的长短各不相同，有的短命，有的高寿，有的突然死亡，有的久病在身，我想听听其中道理。

岐伯说：五脏强健而功能正常，血脉调和匀畅，肌肉间隙通利，营卫之气的运行保持正常而无错乱，呼吸平和舒缓，不粗不急，气行遵循一定规律，六腑消化食物，津液布散全身，脏腑、气血、肌肉、皮肤各部分功能活动正常进行，所以寿命得以长久。

黄帝问：人寿以百年为期，本应活至百岁才死，怎样才能活到一百岁呢？

岐伯说：鼻孔深而且长，面部四旁骨骼高大方正，营气、卫气、三焦、三里的脉气都调和畅通，鼻骨高起而鼻肉丰满，这样，便可活至百岁，寿终天年。

黄帝说：气在人一生中的盛衰情况，以及从出生到死亡整个生命过程的表现，能给我讲一讲吗？

岐伯说：人长到十岁，五脏初成，血气已经通畅，这时的经气还在下肢，所以喜欢跑。到二十岁，血气开始旺盛，肌肉正在发育生长，所以喜欢快走。到三十岁，五脏完全发育成熟，肌肉结实，血脉充盈，所以喜欢行走。到四十岁，五脏六腑及十二经脉，俱到十分旺盛而且平和稳定，皮肤毛孔开始疏松，美好的颜容逐渐衰落，头发略见斑白，这个年岁的人，像一池平满而不荡动的静水，所以喜欢安坐。到五十岁，肝气开始衰退，肝叶开始变薄，胆汁开始减少，视力开始变弱。到六十岁，心气开始衰退，常被忧愁、悲伤所困扰，血气不足，运动缓慢，所以喜欢躺卧。到七十岁，脾气虚弱，皮肤干枯。到八十岁，肺气衰退，魂魄离散，所以言语经常颠倒错乱。到九十岁，肾气枯竭，肝、心、脾、肺四脏及经脉气血也都空虚了。到一百岁，五脏全部空虚，神气也全都消散了，这时，就只有形体躯壳存在，也就死亡了。

黄帝问：有的人不能活到一百岁就死亡了，这是为什么呢？

岐伯说：这种人五脏都不坚固而功能失常，鼻子的通道不长，鼻孔外露而且张开，呼吸急速，面部四旁骨骼低矮，脉体薄弱而脉中血少，肌肉不坚实，常常中风中寒，血气更虚，血脉不通畅，真气、邪气相互攻击，致使体内血气失常，导致邪气深入，所以会中年而死。

逆顺篇第五十五

【题解】

本篇主要论述了人体出现气血逆乱后，针刺方法运用的逆与顺，故称为"逆顺"。

黄帝问伯高说：我听说气的运行有逆有顺，血脉有盛有衰，针刺方法有总的原则，能讲给我听听吗？

伯高说：气的运行，是与天地、阴阳、四时、五行等自然界的规律相适应的，与自然界的规律相适应的为顺，与自然界的规律不相适应的为逆。血脉的盛衰情况是与气血的虚实相关的，所以通过诊脉可以诊察气血的虚实变化。针刺的总的运用原则，就是必须明确知道哪些疾病可以运用刺法，哪些不能运用，哪些疾病已经不能通过针刺来救治了。

黄帝说：怎样判断疾病是否适宜运

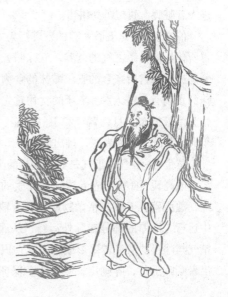

用刺法呢?

伯高说:《兵法》说过,作战时,要避开对方攻势迅猛的锐气,不可贸然出击对方严整庞大的阵地。《刺法》说过,热势炽盛时不能用刺法,大汗淋漓时不能用刺法,脉象纷乱、模糊不清时不能用刺法,脉象与病情不相符合的不能用刺法。

黄帝说:怎样确定哪些疾病适宜运用刺法呢?

伯高说:高明的医生,在疾病尚未发生之前进行针刺;其次,在病邪轻浅、疾病尚未严重时进行针刺;再次,在邪气已衰、正气逐渐恢复、疾病开始好转时针刺。医术低劣的医生,在邪气正旺时,或在病热正盛时,或在病情与脉象不相符时进行针刺。所以说在病势正盛时不能针刺,但在邪气已经开始衰退时进行针刺,必定会收到良好的效果。所以说高明的医生,往往是防患于未然,而不是在疾病发生之后才治疗,说的就是这个道理。

五味篇第五十六

【题解】

因文中主要论述了五味与五脏的配属关系及五脏病的五味宜禁,故称为"五味"。

黄帝说:五谷有酸、苦、甘、辛、咸五味,食物进入人体后,五味如何分别进入五脏呢?我想听您讲讲。

伯高说:胃是五脏六腑的营养汇集之处,食物要先进入胃里,五脏六腑接受胃所化生的精微之气的营养。五味归五脏,按照五味与五脏的五行属性的联系,分别进入各自所亲合的脏。酸味的食物首先进入肝;苦味的食物首先进入心;甜味的食物首先进入脾;辛味的食物首先进入肺;食物咸的先进入肾。饮食水谷,化为津液散布全身,营气和卫气旺盛、通畅而周流全身,其中的糟粕依次下传于大肠膀胱,化为粪尿,排出体外。

黄帝说:营气和卫气是如何运行的呢?

伯高说:食物最先入胃,其化生的精微部分从胃出来而分别到达上焦和下焦,灌溉营养五脏,精微物质在周身输送时,分离出清纯部分化作营气,在脉中运行,浊厚的部分在脉外运行,从而形成脉中、脉外两条道路。其中水谷的精气与呼吸的清气转聚形成的宗气,积聚于胸中,称为气海,这种宗气出自肺,沿着咽喉上行,呼则出,吸则入,保证人体正常呼吸。吸入的清气和饮食水谷化生的精微是维持生命的物质基础，只有空气和饮食，进入人体后分别形成在体内消耗输出是宗气、营气、糟粕三个方面。所以人如果半天不进饮食，就会感到气衰不足；一天不进饮食，就会感到气少。

黄帝说：您能给我讲讲食物的五味吗？

伯高说：请让我详细地讲述一下。五谷中，粳米味甘，芝麻味酸，大豆味咸，小麦味苦，黄米味辛。五果中，枣子味甘，李子味酸，栗子味咸，杏子味苦，桃子味辛。五畜中，牛肉味甘，狗肉味酸，猪肉味咸，羊肉味苦，鸡肉味辛。五菜中，葵菜味甘，韭菜味酸，豆叶味咸，薤蒜味苦，大葱味辛。五色与五味的关系：黄色属土属脾，应该饮食甘味；青色属木属肝，宜饮食酸味；黑色属水属肾，宜饮食咸味；赤色属火属心，宜饮食苦味；白色属金属肺，宜饮食辛味。这就是五色分别适应五味的情况，上述五色所适应的五味就是分别代表五脏病变所采用的适宜食物。所谓五宜，就是在五脏患病时，应该选用的相适宜的五味。患脾病的人，应选食粳米饭、牛肉、枣子、葵菜；患心病的人，应选食麦、羊肉、杏子、薤蒜；患肾病的人，应选食黄豆芽、猪肉、栗子、豆叶；患肝病的人，应选食芝麻、狗肉、李子、韭菜；患肺病的人，应选食黄米、鸡肉、桃子、葱。

五脏之病，各有禁忌。肝病，忌食辛味；心病，忌食咸味；脾病，忌食酸味；肾病，忌食甘味；肺病，忌食苦味。肝主青色，肝病苦急，宜选食甘味以缓和，如粳米饭、牛肉、枣子、葵菜等；心主赤色，心病苦缓，宜选食酸味以收敛，如狗肉、芝麻、李子、韭菜等；脾主黄色，脾病应选食咸味，如大豆、猪肉、栗子、豆叶等；肺主白色，肺病应选食苦味，如麦、羊肉、杏子、薤蒜等苦味食物；肾主黑色，肾病宜选食辛味，如黄米、鸡肉、桃子、葱等辛味食物。

水胀篇第五十七

【题解】

篇中对水肿、肤胀、鼓胀、肠覃、石瘕等病症的临床诊断做了鉴别，并且分别论述了这些病症的病因、病机和治疗方法。

黄帝问岐伯道：对水胀与肤胀、鼓胀、肠覃、石瘕、石水，应当怎样进行鉴别呢？

岐伯回答说：水胀发病之初，病人的下眼睑微肿，就像刚刚睡醒的样子，颈部动脉搏动明显，时时咳嗽，两大腿内侧感到寒冷，脚和小腿浮肿，腹部胀大，若出现上述症状，说明水胀病已经形成了。若以手按压病人的腹部，放手后即随手而起，不留凹陷，就像按压充水的皮袋子一样，就是水胀病的症候。

黄帝说：肤胀病应如何诊断呢？

岐伯说：所谓肤胀病，是由寒邪侵入皮肤之间形成的。病人腹部胀大，用手叩击腹部就好像鼓一样中空而不坚实，病人全身浮肿，皮肤较厚，按压病人腹部，放手后不能随手而起，留有凹陷，腹部的皮色无异常变化，这就是肤胀的症候。

黄帝问：鼓胀病的表现是怎样的呢？

岐伯说：鼓胀病人的腹部与全身都肿胀，这与肤胀病一样，但患鼓胀病的人皮肤青黄，腹部青筋高起暴露，这就是鼓胀病的症候特点。

黄帝问：肠覃病的表现是怎样的呢？

岐伯说：寒邪侵犯人体后，邪气停留在肠体外面，与卫气搏结在一起，卫气被阻而不能正常运行，邪气与卫气停留在身体深处，附着于肠外，并日渐滋长，便形成了息肉，肠覃病初期，腹部就像鸡蛋一样大小，此后逐渐长大，疾病一旦形成，病人就像怀孕一样，病程长的可以经历数年，用手按压肿块很坚硬，推动时可移动，但月经仍然按时到潮，这就是肠覃的症候。

黄帝说：石瘕病的表现是怎样的呢？

岐伯说：石瘕病生在胞宫内，由于寒邪侵犯子宫口，使宫颈闭塞，气血不能流通。经血不能正常排泄，便凝结成块而留滞在子宫内，随时间而逐渐增大，使腹部胀大，像怀孕一样，月经不能按时来潮。石瘕病都发生在妇女身上，治疗时可以用通导攻下的方法祛除瘀血治疗。

黄帝说：可用针刺治疗肤胀与鼓胀吗？

岐伯说：治疗时先用针刺泻有瘀血的脉络，然后根据病情虚实的不同来调理相应的经脉，但无论如何，都必须首先用针刺祛除血络中的瘀血。

贼风篇第五十八

【题解】

贼风，系指四季气候异常所形成的邪气，俗称外邪。因文中主要讨论外邪侵袭人体发生的疾病，故称为"贼风"。

黄帝问道：先生常说贼风邪气伤害了人体，才会生病，但有人并没有离开房屋并遮蔽得很严密，没有遭受贼风邪气的侵袭，但却突然发病了，这是什么缘故呢?

岐伯说:这是因为平素已受到邪气的伤害而没有察觉所造成的,或曾经被湿邪伤害,湿邪侵袭人体后,潜伏在血脉之中和分肉之间,长久滞留在体内没有驱除出去;或者因为从高处跌下来,使瘀血留积在体内不能清除而发病;也有突然发生过度的喜怒,或饮食不当,或气候的冷热不注意调摄,使皮肤毛孔闭塞而不畅通;或当皮肤毛孔舒张时而受风寒,这样使血气凝结,新风寒和宿邪湿气相互搏结,就发生

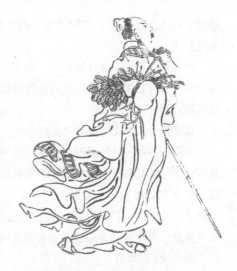

寒痹;又有因热而出汗因汗出皮肤毛孔而受风邪,这些人虽然未受到贼风邪气的侵袭,但必然体内就有邪气,并新加外感的因素,才能使人发病的。

黄帝说:上述疾病发生的原因,都是病人自己所能知道的,但有的人既没有外来邪气的侵犯,也没有受惊恐等情志的刺激,却突然发病,这是什么缘故呢?是否因为鬼神作祟呢?

岐伯说:这也是因为原来就有的邪气潜伏在内而未发作,由于情感上有所变化,或有厌恶之事,或思想有所羡慕而不能随心所愿,引起体内血气的逆乱,逆乱的气血和潜伏在体内的病邪两相结合,因而发生病变。这种内在的变化极为细微,没有明显的迹象,是看不见、听不到的,所以好像鬼神作祟一样。

黄帝说:这类疾病既然不是鬼神作祟,为什么用"祝由"的方法就能把病治好呢?

岐伯说:古时的巫医,知道有些疾病是可以用精神疗法控制的,又事先知道了疾病发生的原因,所以可用"祝由"的方法来治愈疾病。

卫气失常篇第五十九

【题解】

因篇中主要阐述了卫气失常留滞胸腹的症状和治疗方法,故称"卫气失常"。

黄帝说:卫气留滞于胸腹之中,蓄积而运行失常,一般卫气郁结没有固定的

部位，使人产生胸胁、胃脘胀满、喘息气逆等症状，用什么方法来治疗这些疾病呢？

伯高说：卫气积聚在胸中的，取上部的腧穴治疗；积聚在腹中的，取下部的腧穴治疗；积聚在胸腹部，使胸胁脘腹都胀满的，应当选用上部、下部和胸腹附近的腧穴治疗。

黄帝说：具体选用哪些穴位治疗呢？

伯高回答说：卫气郁积在胸中，当泻足阳明胃经的人迎穴，任脉的天突和廉泉穴；卫气郁积在腹中，当泻足阳明胃经的三里穴和气街穴；卫气郁积在胸胁脘腹，上下都觉胀满，当上取人迎、天突、廉泉等穴，下取三里、气冲穴，以及季胁下一寸处的章门穴以泻；病情严重的，取穴应当采用鸡足刺法。若病人的脉大而弦急，或脉搏动消失以及非常绷紧的，就不能用针刺治疗。

黄帝说：讲得好！

黄帝问伯高：应该如何诊察皮、肉、气、血、筋、骨的病变呢？

伯高说：病色表现在两眉之间，缺少光泽的，病变发生在皮肤；口唇呈青、黄、赤、白、黑颜色的，病变发生在肌肉；营气外泄，皮肤多汗而湿润，是气血发生病变；眼色呈现青、黄、赤、白、黑色等色泽变化的，则病发生在筋；耳郭干枯而容易附着灰尘污垢的，则病变在骨。

黄帝说：疾病表现怎样？应如何治疗？

伯高说：很多疾病的变化，是多种多样的。但是皮肤有所表现的部位，肌肉有隆起的部分，气血有输注之处，骨骼有相互连接的地方，发病后相应部位分别出现不同的症候。

黄帝说：我想知道其中的道理。

伯高说：皮肤所表现的部位主要在四肢；肌肉的主干主要在上肢和下肢所有阳经经过的肌肉隆起处，以及足少阴肾经经过的肌肉隆起之处；气血输注之处，主要在体表的血络。若气血留滞其中，就会出现血络充盈胀起。筋所主的部位没有阴、阳的区别，也没有左侧与右侧的不同，所有地方都可以诊察病变。骨骼相连的地方，是关节腔，接受精气的滋养，并向上输注精气补益脑髓。

黄帝说：应当如何进行治疗呢？

伯高说：由于疾病的千变万化，针刺治疗病位的深浅、病情的轻重，不可胜数。其主要的原则应根据发病的部位和病情进行针刺，病轻的浅刺，病重的深刺，病轻的用针要少，病重的用针要多。能随着病情的变化施以不同的治疗，这才是高明的医生。

黄帝问伯高道：人体的肥瘦、身形的大小、体表的寒温，以及年龄的老、壮、少、小，如何区别呢？

伯高回答说：年龄在五十岁以上的为老，三十岁以上的为壮，十八岁以上的为少，六岁以上的为小。

黄帝说：以什么标准来衡量人体的肥与瘦呢？

伯高说：人体有多脂、多膏、多肉三种不同的类型。

黄帝说：应当如何区别人的脂、膏、肉三种类型呢？

伯高说：隆起的肌肉坚实，皮肤丰满润泽是多脂的人；隆起的肌肉不坚实，皮肤松弛是多膏的人；皮与肉紧紧相连的是多肉的人。

黄帝说：人的身体有寒温的不同，如何加以区别呢？

伯高说：膏类型的人肌肉柔润，纹埋粗疏，卫气容易外泄，所以身体多寒；如果皮肤纹理细腻，卫气容易保留不泄，那么身体就会多热。脂类型的人肌肉坚实，皮肤纹理致密的，身体多热；皮肤纹理粗疏的，身体多寒。

黄帝说：如何区别人体的肥瘦、大小呢？

伯高说：膏类型的人，阳气充盛，皮肤松弛，所以腹部肥大而下垂；肉类型的人，身体则宽大。脂类型的人，肌肉则坚实而身形较小。

黄帝说：这三种类型的人的气血情况是怎样的呢？

伯高说：膏类型的人，阳气充盛，身体多热，就能耐寒；肉类型的人，多肉的人多血，血液充养形体，不偏寒不偏热；脂类型的人，其血液清稀，气少而流动滑利，所以身形不大。这就是脂、膏、肉三种人气血多少的大概情况，与一般的人有所区别。

黄帝说：一般人的情况是如何的呢？

伯高说：一般人的皮、肉、脂、膏都比较均匀，血与气也保持平衡，没有偏多的情况，所以他们的身形不大不小，身体各部位都非常匀称，这就是一般人的情况。

黄帝说：讲得好。那么上述的异常情况，应当如何治疗呢？

伯高说：必须先分清这三种不同类型的人的气血多少及气的清浊，然后再进行适当的调治。具体治疗的时候，要根据具体情况用常法治疗，不要违背一般的治疗原则。

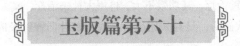

玉版篇第六十

【题解】

玉，《说文》曰"石之美者"。因文中所阐发的内容非常重要，值得珍视而刻于玉版之上，故称为"玉版"。

黄帝说：我以为小针是一种微不足道的东西，先生却说它的作用上合于天，下合于地，中合于人，我认为这是过分夸大了它的作用，想听您讲讲其中的道理。

岐伯说：还有什么东西能比天更大呢？能大于针的，唯有五种兵器。但五种兵器都是准备在战争中用以杀人的，不是用来治病救人的工具。而且天地之间最宝贵的是人，要治疗人的疾病，只有用小针。这样对比针和五种兵器作用谁大谁小，不是很清楚了吗！

黄帝说：疾病发生之初，或情志过度刺激，或饮食没有节制，造成人体阴气不足，阳气有余，使营气的运行阻滞，便会形成痈疽病。营卫气血阻滞不通，体内有余的阳热与营卫气血郁滞产生的热邪相互搏结，化为脓这样的病，小针能治疗吗？

岐伯说：聪明的人发现了这种病，要早期治疗，等到病已形成，再想化除掉，就不是很简单的事了，所以说病邪不要久留在体内。譬如两军作战，旗帜相望，刀光剑影遍于旷野，这必是策划已久，绝对不是出于一天的计谋。能够使民众服从命令，有令必行，有禁必止，使兵士敢于冲锋陷阵，不怕牺牲，这也不是一天教育的结果，也不是顷刻之间就能办得到的。等到身体已经患了痈疽之病，脓血已经形成，这时再想用微针治疗，就大大违背了治疗规律。要知道痈疽的产生，脓血的形成，既不是从天而降，也不是从地而生，而是病邪侵犯机体后，没有得到及时治疗而逐渐积累而成的。所以聪明的人能够防微杜渐，在痈疽没有迹象时，积极预防，不使其发生，愚拙的人，预先不知防治，就会遭受疾病形成后的痛苦。

黄帝说：如果痈疽已经形成，没有及时进行治疗，脓已经生成又有察觉，这又怎么办呢？

岐伯说：脓已生成的绝大部分会死亡，所以聪明的医生能早期诊断，不等疾病形成，就消灭在萌芽阶段，并将一些好的治法记载在书上，使有才能的人能够继承下来，并能一代一代地传下去，为的是使人们不再遭受痈疽的痛苦。

黄帝说：其已经形成脓血的，而后一定要遭有死亡的危险吗？难道不能用小针来治疗吗？

岐伯说：用小针治疗，其功效不大，再用大针来治疗，又可能产生不良后果，所以对于已形成脓血的，只有采用砭石，或用铍针、锋针及时排脓来进行治疗最为合适。

黄帝说：有些痈疽病多向恶化方面发展，这样还能够治好吗？

岐伯说：这主要根据病症的逆顺来决定。

黄帝说：我希望听您谈谈病症的逆顺。

岐伯说：白眼球部显青黑色，眼睛缩小，是逆症之一；服药而呕吐的，是逆症之二；腹痛而口渴剧烈的，是逆症之三；背颈项转动受限，是逆症之四；声音嘶哑，面无血色，是逆症之五。除这五种逆症之外，便是顺症了。

黄帝问：各种病在发展过程中，都有顺逆，您可以告诉我吗？

岐伯说：腹胀满，身发热，脉搏粗大，为邪盛正虚，是逆症的第一种表现；腹满而肠鸣，四肢逆冷，腹泻，脉搏粗大，为阴症得阳脉，是逆症的第二种表现；呕不止，脉搏粗大，是逆症的第三种表现；咳嗽且兼小便溺血，肌肉消瘦，脉搏细小而快速，是逆症的第四种表现；咳嗽，形体羸弱异常，身发热，脉小而搏动疾速，为正气衰而出现真脏脉，是逆症的第五种表现。若出现以上五逆症状的，不过十五天就有死亡的危险。五种急症有五种预后不良的表现：腹大而胀，四肢厥冷，形体消瘦，泄泻不止的，是为预后不良的表现之一；腹胀满，大便下血，脉大而有间歇的，是为预后不良的表现之二；咳而小便溺血，形体消瘦，脉来时搏动没有和缓的迹象，是为预后不良的表现之三；呕血，胸部胀满连及背部，脉小而劲，是为预后不良的表现之四；咳嗽呕吐，腹胀，泄泻消化不良，脉象微弱，是为预后不良的表现之五。若出现这些症状的，不过一天的时间就会死亡。医生对这些危象，如不细加审察而妄行针刺，就是治疗上的错误。

黄帝说：先生说针刺的作用很大，合乎自然规律的变化，在人体内则与五脏相连，外则以次和六腑相通，并能疏通经脉而宣导气血，使二十八脉的循行畅通，但是，若误用针刺，就会把活生生的人治死，而要死的人却不能用针法治愈，您能告诉我运用针刺救治生命而不伤害性命的办法吗？

岐伯说：错误的针刺能把人治死，而正确的针刺也不能把死人救活。

黄帝说：我听到针刺不当，能把活生生的人治死，感到太不仁道了，所以我想听您讲讲其中的道理，不要再用错误的针法为人治病。

岐伯说：这是很明显的道理，也是必然会出现的结果。比如刀剑可以杀人，饮酒可以醉人的道理一样，不用分析，也可以知道它的原因。

黄帝说：我想听您详细地讲给我听。

岐伯说：人所禀受的精气，是来源于食物。食物都进入胃，所以胃是容纳食物、化生气血的源泉。海洋里的水，要化为云气才能在广阔的天空浮游。胃中的精微化生气血，运行于周身，随着十二经脉流动。所谓经脉，就是联络五脏六腑的大络，如果在这些通道的要害部位，运用逆着经气运行的方向进行针刺，就会误泻真气，而置人于死地。

黄帝说：在上下手足的经脉，有多少穴位不能用刺的呢？

岐伯说：如果运用逆着经气运行的方向进行针刺，针刺手阳明大肠经的五里穴，致使脏气运行到中途而止，一脏的真气大概误刺五次便会竭尽，所以若连续五次用逆着经气运行的方向针刺的泻法，则一脏的真气泻尽，若连续泻二十五次，则五脏所输注的精气就会竭绝，这就是劫夺了人的天真之气，并非由于他命之自绝而终其寿的。

黄帝说：想听您详细地讲讲。

岐伯说：在气血出入的要害处妄行针刺，如果误刺较轻，病人能回到家中就死亡；如果误刺较重，病者就会死在医生的诊所里。

　　黄帝说：您讲的这些方法很完善，道理也很明确，请把它著录在玉版上面，作为最珍贵的文献，以留传于后世，作为禁刺的根据，使人们提高针刺水平，不会再犯误针的禁律。

五禁篇第六十一

【题解】

　　本篇主要以阐述针刺的宜忌为中心，包括五禁、五夺、五过、五逆等法，其内容以五禁为首，故篇名"五禁"。

　　黄帝向岐伯问道：我听说针刺有所谓五禁，什么叫作五禁？

　　岐伯说：五禁是指在五个禁日不可对某些部位施行针刺。

　　黄帝说：我听说针刺禁忌有所谓五夺。

　　岐伯说：五夺是指在气血衰弱、元气大伤时不能用泻法针刺，以免更伤元气。

　　黄帝说：我听说针刺禁忌有所谓五过。

　　岐伯说：五过是指针补、针泻都不可超过一定限度。

　　黄帝说：我听说针刺有所谓五逆。

　　岐伯说：病状与脉象相反的五种情况，叫作五逆。

　　黄帝说：我听说针刺有所谓九宜。

　　岐伯说：清楚地了解九针的理论并能恰当运用，这就叫九宜。

　　黄帝问：什么叫作五禁？我想听听都是什么日子不可针刺什么部位。

　　岐伯说：甲日、乙日应头，所以这时不要针刺头部，也不要用"发蒙"的针法刺耳内。丙日、丁日对应肩喉，所以此时不要用"振摇"的针法刺肩部及喉部的廉泉穴。戊日、己日对应手足四肢，因此这时不要刺腹部，也不要用"去爪"的针法泻水。庚日、辛日对应股膝，因此这时不要针刺股膝部的关节。壬日、癸日，不要针刺足部、胫部。这就是所谓五禁。

　　黄帝问：什么叫作五夺？

　　岐伯说：五种因正气脱失而形成大虚的病症形成肌肉极度消瘦，这是一夺；大出血之后，这是二夺；大汗之后，这是三夺；大泄泻之后，这是四夺；刚刚分娩及大出血之后，这是五夺。在这五种情况下，都不可用泻法。

　　黄帝问：什么叫作五逆？

岐伯说：患热病脉应洪大而反见沉静，汗已发出而脉反倒见大而躁动，这是一逆；患泄病而脉反洪大，这是二逆；患痹病而长时不愈，肘膝高起处肌肉破损，身热，脉出现偏绝，这是三逆；患肠澼、遗精等症而身体消瘦，身热，面色苍白而无光泽，以及大便中带有赤黑色血块，病势甚重，这是四逆，患寒热病，形体消瘦，而脉反坚实有力，这是五逆。

动输篇第六十二

【题解】

本篇主要论述了手太阴、足阳明和足少阴三经气血输注的部位及搏动不休的道理，以及三经与全身气血输注的关系，故篇名"动输"。

黄帝问：十二经脉中，唯独手太阴肺经、足少阴肾经、足阳明胃经这三经有动脉搏动不止，这是为什么？

岐伯说：足阳明是胃脉，而胃是五脏六腑所需营养的来源。胃中的水谷精微所化的清气由胃向上流注于肺，这气从手太阴开始，运行全身，其运行是随呼吸而上下往来的。所以，人一呼脉就搏动二次，一吸，脉也搏动二次，呼吸不止，脉也就跳动不止。

黄帝说：脉气通过寸口时，它的上下搏动和具体运行是怎样的呢？我不知其究竟。

岐伯说：手太阴脉气离开脏腑达于经脉时，犹如离弦之箭一样迅疾，又如同冲决堤岸之洪水样迅猛。待到脉气上于手鱼部而呈现衰象，其所余之气也已衰散而向上逆行，所以它运行的气势就减弱。

黄帝问：足阳明胃经因何而搏动不止呢？

岐伯说：胃气向上流注于肺，迅猛而慓悍之气上冲于头部的，沿着咽喉上行，走入七窍，又循着眼球深处的脉络向内而幕络于脑，接着又出于足少阳胆经至客主人穴，再沿颊车，在足阳明本经处汇合并向下运行一直到达人迎穴。这就是胃气别行而走向足阳明本经的情形。所以，手太阴的寸口脉，与足阳明的人迎脉，阴阳上下相应，其搏动是一致的。因此，阳病而阳明脉反小是逆象，阴病而阴脉反而大的，也叫作逆。所以，寸口脉与人迎脉阴阳应合，静则俱静，动则俱动，就像牵引同一根绳子似的；如果二者之间有一方出现偏盛失去平衡，就会生病。

黄帝问：足少阴肾经的动脉为何会跳动不休呢？

岐伯说：足少阴脉的搏动，是因为与冲脉并行的原因。冲脉是十二经之海，它与足少阴的络脉都起于肾下会阴穴，出于足阳阴胃经的气冲穴，沿大腿内侧斜入于膝腘窝中，再沿小腿内侧，与足少阴肾经相并，向下进入足内踝后面，进入脚下。它的另一支脉，斜入踝内，再进入胫骨与跗骨相连的部位，经足部入大趾之间，最后进入络脉，发挥温养胫部和足部的作用。这就是足少阴经脉经常搏动的原因。

黄帝说：营卫之气的运行，贯通全身上下，像圆环似的难分首尾。如果有人突然遇到邪气侵袭，或者遭受严寒的侵袭、刺激，外邪留滞四肢，手足懈惰无力，则其经脉阴阳的循行道路，就会被一邪气所滞留阻塞，因而就会出现混乱失错运行失常，那么，营卫之气又将怎样往返循环运行呢？

岐伯说：四肢末端是阴阳会合的地方，是脉气循行的主要通道，头、胸、腹、胫是脉气的必经之路，所以，即使络脉阻塞断绝而经脉仍能通行。当四肢末端的邪气祛除后，各络脉便又会像原来一样相互贯通，营卫之气又从这里传输会合，周而复始，循环不止。

黄帝说：讲得好。所谓如环无端、周而复始的道理，我更加明白了。

五味论篇第六十三

【题解】

本篇主要论述了五味各有所走，五味偏嗜、太过所出现的病理变化，以及因此引起的各种病症，故篇名"五味"。

黄帝问少俞道：食物进入人体后，五味分别进入相应的脏腑经络，在其影响下也会发生各自的病变。酸味进入筋，多食酸味，使人小便不通；咸味进入血液，多食咸味，使人发渴；辛味进入气，多食辛味，使人感觉心如火烧；苦味进入骨，多食苦味，使人拘挛、呕吐；甘味进入肌肉，多食甘味，使人心闷。我知道五味食用过度会分别引发上述症状，但不知道是因为什么。我想听听其中的缘故。

少俞回答说：酸味进入胃以后，它的气涩滞不滑并有收敛作用，只能上行于上中两焦，而不能迅速吸收转化，便停滞在胃中。如果胃中温和，便向下渗注于膀胱，膀胱的尿脬皮薄而软，受到酸味的作用便紧缩蜷曲，致使膀胱出口收束不通，影响水液的排出，从而形成小便不畅的病症。人的阴器，是全身诸筋最终聚结之处，所以说酸味进入胃中，是进入筋的。

黄帝问：咸味进入血液，食咸味过多会使人口渴，这是为什么？

少俞说：咸味进入胃中，其气向上进入中焦，渗注于诸脉。脉是血气运行之处，血与咸味相遇，则血脉凝固变稠；血脉凝固变稠，胃内的汁液就渗注于血；胃内汁液渗注于血，则胃内汁液枯竭；胃内汁液枯竭，就会影响咽部的津液输布，使得咽部和舌根部位都感到干燥，从而出现口渴的现象。血脉是中焦化生的精微输布周身的通道，血液也出于中焦，咸味上行于中焦，所以咸味进入中焦，便进入血液。

黄帝问：辛味趋走于气，多食辛味，使人觉得心中空虚是什么道理？

少俞说：辛味进入胃中，其气进入上焦。上焦的功能是将来自中焦的水谷精微布散到体表。姜、韭的辛气熏蒸上焦，营卫之气也不时受到辛味的刺激，而长时留滞胃中，所以有如火烧心的感觉。辛味进入卫气，与卫气同行，所以辛味进入胃后，就会和汗液一起发散出来。

黄帝问：苦味进入骨骼，多食苦味会使人拘挛、呕吐，这是为什么？

少俞说：苦味进入胃中，胃中的五谷的其他气味都敌不过苦味。苦味进入下脘，三焦的通路都受其影响而气机阻闭不通利，所以胃内食物不得通调、分散，胃气因而上逆形成呕吐。牙齿是骨的外露部分，苦味经过牙齿进入体内，又随呕吐通过牙齿外出，所以说苦味是进入骨的。

黄帝问：甘味进入肉，多食甘味，使人心闷，这是为什么？

少俞说：甘味进入胃中，其气弱小，不能上行至于上焦，而是经常与食物一起留在胃中。甘味能使胃变得柔润，胃柔润则胃壁松弛，胃壁松弛，胃中的寄生虫就会蠕动，寄生虫在胃中蠕动，就会使人心中烦闷。甘味之气外通于肌肉，所以说甘味是进入肌肉的。

阴阳二十五人篇第六十四

【题解】

本篇运用阴阳五行学说的理论，按照人体的肤色、体形、禀性、态度和对自然界变化的适应能力等方面的特征，归纳总结出木、火、土、金、水五种不同的体质类型。在分型的基础上，进一步阐述了不同类型的个体在生理、病理和治疗上的特异性。

黄帝说：听说人有阴阳类型的不同，他们是如何区别的呢？

伯高说：天地之间，宇宙之内，一切事物的变化，都离不开木、火、土、金、水五行，人也是如此。根据人的先天禀赋不同，也各自体现着五行性质的特征。每一类型的人又表现出五种个体差异，所以五五二十五种类型的人，各有不同，但并不包括阴阳两类人。这二十五种类型的人与阴阳类型的太阳之人、少阴之人、太阴之人、少阳之人、阴阳和平之人的五种形态不一样，我已知道阴阳之人的五种形态，还想听听二十五种人的形态，以及由于血气不同所产生的不同特点，如何从人体外在的表现得知内部的生理、病理情况呢？

岐伯说：您问得真详细啊！这是先师秘藏的心得，就是伯高也不能彻底讲清其中的道理。

黄帝离开座位，后退几步，很恭敬地说：我听说遇到可以传授宝贵经验的人而不传，是严重的损失，而得到了这种学术而不加重视，轻易泄漏出去，是为人们所厌恶的。我愿听您讲明其中的道理，并将其藏在金柜里，不敢随便传扬出去。

岐伯说：首先应当明确木、火、土、金、水五种类型的人，然后再根据五种颜色的不同，辨别上述五种人的差异，这样就很容易知道二十五种人的形态了。

黄帝说：请详细地讲解一下。

岐伯说：一定要非常谨慎啊，就让我讲一讲吧。

形体与性情秉承木性的人，属于木音中上角，就像东方的苍帝一样。这类人的形态特征是，皮肤呈苍色，头小面长，肩背宽大，身直，手小脚小，多有才能，多劳心思虑，体力不强，多愁善感。这样的人对于时令的适应是能耐受春夏的温热，不能耐受秋冬的寒凉，在秋冬季节容易感邪而生病，属于足厥阴肝经。具有柔美而稳重的性格特征，是禀受木气最全的人。另外还有四种禀受木气不全的人，分为左右上下：在左上方属于木音中大角一类的人，类属于左侧足少阳经之上，其特征是有柔退而畏缩不前的缺欠。在右下方，在木音中属于左角一类的人，类属于右足少阳经之下，其特征是处事过于随和顺从，唯唯诺诺。在右上方，在木音中属于钛角类型的人，类属于右足少阳经之上，其特征是积极、向上、进取。在左下方，在木音中属于判角的人，类属于左足少阳经之下，其特征是举止大方，刚正不阿。

形体与性情秉承火性的人，属于火音的上徵，就像南方的赤帝一样。这类人的特征是，皮肤呈赤色，脊背宽广，颜面瘦小，头小，肩背髀腹各部的发育均匀美好，手小脚小，步履稳健，心性急躁，走路时身体摇晃，肩背部肌肉丰满，办事有气魄，轻钱财，但少守信用，多忧虑，观察和分析问题明快、透彻，面部颜色红润健康，性情急躁，不能长寿，多暴病而死。能耐受春夏的温热，不能耐受秋冬的寒凉，秋冬季节易感受邪气而生病。这一类型的人，属于手少阴心经，是禀火气最全的一类人，其特征是认识事物深刻，讲求实效。另有四种禀受火气不全的人，分为上下左右四类：左上方，在火音中属于质徵类型的人，类属于左手太阳经之上，其特征是为人光明正大通晓事理。右下方，在火音中属于少徵类型的人，类属于右手太阳经之下，其特征是疑心太重。右上方，在火音中属于右徵类型的人，类属于右手太阳经之上，其特征是踊跃而不甘落后。左下方，在火音中属于质判类型的人，类属于左手太阳经之下，其特征是无忧无愁，乐观、怡然自得。

形体与性情秉承土性的人，属于土音中的上宫，就像上古的黄帝一样。这类人的特征是，皮肤呈黄色，圆脸、大头，肩部、背部发育匀称美好，大肚子，两腿修长健美，手小脚小，肌肉丰满，全身上下都很匀称，步履稳健而行走时脚步落地很轻，人安静，做事慎重，乐意帮助别人，不喜欢权势，善于团结人。这类人对时令的适应是，能耐受秋冬的寒凉而不能耐受春夏的温热，在春夏季节易感邪生病。这一类型的人属于足太阴脾经，是禀土气最全的人，其特征是诚实忠厚。另有四种禀受土气不全的人，分为左右上下四类：左上方，在土音中属于大宫类型的人，类属于左足阳明经之上，其性格特征是平和、柔顺。左下方，在土音中属于加宫类型的人，类属于左足阳明经之下，其性格特征是端庄持重、乐观无忧。右上方，在土音中属于少宫类型的人，类属于右足阳明经之上，其性格特征是言语圆润婉转。右下方，在土音中属于左宫类型的人，类属于右足阳明经之下，其性格特征是独立奋进。

形体与性情秉承金性的人，属于金音中的上商，就像白帝一样。这类人的特征是，皮肤呈白色，面部呈方形，头小，肩背瘦小，腹小，手小脚小，足跟坚硬，行动轻快，禀性廉洁，情性急躁，平常沉着冷静，行动迅猛，强悍异常，具有领导才能，适合于做官吏。这类人对时令的适应是，能耐受秋冬的寒凉，不能耐受春夏的温热，在春夏季节易感邪生病。这一类型的人，属于手太阴肺经，是禀金气最全的人，其特征是刻薄寡恩。另有四种禀受金气不全的人，分为上下左右四类：左上方，在金音中属于钛商类型的人，类属于左手阳明经之上，其特征是廉洁自好。左下方，在金音中属于右商类型的人，类属于左手阳明经之下，其特点是英俊而潇洒。右上方，在金音中属于太商类型的人，类属于右手阳明经之上，这类人的特点是善于明察是非。右下方，在金音中属于少商类型的人，类属于右手阳明经之下，这类人的特点是威严庄重。

形体与性情秉承水性的人，属于水音中的上羽，就像黑帝一样。这类人的特征是皮肤呈黑色，颜面凸凹不平，头大，脸庞宽广，肩部瘦小，肚子较大，手足好动，行走时身体摇晃，腰部及臀尾部较长，脊背部也较长，对人不敬重也不惧怕，善于欺骗别人，容易被人戮杀。这类人对时令的适应是，能耐受秋冬的寒凉，不能耐受春夏的温热，在春夏季节易感邪生病。这类人类属于足少阴肾经，是禀水气最全的人，其特征是心胸狭窄，邪恶奸诈，为人卑下。另有四种禀受水气不全的人，可分为左右上下四类：右上方，在水形中属于太羽类型的人，类属于右足太阳经之上，其特征是神情洋洋自得。左下方，在水形中属于少羽类型的人，类属于左足太阳经之下，这类人的特征是经常心情抑郁，闷闷不乐。右下方，在水音中属于众羽一类的人，类属于右足太阳经之下，这类人的特征是文静坦白，洁身不贪。左上方，在水音中属于桎羽类型的，类属于足太阳经之上，这类人的特征是泰然自若。

以上木、火、土、金、水五种形态的人，因各自的禀赋不同，特征各异，所以有二十五种不同的变化。

黄帝说：从五行理论的角度，人体已经具备了相应的体形特征，但并没有显示出各种类型应出现的肤色，又将如何呢？

岐伯说：按照五行生克的规律，若是出现了形体的五行属性克制皮肤颜色的五行属性，或皮肤颜色的五行属性克制形体的五行属性的反常现象，每逢遇到年忌相加，若再感受了邪气则会生病，生病如果出现失治、误治，或稍一疏忽，而没有重视调养，则有生命危险。如果形体与皮肤颜色相称，则是富贵健康的象征。

黄帝说：在形体和肤色相互克制的时候，能够知道年加大忌吗？

岐伯说：凡人的年加大忌，从七岁这一大忌算起，以后每加九岁为一大忌，七岁，十六岁，二十五岁，三十四岁，四十三岁，五十二岁，六十一岁，在这些年忌里，人要十分注意对自己身体和精神的调养，不然就很容易感受邪气而产生疾病，若再稍有疏失，则会危及生命。所以人每逢遇到这些年忌的年龄时，要特别注意调养，绝对不能做奸邪的事情。

黄帝说：先生曾经说过，手足的十二经脉在人体的上部和下部循行，根据经脉气血盛衰的变化，来体察反映到体表的现象究竟如何呢？

岐伯说：循行于人体上部的足阳明经脉气血盛衰的变化，体现在人体的面部。若血、气充足旺盛，则两颊的胡须长而美观；如果血少而气多，则胡须较短；如果气少血多，胡须则稀少；如果气血都不旺盛，则会完全没有胡须，口角两旁的纹理较多。足阳明经气血盛衰的变化，表现在人体的阴部，若血、气旺盛，则阴毛较长而美，并可延长到胸部；如果血多气少，则阴毛短而美，可延长到脐部，走路时喜欢两脚高抬，足趾的肌肉较少，足部常常感到寒冷；如果血少气多，则容易长冻疮；如果血气都少，则没有阴毛，即便有，也稀少枯憔，这类人容易患痿、厥、痹等病。

循行于人体上部的足少阳经脉气血盛衰的变化，体现在人体的上部。气血均旺盛的，则两颊连鬓的胡须美好而秀长；血多气少的，则两颊连鬓的胡须美好却短，如果血少气多，则胡须少；血、气都不旺盛的，则没有胡须，感受寒湿之邪后，则容易患痹症、骨节疼痛、爪甲枯干等症。足少阳经脉气血盛衰的变化，显现在人体的下部，气血都旺盛的，则小脚上的毛美而长，足外踝部肌肉肥厚；血多气少的，则小脚上的毛美而且短，足外踝部的皮肤坚硬且厚；血少气多的，则小脚上的毛较少，外踝部皮肤薄弱而软；血、气都少的，则小脚上无毛，足外踝部瘦弱没有肌肉。

　　循行于上部的足太阳经脉气血盛衰的变化，体现在人体的上部。如果气血旺盛，则眉毛清秀美好，且有较长的毫毛；如果血多气少，则眉毛粗疏不齐，面部多有细小的纹理；血少气多的，则面部肌肉较多；面色润泽柔美。足太阳经脉气血盛衰的变化，反映在人体的下部，如果血气旺盛，则足跟部肌肉丰满、坚实；如果气少血多，则足跟部肌肉瘦弱、空软无力；如果血都不充足的，则容易发生痉挛转筋、足跟骨疼痛等症状。

　　手阳明经脉气血盛衰的变化，体现在人体的上部。若血气旺盛，则嘴唇上边的胡须清秀而美；如果血少气多，则嘴唇上边的胡须粗疏而没有光泽。手阳明经脉气血盛衰的变化，体现在人体的下部。如果血气旺盛，则腋毛美好，手部的肌肉经常是温暖的；气血都虚弱的，则手部的肌肉消瘦而寒凉。

　　手少阳经脉气血盛衰的变化，体现在人体的上部。若血气都旺盛，则眉毛美好而且长，耳部的色泽明润；如果血气都虚弱不足，则耳部焦黄干枯，颜色暗而无华。手少阳经脉气血盛衰的变化，体现在人体的下部，如果气血旺盛，则手部的肌肉丰满，并且常觉温暖；如果气血都虚弱，则手部的肌肉瘦削而寒凉；气少血多的，则手部肌肉消瘦，而且脉络多浮现于外。

　　手太阳经脉气血盛衰的变化，体现在人体上部。如果血气旺盛，胡须就较多，面部肌肉丰满平滑；如果血气都不充足，则面部肌肉消瘦，脸色黑、暗淡没有光泽。手太阳经脉气血盛衰的变化，体现在人体的下部，若气血旺盛，则手掌部肌肉丰满；如果气血不充足，则手掌部的肌肉消瘦而寒凉。

　　黄帝问道：对于这二十五种不同类型的人，在针刺治疗时有一定的规则吗？

　　岐伯说：眉毛清秀美好，说明足太阳经脉气血旺盛；眉毛稀疏没有光泽，表明气血虚少；肌肉丰满而且润泽，说明血气有余；肌肉丰满而无光泽，为气有余，血不足；肌肉消瘦而无光泽，说明气血均不足。仔细观察人体外在与内在气血的有余与不足，再进行调治，就可以知道疾病的虚实、病势的顺逆，这样就能做出恰当的治疗，不致贻误病机。

　　黄帝说：怎样针刺治疗三阴三阳经脉所患的病变呢？

　　岐伯说：切按寸口、人迎脉，以诊察阴阳气血盛衰的变化。再沿着经络循行的部位，审视有无气血凝涩不通的现象。气血结聚不通将会导致痛痹一类的疾病，严重时气血不能运行，导致血液凝滞。遇到这种情况，应当采用针刺温补的方法，使阳气运行至该部位，以温通其涩滞的气血，待气血通调后，才能停止治疗。若气血结聚在小的络脉而造成浅部瘀血，治当用针刺放血来开决疏通，气血即可运行。所以，凡上部病气有余的，应采取上病下取的取穴方法，引导病气下行，使气血达到新的平衡。若气迟迟不至而没有针感，或是气行迟滞而中途滞留，应在滞留之处用针迅速刺治，以接引其气，使其运达病所。要先明确经脉的循行，才能正确采用各种不同的针刺方法。若出寒热交争的现象，应根据阴阳盛衰的不同情况，补其不足而泄其有余，调理气血达到平衡。若脉中虽有郁滞而尚未淤结的，也应区别不同情况给予不同的治疗。总之，必须首先熟悉二十五种人的不同外部特征、各种经脉上下气血的盛衰以及内部的病理机制等具体情况，接下来针刺的各种方法和原则，也就能依此而定了。

五音五味篇第六十五

【题解】

五音，代表五音所属的各种类型的人。五味，指饮食五味。本篇主要论述了以五音代表的二十五种人应调治的部位和分区，以及五味调养五脏的方法。

对于火音中的右徵、少徵类型的人，应调治右侧手太阳小肠经的上部；对于金音中的左商和火音中的左徵类型的人，应调治左侧手阳明大肠经的上部；对于火音中的少徵与土音中的大宫一类的人，应调治左侧手阳明经脉的上部；对于木音中的右角和大角之类的人，应调治右侧足少阳胆经的下部；对于火音中的大徵和少徵之类的人，应调治左手太阳小肠经的上部；对于水音中的众羽、少羽之类的人，应调治右侧足太阳膀胱经的下部；对于金音中的少商、右商之类的人，应调治右侧手太阳小肠经下部。对于水音中的桎羽和众羽之类的人，应调治右侧足太阳膀胱经下部。对于土音中的少宫、大宫之类的人，调治右侧足阳明胃经的下部；对于木音中的判角与少角之类的人，调治右侧足少阳胆经的下部；对于金音膀胱经中的钛商和上商之类的人，调治右侧足阳明胃经的下部；对于金音中钛商和木音中上角之类的人，则应调治左侧足太阳膀胱经下部。

上徵、右徵同属于火音类型的人，对应于五谷中的麦，五畜中的羊，五果中的杏，经脉中的手少阴，五脏中的心，五色中的赤，五味中的苦，五时中的夏。上羽和大羽同属于水音之类的人，相应于五谷中的大豆，五畜中的猪，五果中的栗，经脉中的足少阴，五脏中的肾，五色中的黑，五味中的咸，在时属冬。上宫与大宫同属于土音之类的人，相应于五谷中的稷，五畜中的牛，五果中的枣，经脉中的足太阴，五脏中的脾，五色中的黄，五味中的甘，在时属长夏。上商与右商同属于金音之类的人，相应于五谷中的黍，五畜中的鸡，五果中的桃，经脉中的手太阴，五脏中的肺，五色中的白，五味中的辛，五时中的秋。上角和大角同属于木音之类的人，相应于五谷中的芝麻，五畜中的狗，五果中的李，经脉中的足厥阴，五脏中的肝，五色中的青，五味中的酸，在时属春。

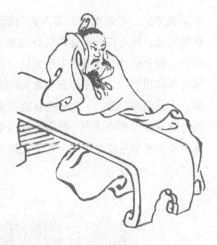

大宫与上角之类的人，都可以调治右侧足阳明胃经的上部。左角与大角之类的人，都可以调治左侧足阳明胃经的上部。少羽与大羽之类的人，都可以调治右侧足太阳膀胱经的下部。左商与右商之类的人，都可以调治左侧手阳明大肠经的上部。加宫与大宫之类的人，都可以调治左侧手少阳胆经的上部。质判和大宫之类的人，都可以调治左侧手太阳小肠经的下部。判角与大角之类的人，都可以调治左侧足少阳胆经的下部。大羽和大角之类的人，都可以调治右侧足太阳膀胱经的上部。大角和大宫之类的人，都可以调治于右侧足少阳胆经的上部。

右徵、少徵、质徵、上徵、判徵等五种属火音的不同类型，右角、钛角、上角、大角、判角等五种属木音的不同类型，右商、少商、钛商、上商、左商等五种属金音的不同类型，少宫、上宫、大宫、加宫、左宫等五种属土音的不同类型，众羽、桎羽、上羽、大羽、少羽等五种属于水音的不同类型，徵、角、商、宫、羽五音分别对应于五行中的火、木、金、土、水。

黄帝说：妇人不长胡须，是没有血气的缘故吗？

岐伯说：冲脉和任脉都发起于胞中，沿脊背里侧向上循行，是经脉和络脉气血汇聚的场所。其中浮现在体表的，沿腹部右侧上行，交会于咽喉，其中的一条分支，另出咽喉，环口、唇循行。血气充盛则肌肤得到气血煦和濡养而肌肉丰满、皮肤润泽只有营血元盛且渗灌到皮肤中，毫毛才会生长。但是女性每月月经排出体外，使得冲、任二脉的血气不足以营养口唇周围，所以女性不生胡须。

黄帝说：男人中有损伤了生殖器，造成阳痿而不能勃起、丧失性功能的，可他胡须仍然生长，这是什么缘故呢？而宦官的胡须在遭受阉割之后便不再生长了，这又是什么原因呢？

岐伯说：宦官阉割外生殖器，伤及冲脉而使冲脉之血外泄，伤口愈合后皮肤干结，导致冲、任二脉血液不能正常循行，嘴唇周围得不到血液的营养，所以不生胡须。

黄帝说：有的人天生性器不全，宗筋没受外伤，也不像女性那样定期排出月经，却也不生胡须，这又是什么原因呢？

岐伯说：属于先天性生理缺陷，这类人冲、任二脉都不充盛，阴茎和睾丸发育也不健全，虽然有气，但血不足，不能上行荣养口唇周围，所以也就不长胡须了。

黄帝说：讲得太好了！具有高度智慧的人能通晓万事万物，就像日月的光芒，立竿就能见其影，擂鼓作响，听到声音就能知道它的形状，由此可以知彼，除了先生您，谁能明了万事万物的博大精深！所以圣人通过观察人的容颜和气色的变化，便可以知道体内气血的盛衰，面色黄赤的，便知体内气血有热；色青白的，就是体内气血有寒；色黑的，多血少气；眉毛舒美的，太阳经脉多血；须髯与耳髯相连的，少阳经脉多血；胡须美好的，阳明经脉多血。上述都是一般规律。人体内各经脉气：太阳经脉通常是多血少气；少阳经脉通常是多气少血；阳明经脉通常是多血多气；厥阴经脉通常是多气少血，少阴经脉通常是多血少气；太阴经脉通常是多血少气。这又正是天道运行的常数啊！

百病始生篇第六十六

【题解】

本篇主要论述了疾病的病因分类、外感病发生的机理及传变层次。

黄帝问岐伯说：各种疾病的产生，都是由于风、雨、寒、暑、阴冷潮湿等邪气的侵袭，以及喜怒等情志所伤。喜怒不加节制，就会损伤五脏。风雨寒暑之邪会伤及人的外部，风雨之邪会伤及人体的上半部，阴冷潮湿之邪会伤及人的下半部。三个部位遭受不同的邪气的伤害，我想听听其中的道理。

岐伯回答说：喜、怒、哀、乐是人的情感，风、雨、寒、暑属于气候变化，阴冷潮湿则为大地环境，从致病的角度看，他们是三种不同性质的邪气，所以有的先发生在阴分，有的先发生在阳分，我就此讲讲其中的道理。凡喜怒不节情志不调等而发病的，则内伤五脏，五脏属阴。所谓病起于阴。阴冷潮湿这种邪气容易乘虚侵害人体下部，正所谓病起于下。风雨寒暑之邪气容易侵袭人体的上部，正所谓病起于上。这是根据邪气的致病特点分为三个方面。至于邪气侵袭人体而引起的各种变化，就更加复杂，难以计数了。

黄帝说：我对千变万化的病情当然不能讲清楚，所以才请问先师，希望全面了解先师的哲理。

岐伯说：风、雨、寒、热，如是不遇身体虚弱，病邪就不可能单独伤害于人。突然遇到疾风暴雨而没有生病的人，正因为身体不虚，所以说邪气不能单独使人生病。必须是虚邪之风，与其身体两虚结合，人才可能引发疾病。一般人们在实际生活中，若身体强壮，肌肉坚实，四时之气也正常，就不容易发生疾病。凡是疾病的发生，取决于四时气候是否正常，以及身体素质是否强壮，即人体正气不足而邪气盛，就会发生疾病。邪气一般都根据其不同性质侵袭人体的一定部位，再根据不同的发病部位而确定其名称。人体从纵向划分为上、中、下三部；从横向层次划分为表、里和半表半里三部。所以虚邪贼风侵袭人体，先从最表层的皮肤开始，皮肤弛缓则腠理开泄，邪气就趁机从毛孔进入，如果逐渐向深处进犯，一般会出现恶寒战栗，毛发坚立，皮肤也会出现束紧疼痛的感觉。若邪气滞留不除，就会逐渐传到络脉，导致肌肉疼痛。疼痛时作时止，是邪气由络脉传到经脉。若病邪得不到解除而滞留在经脉，不时会出现刹那间的颤抖和惊悸的现象。邪气滞留不散可传入并潜伏在腧脉

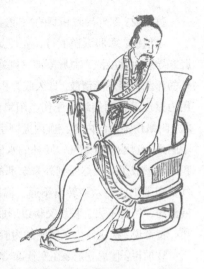

时，足太阳经的六经腧穴受病，六经之气被邪气阻滞而不能通达四肢，四肢关节因而疼痛，腰脊也强痛不适。若邪气滞留不祛除，会进一步深入并藏伏在肠胃，邪在肠胃会出现肠鸣腹胀等症状。寒邪亢盛，则泄泻完谷不化；热邪亢盛，则湿热下利或大便如糜而肛门灼热。如果邪气滞留尚不能祛除，传到肠胃之外半表半里的募原，留于血脉之中，邪气就会与气血相互凝结，久则凝结为积块。总之，邪气侵犯人体后，或留在小的孙络，或留在络脉，或留在经脉，或留在腧脉，或留在伏冲之脉，或留在膂筋，或留在肠胃外的募原，上外的募，上连缓筋，邪气浸淫泛滥人体各个组织而造成各种各样的疾病，是难以说得完的。

黄帝说：我希望您能将其始末原因、内在机理讲给我听。

岐伯说：邪气停留于孙络而成积的，积块能上下活动，因为孙络居停在手臂，孙络表浅而又疏松，无力拘束积块使之不动，所以积块能往来移行于肠胃之间，则肠胃之间的小液渗透灌注，就会形成水液停聚，吸收代谢失调，有时发出濯濯的水声。寒邪亢盛则阳不化水，上下不运，气机不通，腹部胀满，雷鸣牵引，以致常有刀割一样的疼痛。邪气留在阳明经，而形成积滞，积滞位于脐的两旁，饱食后积块变大，饥饿空腹时积块变小。如果邪气停留在缓筋而形成积滞，其症状表现和阳阴经的积块相似，但疼痛的特点是饱食则出现疼痛，饥饿时则不痛。邪气留滞于肠胃部的膜原，其痛由缓筋牵引而来，饱食后不痛，饥饿则痛。邪气留着于伏冲之脉，用手切按腹部，积搏动应手，并随着搏动而阵阵作痛。举手时则病人自觉有一股热气下行，放射到大腿之间，就像用热汤浇灌一样。邪气留着在膂筋而形成积滞，饥饿时肠胃空虚，积形可以触摸得到，饱食后肠胃充实则用手按也摸不到。邪气留着于腧脉的，脉道闭塞不通，津液不得上下输布，汗孔或其他孔窍干涩，壅塞不通。这些就是邪气从外入内、从上到下的临床表现。

黄帝说：积块从发生到形成，其发展过程是怎样的呢？

岐伯说：积块的发生，由感受寒邪而起，厥逆于上，积块就形成了。

黄帝说：寒邪导致积病的病理过程是怎样的呢？

岐伯说：寒邪厥逆上行，先使足部阳气不通、血液凝涩，便产生胫部寒冷，胫寒导致血脉凝滞，血脉凝滞，则寒气上逆于肠胃，导致腹部胀满，胀满则使肠外的汁沫积聚不能消散，日久成为积块。暴饮暴食导致肠胀满，再加上起居失常，用力过度等，则使络脉受伤。阳络伤则血向外溢，外溢则表现出各种衄血的症状；阴络伤则血向内溢，血内溢则引起便血；如果肠胃之间的络脉受伤，则血溢于肠外，若肠外有寒气，肠外的水液汁沫同外溢的血液相搏结，合并凝聚不散，积块就形成了。突然受到外来寒邪的侵袭时，如果内伤于忧怒，则使气机逆上，气机逆上则使足六经转输不通，温煦之气不行，血液凝结于里，不能布散，津液涩滞，留着不去，积块又得以形成了。

黄帝说：疾病发生于属阴的内脏，又是为什么呢？

岐伯说：忧思伤心；在寒饮寒食的基础上又感受风寒之邪，双重的寒邪损伤肺脏；愤怒伤肝；醉酒后行房、出汗后受风伤脾；用力过度，或行房后大汗淋漓立即沐浴则伤肾。这些是人体上下、内外三部发病的原因。

黄帝说：好。怎样治疗呢？

岐伯回答说：审察疼痛的部位，以测知病变的所在，根据其有余或不足，当补则补，当泻则泻，不要违四时气候各脏腑的关系，变就是正确的治疗原则。

行针篇第六十七

【题解】

因为本篇主要论述了由于人的体质不同，针刺后的反应也不同，以及针刺操作正确与否同疗效的关系等针刺有关问题，故篇名为"行针"。

黄帝向岐伯问道：我从您这里了解了关于九针的理论，但在实施治疗的过程中，却发现人们的气血盛衰是不一样的，对针刺的反应也有明显的差异。有的在进针之前神情就有了变化，精神高度紧张，并对针感有强烈的反应。有的进针后马上就有得气的感觉。有的在出针后才有反应。还有的很不敏感，有的经过数次针刺后，才有反应；有的在针刺后，产生晕针等不良反应；有的针刺数次后，病情反而加重。以上这六种情况，在针刺时表现各不相同，我想听听其中的道理。

岐伯说：阳气重的人，容易激动，表现为高度敏感，对针感反应强烈。

黄帝说：怎样才能判断人是否阳气重？

岐伯说：阳气重的人，神气禀性像火一样炽热，精力充沛说话利索，趾高气扬，因为这种人心肺的脏气有余，阳气充盛滑利而易发激扬，所以他的神情易于激动，而对针刺反应强烈。

黄帝说：有的阳气重的人，神气却并不易激动，这是为什么？

岐伯说：这种人虽然阳气炽盛，但阴气也盛，阳中有阴。

黄帝说：怎么知道这种人阳中有阴呢？

岐伯说：多阳的人多乐观，多阴的人多恼怒，常发怒而又消解得快，所以说他很有"阴"的色彩，阳为阴滞，阴阳离合困难，神气就不易激动，反应也就不那么强烈。

黄帝说：有的患者对针刺很敏感，下针后很快得气，这是什么道理呢？

岐伯说：这是因为人的阴阳均衡协调，气血濡润和畅，所以进针后就很快出现得气的反应。

黄帝说：有的人在起针以后才出现反应，这又是为什么呢？

岐伯说：这类人阴气多而阳气少，阴气深沉而阳气肤浅的人内藏不露，所以在针拔出后，阳气才慢慢出来。

黄帝说：经过几次针刺才出现反应，这是为什么？

岐伯说：这样的人多阴而少阳，神气沉潜很难激动，所以数次针刺后才有所感觉。

黄帝说：针刺后出现晕针等现象，这又是因为什么呢？

岐伯说：针刺后出现晕针以及针刺数次后病情加重的，并不是患者的体质阴阳偏衰，以及气机的升浮沉降造成的，都是因为医生本身医术不精，属于治疗上的失误，与患者的形气体质无关。

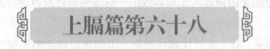

上膈篇第六十八

【题解】

本篇主要论述了膈食症的病因、病理、症候表现和治疗方法。

黄帝问：因气机郁结在上，形成食入即吐的上膈症，我已经知道了。至于因虫积在下所形成的下膈症，食入后一周时才会吐出，我还不理解其中的道理，希望详尽地告诉我。

岐伯说：因为不能很好地调节情志活动，饮食没有节制，对寒温的气候不能适应，以致脾胃运化功能失常，使寒温流注于肠中，肠中寒湿流注，使肠寄生虫觉得寒冷，寄生虫因寒湿便积聚不去，盘踞在下脘，因此肠胃形成壅塞，使阳气不能正常运行，邪气也就稽留在这里。当人在饮食的时候，寄生虫闻到气味，便向上觅食，虫上行觅食时下脘便空虚，邪气就此乘虚侵入，积聚在内，稽留日久，就形成了痈肿，内部痈肿，就会使肠道狭窄，传化不利。所以食后经过一周时间，才会吐出。如果痈肿发生在下脘里面，疼痛的部位较深；痈肿发生在下脘外面，疼痛的部位较浅，同时发生痈肿部位的皮肤发热。

黄帝说：怎样刺治这种病症呢？

岐伯说：针刺的方法，应当用手轻轻地按摩痈肿的部位，以观察痈肿部位的大小和病气发展的动向，先浅刺痈部的周围，入针后稍有感觉，再逐渐深刺，然后照样反复进行刺治，但不可超过三次。主要根据病位的深浅，来确定深刺或浅刺的标准。针刺之后，必须加用温熨法，使热气直达体内，只要使阳气日渐温通，邪气就日趋衰退，内痈也就自然溃散。在针刺治疗的同时，还要配合适当的调理，不要犯各种禁忌，以消除致病因素再伤内脏的可能性。清心寡欲，使元气得以调养恢复，随后再给服咸苦的药物，以软坚化积，使饮食得以消化而向下传输。

忧恚无言篇第六十九

【题解】

本篇主要论述了由情志内伤所导致的一时性失音症及其治疗方法。

黄帝问少师道：有人突然忧郁或愤怒，引起张口说话但不能发音，是哪条通道被阻塞了？又是哪种气机障碍而使气不能通行，才导致不能发声，我想听您讲讲其中的道理。

少师回答说：咽喉的下部与胃相通是饮食水谷的通道；喉咙，是气上下往复的通道；会厌，是发声的门户；口唇，是声音的门扇；舌，是声音语言的机枢；悬雍垂，是发声的关键；颃颡，是气从此分出口鼻的地方，又称后鼻道，协助发声。横骨因舌骨横于舌根而得名，受意识支配，是控制舌体运动的组织。所以患鼻涕外流不止的人，是由于颃颡不开，丧失分气功能的缘故。会厌小而薄的人，呼吸畅快，开闭利落，出气容易，言语流畅。会厌大而厚的人，开阖困难，出气迟缓，所以说话口气涩滞或者口吃不畅。突然失音的人，是由于寒邪之气侵犯会厌，使会厌不能自如活动，导致开阖困难，发声器官功能失调，所以发不出声音了。

黄帝说：怎样用针刺治疗失音的病症呢？

岐伯说：足少阴肾的经脉，从足部上行，一直联结到舌根部，并联络着横骨，终止于喉间的会厌。针刺治疗时，应当取足少阴肾经上联于会厌的血脉，用泻法针刺二次以泻足少阴经的血脉，排出浊气。足少阴肾经在会厌的络脉，同任脉的天突穴进行针刺，会厌便能恢复开合，发声即可恢复正常。

寒热篇第七十

【题解】

本篇主要论述瘰疬的病因、病机和预后等。因瘰疬的形成主要是由于寒热毒气稽留于经脉之间造成的，所以篇名为"寒热"。

黄帝问岐伯说：发冷、发热的瘰疬病，多发生在颈部和腋下，这是为什么呢？

岐伯说：这都是鼠瘘症，是寒热毒气留滞于经脉而不能消除的结果。

黄帝问：这种病能否消除呢？

岐伯说：鼠瘘症的根源在内脏，它所反映的症状，仅在颈部和腋部表现出来。如果毒气浮于经脉之中而没有停留于深部的肌肉，只是外部腐烂化为脓血的，病容易除去。

黄帝问：如何进行治疗呢？

岐伯说：应从病的根源上着手治疗，以扶助正气，并通过治疗促使外在的瘰疬毒邪消散，这样，可使寒热邪气逐渐衰退以至根除。治疗时要仔细诊察相关脏腑经脉的通道，而后取穴刺治，针刺时，应慢慢地进针出针，以达到扶正祛邪的目的。刚患鼠瘘不久，瘰疬形小如麦粒的，针刺一次见效，针刺三次即可痊愈。

黄帝问：怎样判断瘘症患者的生死呢？

岐伯说：翻开患者的眼睑进行观察，如果患者眼中有自上而下贯穿瞳子的红色脉络，见有一条这样的红色脉络，死期应当在一年之内；见有一条半红色脉络，死期应当在一年半之内；见有两条红色脉络，死期当在两年之内；见有两条半红色脉络，死期当在两年半之内；见有三条红色脉络，死期当在三年之内。如果红色脉还没有向下贯穿瞳子，说明病还可医治。

邪客篇第七十一

【题解】

本篇以邪气侵犯人体后所形成的失眠症为主，论述了相关内容，所以篇名为"邪客"。

黄帝问伯高说：邪气侵入人体，有时使人难以入睡，卧不安枕，这是什么原因造成的？

伯高说：食物进入胃中，通过消化吸收后，宗气聚于上焦，津液出于中焦，糟粕由下焦排出体外，即进入体内的食物共有三条走向。宗气积聚胸中，出于喉咙，以贯通心肺，使呼吸得以进行。营气分泌津液，渗注于经脉之中，化为血液，外以荣养四肢，内则流注五脏六腑，它一昼夜之间在体内运行五十周，与一昼夜分为百刻的时刻数相应。卫气是食物中慓悍部分所化生，流动迅猛滑利，首先在四肢的肌肉、皮肤之间无休止地运行着，白天从足太阳膀胱经开始运行于人体的阳分，夜间常以足少阴肾经为起点运行于阴分，不停地运行于周身，若有厥之气滞留五脏六腑，迫使卫气只能在阳分运行而不得入于阴分。卫气行于阳分，则阳气充盛；阳气充盛，则向上连属于目之内眦的阳跷脉脉气充满；卫气不能入于阴内，则阴虚。所以眼睛不能闭合，难以入睡。

黄帝说：讲得好。这不眠症如何治疗呢？

伯高说：首先用针刺补其阴气的不足，泻其阳气的有余，调和其虚实的偏差，以使卫气进入阴分的道路通畅并消除引起营卫逆乱的邪气，再服用半夏汤一剂，等到阴阳经气调和通畅，便可立即安卧入睡。

黄帝说：讲得好。这种针药并用的治法，真好像决开水道，清除淤塞一样，使经络通畅，阴阳调和。我想了解一下半夏汤的方剂是如何调配的。

伯高说：半夏汤一方，是用流经千里以上的江河之水八升，搅和、扬动一万遍，待水澄清后，取足五升煎煮，煎煮时柴薪须用芦苇，等水滚沸，放入秫米一升和经过整治的半夏五合，继续用小火慢慢地煎煮，等水蒸发减少只剩一升半时，滤去药渣，便可饮用，每次饮药汁一小杯，每天饮用三次，根据情况，饮用的剂量也可以逐渐增加，以见效为度。如果是初次患病，服药后很快就能入睡，汗一出来，病就会痊愈。如果患病时间较长的，须连服三剂，便可痊愈。

黄帝问伯高说：我想听听人体的肢体是怎样与自然界的现象相联系呢？

伯高回答说：天是圆的，地是方的，人体的头颅呈圆形与天相对应，脚呈方形与地相对应。天上有日、月，人则有两目。地有九州，人有九窍。天有风雨，人有喜怒。天有雷电，人有音声。天有四时，人有四肢。天有五音，人有五脏。天有六律，人有六腑。大有冬夏，人有寒热。天有十天干，人有手十指。天有十二辰，人有足十指、阴茎、睾丸与之相对应，女子无阴茎、睾丸，但可受孕而怀有胎儿，以补其不足之数。天有阴阳相交感，人有夫妻相配偶。一年有三百六十五日，人身有三百六十五个穴位。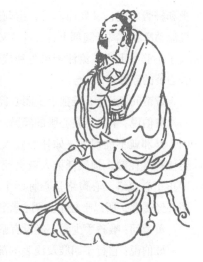地有高山，人有肩、膝。地有深谷，人有腋、腘。地有十二经水，人体有十二经脉。地下有潜伏的泉脉，人体内有流行的卫气。地上生有众草，人身生有毫毛。天有白昼、黑夜，人有睡时、起时。天有众星，人有牙齿。地有小山包，人有小骨节。地有耸起的山石，人有高起的骨骼。地有林木，人有膜筋。地上有人烟凑集的村落都邑，人体有聚结隆起的肌肉。一年有十二个月份，人身有四肢十二骨节。地有四时不生草木，人有终身不育儿女。这就是人体与自然界相对应的现象。

黄帝问岐伯说：我想了解持针的技法和进针的原理，以及用手指拉展皮肤而使腠理开泄的手法。还有，怎样展平皮肤而使腠理张开？再有，经脉屈折迂回，出入会合的部位，在经气流注的过程中，从什么地方出？到什么地方止？到什么地方快？到什么地方慢？到什么地方入？六腑之气输注全身的情况又是怎样的呢？这些我都想了解一下。此外，经脉的支别离合的地方，阳经是怎样从腧穴分出而后进入阴经，阴经又是怎样由腧穴分出而后进入阳经的呢？它们之间是通过什么路径沟通的呢？我也想详细听听其中的道理。

岐伯说：您问的这些，针刺的技艺、法则，全都包括其中了。

黄帝说：请您具体讲讲吧！

岐伯说：手太阴肺经的脉气，出于大指的尖端，然后向内侧弯曲，沿着大指内侧的白肉际，到拇指本节之后的太渊穴，经气汇合于此并形成寸口脉，再向外屈折而行，上于本节以下，又屈而向内，在鱼际穴与诸阴络会合，手太阴、手少阴、手心主数条经脉都会合于此，所以其脉气充盈滑利，手太阴肺经伏行在手鱼骨之下，又屈而向外，出于寸口而上行，至肘的内侧，进入大筋之下，屈而向内，上行于臂臑内侧，进入腋下，再屈折向内，进入肺脏。这就是手太阴肺经顺行走向而逆数的屈折运行情况。心主手厥阴心包络经的脉气，出于中指尖端，屈而向内，循着中指内侧上行，流注于掌中的劳宫穴，然后伏行于尺骨和桡骨之间，又屈而向外，出前臂掌侧两筋之间及腕关节骨肉交界处，其脉气流动滑利，离开腕部上行二寸，又屈而向外，出行于两筋之间，上至肘的内侧，入于小筋的下方，流注于尺骨和桡骨的会合处，而后上行入于胸中，在内连接着心脏的经脉。

黄帝问：为什么唯独手少阴心经没有腧穴呢？

岐伯说：手少阴是心脏的经脉，心脏是五脏六腑的主宰，贮藏精气的内脏坚固，外邪就不能侵入，如外邪侵入，心脏就会受到伤害，心脏为外邪所伤，就会使神气耗散，神气耗散人就会死亡。所以，各种外邪侵袭心脏的，实则都是留止于心包络，心包络是心脏所主宰的经脉，既然有手厥阴心包络经代替手少阴心经受邪，所以唯独手少阴心经没有腧穴。

黄帝问：唯独手少阴心经没有腧穴，难道它不感受病邪吗？

岐伯说：它行于四肢及浅表的部分有病，而心脏坚固所以无病。因此，当手少阴心经的外经有病时，取心经在掌后锐骨之端的神门穴针治。其余各条经脉的出入屈折及脉气运行的快慢，都与手太阴肺经、手厥阴心包络经的运行情况相似。所以，各经有病，都应根据该经脉气的虚实缓急，分别调治，邪气盛的用泻法，正气虚的用补法，如此，则邪气可以除去，真气得以坚固，这种治法符合自然规律。

黄帝问：针刺治疗的具体方法是怎样的呢？

岐伯说：一定先要清楚了解十二经脉的起处和出处，皮肤或寒或热，以及脉气或盛或衰，或滑或涩。脉滑利而充盛的，病将日渐严重；脉虚而细的，是患病较久而尚未治愈；脉大而涩的，是气血不通的痛痹症；如果体表和体内都受到了损伤，气血都已经衰竭，寸口脉和人迎脉气势表现大体一致，比较难治，不宜针刺；胸腹四肢还在发热，是病邪还没有消退，不要停止治疗；如胸腹四肢热已消退，说明病也已痊愈了。同时，通过诊察尺肤肌肉的坚实脆弱，皮肤的滑涩与寒温、燥湿等情况。通过审视眼睛的青赤黄白黑五色，借以测知五脏的内在变化，并由此断定患者的生死。再者就是诊视患者的血脉，观察其肤色的青赤黄白黑五色，借以了解疾病的寒、热、痛、痹。

黄帝说：针刺治疗的操作方法和穴位的取舍，我还不能详细了解其内在的含义。

岐伯说：实施针刺治疗的原则是，身姿要端正，心神要安静专一，先要诊知病症的虚实，而后考虑进针的快慢。进针时，用左手握持着相关部位的骨骼，右手循按穴位进针，注意进针时不要用力过猛，以免被肌肉所缠裹而发生弯针、滞针等不良后果。施以泻法时，必须使针体垂直方可下针；施以补法时，一定要封闭皮肤上的针眼，并采用转针手法，以导引其气，消散邪气，真气自然就固守体内了。

黄帝问：以手伸展皮肤使腠理张开，以便于进针，是如何操作的呢？

岐伯说：顺着分肉的纹理，审察、辨明正当穴位的表皮，轻轻刺入并慢慢使针端正不偏，这种刺皮而不伤肉的针法，恰好使神气不散乱而又能达到开泄腠理、排除病邪的效果。

黄帝问岐伯说：人体的肘窝、腋窝、髋窝、膝窝这八个气血经常流注的地方称为"八虚"，由它们可分别诊知哪些病症呢？

岐伯说：可以根据它们诊知五脏的疾病。

黄帝问：具体是如何诊知的呢？

岐伯说：肺与心感受了病邪，能随着它的经脉流注到两肘窝。肝受了邪，可以随着经脉流注到两腋窝处。脾感病邪，随着经脉流注到髋窝。肾有了邪气，就随着经脉流注到两侧膝窝部。这八虚所在的部位都是四肢关节屈伸的枢纽，也是真气和血络通行、会合的重要处所，因此不能让邪气、恶血停滞在这些部位。若邪气恶血停留，便会损伤经络筋骨，导致肢体关节屈伸不利，从而发生拘挛的症状。

通天篇第七十二

【题解】

　　本篇主要论述人体的素质有阴阳气血偏多偏少之分，而这种差异皆出于先天禀赋，所以篇名为"通天"。

黄帝问少师道：我曾听说人有阴阳的不同类型，什么样的人称为阴性人，什么样的人称为阳性人？

少师回答道：自然界中，一切事物的归属，都离不开五行，人也不例外，人并非只有一阴一阳两类，这不过是简略的说法而已，实际情况更为复杂，短短的谈话无法全部讲说明白。

黄帝说：请把大概意思讲给我听。比方说其中的贤人和圣人，才智是超群的，他们的禀赋是否阴阳均衡，行为也不偏不倚呢？

少师说：有太阴型的人，有少阴型的人，有太阳型的人，有少阳型的人，有阴阳和平型的人。这五种类型的人，其形态各不相同，其筋骨的强弱、气血的盛衰也各有差异。

黄帝问：关于五种类型的人的不同点，能讲给我听听吗？

少师说：太阴型的人，内心贪婪而不仁义，貌似谦下忠厚，实则卑鄙险恶，喜欢获取钱财而吝于付出，喜怒不形于色，不识时务，只知利己，行动上惯用后发制人的手段。这就是太阴之人的特征。

少阴型的人，贪图小利，暗藏祸心，看到别人有了损失，常常像是自己得了便宜，好伤害人，见别人获得了荣耀，自己反倒气恨恼怒，心怀嫉妒而从不感恩报德。这就是少阴人的特征。

太阳型的人，平时处处好表现自己，扬扬自得，喜欢讲论大事，没有才干而喜欢空谈，好高骛远，做事自以为是。刚愎自用，即使碰了壁，也不悔悟。这就是太阳型人的特征。

少阳型的人，处事审慎，自尊虚荣，自我吹嘘，得了小小官职，便沾沾自喜，自我宣扬，喜欢与外人交接往来，对亲属反而冷淡疏远。这就是少阳型人的特征。

阴阳和平型的人，平素心安意静，没有惊恐忧惧，也没有过分的欢悦，顺从事物发展的规律，不计较个人的得失，善于适应形势变化，如居高位，则谦恭以待下，注重用说服教育的方法感化人，不用政令刑罚统治人，这是政治的最高境界。古代善用针灸疗法的医工，依据五类人的不同气质、形态，分别进行针刺治疗，即气盛的用泻法，气虚的用补法。

黄帝问：对于这五种不同形态的人应该怎样治疗呢？

少师说：太阴型的人，体质多阴而无阳，他们的阴血重浊，卫气涩滞，阴阳不和，筋缓皮厚，如果不用急泻针法迅速泻其阴分，病就不能除去。

少阴型的人，体质多阴少阳，他们的胃小而肠大，六腑的功能不协调，足阳明的脉气偏小，而手太阳经的脉气偏大。对少阴之人一定要详细诊察阴阳盛衰的情况再进行调治，因为这种人的血容易亏脱，他们的气也容易坏伤。

太阳型的人，多阳而少阴，对这种人务必小心谨慎地加以调治，不能泻其阴，以防止阴气虚脱，只可泻其阳。但要避免泻行太过，若阳气过度损伤，则容易导致阳气外脱，虚阴浮越于处，易得狂症；阴阳都脱的，会导致突然死亡，或昏厥不省人事。

少阳型的人，体质多阳少阴，经脉小而络脉大，血脉在内而气络在外，治疗时应充实阴经而泻其阳络，便能恢复健康。但如果过分地单泻其阳络，就会使阳气很快地耗脱，以致中气严重不足，病就难以痊愈了。

阴阳和平型的人，其体质阴阳之气和谐，血脉调顺。治疗时应当谨慎诊视其阴阳的变化，邪气和正气的虚实，观察其面容、情态正常与否，审察哪一方面有余，哪一方面不足，邪盛就用泻法，正虚就用补法，如果不盛不虚，就取治病症所在的本经。这就是据以分辨五种不同形态之人而调和其阴阳的一些要点。

黄帝问：上述五种类型的人，若素不相识，初一见面，不了解他的行为，又凭什么对他们进行辨别呢？

少师回答说：一般的人，不具备这五种类型的特征，一般的人分为五五二十五种类型，而上述五种形态的人不在其内。因为这五种形态的人，是具有代表性的比较典型的五种类型,他们和一般人是不相同的。

黄帝问:怎样辨别这五种人呢?

少师说:太阴之人的特征是,肤色黑黑的,表面装出待人亲昵而谦下的样子,实则内心阴险。身材高大,却做出卑躬屈膝、点头哈腰的样子,实则并无伛偻症。这就是太阴之人的形态表现。

少阴之人,外貌状似清高,而行为鬼鬼祟祟,冥顽不化而又阴险狠毒,站立时躁动不安,走路时身体向前下伏。这就是少阴之人的形态表现。

太阳之人,意气昂扬,神色飞动,昂首挺胸,扬扬自得,显得高傲自负,妄自尊大。这就是太阳之人的形态表现。

少阳之人,站立时喜欢把头仰起,走路时喜欢摆晃身子,两条胳膊常常倒背在背后。这就是少阳之人的形态表现。

阴阳和平之人,相貌美好,性情和顺,待人态度温恭,和颜悦色,慈眉善目,神情爽朗,众人都称他为有德行的人。这就是阴阳和平之人的形态表现。

官能篇第七十三

【题解】

因本篇在篇末指出,根据每一个人的特点,传授不同的知识与技术,给予不同的工作,才能使其发挥特长,故篇名为"官能"。

黄帝对岐伯说:我听您讲解九针的学问已经很多了,简直难以计数,这些内容经过我详细地推究和考证,已经把它概括为一个系统的纲要。我现在试着讲述给您听,有不对的地方就告诉我,我好将它加以修正,使它得以流传后世而不被遗忘,如果遇到适合学习继承的人,就传授给他,不合适的人就不必和他说。

岐伯恭敬地一拜后说:让我来恭听这些高深的道理吧。

黄帝说:针刺治病的原理在于,必须知道病症邪气所在的部位,辨别阴阳表里的关系以及十二经脉气血的多少,经气运行的逆顺情况,以及血气出入运行会合处所等等,才能根据病情做出适当的治疗。应懂得如何排解结聚,了解补虚泻实的手法,以及各经经气上下交通的气穴,更要明确气海、血海、髓海和水谷之海这四海的路线。观察寒热、羸弱疲困等症的虚实情况。即须周密考虑,因病邪所侵袭的气血输注之处,其部位是各不相同的,所以治疗时要针对各经荥穴和腧穴的不同部位而选取相应的穴位,并要谨慎地调理气机,确知经脉循行的线路以

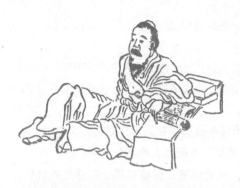

及左右支络相交会合的地方。患有寒热交争的病，就要调和阴阳；患有虚实难辨的病，就要诊断明确使其通调平定；如患左右不协调的病，就要用缪刺的方法，左病刺右，右病刺左；要明确经脉循行的顺逆，一般来说，顺的易治，逆的难治；阴阳调和了，疾病也就痊愈了。审察清楚了疾病的标本观察其寒热的变化，确定了邪气所在的部位，每次针刺治疗时就不会发生错误。再掌握了九针的不同性能并能灵活运用，那么针刺这门学问就掌握得较全面了。

　　要明确手足十二经的井、荥、腧、经、合五腧穴的主治功能，在这些穴位上施以除疾补泻的针法及行针时体位的屈伸出入和针的出入，都是有规律可循的。人体的阴阳两个方面，是与五行相对应的。五脏六腑，配属于阴阳五行，也各有其所藏的功能。而四时八节的风，都有阴阳之分，各自侵犯人体的一定部位和脏腑，都会表现在面部的一定部位，显现出不同的色泽。五脏六腑的病变，可通过观察其疼痛的部位，再结合面部左右上下所显现的颜色，就可知道疾病的寒湿属性和究竟是哪条经脉出现了病变。审察皮肤的寒温滑涩，就可以知道病人的患痛所在以及疾病的阴阳虚实。膈以上为心肺所居处，膈以下为肝脾肾所居处，所以审察膈的上下，就可知道病气所在的脏器。首先要掌握经脉循环运行的规律，然后才能进针，依据病情，正确选择穴位。若正气不足的，用针宜少，进针要慢，刺到一定深度后，久留其针以待正气恢复。若在上部出现大热，就当推热下行，使其下和于阴，如果病邪由下向上发展的，应把上逆的邪气引导驱除到体外，同时又要注意，病情复杂的治疗时要分先后，一般先病者应当先治，寒邪在体表的，应当留针以补阳，助阳以胜寒；如果寒邪进入体内，应针刺合穴使寒邪泻出；有的寒邪不适宜用针，应改用灸法加以治疗；上气不足的，应当用导引推补的方法，使其气充盛；下气不足的，应当用留针随气的方法，以充实其下；阴阳都虚的，当用灸法治疗；寒气厥而上逆，阳气大虚，或骨侧的肌肉陷下，或寒冷已过两膝，就应当灸足阳明胃经的三里穴；又如阴络所分布的部位，有寒邪侵入而留滞在里面的，或寒邪由络脉深入到内脏的，当用针推散其寒邪；如果经脉下陷，就应当用灸法治疗，以驱散寒邪，如果脉络坚实凝聚，也要用艾灸治疗；如果不知道病痛的确切部位，就灸阳跷脉的申脉穴和阴跷脉的照海穴，男子取阳跷，女子取阴跷，如果男子取阴跷，女子取阳跷，这就犯了治疗上的错误。知道了上述道理，针灸的理论就学习完备了。

　　运用针刺来治疗疾病，必须掌握一定的方法和准则，首先应当了解自然界的各种现象，上要观察天气阴晴的变化，下要注意四时八节气候的变化，以避免四时不正的邪气侵袭人体。要告诫广大民众：虚风实风都会对人体造成伤害，平时应注意观察，加强预防，才不会被邪气所侵袭。遇到风雨灾害，或遭受不正常气候的伤害时，假如医生不懂得这些知识，救治又不得力，就会使病情加重。所以只有了解了天时的顺逆宜忌，才能谈论针刺治疗的重要意义，要继承古人的成就，并在现代的医疗实践中加以检验，只有仔细观察微妙难现的变化，才可以通达变化无穷的疾病。医术低劣的医生是不会注意到这些方面的，而医术精良的医生却十分珍视它。如果诊察不到这些细微的形迹变化，那么疾病就显得神秘莫测，难以把握了。

虚邪伤害了人体，便会出现恶寒战栗的症状；正邪（人在劳动出汗后，腠理开泄，此时偶尔遭受的风邪，称为正邪）伤害人体，先只是在气色上稍微有一些变化，身体上并没有什么特殊感觉，此时邪气似有似无，若存若亡，症状也不明显，病人的确切病情也不易知道。所以高明的医生能根据脉气的变化，在疾病的初期就进行治疗；医术低下的医生，则往往要等到疾病已经形成，才按常规进行治疗，这样无疑会使病人的形体受到严重的损害。

所以医生在用针治疗疾病时，必须要知道脉气运行的所在部位，再守候其出入的门户，审时度势，掌握调理气机的方法，哪里该补，哪里该泻，手法上是应快还是应慢及应当取的穴位。如用泻法，则须采用圆活流利的手法，直刺病处而转针，使正气得以运行。操作时进针要快，出针要慢，以引邪气外出，进针时，针尖的方向要迎着经气的运行方向，出针时要摇大针孔，邪气才会很快地外泄。如用补法，则须采用端静从容的手法，首先在皮肤上导引揉按，使肌肉放松而舒缓，看准穴位，然后用左手按摩其穴位，使周围平展，右手推循着皮肤，轻轻地捻转，慢慢地将针刺入，刺入时针身必须端正，刺针的人要安心静神，坚持不懈地等候气至，气至后要稍微留针，待经气通畅后就马上出针，随即在穴位的皮肤上揉按，使针孔迅速闭合，这样真气就能存于内而不外泄了。总之，用针的关键，在于不要忘记调养神气。

雷公问黄帝说：《针论》说：如遇到合适的人就传授给他针刺理论，不是合适的人就不必跟他说。那么，应该如何判定、挑选适合传授的人选呢？

黄帝说：根据每一个人的特点，在实际工作中观察他的品德和能力，就可以知道他是不是合适的人选。

雷公说：我想知道，怎样才能做到量材取用呢？

黄帝说：眼睛明亮的人，可以让他分辨五色；听觉敏锐的人，可以让他辨别声音；口齿伶俐、思维敏捷的人，可以让他传达言论；言语缓慢、行动安静沉稳、心细手巧的人，可以让他使用针灸，调理气血的顺逆，观察阴阳的盛衰，并可兼做处方配药的精细工作；手势轻缓、举止柔和、性情平和的人，可以让他做按摩导引，用运行气血的方法来治病；生性忌妒、言语刻薄而看不起人的，可以让他唾痈肿，咒邪病。如果是手足生硬狠毒，做事常常损坏器具的人，可以让他揉按积聚痼疾，治疗顽固的痹痛。这样依据每个人的才能，发挥他们的特长，各种治疗方法才能得以推行，这样，他们才能声名远扬。否则，用人不当，就不会成功，老师的声名也会被埋没。所以说，遇到合适的人才能传授给他，不合适的人就不能教，就是这个道理。试人的手是否狠毒，可叫他按乌龟，把乌龟放在器具下面，将他的手按在器具上面，手毒的人按五十天，乌龟就会死，而手柔顺的人，即使过了五十天乌龟依旧还活着。

论疾诊尺篇第七十四

【题解】

本篇介绍了诊尺肤的方法及其在诊断上的重要意义，并论述了各种疾病的成因、症状。

黄帝问岐伯说：我想不通过望色、切脉的方法而单独依靠诊察尺肤（从肘关节至腕关节之间的皮肤）来阐明疾病的发生和变化，从外在的表现来推断内在的变化，那么，临床上应用哪些具体方法才能做出正确的诊断呢？

岐伯说：仔细诊察尺肤的紧急或弛缓、高起或瘦削、滑润或滞涩等各种表现，再看看肌肉是坚实还是脆弱，就能确定是哪种疾病了。

如果看到病人眼睑上微微有些浮肿，像刚刚睡醒起床的样子，颈部人迎脉搏动有力，并且时常咳嗽，再用手按压患者的手背和足背部，被按之处凹陷不起的，具备了这样几个条件，就是风水肤胀的症候。

尺肤滑腻，润泽如膏脂的，是风病；尺肤的肌肉瘦弱疲软的，说明患有四肢无力、身体困倦、肌肉消瘦的解㑊病；喜欢睡觉，而肌肉又异常瘦削的，说明患有时发寒热不易治愈之病；尺部皮肤表面润滑而光泽，是风病。尺肤涩滞不滑的，有风痹病；尺肤粗糙像干枯的鱼鳞的，是水湿溢于肢体而形成的"溢饮病"；尺肤非常热，且脉盛大而躁动的，患有温病；若脉盛大不躁动而滑利的，是病邪将被驱除，疾病将被治愈的佳兆；尺肤寒冷，脉小而无力的，患有泄泻与气虚的病；尺肤高热灼手，且先热后寒的，患有寒热病；尺肤先觉寒冷，但久按之后又感觉发热的，这也患有寒热病。

若只是肘部的皮肤单独发热，标志着腰以上有热象；若只是手部单独发热，则标志着腰以下的部位发热；因为肘上对应腰上，手部对应腰下，若肘前部单独发热的，标志着胸前两侧发热；若肘后部单独发热，则表示肩背部有热象；若臂中央单独发热，则标志腰腹部有热象；若肘后缘以下三四寸的部位发热，则表示肠中有寄生虫存在；若掌心发热，则代表腹中有热象；若掌心发凉，则主腹中有寒象；若手鱼际部白肉上有表紫脉络的，则是胃中有寒邪；若尺肤灼热且人迎脉大，属于热盛阴伤，营血方耗的失血症；若尺肤紧绷而纹密，人迎脉反而很小的，则表明气虚，元阳不足。若再伴有烦闷的症状，并且日益加重，是阴阳俱绝的症候，人就会立即死亡。

眼睛发红，说明病在心；呈白色的，说明病在肺；呈青色的，说明病在肝；呈黄色的，说明病在脾；呈黑色的，说明病在肾；如果呈黄色并且兼有其他颜色以致不能明确辨认的，则表明病在胸中。

诊察眼病时，眼中有赤色络脉从上向下行的，说明病在足太阳膀胱经；若从下向上行，则病在足阳明胃经；从目外眦走向内的，病在足少阳胆经。

诊察有寒热的瘰疬病时，如果看见病人眼中有赤色络脉自上而下贯穿了瞳孔，只要有一条赤脉，过一年就会死；有一条半赤脉的，过一年半就会死，有二条赤脉的，过二年就会死；有二条半赤脉的，过二年半就会死；有三条赤脉的，过三年就会死。

诊察龋齿导致的疼痛病时，要按压通过两侧面颊而交叉环绕于口周围的阳明脉，有经气大盛的部位必然单独发热，病在左侧的则左侧阳明脉热，病在右侧的则右侧热，病在上的则上热，病在下的则下热。

诊察络脉时，如果皮肤上有很多赤色络脉，则多属热症；赤色愈多，热象愈重。有的多青色络脉的，则多属痛症；表色愈多，疼痛愈重。若有很多黑色络脉的，则为久治不愈的痹症。若赤、青、黑色络脉均多而夹杂相见的，则为寒热相兼的病症。身体疼痛，且肤色微黄，牙垢色黄，指甲上也泛黄的，则患有黄疸病。若精神疲惫困乏且嗜睡，小便黄赤，脉小而涩的，就为食欲不振的脾病。

有些病人，如果腕部的寸口脉与颈部人迎脉的搏动力量大小以及浮沉现象又相等的，这就是一种难治的病。

掌后尺骨侧凹陷的部位为神门穴，是手少阴心经的动脉所在之处。如果女子手少阴心脉搏动非常明显的，说明已怀孕。

婴儿有病时，如果头发蓬乱枯槁，并且向上竖立的，就必定会死亡；如果耳部有青黑紫暗的脉色呈现，并且有隆起的现象，则表示身体有筋肉抽搐，腹部病痛的症状；如果大便中出现青色乳瓣，是脾胃虚寒的飧泄病，泻下的谷物若也是完整的，没有消化的，加之脉又小，手足厥冷的，则表明脾胃阳气欲竭，那么这病，就很难治愈；但是同样泄泻、脉小，但小儿手足还温热的，就容易治愈。

春、夏、秋、冬四季气候的变化，暑往寒来，更替变迁，其规律是阴盛至极则转变为阳，阳盛至极则转变为阴。阴主寒，阳主热，所以寒到极点就会变为热，热到极点就会变为寒。因此说寒能生热，热也能生寒，这就是阴阳相互转化的道理。所以说，在冬季若被寒所伤，到春天就会形成温热的病；在春季若被风所伤，到夏天就会发生泄泻、痢疾等病；在夏季若被暑气所伤，到了秋天就会发生疟疾；在秋季若被湿邪所伤，到冬天就容易咳嗽。这就是由于四季气候的不同，依春、夏、秋、冬的时序特点，从而导致发生的各种疾病。

刺节真邪篇第七十五

【题解】

本篇讨论了刺节、真邪、解结推引和五邪四个问题，作者只取前后两个内容作为篇名。

黄帝问岐伯说：我听说刺法中有五节的名称，其具体内容是怎样的呢？

岐伯回答道：刺法理论中确有五节的说法，它实质上指的是针刺的五种方法：一叫振埃，二叫发蒙，三叫去爪，四叫彻衣，五叫解惑。

黄帝说：对于先生所说的五节刺法，我还不知道它的具体含义是什么，请详尽地告诉我。

岐伯说：所谓振埃的针法，就是用针刺行于四肢及浅表的经脉，来治疗阳病；发蒙的针法，就是用针刺六腑的腧穴，用来治疗六腑的疾病；去爪的针法，就是用针刺关节支络；彻衣的针法，就是普遍针刺在诸阳经的奇穴；解惑的针法，是根据阴阳的变化机理，补其不足，泻其有余，使之反复发生变化，达到治愈疾病的目的。

黄帝说：节针法中的振埃针法，就是用针刺四肢及浅表的经脉，为的是治疗阳病，我不大明白您所讲的这些话的道理，请您再详细地讲解一下。

岐伯说：振埃的针法，就是治疗阳气上逆，阳邪在上面满积于胸中，使胸部胀满，呼吸抬肩，或胸中之气上逆，人就气喘吁吁，只能坐而不能平卧，害怕尘埃和烟熏，咽喉部噎塞而致使呼吸不畅。之所以将这种治疗方法命名为振埃，是形容它的疗效显著，比起所说的振落尘埃还要快。

黄帝说：先生讲得好。那么治疗病人时应取什么穴位呢？

岐伯说：取手太阳小肠经的天容穴。

黄帝说：如果病人咳嗽上气，气机不得伸展，说话困难，而胸部疼痛，在这种情况下又取什么穴呢？

岐伯说：取任脉的廉泉穴。

黄帝说：针刺这两个穴位时，有一定的规则限定吗？

岐伯说：针刺天容穴时，进针不要超过一寸，针刺廉泉穴时，看到人面部血色改变时就应当停止针刺。

黄帝说：先生讲得真好。

黄帝说：刺节针法中所说的发蒙的方法，我还没有明白它的含义。本来发蒙针法的作用是治疗耳朵听不到声音、眼睛看不见东西这类疾病的，先生却说要刺六腑的腧穴，治疗腑病，那么到底哪个腧穴能治好这耳目病呢？我想听听这其中的道理。

岐伯说：您问得妙极了。这是针刺中的大法，也是针法中最高的技术，其中的奥妙必须心领神会，单凭平时口里说的和书本里记载的，还不能道出它的玄机。我讲到发蒙的定名，就是因为它的疗效比启发蒙聩还要快。

黄帝说：好！请先生快把这方面的知识详细地讲给我听。

岐伯说：这种刺法，时间必须是在中午，针刺患者手太阳小肠经的听宫穴，通过手法使针感传到瞳子，并使其针气的声响传到耳，这就是治疗本病的主要腧穴。

黄帝说：好！那么怎样才能使耳朵听到声音呢？

岐伯说：针刺听宫穴时，用手紧紧捏住两个鼻孔，口赶快闭上，同时怒腹鼓气，使气上行于耳目，这样耳内就会在针刺的同时出现声响。

黄帝说：好！这真是在无形之中，使针刺感应加以传导，不必用眼睛看，就能收到明显效果，实在是得心应手，出神入化了。

黄帝说：刺节针法中所说的去爪的方法，先生说是要用针刺关节支络，我想听您详尽地说明其中的道理。

岐伯说：腰脊是人身体内较大的关节，下肢和足胫部，是人体行走和站立时的主要器官和支柱。阴茎、睾丸为身体中的枢机，精由此泄，也是津液输出的通路。如果饮食不知节制调配，喜怒不时过度刺激，就会影响津液的运行和代谢，流聚在阴囊内，水道闭而不通，阴囊水肿就会日益增大，会使人俯仰、行动均受到限制，甚至不能行走。这是因为有水蓄积在内，上使气机不能通畅，下又不能排出小便，这种病要用铍针放水，以治疗这种外形显著增大、不能藏匿、衣裳又不能遮蔽的阴囊水肿病，就仿佛是剪去多余的指甲一样，所以叫去爪。

黄帝说：好！

黄帝说：刺节针法中所说的彻衣之法，先生说一般都刺在诸阳经的奇穴上，没有固定的部位，希望您能详细地讲给我听。

岐伯说：这是阳气有余而阴气不足的病。人体内阴气不足，就会引起内热，阳气有余就会产生外热，内热与外热相互搏结，病人就会感到比怀抱炭火还要热。由于热势炽盛，所以只想袒露身体而不愿穿衣盖被，更不让人靠近他的身体，甚至连坐席也不敢靠近，由于腠理闭塞，所以不能出汗，热邪也就无法外散，以致舌头焦涩，口唇干裂，咽喉干燥，急欲饮水，吃饭也分不清口味好坏。

黄帝说：那这种病应取什么穴治疗呢？

岐伯说：讲得好，首先找手太阳肺经的天府穴和足太阳膀胱经的大杼穴，分别刺三次，再刺膀胱经的中膂腧，用以排除其热邪，以补足太阴脾和手太阴肺

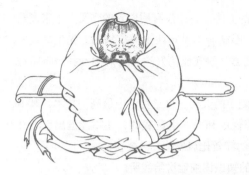

两经，使其出汗，等到热退汗液减少时，病就好了，其速度比脱掉衣服还要快。

黄帝说：讲得好！

黄帝说：刺节针法中说的解惑的方法，先生说要全面了解调和阴阳和补泻运用的方法，补其不足，泻其有余，使虚实相互转变，阴阳平衡，那么在错综复杂的病情中怎样辨清阴阳虚实而解除迷惑呢？

岐伯说：人体得了中风一类的病，血脉就会出现偏虚，虚就是指正气不足，实是指邪气有余，这样身体左右轻重不相对称，四肢屈伸不灵活，也不能倾斜反侧，辗转俯卧，严重时甚至出现意识模糊，不辨东南西北的症状，且忽轻忽重，反复多变，颠倒无常，比一般神志迷惑的病还要严重。

黄帝说：对。应当怎样治疗呢？

岐伯说：不管症候多么复杂，必须泻去体内有余的邪气，补其不足的正气，使阴阳平衡，这样用针，是治其根本，治病奏效迅速，比单纯解除神志迷惑要快捷。

黄帝说：非常好！我要把这些宝贵的知识著之于书册，藏在灵兰之室，很好地保存起来，绝对不敢轻易泄露出去。

黄帝说：我听先生讲有刺五邪的方法，什么叫五邪呢？

岐伯说：将痈邪、实邪、虚邪、热邪、寒邪，合称为五邪。

黄帝说：五邪致病怎样针刺治疗呢？

岐伯说：一般刺五邪的方法，不过五条。痈热病应消祛其热；肿聚不散的，应使其消散；寒痹病应当促进体内的阳热温行血气；体虚邪微者，应当补益阳气而使其强壮；邪盛有余的必须祛除邪气。下面请让我讲讲具体的针刺方法。

一般刺痈邪时，不要在初期病势隆盛的时候迎其锐势而妄用铍针刺破排脓，而应当像改变风俗、性情一样，耐心地进行调治，在未化脓时就将其治愈。若已化脓的，治疗时就需采用不同的方法了，让邪气离开盘踞之处，不能让它安留，这样就会使邪毒消散。所以无论阳经还是阴经因经气壅滞而生痈的，都应针刺本经之腧穴来祛除它。

一般针刺大的病邪，应用针刺迫使邪势减小，也就是泻其有余，使邪气逐渐虚弱衰减。用砭刺打通正气运行的道路。刺中病邪，邪气被祛除后，肌肉自然亲附致密，邪气泄去后，真气就会恢复其功能。因为实邪多存在于三阳经，所以针刺治疗时，以刺三阳经分肉间的穴位为主。

一般针刺小的病邪的原则，以日益壮大真气为目的，补其不足的正气，邪气就不能在人体内为害了。补虚之后，还要观察邪气所在部位，迎着气行的界域，在邪气尚未深入时，将其邪气祛除。这样，就能使真气恢复正常，邪气不得由外部侵入，体内的邪气也就会自行耗散，采用刺小邪法治疗时，应针刺分肉间的穴位。

一般刺热邪的原则，是使邪气散出人体，让身体转凉，热邪排出后，身体将不再发热，病也就好了。针刺时应当疏通经络，放开针孔，使热邪有外散的出路，这样病才会痊愈。

一般刺寒邪，应当采取温补法以保养正气，并用缓进疾出的手法，使神气恢复。出针后，应当用手揉按针孔，使其闭合，这样正气才不致分散，又可使神气恢复正常，精气渐渐旺盛，从而达到补气行血散寒的目的。虚实得以调和，真气也就牢固地封在身体内部了。

黄帝说：针刺五邪，用什么针具才恰当呢？

岐伯说：刺痈邪用铍针；刺大邪用锋针；刺小邪用员利针；刺热邪用镵针；刺寒邪用毫针。

请让我再来谈一下解结的道理。人与天地相适应，与四季气候的变化相符合。由于人体能够与自然界的现象相互联系且有类似之处，所以可以用这些关系来解释什么叫"解结"。比如下面有水湿的地方，上面才会生长芦苇、菖蒲之类的东西。依据这个道理，根据人体格的强弱，就可以知道身体内气血的多少。至于阴阳的变化，可以用寒暑的变化来说明，酷暑季节，地面上的水蒸气很容易上升而转化为云雨，同时草木的根也会因此缺乏水分。人体受了热邪的熏蒸，同样也会使阳气浮现在外，使身体的皮肤弛缓，腠理开泄，血气衰减，水分大量排出体外，皮肤因此细腻润滑。天气寒冷时，大地冻结，水结冰封，人体的阳气也就沉伏于体内，此时人体皮肤致密，腠理闭合，汗液很少排出，血气强盛，肌肉坚紧而涩。在这种情况下，即使是善于航行的人，也不能在冰封的江河上行舟；善于开垦土地的人，也不能凿开冻结的土地；善于用针的人，同样也不能治疗阴寒至盛条件下的四肢厥逆的病症。如果血脉因寒气而凝结，如冰一般坚硬，循环不流畅，是不能立即使它柔软的，所以行舟的人，也要等到天气转温，冰融化成水之后，才能在水上行舟。同样，开垦土地的人，也必须等到大地解冻，才能耕耘土地。人体的血脉，也是这个道理。治疗厥逆的病症，必须先用温熨的办法调和其经脉，在两掌、两腋、两肘、两脚、脖子、脊背等关节交会之处，实行熨灸，待温热之气将各处疏通之后，血脉也就恢复正常的运行了。然后再观察他的病情，如果脉气运行滑润流畅的，可用针刺的方法使它平复；如果脉象坚紧的，可用破坚散结的办法，使厥逆之气顺畅以后，才可停止针刺，这就是所说的"解结"。

用针治病，主要在于调气，人气来源于食物饮食所化生的精气，首先积聚的胃中，它所化生的营气和卫气，各有自己的运行轨道，宗气留于胸中而为气之海，其下行的部分流注于气街穴，其上行的部位走向呼吸道中，所以当足部发生厥逆时，宗气就不能从气街沿足阳明胃经下行，脉中的血液也就随之凝滞而停留。如果不先采用艾灸的办法来调和气血，就不能取穴进行针刺。所以用针的方法，必须先观察看清经络的虚实。用手循经切按弹动经脉，看到应指而动的部位，然后取针刺入穴位。六经经脉调和的人，身体健康，即使有病，也能自愈。如果某一经脉出现上实下虚、经气不通的现象，则必定是横行的支路有邪气壅盛，才使得经气不通畅，治疗时应找出疾病所在而施行泻法，这就是所说的解结的方法。

人体上部有寒冷而下部发热的，应当用针先刺足太阳膀胱经在项部周围的穴位，留针时间要长，针刺后还要在项部和肩胛部温熨，使热气上下相合后才能停止，这就是所说的"推而上之"的方法。上热下寒的，当观察其下部经脉上陷下去的虚脉，再取针刺穴，施以补法，使阳气下行而后止针，这就是所说的"引而下之"的方法。

人体全身高热，神情狂躁不安，并有幻视、幻听、胡言乱语等症状，应察看足阳明胃的正经、络脉的虚实情况，取穴针刺治疗。虚的用补法，有瘀血而属实症的用泻法。同时让病人仰卧，医者位于病人头前，用两手的拇指和食指挟持按压病人颈部的动脉，挟持时间要长，并用推拿揉卷按切的手法，向下推至两锁骨上窝处，然后重复上述动作，直到热退才能停止，这就是所说的推而散之的方法。

黄帝说：有在一条经脉上产生过几十种病症的，或疼痛，或痈肿，或发热，或怕冷，或发痒，或成痹痛，或麻木不仁，其症状变化无穷，这是为什么呢？

岐伯说：这些都是病邪所导致的。

黄帝说：我听说气的类别当中，有真气，有正气，有邪气。那么，什么叫作真气呢？

岐伯说：所谓真气，就是禀受了先天的情况，与后天的谷食之气结合，并充养全身。所谓正气，又叫正风，它是从符合时令季节的一方而来，不是与时令季节相背离的虚风。所谓邪气（带有戕贼性质而能伤害人体的虚风），它侵犯人体时，所伤的部位较深，而且不能自行消散。正风，侵犯人体的部位较浅，与人体的真气接触后，就能自行消散，因为正风来势较柔弱，不能战胜体内的真气，所以能够自动消散。

虚邪贼风侵犯了人体，使人哆嗦打颤，毫毛竖起，腠理开泄。如果邪气逐渐深入，侵害在骨骼，就会成为骨痹；侵害在筋，就会成为筋挛；侵害在脉中，就会导致血脉闭塞不通而成为痈；侵害在肌肉，与卫气相搏，阳盛时就会出现热象，阴盛时就会出现寒象。由于寒邪较盛，就会迫使真气离去，从而使身体变得虚弱，体虚则畏寒。邪气侵害在皮肤之间，并向外发泄，则腠理开疏，毫毛动摇、脱落；邪气在肌腠间往来流行，皮肤就会发痒；若邪气留而不去就会成为痹症；若卫气滞涩不畅通，就会造成麻木不仁的症候。

若虚邪贼风侵犯身体一侧，且侵犯的部位较深，留居于营卫之中，使营卫稍衰，则真气就会离去，而邪气就独留于内，这时就会引起半身不遂。若邪气留在较表浅的部位，就会导致血脉不和而引起半身疼痛。

如虚邪侵犯人体部位较深，寒与热又相互搏结，并且久留不去停着于内，如果阴寒至盛，阳热不能正常运行，营卫寒凝涩滞，就会出现骨节疼痛，肌肉枯萎；热邪过盛，制伏了寒，就会出现肌肉腐烂，进而化脓，甚至进一步恶化伤及骨骼，骨骼被侵蚀后坏死就成为"骨蚀"，如果邪气聚集在筋，使筋屈曲不得伸展，邪气在这个部位长时间停留，就会导致筋瘤；如果邪气结聚并向体内发展，局部的卫气也积存在里面，不能正常运行，致使津液长时间停留在肠胃之间，与邪气相纠缠就会形成肠瘤，发展较慢的，好几年才能形成，用手按压质地柔软；如果已有邪气凝结，时间长了邪气向体内发展，津液停留不行，这时再被邪气所伤，则气血凝结的程度，就会逐渐加重，接连积聚就会形成昔瘤，用手按压质地坚硬。如果邪气结聚并停留在深层的骨部，骨被邪气侵袭而致病，骨与邪气相纠缠，在结聚的部位，逐日增大，就会形成骨瘤；如果邪气结聚在肌肉，宗气在内运行，邪气停留不离开，有内热时就转化为脓，没内热时就形成肉瘤。上述这几种由邪气所造成的病，发作常常没有固定的部位，但都有固定的病名。

卫气行篇第七十六

【题解】

文中主要介绍了卫气在人体内的运行情况。

黄帝问岐伯说：我希望听您谈谈卫气在人体内是怎样运行的？什么时候从体内散出，什么时候进入体内，又是在什么地方会合的？

岐伯说：一年有十二个月，一天有十二个时辰，子位在正北方，午位处在正南方，连接南北的直线为经；卯处在正东方，酉处在正西方，连接东西的横线为纬。天的四周环绕着很多星宿，分布在东南西北四方，每一方各有七个星宿，四方共计二十八个星宿。东方的房宿与西方的昴宿构成纬；虚宿居北方，张宿居南方，所以虚张构成经。从东方的房宿，经过南方再向西方的毕宿，是十二地支中的卯、辰、巳、午、未、申六个时辰，这六个时辰是白天，属阳，所以从房宿到毕宿为阳；从西方的昴宿，经过北方再向东方的心宿，是十二地支中的酉、戌、亥、子、丑、寅六个时辰，这六个时辰是夜晚，属阴，所以从昴宿到心宿为阴。卫气的运行，在一日一夜之中，要在体内运行五十周次，白天在阳分运行二十五周次，夜间在阴分运行二十五周次，并周行于五脏之间。

卫气白天在阳分运行，夜晚在阴分运行，到早晨的时候，卫气在阴分已经循行了二十五周次，从眼睛出来，眼睛张开，卫气开始从目内眦（睛明穴）向上运行到头部，沿项后足太阳经的通路下行，再沿着背部向下，到足小趾外侧端（至阴穴）。其中散行的，从目锐眦别出，向下沿手太阳经，向下运行到手小指外侧端（少泽穴）。另一条散行的，也从目锐眦别出，沿着足少阳经，向下运行到足小趾、第四趾之间（窍阴穴）。再向上顺着手少阳经，向下运行到小指、无名指之间（关冲穴）。从手少阳别行的部分运行到耳前，合于颔部经脉，注于足阳明经，向下运行到足背，注入五趾间（厉兑穴）。又一条散行的，从耳下向下，沿手阳明经，注入手大指次指端（商阳穴），再进入掌中。至于卫气从足阳明经抵达足部，进入足心，出内踝，入足少阴经，由足少阴经在阴分中运行，沿着少阴分出的阴脉向上行，会合到目，交会于足太阳经（睛明穴），这是卫气运行一周的顺序。

因此，卫气依照天体昼夜间的运动时间而同步运行。太阳运行一星宿的时间称为一舍，卫气在人体运行一又十分之八周；运行二舍时，卫气在人体运行三又十分之六周；运行三舍时，卫气在人体中运行五又十分之四周；运行四舍时，卫气在人体中运行七又十分之二周；运行五舍时，卫气在人体中运行九周；运行六舍时，卫气在人体中运行十又十分之八周；运行七舍时，卫气在人体中运行十二又十分之六周；运行十四舍时，卫气在人体中运行二十五又十分之二周，这时卫气在阳分中的运行就结束，而进入阴分，阴分开始承受卫气。开始进入阴分时，通常是由足少阴肾经传注于肾脏，由肾脏注入心脏，由心脏注入肺脏，由肺脏注入肝脏，由肝脏注入脾脏，由脾脏再传到肾脏，构成一周。晚上运行一舍的时间，卫气在阴分中运行也是一又十分之八周，也和在阳分中运行的二十五周一样，在目部会合。阴分阳分一日一夜，本应运行五十周，可是按每宿卫气运行一又十分之八周来计算，在阳分中运行的多出十分之二周，在阴分中运行的也多出十分之二周，所以人晚上入睡和早晨醒来的时间，有或早或晚的不同，就是这些余数造成的。

黄帝说：卫气在人体内的运行，上下循环的时间不固定，怎样选择时机而进行针刺呢？

伯高说：昼夜有长短的差异，有时天长，有时天短，春、夏、秋、冬四季，各有不同的节气，因而昼夜长短都有一定的规律，可根据日出的时候为准，此时标志着夜晚结束白天开始，是卫气在阳分中运行的开始。一昼夜之中，计时的水漏下百刻，所以二十五刻正好是半个白天的度数，

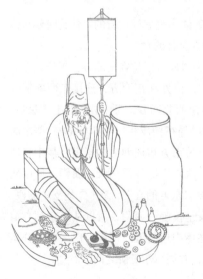

卫气就是随着时间的推移而环周不止，到了日没时标志白昼结束，根据日出日落来确定昼与夜的界限，再根据昼夜长短来判断卫气的出入情况，把这作为针刺候气的标准。针刺时，要等到气来的时候再下针，才达到预期的效果。如果失去时机，违反了候气的原则，那么无论任何疾病都不能治愈。所以，候气而刺的方法，对于实症，是迎着气的到来而刺，属于泻法；对于虚症，是紧随气的离开而刺，属于补法。这就是说在气行盛衰之时，诊候疾病的虚实而进行针刺。所以，谨慎地候察气的运行部位而进行针刺，就叫作逢时。病在二阳经，一定要等到气在阳分时针刺；病在三阴经，一定要等到气在阴分时针刺。

从平旦开始，水下一刻的时间，卫气运行到手足太阳经；水下二刻，卫气运行到手足少阳经；水下三刻，卫气运行到手足阳明经；水下四刻，卫气运行到足少阴肾经。水下五刻，卫气运行到手足太阳经；水下六刻，卫气运行到手足少阳经；水下七刻，卫气运行到手足阳明经；水下八刻，卫气运行到足少阴肾经。水下九刻，卫气运行到手足太阳经；水下十刻，卫气运行到手足少阳经；水下十一刻，卫气运行到手足阳明经；水下十二刻，卫气运行到足少阴肾经。水下十三刻，卫气运行到手足太阳经；水下十四刻，卫气运行到手足少阳经；水下十五刻，卫气运行到手足阳明经；水下十六刻，卫气运行到足少阴肾经。水下十七刻，卫气运行到手足太阳经；水下十八刻，卫气运行到手足少阳经；水下十九刻，卫气运行到手足阳明经；水下二十刻，卫气运行到足少阴肾经。水下二十一刻，卫气运行到手足太阳经；水下二十二刻，卫气运行到手足少阳经；水下二十三刻，卫气运行到手足阳明经；水下二十四刻，卫气运行到足少阴肾经。水下二十五刻，卫气运行到手足太阳经，这是半个白天中卫气运行的度数。从房宿到毕宿运转一十四舍，经过整个白昼，水下五十刻，日行半个周天，每当太阳运行周列一宿，需要水下三刻又七分之四刻。《大要》上说：通常是以太阳运行环周二十八宿的每一宿之时，卫气也恰恰运行在手足太阳经。所以太阳运行一宿的时间，卫气也恰恰运行过三阳分与三阴分，经常这样循环没有休止，它同自然界的变化规律是一致的，卫气在人体内的运行，虽然纷繁，却很有秩序，循环往复，无休无止，一日一夜水下百刻的时间，卫气正好在体内完成了五十周的运行。

九宫八风篇第七十七

【题解】

　　本篇讨论了八方气候变化的情况及对人体的影响，并提出回避风邪、预防

疾病的重要性。

北极星位于天极的正中，成为测定方位的中心坐标，北斗星围绕它旋转，是标定方向位置的指针，并在一年之内由东向西依次移行，从冬至日开始，指向居于正北方的叶蛰宫，并在这个区域运行四十六天，期满之后，时交立春节，就开始移居东北方的天留宫，在这区间运行四十六天，期满后时交春分节，移居正东方的仓门宫在这里运行四十六天，期满后，时交立夏节，移居东南方阴洛，在这里运行四十六天，时交夏至节，移居正南方上天宫并在这个区域运行四十六天，期满后，时交立秋，移居西南方玄委宫，在这里运行四十六天，期满后时交秋分，移居正西方仓果宫，在这里运行四十六天，期满后时交立冬，移居西北方新洛宫，在这里运行四十五天，期满后又重回居叶蛰宫，就又回到了冬至日。

太一日复一日游历九宫的规律，是以冬至这一天，斗纲十一月建子，临于正北的叶蛰宫（坎宫），即以属于一数的坎位为起点，来推算其逐日所居留的日数，并在各方位依次游行，到了第九天（离宫），仍回复到属于一数的坎位，经常像这样循环不休、周而复始地运行着。

太一在从一宫转向下一宫的那天，也就是每逢交节的日子，如果当天风调雨顺，就为吉利的征象，则谷物丰收，人民安乐，很少患疾病。假若在交节之前出现风雨，就会多涝；若在交节之后出现风雨，就会出现少雨而干旱。太一在冬至那天，气候突然变化，预示着国君的不测；移至春分那天，气候突然变化，丞相会有不测；移至中宫土旺主令那一天，气候突然变化，预示国中大小官吏有不测；移至秋分那天，气候突然变化，预测其反应在将；移至夏至那天，气候突然变化，百姓会有不测。所谓气候突然变化，是说当太一分别居于上述五宫的那一天，出现大风折断树木，飞沙走石，此时可以根据太一所主的方位来占测受病者的身份。还要观察风从哪个方向刮来，以此来作为预测气象的依据。凡是风来自当令的方位，与季节气候相适应的，就叫作实风，主生长，养育万物；若风从当令相对的方位而来，与时令季节相反的，就是虚风，能够伤害人体，主摧残，对万物有害。对于这种虚风，人必须注意适时回避，对养生之道有较高修养的人，就深知这种回避虚邪贼风的道理，就像躲避箭矢、石头一样，使外邪不能侵害人体。

所以太一移居中宫，确立它为定向的标准，然后根据斗星旋转的指向，以中宫巡临入宫，从而定八风的方位，并借此来推测气象的吉凶。例如从南方来的风，叫作大弱风，它侵害人体时，内可侵及心，外在于血脉，其气主热性病；从西南方来的风，叫作谋风，它侵害人体时，内可侵及脾，外则在于肌肉，其气主衰弱的病；从西方来的风，叫作刚风，它侵害人体时，内可侵及肺，外则在于皮肤，其气主燥病；从西北方来的风，叫作折风，它侵害人体时，内可侵及小肠，外则在于手太阳经脉，若手太阳脉气竭绝，则说明疾病恶化而深陷扩散；若脉气闭塞，则为结聚不通，常常会使人突然死亡；从北方来的风，叫作大刚风，它侵害人体，内可侵及于肾，外则在于骨骼与肩背的膂筋部位，其气主寒性病；从东北来的风，叫作凶风，它伤害人体，内可侵及大肠，外则在于两胁腋骨下和肢节等处；从东方来的风，叫作婴儿风，它伤害人体，内可侵及肝脏，外则在于筋的相结处，其气主湿性病；从东南来的风，叫作弱风，它侵害人体时，内可侵及胃腑，外则在于肌肉，其气主身体沉重的病。以上所说的八风，都是从时令季节所居方位的对方而来的虚邪贼风，所以能够使人生病。如果人体虚衰，又逢天气三虚（年虚、月虚、时虚），内外相因，正不胜邪，就容易得暴病而突然死亡。如果三虚之中只犯一虚，也能发生疲劳困倦、寒热相间等症状；若在雨湿的地方，感受了雨湿之气，就会患痿病。所以深知养生之道的人，回避风邪，就像躲避弓箭和雷石射击一样。如果既有三虚，又偏中了邪风，就会骤然昏扑倒地如被击倒一样，或产生半身不遂之类的病症。

九针论篇第七十八

【题解】

文中主要论述了九针的起源、命名、形状、用途及禁忌等内容。

黄帝说：我听您讲解了九针，真是学识渊博，内容丰富多彩，但我还有些问题不能领悟。请问九针是怎样产生的？根据什么而定名的？

岐伯说：九针的产生，取法于天地间普遍的数理关系。天地的数理，从一起始，到九而终止。所以说一针取法于天，二针取法于地，三针取法于人，四针取法于四时，五针取法于五音，六针取法于六律，七针取法于七星，八针取法于八风，九针取法于九野。

黄帝说：九针是怎样与自然数理相应的呢？

岐伯说：圣人创立了天地的数理，是从一到九，因此把大地定为九个分野，若九九相乘，等于八十一，从而建立了黄钟数（黄钟为十二律之一；一般以为黄钟数为八十一），九针之数就是与此数对应的。

第一种针，可以拿天来和它做比较。天属阳，在人体五脏中，肺主呼吸，外与天气相应。肺的位置最高，为五脏六腑的华盖。好像天空覆盖万物一样，肺，外面和皮毛相对应，皮毛就在皮肤表层属于阳。因此制成镵针，针的式样，必须针头大，针尖锐利，适于浅刺而限制深刺，用于治疗邪气侵犯皮肤病症，以开泄阳气，去掉体表的疾病。

第二种针，可以与地相比。在人体中与脾相应，脾属土，主管肌肉。因此制成圆针，针的式样是针身圆直如竹管状，针尖呈卵圆形，适用于治疗邪在肌肉的病症，刺时不得损伤分肉，若伤及肌肉，易使脾气衰竭。

第三种针，可以与人相比。人的生命形成，赖于血脉输给营养。所以为了适应治疗血脉的病症，采用锓针，取其针身大，针尖圆，微尖而钝，可以按摩穴位，疏通血脉，引导正气得以充实，则邪气自然外出，不致因刺入过深，而使邪气进入里面。

第四种针，可以与四时相比。若四时八方的风邪，侵入人体的经络中，能使血脉留滞淤结，而渐成顽固性的病症。因此刺治时，必用锋针（即三棱针），取其针身长直、针尖锋利，用以刺络放血，泻其瘀热，能使顽固之病得以根除。

第五种针，可以与音相比。音为五数，位于一、九两数的中间。如暑往寒来、阴阳消长的变迁，由此可分。在人体如果寒热不调，两气搏结，形成痈肿化脓，所以适用铍针，取其针头锋利如剑，可以刺破痈疽，排出脓血。

第六种针，可以与六律相比。六律调节声音，协调阴阳四时，可以与四季中的十二月相应，与人体的十二经脉相合。如虚邪贼风，侵入人的经络，使阴阳失调，气血壅闭，就会暴发痹症。因此采用员利针，取其针尖状如马尾，又圆又锐利，针身略粗大，适用于刺治急性病。

第七种针，可以与七星相比。七星，在人体内与七窍相对。若邪从穴孔侵入经络之间，久留不去，就能发生痛痹。所以适用毫针，取其针尖微细，好像蚊虻嘴那样。刺治时，要静候其气慢慢地进针，轻微地提插，留针的时间要长，从而使正气得到充实，只要是邪气随着消散，真气也就随着恢复，出针以后，还要继续疗养。

第八种针，可以与八风相比。八风，与人的八处大关节是相对应的。如果四时的气候反常，八方的虚邪贼风就会侵袭人体，深入而留止在骨缝腰脊关节与皮肤的毛孔之间，而成为邪气深留在里的痹症。所以适用长针，主要取其针身薄而针尖锋利，可以刺治由于邪气侵犯而病得很久的痹症。

第九种针，可以和九野相比。九野在人应于周身关节骨缝和皮肤之间。如邪气过盛，蔓延于身，出现浮肿，状似风水病，这是由于水气流注，不能通过关节，以致肌肤积水而出现水肿。因此采用大针，取其针形尖如杖，针锋微圆，针身粗大，适用于泻法，使它通利关节，运转大气，气机畅通，以消除积水。

黄帝问：针的长短有一定度数吗？

岐伯说：第一种叫镵针，模仿巾针的式样制成，其针头大，在距离针的末端约半寸许，就尖锐突出，状如箭头，针的长度共一寸六分，适用于浅刺，以泻掉在表皮的阳热气，主治热在头身的病症。第二种叫圆针，模仿絮针的式样制成，针身圆直如竹管状，针尖卵圆形，长一寸六分，主治邪在分肉间的疾病。第三种叫锃针，仿照黍粟的形状，圆而微尖，长二寸半，用它按摩经脉（穴位），行气活血，压迫驱赶邪气外出。第四种叫锋针，模仿絮针的式样制成，针身圆直，针长锋利，长一寸六分，用它主治痈疡热毒之症，刺其脉络以放出恶血。第五种叫铍针，取其针尖锋利如剑，宽二分半，长四寸，主治寒热两气搏结，形成痈肿化脓的病症，可用作切除腐烂的地方，排出脓血，以消除热毒。第六种叫员利针，针的形状，取其细长如马尾，针尖稍大，针身反小，能深刺，长一寸六分，主治痈肿和外邪入侵而突然发生的痹症。第七种叫毫针，取其纤细形如毫毛，长一寸六分，主治邪在于络的寒热痛痹。第八种叫长针，模仿綦针（缝纫用的长针）的式样制成，长七寸，主治邪气侵入很久的痹症。第九种叫大针，针的形状，是模仿锋针制作，针长略圆而粗大如挺，长四寸，主治水气不能通利关节，积水成肿的病症。以上所述，九针的式样已尽在其中了。这也是九针大小长短及其制法的根据。

黄帝问：我想了解一下人体各部位与九野是怎样相应的。

岐伯说：请让我讲身形应九野的情况。春夏属阳，阳气从左而升，自下而上，所以人的左足对应立春，在日辰正当戊寅、己丑；左胁对应春分，在日辰正当乙卯；左手对应立夏，在日辰正当戊辰、己巳；前胸、咽喉、头面对应夏至，在日辰正当丙午。秋冬属阴，阴气从右而降，自上而下，所以右手对应立秋，在日辰正当戊申、己未；右胁对应秋分，在日辰正当辛酉；右足对应立冬，在日辰正当戊戌、己亥；腰、尻、下窍对应冬至，在日辰正当壬子。六腑和肝、脾、肾三脏，都在膈下腹中的部位，应于中宫，它属于大禁，所谓大禁，是指正交八节（四立、二分、二至）的太一所在之日，以及各个戊、己日。掌握了人体九个部位和九个方位的相应关系，就可以测出八方当令节气的所在，及其相对应形体上下左右的各部位，从而也就明确了刺法上的禁忌日期。身体某个部位发生了痈肿，如果正当"太一所在"及"戊己"所值之日，就不能用溃破法治疗，犯了大禁，因为土气正旺或节气当令之日，是有助于人体正气充实之时，破溃反伤正气。所以把不宜针刺的日期，叫作天忌日。

形体安逸而精神苦闷的人，疾病多发生在经脉，治疗时适宜用针法和灸法。身形过于劳苦，但精神愉快的，生病多在于筋，宜用温熨导引的治法。形体和精神都很舒适，好逸恶劳的人，生病多在于肌肉，宜用针砭刺治。形体劳苦，

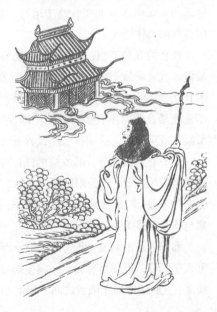

精神也苦闷的人，生病多在于咽喉，宜用甘药调治。若屡受惊恐，神形不安的，易使筋脉之间气血不通，以致肢体麻木不仁，宜于按摩和药酒治疗。这就是五种形态生病各自的特点和治法。

五脏之气失调，各有所主的病症；心气不舒发为嗳气，肺气不利发为咳嗽，肝气郁结发为多语、脾气不和发为吞咽酸水之症，肾气衰惫发为呵欠。

六腑之气失调，也各有所主的病症；胆气郁而不舒易于发怒，胃气上逆则为呕吐呃逆，小肠不能泌别清浊、大肠传导不通畅则为泄泻，膀胱气虚不能约束则出现遗尿，下焦不通，水液泛滥则积为水肿。

饮食五味入胃后，按其属性各归其所合的脏腑：酸味属木入于肝，辛味属金入于肺，苦味属火入于心，甘味属土入于脾胃，咸味属水入于肾，淡味亦附属于土，先入于胃。这就是五味各自所入的脏腑。

五脏精气并入一脏的病症：精气并于肝则肝气抑郁，而生忧虑；并于心则心气有余，而生喜笑；并于肺则气郁胸窄，而生悲哀；并于肾则水盛火衰，而心悸善恐；并于脾则痰盛中虚，往往胆怯生畏。这是五脏精气并于一脏所发生的各种病症。

五脏随其不同的性能，各有所厌恶：肝厌恶风，心厌恶热，肺厌恶寒，肾厌恶燥，脾厌恶湿。这就是五脏有所厌恶的具体表现。

五脏化生五液：心主化生汗液，肝主化生泪液，肺主化生涕液，肾主化生唾液，脾主化生涎液。这是五液的出处。

五种劳逸过度所致的损伤：久视伤心血，久卧伤肺气，久坐则伤肌肉，久立则伤骨，久行则伤筋。这是五种长期疲劳对人体损伤的具体情况。

五味各有走向：酸味入肝而在筋脉运行，辛味入肺而走气，苦味入心而在血脉运行，咸味入肾而在骨骼中运行，甘味入脾而在肌肉间运行。这就是五味走向各部的具体情况。

饮食的五种节制：酸性收敛，筋喜柔而不喜收敛，所以不能多食酸味；辛味发散，气宜聚敛不喜发散，所以不能多食辛味；咸能软坚，骨喜坚不喜软，因此不宜多食咸味；苦能化燥，血不喜燥，因此不能多食苦味；甘能壅满助湿，肌肉不喜壅滞，所以不宜多食甘味。即使嗜好而欲食，也不可多食，必须自己加以节制，适可而止。这叫作节制饮食五味的具体情况。

五脏有阴阳之分，其发病的部位和季节各有不同：肾为阴脏而主骨，则肾阴的病多发生在骨；心为阳脏而主血脉，发病也多在血脉；饮食五味伤脾，发病多为精气不足；阳虚而病，多发于冬季；阴虚而病，往往发于夏季。这就是五脏发病与季节具体关系的情况。

邪扰五脏的病变：邪气入于阳分而阳盛热极，能使神志受扰而发生狂证；阴邪入于阴分，能使血脉凝涩，发生痹证；邪入于阳，邪气与头相搏结，就发头部疾患；五脏阴经通于喉舌之间，阳邪与阴相搏结，就会伤阴而导致喑哑；阳气敛降，人于阴分，其病态多静；阳气向上逆行，出于阳分，其病态激动好怒。

五脏对精神意识活动各有所藏：心藏神，为生命活动的主宰；肺藏魄，体现形体动作的反应能力；肝藏魂，体现精神意识的感应能力；脾藏意，体现人思考想象的能力；肾藏精与志，精能化髓，髓通于脑，脑为志所居，体现人的记忆能力。

五脏各有所主：心主宰全身的血脉，肺主宰全身的皮毛，肝主宰全身的筋膜，脾主宰全身的肌肉，肾主宰全身的骨骼。

在六经中，各经生理上有气血多少的不同，因此，在针刺治疗时，应根据气血的多少，制定治疗法则。气多血多的可用泻法，气少血少的则不可。阳明经多血多气，太阳经多血少气，少阳经多气少血，太阴经多血少气，厥阴经多血少气，少阴经多气少血。所以说，刺阳明经可以出血与气，刺太阳经只能出血不能出气，刺少阳经能出气而不能出血，刺太阴经能出血不能出气，刺厥阴经能出血不能出气，刺少阴经能出气而不能出血。

足阳明胃经与足太阴脾经相为表里，足少阳胆经与足厥阴肝经为表里，足太阳膀胱经与足少阴肾经为表里，这是足三阳经与足三阴经的表里配合；手阳明大肠经与手太阴肺经为表里，手少阳三焦经与手厥阴心包经为表里，手太阳小肠经与手少阴心经为表里，这是手三阴经与手三阳经的表里配合的关系。

岁露论篇第七十九

【题解】

本篇主要论述了天文气象变化对人体生理、病理所产生的影响。

黄帝问岐伯说：医经说，夏天为暑气所伤，到秋天就会发生疟疾，疟疾的发作有一定的时间性。其原因是什么呢？

岐伯回答说：暑虐之邪是从督脉的风府穴侵入人体，然后从颈项开始沿着脊骨两侧日渐向下移动，卫气在体内周回运行一昼夜后，就在风府处大会合，而且由次日起，每日沿脊骨下移一个骨节，所以疟疾每日发作的时间也随着向后推迟。邪气先已侵入了脊背，每当卫气运行到风府的时候，腠理就张开，腠理一开邪气就乘机侵入，邪气侵入，病就发作。这就是疟疾发作时间日渐推迟的原因。卫气出离风府，每天下移一节，第二十一天下移到尾底骨，第二十二天又向上移入于脊内，流注于伏冲脉，由此转为上行。这样到月底移行九天，上出于左右两缺盆中间。由于这段时间卫气上行逐日升高，因此发病时间就一天早于一天。如邪气向内深入，逼迫五脏，并向两旁横出而连于膜原，由于邪气已入里，距离体表较远且深藏在内，周行的时间也较长，因而疾病不能每天发作，须隔日之后，邪气蓄积，病才发作。

黄帝说：卫气每运行到风府，腠理就张开，腠理张开，邪气就侵入而病发，如果卫气每日下移一节，那它所在的部位就不是正当风府了，为什么疟疾也仍会发作，这又怎么解释？

岐伯说：风侵入并没有固定的位置。只要卫气运行到邪气所在的部位时，必定会使那里的腠理张开，所以凡是邪气滞留的地方就是病发之所在了。

黄帝说：讲得好。疟疾是风邪所致，风邪与疟疾彼此同类，可是，感受了风邪的病症，其症状常常持续存在，而疟疾却又间歇地定时发作，这是什么原因？

岐伯说：这是因为风邪常常积留在它所侵入的肌表，而疟邪却沿着经络深入向内逼迫。所以，只有卫气运行至疟邪所在之处，引起抗御病邪的反应时，病才会发作。

黄帝说：讲得好。

黄帝问少师说：我听说四时八方不正之风侵入人体，是因为气候有寒暑的不同，天气寒冷，则皮肤发紧，腠理闭合，天气暑热，则皮肤弛缓，腠理张开。贼风邪气是趁人体皮腠开泄时乘虚而入进入人体的，还是一定要凭借八个节气的反常气候虚邪，才能伤害人的呢？

少师回答说：不全是这样的。贼风邪气侵入人体，并不按固定的时间，刻板地依据四时八风的规律，但必须在腠理开泄时侵入人体。不过，如果贼风邪气乘人体腠理开张之时侵入，就会侵入得深，向内进入得快，疾病的发作就急剧

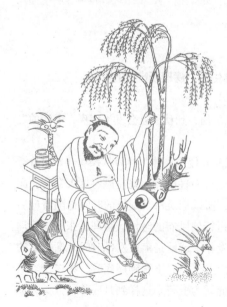

猛烈；贼风邪气如在腠理密闭时侵入，就侵入得浅，留止在体表，疾病的发作就徐缓、迟慢。

黄帝说：有时气候平和，寒暖适宜，人的腠理在这样的天气里应该不会张开，可是，也有突然发病的，其原因何在？

少师回答说：您不知道邪气侵入吗？人的腠理、皮肤也是有时张开有时闭合、有时松弛有时坚紧的，这也是有内在的原因和一定的时间的。

黄帝问：可以讲给我听听吗？

少师说：人与天地自然变化密切相关，日月运行亏满也会对人体产生影响。所以，月亮圆满时，则海水向西

涌盛形成大潮，人的血气充盛，肌肉充实，皮肤致密，毛发牢固，腠理闭合，皮肤润泽，肌肉坚定，纹理细致，在这样的时候，即使遭遇贼风邪气，它的侵入也是浅而不深。待到月亮亏缺不圆之时，海水向东涌盛形成大潮，人的血气虚弱，卫气衰退，形体虽然如平常，肌肉消减，皮肤松弛，腠理张开，毛发脱落，皮肤纹理粗疏，外表虚弱，体质不佳。在这样的时候，如遭遇贼风邪气，就会侵入得深，疾病的发作就会急剧猛烈。

黄帝问：人有突然死亡或突然生大病的，是什么原因？

少师回答说：遭逢三虚的人，就会出现暴死、暴病的情况；得遇三实的人，邪气就不能伤害他。

黄帝说：请谈谈什么是三虚。

少师：正当岁气不足的虚年，遇上月亮亏缺不圆，四时气候失和，因而为贼风邪气所伤，这就叫作三虚。所以，不了解三虚致病理论的医生，只能说他是一个学识浅薄、粗率庸俗的医生。

黄帝说：请谈谈什么是三实。

少师：正当岁气有余的盛年，遇上月亮圆满不亏，四时气候又和调，即使有贼风邪气，也不能伤害人体。

黄帝说：这是多么深刻的理论啊！您也讲得很透彻！让我把它记录下来，藏在金匮里面，命名为三实。不过，这只是指一人发病的情况而说的。

黄帝说：有时在同一年里，人们都得了同一种病，是什么原因造成的？希望您讲给我听听。

少师说：这须要候察八节的风气。

黄帝问：怎样去观察这样气候？

少师说：候察这个，通常是在冬至这天，太阳运行至黄道北极，北斗星指向正北方的子正之位，时间交至冬至，当它到来之际，一定有风雨与之相应。若风是从南方来的，就是虚风，是伤害人的风。如果这风是在深夜时到来的，人们都睡卧在室内，邪气无从冒犯，所以这一年患病的人就少；如果虚风是在白天到来的，人们都在室外活动而未加防范而都被虚风袭中，所以会有很多人得病。假如虚邪在冬季侵入体内，没有发病并且入骨骼，形成伏邪。待到立春，阳气逐渐旺盛腠理张开，如果立春这天风是从不当令的西方而来，人们又都遭受了虚风的侵袭，这样，冬天的伏邪与春天的新邪两相搏击，就会使经气滞止不畅而发生疾病。诸如此类，凡是在正交八节之时迎面而来的不正之气，都会给人们带来普遍的危害。所以，凡遭逢反常的虚风邪雨而患病，就叫作遇岁露。如果年内气候调和，少有贼风邪气，得病的人就少，死亡的人也少；如年内多有贼风邪气，忽寒忽暖，气候不调和，得病的人就多，死亡的人也多。

黄帝问：虚邪之风伤害人的轻重程度如何？根据什么去判断呢？

少师回答说：正月初一，太一移居于东北方的天留宫，如果这一天刮起西北风，不下雨，就会有许多人病死。正月初一，早晨刮起北风，则当年春天人多病死。正月初一，正午时分刮起北风，则当年夏天人多病死。正月初一，傍晚时候刮起北风，则当年秋天会有很多人病死。如果正月初一这天全天刮北风，则本年之内大病流行，死亡人数有十分之六。正月初一，风从南方来，叫作"旱乡"；风从西方来，叫作"白骨"，国家会有祸殃，人多死亡。正月初一，风从东方来，掀起屋顶，飞沙走石，国家将有大灾难。正月初一，风从东南方来，当年春天人有死亡。正月初一，如果天气温和而无风，则预示着本年内风调雨顺、五谷丰登、粮价低廉、人民康泰。如果天气寒冷而且有风，则是歉收的先兆，将会灾荒四起，粮价昂贵，人们也多灾多病。这就是所谓候察一年之内虚风邪气如何伤害人体的大概情况。二月的丑日如果不刮风，时近春分多风之际，春风仍不吹拂，人就会多患心腹病；三月的戌日春将尽夏将来之时，而气候仍不温暖，人就会多患寒热病；四月的巳日天阳如盛，夏天已经到来，气温仍不热，人就会多患黄疸病；十月的申日不寒冷，就会多有暴死之人。以上所说诸风，都是指掀去屋顶、折断树木、飞沙走石，令人毛发竖立、腠理开张的暴烈之风。

大惑论篇第八十

【题解】

本篇主要论述了登高时发生精神迷惑、头目眩晕的道理。

黄帝问岐伯说：我曾经攀登那高高的清冷之台，上到一半地方，向后面看了一看，而后又伏身尽力攀登，就觉得心神惑乱不定，视线模糊。我暗自诧异，感到奇怪，于是就时而闭上眼睛，时而睁眼观望，想使心神镇定下来。但是，反而愈看愈觉得目眩得厉害。即使我披散着头发，长跪在地，向下俯视，过了很长时间，意乱神迷的感觉仍不停止。而突然之间，这种感觉便自行消失了。是什么气造成这种情况的呢？

岐伯回答说：五脏六腑的精气，都向上输注于人的眼部，从而产生视觉的作用，脏腑之气汇集于眼窝，便形成眼睛，肾之精形成瞳子，肝之精形成黑睛，血之精形成眼睛的赤络，气之精形成白睛，肌肉之精形成眼睑，包罗收拢筋、骨、血、气的精气而与眼的脉络合并，形成目系。目系向上连属于脑，向后至于项中，所以如有邪气侵入项部，又遇上身体虚弱，邪气侵入得深，就会随目系进入脑中。邪气入脑，则头脑晕转；头脑晕转，则牵引目系，使目系紧张；目系紧张，就会两眼眩晕而有天旋地转之感。如邪气伤害了眼部精气，受到损伤的精气彼此间不能相互并合、协调，则眼部精气散乱；眼部精气散乱，就会造成视歧。视歧便是将一件东西看作两件。人的眼睛是五脏六腑的精气汇合而成，也是营、卫、气、血、精、神、魂、魄通行和寓藏的所在。是神气反映的部位。神过于劳累，就会魂魄失守，意志散乱，眼睛迷离而没有神气。眼的瞳子部分属于肾，黑睛属肝，二者为阴脏之气所滋养；白睛属肺，眼球的赤脉属心，二者依赖阳脏的气所滋养，所以阴阳合聚，则目睛明亮，可以视物。眼目是心的使者，心是神的居舍，所以，如果精神涣散不能聚合，又猝然看到异乎寻常的地方，精失神迷、魂飘魄散，所以就有迷惑之感。

黄帝说：我对您所讲的道理有些怀疑。我每次去往东苑，没有不产生眩惑之感的时候，离开那里就恢复正常，难道我单单为东苑这地方劳神吗？这是多么奇怪呀！

岐伯说：不是这样。就人的心情而言，都自有喜欢的东西和厌恶的东西，爱憎两种情绪突然相感，会使精神出现暂时的紊乱，从而导致视觉不正常而发生眩晕迷惑，等到离开了那个环境，精神欲念转移之后，就又恢复正常。以上所说的现象，轻微的叫作迷，严重的叫作惑。

黄帝问：人有患健忘症的，是什么气使他这样的呢？

岐伯说：心肺两脏不足，而使得人体上部气虚，肠胃充实而使得人体下部气盛。心肺气虚，营卫之气就会留滞在下部肠胃的时间较长，不能够按时向上流注以输补心肺，导致神气失养，所以容易遗忘。

黄帝问：有人容易感觉饥饿而又缺乏食欲，不喜进食，是什么气使他这样的呢？

岐伯说：饮食入胃后化生的精气输送于脾。如果邪热之气停留于胃，就会使胃热；胃热，谷物就消化得快；谷物消化得快，就易觉饥饿；热邪使得胃气上逆，导致胃脘滞塞，难以受纳，所以出现不欲饮食的症状。

黄帝问：因病不能安卧入睡的病，是什么气造成的呢？

岐伯说：是卫气不能入于阴分，经常留滞于阳分的结果。卫气在白天留滞于阳分，就会阳气充满；但卫气若长时间不入阴分而留于阳分，阳跷的脉气就盛实。阴气相应就虚，阴虚不能敛阳，所以不能闭目入睡。

黄帝问：因病双目常闭，不能睁眼看视的病，是什么气造成的呢？

岐伯说：是卫气留滞于阴分，不能入行于阳分所造成的。卫气留滞于阴分，阴气就盛实；阴气盛实，阴跷的脉气就充满。卫气不能入行于阳分，阳气就虚弱，所以眼睛闭而不睁。

黄帝问：有人喜欢卧睡，是什么原因引起的呢？

岐伯说：这种人肠胃偏大，皮肤粗涩，肌肉不滑利。肠胃偏大，卫气停留的时间就长；皮肤粗涩，肌肉不滑利，卫气就运行得缓慢。卫气白天常运行于阳分，夜间运行于阴分。所以，阳气已尽，人就想卧睡；阴气已尽，人就醒来。肠胃大的人卫气停留于阴分的时间长，在体表运行同样也比较迟缓，精神自然不能振作，人就想闭着眼睛，因此比较嗜睡。如果肠胃偏小，皮肤滑而弛缓，分肉也滑利，卫气留在阳分的时间长些，因而想卧睡的时间也就少了。

黄帝问：有人并不是经常好睡，而是突然之间变得好睡了，是什么气使他这样的呢？

岐伯说：这是由于邪气留滞于上焦，使上焦之气闭塞不通，以及吃得过饱或是饮汤水过多，卫气滞留在胃肠中，致使卫气久留于阴分，而不能外行于阳分，所以会突然之间使人喜睡起来。

黄帝说：讲得好。应如何治疗上述诸病邪呢？

岐伯说：先诊视患者脏腑，治除那些轻微的邪气，然后再调理营卫之气。邪气盛的用泻法，正气虚的用补法。此外还必顺先审察患者形体的劳逸，情志的苦乐，候察四时八节的风气，待风气静定，方可取穴刺治。

痈疽篇第八十一

【题解】

文中专门论述了痈和疽的成因、表现、治疗及预后。

黄帝说：我听说肠胃纳受食物以后，所化生的精气沿着不同的通道运行于全身。其中出于上焦的卫气，能够温煦全身的肌肉，皮肤、濡养筋骨关节通达于腠理。中焦输出营气，像雾露一样，流注于肢体肌肉间相互连通的缝隙及凹陷处，渗透于细小的孙络与津液和调，通过心肺的气化作用，变化而成为赤色的血液。血液运行和顺而有条不紊，首先充满孙络，从而注入络脉，络脉都充满了，于是注入经脉。这样阴经阳经的血气充盛后，随着呼吸运行全身。气血运行，有一定的规律和循环道路，与天体的运行一样，周而复始，无休无止。调理气血的虚实，须用心专至，补泻均应得宜。用泻法去除实邪，就能使邪气衰退，泻得过度，就会损伤正气而使它不足；针刺时出针快，邪气就可减去；针留止不出，则病情先后如一仍不见好转。相反，若用补法治虚证，正气就可得到养护。用扶正的方法消除虚弱，若补得太过，就会助长残留的虚邪。血气调和了，人体才能保持正常。我已经知道了血气平和与不平和的道理，但不知道痈疽发生的原因，及其形成、消散的时日，而且痈疽患者或生或死，生死的日期有远有近，应如何测度？以上这些问题，您能讲给我听听吗？

岐伯说：气血运行于经脉，循环不止，它与天地的运动规律相一致。如果天体运行失其常度，就会出现日食、月食等异象；地上江河淤塞或者决溃，水道就会泛滥流溢，众草不能生长，五谷不能繁育，道路不通，百姓不能往来，有的长年居住在城里，有的长年居住在乡间，彼此隔离，异地而处。人的血气也会出现类似情况。让我来谈谈其中缘故。人体血脉及营卫之气，周流全身而不停止，与天上的日月星辰相应，与地下的河流之数相应。如果寒邪侵入于经络之中，血就会凝涩；血凝涩，则不畅通；血液不通，卫气就会聚积不散留于局部而不能反复环行，所以形成痈肿。寒气郁积时间久了，转化为热，热毒盛积，就会使肌肉腐烂；肌肉腐烂，则化而为脓液；如果脓液不能泻出，就会烂筋；筋烂，就会伤骨；骨受伤害，骨髓就会消解；骨髓消解，则骨中空。如果痈肿不在骨节空隙之处，热毒就不能向外排泄，从而导致血液坏损枯竭，筋骨肌肉不能得到血液的滋养，进而经脉破溃腐败，恶气向内熏蒸五脏，五脏俱伤，所以人就死亡了。

黄帝说：我想全面且详细了解痈疽的各种形态，以及它们的禁忌、预后和名称。

岐伯说：痈生在咽喉内，叫作猛疽。这种病如不及时治疗就要化脓。脓如不予排除，就会堵塞咽喉，半日就死亡。猛疽已化脓的，应将脓排出，然后让患者口内含提炼过的猪油，不要吃冷食，三天病就痊愈。

生在颈部的，叫作夭疽。夭疽外形肿大，颜色赤黑。此疽如不抓紧治疗，热邪之气就会下移，侵入腋窝，前则伤于任脉，内则熏蒸肝肺二脏，十多天就会死亡。

阳邪之气猛烈发作，滞留于颈部，向上侵入而消烁脑髓的，叫作脑烁。其表现为神色抑郁不欢，无光泽，脑部、项部疼痛如针刺。如热毒攻心再觉心中烦闷不畅，就会死亡，无法医治。

生于肩部及臂臑的，叫作疵痈。局部呈赤黑色，应当迅速治疗。疵痈常使患者汗出直至足部，但不致伤及五脏。宜在痈发四五日时，以艾火灸治。

生在腋下色赤而坚硬的，叫作米疽。治疗米疽宜用砭石。砭石要细而且长。治疗时要疏散地加以砭刺，然后涂以猪膏，六日就可痊愈。此疽砭刺后，不可包扎。疽坚硬而不溃破，就是所谓马刀挟瘿之疽，应急速治疗。

生于胸部的痈肿，名为井疽。井疽状如大豆，在起初的三四日便增大高起，如不及早治疗，病邪就会向下入于腹部，如仍不医治，七天就会死亡。

生于胸前两侧的，叫作甘疽。甘疽颜色发青，形状与楮实、瓜蒌相似，患者常为寒热所苦扰。应急速治疗，去除发寒发热的症状。如不及时治疗，可拖延十年之久才死亡，死后脓会自行流出。

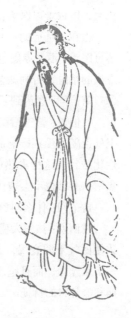

胁肋部生痈，叫作败疵。败疵是女子易得之病，如果病得久，成为大痈肿，化脓，里面生有像赤小豆一般大小的肉块。治疗此病，可断切连翘草根各一升，用水一斗六升煎煮，水渐渐减少，得药汁三升，强令患者趁热饮下，并让患者多穿衣服，坐在盛有热汤的铁锅上熏蒸，使汗出直至两足，病就会痊愈。

生在大腿和足胫部的，叫作股胫疽。股胫疽的形状不怎么变化，然而痈肿所化的脓紧贴在骨上，应急速治疗。如不急治，三十日就会死亡。

生在尾骶骨部的，叫作锐疽。锐疽色赤，坚硬而大，应急速治疗。如不急治，三十日就会死亡。

生在大腿内侧的，叫作赤施疽，如不急速治疗，六十日就会死亡。两大腿内侧都发生的，是毒邪伤阴已极，多属不治之症，十日就会死亡。

生在膝部的，叫作疵痈，其症状是外形肿大，皮肤颜色没有变化，伴有寒热，患处坚硬，是尚未成脓的表现。痈坚硬时不可砭刺，如用砭石砭刺，患者就会死亡。必须待痈变得柔软，然后加以砭刺，患者可以得生。

凡生在关节处而且上下左右两相对应的痈疽，不可医治。生在阳经部位的，一百日死；生在阴经部位的，三十日死。

生在是胫部的疽，叫作兔啮。此疽外形为红色，毒邪能够深入到骨，应急速治疗。如不急治，会危害生命。

生在足内踝的疽，叫作走缓。其外形肿大，色不变。应用砭石频数砭刺患处，如能消除寒热症状，就不致死亡。

生在足上下的疽，叫作四淫。其外形大痈肿，如不急速治疗，一百日死。

生在足两旁的，叫作厉痈。它的外形不大，最初是在足小指处发作，如拇指般大小，并呈现黑色。应急速治疗，须去除发黑处，如不去除，发黑处就会扩大，以致难以医治，一百日内便可死亡。

生在足趾上的，叫作脱痈。脱痈的颜色如为赤黑色，是毒气极重，患者必死，不可医治；不是赤黑色的，则不致死亡。如经过治疗而病不衰减，就应赶紧切除发病的足趾，否则就会死亡。

黄帝问：您讲到了痈和疽，二者如何分辨？

岐伯说：营气稽留在经脉之中，血液就凝涩而不能畅行；血液凝涩不能畅行，卫气也随之受到影响而阻滞不能畅通，因而生热；毒热发展不止，就会使肌肉腐烂化脓，但这种毒热仅仅浮浅在体表，而不能深陷到骨髓，因而骨髓不致灼伤焦枯，五脏也不会被伤害，所以叫作痈。

黄帝问：什么叫疽？

岐伯说：热气大盛，毒邪下陷于肌肤使筋膜溃烂，骨髓焦枯，向内连及五脏，致使血气干涸衰竭，患处内里的筋骨肌肉都烂坏无余，所以叫作疽。疽的表皮晦暗无光泽，而且坚硬得如同牛颈部的皮一样；痈的表皮较薄且有光泽。这就是痈和疽各自的特征。